ELEKTROTHERAPIE

EIN LEHRBUCH

VON

DR. JOSEF KOWARSCHIK

PRIMARARZT UND VORSTAND DES INSTITUTES FÜR
PHYSIKALISCHE THERAPIE IM KAISER-JUBILÄUMS-SPITAL DER STADT WIEN

ZWEITE VERBESSERTE AUFLAGE

MIT 274 ABBILDUNGEN
UND 5 TAFELN

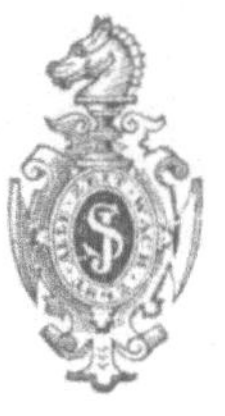

BERLIN
VERLAG VON JULIUS SPRINGER
1923

ISBN-13: 978-3-642-89977-5   e-ISBN-13: 978-3-642-91834-6
DOI: 10.1007/978-3-642-91834-6

Geleitwort.

Bei der Abfassung dieses Lehrbuches leitete mich der Gedanke, dem
Leser eine kurzgefaßte, sachliche Darstellung des Wissenswerten aus
dem Gebiete der Elektrotherapie zu geben. Zu diesem Zweck habe ich
es versucht, gestützt auf eigene Erfahrung und Forschung, aus der
Masse von Gutem und Schlechtem, das uns die Elektromedizin von
heute bietet, aus dem Chaos von wissenschaftlicher Erkenntnis und
spekulativer Phantasie, das ihre Literatur widerspiegelt, das wenige
Brauchbare und dauernd Wertvolle herauszulesen und zu einem ein-
heitlichen Ganzen zusammenzuschließen. Daraus ergibt sich notwendiger-
weise, daß das vorliegende Buch keinen Anspruch darauf erhebt, eine
lückenlose, vollständige Darstellung aller Anschauungen, Methoden oder
Apparate zu bringen, und es ergibt sich weiter, daß die Auswahl und
Darstellung in vieler Beziehung eine subjektive sein muß. Sollte dies
als Mangel empfunden werden, so darf ich doch hoffen, durch die ein-
heitliche Auffassung des Gegenstandes demjenigen, der sich als Fremd-
ling auf dem Gebiete der Elektrotherapie orientieren will, einige Richt-
linien gegeben zu haben, die ihm als Führung durch die Wirrnis der
hier herrschenden Ideen dienen können und die ihn erkennen lassen,
was die Elektrotherapie kann und was sie nicht kann.

Dem eigentlichen Thema habe ich eine kurze physikalische Einleitung vorangestellt, in der Überzeugung, daß die Kenntnis der grundlegenden physikalischen Begriffe eine unbedingte Voraussetzung jedes
folgerichtigen elektrotherapeutischen Denkens und Handelns ist. Einen
breiten Raum habe ich der Technik, dem Verständnis und der Handhabung der Apparate gewidmet, wobei ich auf die bildliche Erläuterung
des Gesagten einen besonderen Wert legte. Das Instrumentarium des
Elektrotherapeuten hat durch die Fortschritte der Elektrotechnik,
durch die Einführung der Arsonvalisation, der Diathermie, der Elektrogymnastik und anderer Methoden beträchtlich an Umfang und Kom-
pliziertheit zugenommen, und seine sachgemäße Beherrschung erfordert
heute ungleich mehr Kenntnisse, als sie zu einer Zeit notwendig waren,
wo eine galvanische Batterie und ein faradischer Schlittenapparat das
ganze Handwerkszeug des Elektrotherapeuten bildeten. Die vollkommene Beherrschung der Technik ist aber die unabweisliche Forderung
für jeden therapeutischen Erfolg. Allerdings hat sich gerade auf dem
Gebiete der elektromedizinischen Technik eine ganz überflüssige Polypragmasie geltend gemacht. Eine geschäftige Industrie hat in der Aussicht auf Gewinn zahlreiche zwecklose und unnütze Apparate auf den
Markt gebracht, und der Erfindungsgeist verschiedener Autoren hat

uns mit einer Unzahl höchst entbehrlicher Methoden und Methödchen beschenkt. Ich konnte es natürlich nicht als meine Aufgabe ansehen, alle diese Produkte geschäftlicher Spekulation oder persönlicher Eitelkeit hier zu beschreiben.

Dem technischen Teil folgt ein Abschnitt über die physiologischen Wirkungen der Elektrizität. Die Physiologie, die mit den epochalen Entdeckungen Pflügers über den Elektrotonus und die Gesetze der Muskelzuckung seinerzeit berufen schien, das Dunkel der therapeutischen Stromwirkungen zu erhellen, hat uns allerdings enttäuscht. Sie ist uns die Antwort auf die meisten der uns interessierenden Fragen schuldig geblieben, und wo wir eine solche gefunden zu haben glaubten, wie in der Erklärung der schmerzstillenden Wirkung des galvanischen Stromes durch den Anelektrotonus, hat uns die spätere Erkenntnis die Unhaltbarkeit unserer Anschauung gelehrt. Um so mehr dürfen wir heute erwarten, in der ingeniösen Elektronen- und Ionentheorie der modernen Elektrophysik den Weg gefunden zu haben, der uns zu einem Verständnis der Heilwirkungen der Elektrizität führt. Dies der Grund, daß ich den chemisch-physikalischen Veränderungen, die der Strom im menschlichen Organismus erzeugt, eine ziemlich ausführliche Erörterung zuteil werden ließ.

In einem letzten Teil sind die therapeutischen Anzeigen der Elektrotherapie zusammengestellt. Bei ihrer Auswahl war der Grundsatz maßgebend, nur solche Krankheiten anzuführen, bei denen die Elektrizität einen tatsächlichen Nutzen verspricht, nicht aber alle jene, bei denen sie irgendeinmal versucht oder irgendeinmal empfohlen wurde. Nichts hat der Elektrotherapie mehr geschadet, nichts ihr mehr den Ruf einer Ut-aliquid -Therapie eingetragen, als die Anpreisung mancher Elektrotherapeuten, die sie bei allen Krankheiten, von den Warzen bis zu den Psychosen, angewendet wissen wollen.

Dort, wo ich die Elektrizität entsprechend meiner Eigenerfahrung als Heilmittel empfahl, habe ich mich auch bemüht, ihre therapeutische Wirkung vernunftmäßig zu begründen. Nehmen wir nur diese wirklich begründeten Anzeigen, so ist das Anwendungsbereich der Elektrizität groß genug; es wurde namentlich in den letzten Jahren durch die Diathermie und ihre Erfolge bei Erkrankungen der Gelenke, der Muskeln und des Herzens, bei Frauenkrankheiten und anderen Leiden ganz wesentlich erweitert. Die Elektrotherapie ist heute nicht mehr Monopol des Nervenarztes, sondern sie ist ein therapeutisches Spezialfach im Rahmen der physikalischen Medizin, die sich jetzt immer mehr das Vertrauen der Ärzte und Kranken erringt. Möge dieses Buch dazu beitragen, dieses Vertrauen auch der Elektrotherapie im besonderen zu gewinnen.

Wien, im Jänner 1920. **J. Kowarschik.**

Zur zweiten Auflage.

Ich habe die vorliegende Auflage in manchen Punkter ergänzt. Einige
Abschnitte, die mir in der ersten Auflage zu knapp geraten schienen,
wurden erweitert, andere vollkommen umgearbeitet. Die Literatur-
angaben sind etwas reichlicher gehalten worden. Verschiedene Abbildungen wurden durch bessere ersetzt, auch eine Anzahl neuer aufgenommen. Eine beigefügte Tabelle mit einer Zusammenstellung der gebräuchlichsten elektrotherapeutischen Apparate und ihrer Betriebsmöglichkeiten dürfte vielleicht manchem Leser willkommen sein. Wenn
ich trotzdem nicht allen Wünschen gerecht werden konnte, so hat das
seinen Grund darin, daß ich die Grenzen, die ich mir bei der Abfassung
des Buches selbst gesteckt habe, nicht überschreiten wollte. Das Buch
soll nicht ein Handbuch, sondern ein Lehrbuch sein, das will sagen, ein
Buch, das auf beschränktem Raum nur das Wichtigste und Bedeut-
samste aus einem großen Wissensgebiet enthält. Mein zweiter Leit-
gedanke aber war der, nicht eine literarische Zusammenstellung möglichst
vieler elektrotherapeutischer Apparate und Methoden zu bringen, sondern vor allem das, was ich in jahrelanger Praxis selbst geprüft und er-
probt habe. Es schien mir wertvoller, dem sich Rat Holenden ein oder
zwei zuverlässige Methoden zu empfehlen, als ihm ohne jede Kritik eine
möglichst große Zahl verschiedener Verfahren aufzuzählen. Das möchte
ich auch bei Erscheinen dieser Auflage nochmals betonen.

Wien, im Juli 1923. **J. Kowarschik.**

Inhaltsverzeichnis.

Erster Teil.

Physikalische Grundbegriffe.

Seite

I. Das Elektron und der elektrische Strom 1
  Das Elektron 1
  Der elektrische Strom 2
II. Die elektrischen Maßeinheiten 5
  Die Spannung oder elektromotorische Kraft. Einheit: Das Volt . 5
  Die Stromstärke. Einheit: Das Ampere 7
  Der Widerstand. Einheit: Das Ohm 9
  Die elektrische Stromleistung. Einheit: Das Watt 10
  Das Gesetz von Ohm 11

Zweiter Teil.

Die Technik der Elektrotherapie.

I. Die Behandlung mit Gleichstrom. Galvanisation 13
  Allgemeines 13
  Die Apparate zur Erzeugung von Gleichstrom 14
    1. Galvanische Elemente 15
      a) Die gebräuchlichen Elemente 15
      b) Die Vereinigung von Elementen zu Batterien 16
    2. Anschlußapparate 17
      a) Allgemeines über Anschlußapparate 17
      b) Apparate zum Anschluß an Gleichstrom 19
      c) Apparate zum Anschluß an Wechselstrom 22
  Das Regulieren des Stromes 22
  Das Messen des Stromes 25
  Die Elektroden und die sonstigen Hilfsgeräte 28
    1. Elektroden, Leitschnüre und Polklemmen 28
    2. Stromunterbrecher 31
    3. Stromwender 33
    4. Schwellstromapparate 34
II. Die Behandlung mit Wechselstrom niederer Frequenz.
  Faradisation...................... 37
  Allgemeines 37
  Die Apparate zur Erzeugung von Wechselstrom 39
    1. Der Schlitteninduktionsapparat 39
      a) Bau des Apparates 39
      b) Der faradische Strom 42
    2. Anschlußapparate 46
      a) Der Sinusstrom 46
      b) Apparate zum Anschluß an Wechselstrom 48
      c) Apparate zum Anschluß an Gleichstrom 49
  Das Regulieren des Stromes 50
  Das Messen des Stromes 51
  Die Elektroden und die sonstigen Hilfsgeräte 53
  Die Kombination von galvanischem und faradischem Strom .. 54
  Die Anwendung des galvanischen und faradischen Stromes ... 55

Inhaltsverzeichnis. VII

Seite

    1. Die lokale Anwendung 55
       a) Das Anfeuchten, Befestigen der Elektroden u. a. 55
       b) Die Lokalisierung des Stromes 55
       c) Die Dosierung des Stromes 57
    2. Die allgemeine Anwendung 58
       a) Das Vierzellenbad 58
       b) Das elektrische Vollbad 61
       c) Die elektrische Muskelgymnastik (Bergonisation) 66
III. Die Behandlung mit Wechselstrom hoher Frequenz älterer
    Form. Arsonvalisation 70
    Allgemeines 70
    Die Apparate zur Arsonvalisation 74
      1. Allgemeines 74
      2. Die Quelle für hochgespannten Strom 75
      3. Der Erregerkreis und der Therapiekreis 77
      4. Der Hochspannungs- oder Resonanzkreis 79
    Das Regulieren des Arsonvalstromes 83
    Das Messen des Arsonvalstromes 85
    Die Elektroden 85
    Die Anwendung des Arsonvalstromes 87
      1. Die lokale Anwendung 88
       a) Die Bestrahlung (Effluvienbehandlung) 88
       b) Die Funkenbehandlung 89
      2. Die allgemeine Anwendung 90
       a) Das Kondensatorbett 90
       b) Das Solenoid 91
IV. Die Behandlung mit Wechselstrom hoher Frequenz neuerer
    Form. Diathermie 93
    Allgemeines 93
    Die Apparate zur Diathermie 95
      1. Die Löschfunkenstrecke 95
      2. Die übrigen Teile des Diathermieapparates 99
    Das Regulieren und Messen des Diathermiestromes 102
    Die Elektroden. Der Verteilerwiderstand 103
    Die Anwendung des Diathermiestromes 106
      1. Die lokale Anwendung 106
       a) Das Anlegen, Befestigen der Elektroden u. a. 106
       b) Die Lokalisierung des Stromes 107
       c) Die Dosierung des Stromes 109
      2. Die allgemeine Anwendung 111
       a) I. Methode 111
       b) II. Methode 113
V. Die Behandlung mit der Influenzmaschine. Franklinisa-
    tion 114
    Allgemeines 114
    Die Influenzmaschine 115
      1. Der Bau der Influenzmaschine 115
      2. Die Instandhaltung der Influenzmaschine 118
      3. Die Entladungen der Influenzmaschine 119
    Das Messen und Regulieren der Entladungen 120
    Die Elektroden 122
    Die Anwendung der Influenzmaschine 123
      1. Die lokale Anwendung 123
       a) Die Bestrahlung 123
       b) Die Funkenbehandlung 124
      2. Die allgemeine Anwendung 127
       Die statische Ladung 127
Übersicht über die gebräuchlichsten elektrotherapeutischen Apparate und ihre Betriebsmöglichkeiten 127

Dritter Teil.
Die physiologischen Grundlagen der Elektrotherapie.

Seite

I. Der menschliche Körper als Leiter der Elektrizität ... 129
Der Körperwiderstand und seine Komponenten 129
Die physikalischen Größen, von denen der Widerstand abhängt . 131
Die Messung des Körperwiderstandes 136
Die diagnostische Bedeutung des Körperwiderstandes 139

II. Die chemisch-physikalischen Wirkungen des elektrischen
Stromes 140
Allgemeines 140
Die Wanderung der Ionen 141
  1. Der Zerfall der Moleküle in Ionen 141
  2. Die Wanderung der Ionen im elektrischen Strom 143
  3. Die Einführung körperfremder Ionen. Iontophorese 145
Die Wanderung anderer Teilchen 148
  1. Die Wanderung der Kolloide 148
  2. Die Wanderung grob-mechanischer Suspensionen 150
  3. Die Wanderung von Flüssigkeitsteilchen durch Diaphragmen 150
Die chemischen Veränderungen auf dem Stromweg 151
Die chemischen Veränderungen an den Elektroden. Die Elektrolyse 152
Die Spannungserscheinungen an Grenzschichten 154
  1. Die Theorie von W. Nernst 154
  2. Die Theorie von W. Ostwald 156
Die Wärmewirkungen des elektrischen Stromes 157

III. Die physiologischen Wirkungen am gesunden Menschen . 158
Allgemeines 158
Die Wirkung auf die motorischen Nerven und Muskeln 159
  1. Der Gleichstrom 159
    a) Die erregende Wirkung 159
    b) Die erregbarkeitsändernde Wirkung 162
  2. Der Wechselstrom 162
Die Wirkung auf die sensiblen Nerven 163
  1. Der Gleichstrom 163
  2. Der Wechselstrom 164
Die Wirkung auf die vasomotorischen Nerven 165
  1. Der Gleichstrom 165
  2. Der Wechselstrom 166
Die Wirkung auf die sympathischen Nerven 166
Die Wirkung auf das Zentralnervensystem 167
Die Wirkung auf die Sinnesorgane 168
Die Wirkung auf den Blutkreislauf und den Stoffwechsel . . . 170
  1. Der Gleichstrom und der Wechselstrom niederer Frequenz . 170
    a) Das Vierzellenbad 170
    b) Das elektrische Vollbad 171
    c) Die elektrische Muskelgynmastik 172
  2. Der Wechselstrom hoher Frequenz 174
    a) Die Arsonvalisation 174
    b) Die Diathermie 175

IV. Die physiologischen Wirkungen am kranken Menschen.
Elektrodiagnose 177
Wesen und Wert der elektrischen Untersuchung 177
Die Ziele der Untersuchung 179
  1. Allgemeines 179
  2. Die quantitativen Veränderungen der Erregbarkeit 180
  3. Die qualitativen Veränderungen der Erregbarkeit 183
Die Ausführung der Untersuchung 184
  1. Die Vorbereitung zur Untersuchung 184
  2. Die Prüfung mit dem faradischen Strom 185

Seite
3. Die Prüfung mit dem galvanischen Strom 187
4. Die Prüfung mit Kondensatorentladungen 188
Das Ergebnis der Untersuchung 190
1. Die quantitativen Veränderungen 190
a) Erhöhung der Erregbarkeit 190
b) Herabsetzung der Erregbarkeit 190
2. Die qualitativen Veränderungen 191
a) Die myotonische Reaktion 191
b) Die myasthenische Reaktion 192
3. Die quantitativ-qualitativen Veränderungen. Die Entartungsreaktion 192
a) Der Symptomenkomplex der Entartungsreaktion 192
b) Die diagnostische Bedeutung der Entartungsreaktion . . 194
c) Das Vorkommen der Entartungsreaktion 194
d) Der Verlauf der Entartungsreaktion 195
e) Die prognostische Bedeutung der Entartungsreaktion . . 199

Vierter Teil.

Die therapeutischen Anzeigen der Elektrotherapie.

I. Die therapeutische Bedeutung der einzelnen Stromformen 200
Der galvanische Strom 200
Der faradische (sinusförmige) Strom 203
Der Arsonvalstrom 205
Der Diathermiestrom 208
Die Entladungen der Influenzmaschine 209
II. Die Erkrankungen der peripheren Nerven. Die Lähmung 210
Die Grundlagen der elektrischen Lähmungsbehandlung 210
1. Die erregbarkeitssteigernde Wirkung 210
2. Die kontraktionserregende Wirkung 212
3. Die vasomotorische und trophische Wirkung 213
Die Technik der elektrischen Lähmungsbehandlung 213
1. Die Galvanisation 213
2. Die Behandlung mit zerhacktem und schwellendem Strom . 215
3. Der Behandlungsplan 217
Die Lähmung des Nervus facialis 218
Die Lähmung des Nervus radialis 219
III. Die Erkrankungen der peripheren Nerven: Der Schmerz
(Neuralgie, Neuritis, Myalgie) 221
Die Grundlagen der elektrischen Schmerzbehandlung 221
1. Die elektrochemische Wirkung 221
2. Die Wärmewirkung 224
3. Die Reizwirkung 225
Die Technik der elektrischen Schmerzbehandlung 226
1. Die Galvanisation 226
2. Die Diathermie 227
3. Die Reizmethoden 227
4. Der Behandlungsplan 228
Die Neuralgie des Nervus trigeminus 229
Die Neuralgie des Nervus occipitalis major 230
Die Intercostalneuralgie 231
Die Ischias 232
Lumbago (Myalgia lumbalis) 237
Polyneuritis 238
IV. Die Erkrankungen des Gehirns und Rückenmarks 239
Die cerebrale Hemiplegie 239
Poliomyelitis anterior acuta 242
Tabes dorsalis 244
Die progressiven Muskelatrophien 247

Seite

V. Funktionelle und andere Nervenerkrankungen 248
Die Neurasthenie und Hysterie 248
Die Beschäftigungsneurosen 256
Die lokalisierten Muskelkrämpfe 257
Die Tetanie 257
Morbus Basedowi 258

VI. Die Erkrankungen der Gelenke 260
Die Arthritis 260
  1. Anzeigen und Gegenanzeigen 260
  2. Die Behandlung 261
    a) Die Diathermie 261
    b) Die Galvanisation 268
    c) Andere Methoden 268
    d) Der Behandlungsplan 269

VII. Die Erkrankungen des Herzens und der Blutgefäße . . . 269
Die Erkrankungen des Herzens 269
  1. Anzeigen und Gegenanzeigen 269
  2. Die Behandlung 271
    a) Das elektrische Bad 271
    b) Die Diathermie 272
    c) Die Arsonvalisation 273
Die Arteriosklerose 274
Die Angioneurosen 276

VIII. Die Erkrankungen des Kehlkopfes und der Lunge 277
Die Erkrankungen des Kehlkopfes 277
Das Bronchialasthma 279

IX. Die Erkrankungen der Verdauungsorgane 280
Die Lähmung des Gaumensegels 280
Die Erschlaffung und Erweiterung des Magens 281
Der Kardiospasmus und Pylorospasmus 281
Die Magenneurosen 282
Die habituelle Obstipation (Darmatonie, Darmspasmus) 283
Der Darmverschluß 287
Die Hämorrhoiden 287

X. Die Erkrankungen der Harn- und Geschlechtsorgane . . 288
Der unwillkürliche Harnabgang 288
Die Harnverhaltung 290
Impotentia coeundi 291
Prostatitis chronica 292
Die Erkrankungen der weiblichen Geschlechtsorgane 293

XI. Die Erkrankungen der Haut 297
Pruritus cutaneus 297
Die Erfrierung 297
Warzen, Naevi, Angiome u. a. 298
Hypertrichosis 301

XII. Die Erkrankungen der Sinnesorgane 302
Die Erkrankungen des Ohres 302
Die Lähmung der Augenmuskeln 304
Die Erkrankungen des Auges 305

Verzeichnis der Firmen, welche Druckstöcke für Abbildungen zur Verfügung
stellten 306

Namen- und Sachverzeichnis 307

Erster Teil.

Physikalische Grundbegriffe.

I. Das Elektron und der elektrische Strom.

Das Elektron.

Bau des Atoms. Die gesamte anorganische wie organische Materie ist aufgebaut aus Molekülen. Die Moleküle wieder bestehen aus noch einfacheren Bausteinen, den Atomen. Ist das Gebäude eines Moleküls aus Bausteinen ganz gleicher Beschaffenheit, also aus Atomen derselben Art gebildet, so sprechen wir von einem Grundstoff oder einem Element. Wurden aber zum Aufbau eines Moleküls verschiedenartige Atome verwendet, so haben wir eine chemische Verbindung vor uns. Wir kennen etwas weniger als hundert Atome verschiedener Art, demnach ebenso viele Grundstoffe oder Elemente.

Während man früher die Atome als die kleinsten, physikalisch und chemisch nicht weiter zerlegbaren Urbausteine der Materie ansah ($\tau\grave{o}$ $\mathring{\alpha}\tau o\mu o\nu$, das Unteilbare), sind wir heute der Ansicht, daß auch das Atom nichts weniger als ein einfaches Gebilde darstellt. Nach unserer gegenwärtigen Erkenntnis besteht jedes Atom aus einem zentralen Kern, der eine elektrisch positive Ladung aufweist, und einer Anzahl kleinster Körperchen, die negativ geladen sind und die wir Elektronen nennen. Letztere umkreisen den Zentralkern gleichwie die Planeten die Sonne. Es ist demnach jedes Atom ein Weltsystem im kleinen, ein Mikrokosmos für sich.

Die negativen Ladungen aller Elektronen zusammengenommen sind genau so groß wie die positive Ladung des Zentralkörpers, so daß sich ihre Wirkungen nach außen hin aufheben und das Atom als Ganzes elektrisch neutral erscheint. Innerhalb des Atoms allerdings ziehen sich Zentralkern und Elektronen als elektrisch entgegengesetzt geladene Massen gegenseitig an. Diese Anziehung aber wird durch die Zentrifugalkraft kompensiert, welche die Elektronen infolge der rasenden Geschwindigkeit entwickeln, mit der sie um den Zentralkörper schwingen. So bleibt das System im Gleichgewicht.

Von der Zahl der Elektronen, von ihrer Anordnung um den Kern wird es abhängen, welche chemischen Eigenschaften dem Atom zukommen. Das Atom eines jeden Grundstoffes ist also durch seinen besonderen Aufbau charakterisiert. Die Forschung von heute vermag uns bereits Einblick in die Konstellation einiger dieser Atom- bzw.

Molekülsysteme zu geben. Abb. 1 zeigt uns das Modell eines Wasserstoffmoleküls, Abb. 2 das eines Sauerstoffmoleküls, die, auf theoretischem Wege gefunden, mit allen uns bekannten Eigenschaften dieser Elemente in vollkommenster Übereinstimmung stehen.

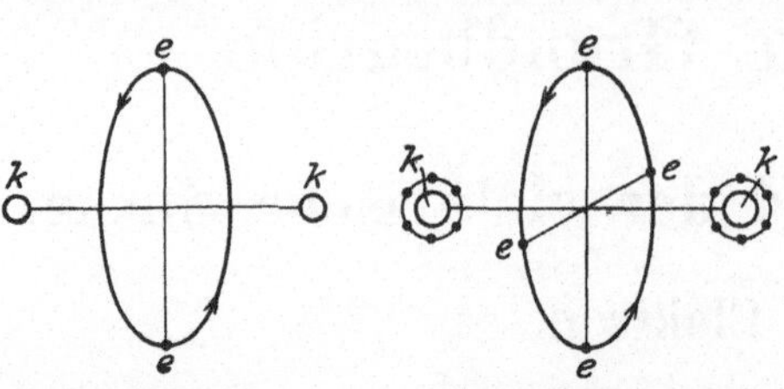

Abb. 1.
Modell eines Wasserstoff-
moleküls nach B o h r.
e = Elektron.
k = Zentralkern.

Abb. 2. Modell eines
Sauerstoffmoleküls nach
S o m m e r f e l d.
e = Elektron.
k = Zentralkern.

Dimensionen des Elektrons. Die Größe eines Elektrons ist im Verhältnis zu derjenigen eines Atoms äußerst gering. Nehmen wir selbst das kleinste der uns bekannten Atome, das Wasserstoffatom, so ist dessen Masse noch zirka 2000 mal größer als die eines Elektrons. Die Berechnung ergibt für das Elektron eine Masse von 10^{-28} g und einen Durchmesser von etwas weniger als 4 Billiontel Millimeter. Es ist das etwa der 50 000. Teil des Durchmessers der kleinsten Atome (H. A. Lorentz). Auch der Atomkern selbst ist von ähnlich kleinen Dimensionen.

Mit Rücksicht auf ihre verschwindende Größe ist der vom Zentralkern und den Elektronen beanspruchte Atomraum selbst in festen Körpern außerordentlich klein, der von Materie nicht erfüllte Raum dagegen im Verhältnis dazu enorm groß. Wollten wir in unseren Abbildungen die Größe der Elektronen im Maßstab der angenommenen Entfernungen einzeichnen, so würden sie mit freiem Auge überhaupt nicht mehr sichtbar sein, denn ihr Durchmesser würde weniger als $^1/_{1000}$ mm betragen.

Der elektrische Strom.

Metalle (Leiter I. Ordnung). Unter Umständen lösen sich aus dem Verbande eines Atoms einzelne Elektronen los, fliegen aus ihrer Bahn, um sich nach einiger Zeit der Freiheit wieder anderen Atomsystemen anzuschließen. Man bezeichnet diese Loslösung einzelner Elektronen aus ihren Verbänden als Dissoziation. In manchen Körpern wie in den Metallen ist dieser Vorgang sogar die Regel. In den Metallen findet ein steter Austausch der Elektronen von Atom zu Atom statt. In jedem Moment ist eine Anzahl ungebundener Elektronen vorhanden, die frei zwischen den Atomsystemen schwärmen.

Legen wir an die beiden Enden eines metallischen Leiters, sagen wir eines Kupferdrahtes, die Pole einer Gleichstromquelle an, so wirkt die elektrische Spannung alsogleich auf die dissoziierten Elektronen ein. Da diese freibeweglich sind und eine negativ elektrische Ladung besitzen, so folgen sie dem Zuge der elektrischen Kraft, sie beginnen unter ihrem Einfluß zu wandern, und zwar, da das Vorzeichen ihrer Ladung ein negatives ist, alle in der Richtung gegen den positiven Pol hin. Wie auf ein Kommando wird ihre Bewegung, die früher eine ganz ungeordnete war, geordnet, gerichtet, und es beginnt ihr Aufmarsch im elektrischen Felde; zwischen feststehenden Atomen hindurch ziehen sie gegen den positiven Pol (Abb. 3).

Die Wanderung der Elektronen im Innern des Leiters ist es, was wir als elektrischen Strom bezeichnen, sie ist der elektrische Strom an sich. Dieser ist somit gleichbedeutend mit einer Verschiebung kleinster materieller Teilchen, der Elektronen. Diese sind die eigentlichen Träger der Elektrizität, sie sind die Elektrizitätsatome selbst. Ihre gleichsinnige Bewegung innerhalb des Leiters ist die Ursache aller jener Erscheinungen, die wir an einem stromdurchflossenen Draht beobachten.

Die Elektrizität ist also nach unserer heutigen Anschauung etwas Greifbares, etwas Materielles, sie ist ein immanenter Teil der Materie, jedes Moleküls, jedes Atoms. Ebensowenig wie wir Materie erschaffen oder vernichten können, ebensowenig können wir die von allem Anbeginn vorhandenen Elektrizitätsmengen vermehren oder vermindern. Wir können sie nur an gewissen Stellen anhäufen, wir können sie in be-

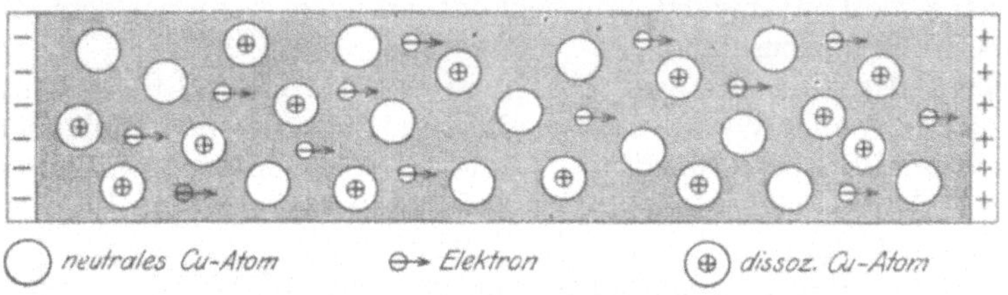

Abb. 3. Der elektrische Strom in einem Kupferdraht (Leiter I. Ordnung).

stimmte Bewegung versetzen und damit jene Erscheinungen hervorrufen, die wir als elektrische Ladung oder als elektrischen Strom bezeichnen.

Nichtleiter (Isolatoren). Dem Einfluß der elektrischen Kraft unterliegen nur jene Elektronen, welche freibeweglich, d. h. von ihren Atomen getrennt sind. Je mehr solcher Elektronen dissoziiert sind, desto mehr werden dem Zuge der elektrischen Kraft Folge leisten, desto mehr an der Wanderung teilnehmen. Die elektrische Strömung in einem Leiter ist also bei gleicher elektromotorischer Kraft um so stärker, je mehr vorgebildete Träger derselben in Form freier Elektronen in diesem bereitstehen. Dissoziationsfähigkeit und elektrisches Leitvermögen sind somit identische Begriffe.

Der Grad der Dissoziationsfähigkeit hängt von der Natur des betreffenden Körpers ab, infolgedessen ist das Leitvermögen verschiedener Körper für den elektrischen Strom ein verschiedenes. Die Metalle haben in ganz hervorragendem Maße die Eigenschaft, aus ihren Atomen Elektronen abzuspalten. Sie sind daher gute Leiter der Elektrizität. In manchen festen Körpern wie in Quarz, Porzellan, Hartgummi, in manchen Flüssigkeiten wie in Glycerin, Öl dagegen ist der Atomverband ein so fester, daß auch einzelne Elektronen aus diesen Verbänden nicht trennbar sind. Es kommt daher in solchen Körpern auch unter der Einwirkung einer elektromotorischen Kraft nicht zu einer Wanderung freier

Elektronen, da diese eben nicht vorhanden sind. Wir pflegen zu sagen: diese Körper leiten den Strom nicht. Wir heißen sie daher Nichtleiter oder Isolatoren.

Elektrolytische Leiter (Leiter II. Ordnung). Zwischen den beiden Gruppen der guten Leiter und der Nichtleiter steht noch eine dritte Gruppe, die der sogenannten Halbleiter. Zu ihnen gehören vor allem die leitenden Flüssigkeiten, insbesondere die wässerigen Lösungen von Salzen, Säuren und Basen. Wir nennen sie auch elektrolytische Leiter oder Leiter II. Ordnung im Gegensatz zu den Metallen, die wir als Leiter I. Ordnung bezeichnen.

Chemisch reines Wasser leitet den Strom nicht, weil seine Moleküle nicht dissoziationsfähig sind. Dagegen hat das Wasser die ebenso interessante wie bedeutsame Eigenschaft, die Moleküle vieler anderer Substanzen, die es in Lösung nimmt, zu dissoziieren. Schon Spuren eines Salzes machen das Wasser für den Strom leitfähig. Da auch das reine Brunnen- oder Quellwasser fast stets geringe Spuren solcher Salze gelöst enthält, so leitet es im allgemeinen den elektrischen Strom. Wir können seine Leitfähigkeit, wie bekannt, erhöhen, wenn wir dem Wasser etwas Kochsalz zusetzen.

Nach der Theorie von Arrhenius erklären wir uns diese Tatsache in folgender Weise. Lösen wir etwas Chlornatrium in Wasser auf, so geht ein Teil der Chlornatriummoleküle ungeteilt in Lösung, ein anderer Teil aber wird in Atome gespalten, und zwar in je ein Natrium- und je ein Chloratom. Das freie Natriumatom spaltet weiter entsprechend dem guten Dissoziationsvermögen aller Metalle sofort ein negatives Elektron ab und bleibt infolge dieses Verlustes als elektrisch positiver Torso in Lösung. Das auf diese Weise losgetrennte Elektron aber bleibt nicht ein freier und ungebundener Schwärmer, wie dies in den Metallen der Fall ist, sondern büßt seine Freiheit alsbald ein, indem es von einem Chloratom beschlagnahmt wird. Dieses lagert es seinem eigenen Elektronenbestand an und bekommt dadurch einen Überschuß an negativen Elektronen, wodurch es als Ganzes elektrisch negative Eigenschaften annimmt.

Wir haben in einer Kochsalzlösung also einerseits Natriumatome mit einem Defizit von je einem negativen Elektron, die daher elektrisch positiv sind, andererseits Chloratome, die ein Plus an negativer Elektrizität besitzen, daher elektrisch negativ sind, und außerdem noch ungespaltene Chlornatriummoleküle, die sich im Elektronengleichgewicht befinden, also elektrisch neutral sind.

Wirkt eine elektromotorische Kraft auf eine solche Lösung ein, so unterliegen ihrem Einfluß natürlich nur die elektrisch differenten Teilchen. Diese setzen sich unter der Einwirkung der elektrischen Spannung in Bewegung, sie beginnen zu wandern und werden daher auch Ionen genannt. Die positiven Natriumionen wandern gegen den negativen Pol, die Kathode, sie heißen Kationen, die negativen Chlorionen gegen den positiven Pol, die Anode, sie heißen Anionen (Abb. 4).

Der elektrische Strom in Flüssigkeiten ist also identisch mit einer Wanderung elektrisch geladener Atome, der Ionen. Eigentlich ist es

ein Doppelstrom, eine Kombination von zwei Strömen, die einander
entgegenfließen. Im Gegensatz dazu ist der Strom in Metallen ein reiner
Elektronenstrom, der entsprechend dem negativen Vorzeichen der Elek-

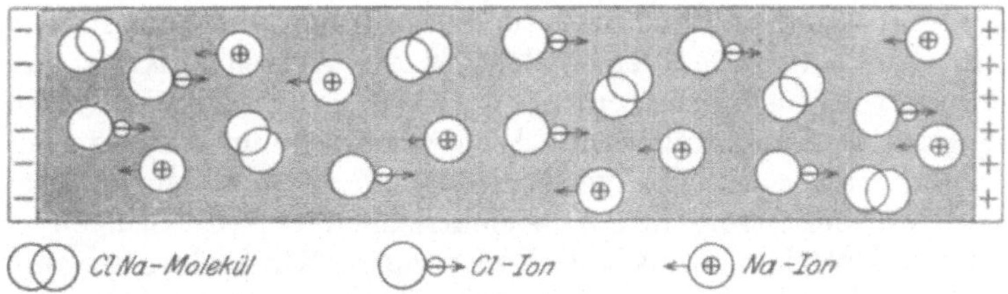

Abb. 4. Der elektrische Strom in einer Chlornatriumlösung (Leiter II. Ordnung).

tronen vom negativen zum positiven Pol fließt, also gerade entgegengesetzt jener Richtung, die wir herkömmlicherweise als die Richtung
des Stromes bezeichnen.

Da sich der menschliche Körper wie ein elektrolytischer Leiter verhält, werden wir uns mit der Stromleitung in Flüssigkeiten noch eingehender zu beschäftigen haben.

II. Die elektrischen Maßeinheiten.

Die Spannung oder elektromotorische Kraft.
Einheit: Das Volt.

Begriff der Spannung. Man hat wiederholt den elektrischen Strom
mit einem Flüssigkeitsstrom verglichen, und in der Tat ist die Analogie
eine sehr weitgehende. Wir wollen uns an der Hand dieses Vergleiches
die elektrischen Maßeinheiten klarmachen.

Denken wir uns zwei mit Wasser gefüllte Gefäße in verschiedener
Höhe aufgestellt, so besteht zwischen den Niveauflächen der beiden

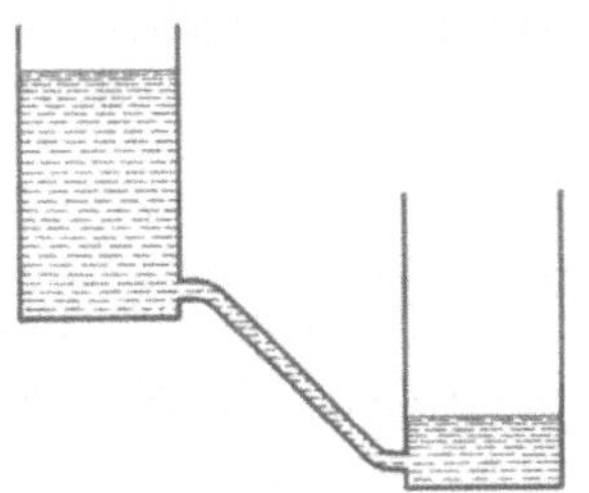

Abb. 5. Niveau- oder Druckunterschied
als Analogon der elektrischen Spannung.

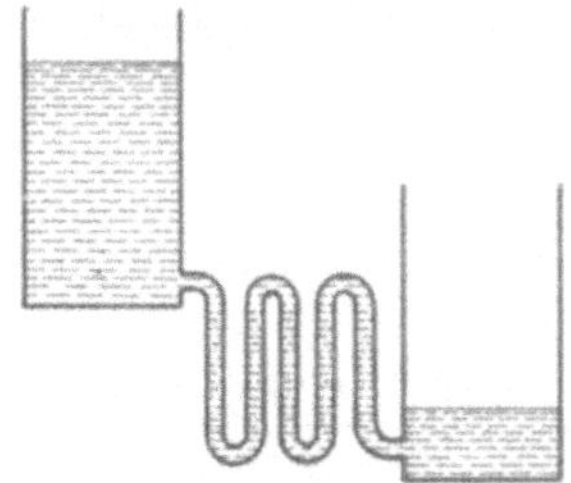

Abb. 6. Ausgleich des Druckunterschiedes
durch einen Flüssigkeitsstrom.

Flüssigkeiten ein Höhen- oder Druckunterschied (Abb. 5). Verbinden
wir diese beiden Gefäße durch ein Rohr, so wird das Wasser aus dem
höherstehenden Gefäß in das tieferstehende abfließen, es wird sich in
dem Rohr ein Flüssigkeitsstrom herstellen, der so lange andauert, bis

die Flüssigkeit in beiden Gefäßen gleich hoch steht, somit der Druckunterschied ausgeglichen ist (Abb. 6). Der Flüssigkeitsstrom repräsentiert uns den elektrischen Strom, das Rohr den elektrischen Leiter. Wollten wir, daß dieser Strom andauernd in gleicher Stärke durch das Rohr fließt, dann müßten wir dafür Sorge tragen, daß die Niveaudifferenz in den beiden Gefäßen, welche ja die treibende Kraft darstellt, unverändert aufrechterhalten bleibt. Wir erreichen dies, wenn wir das durch das Rohr abfließende Wasser mittels einer Pumpe in demselben Maße, als es abfließt, wieder in das obere Gefäß zurückbefördern.

Und nun der Strom in einem elektrischen Leiter. Bringen wir die Enden eines solchen, z. B. die Enden eines Kupferdrahtes, mit zwei Körpern in Berührung, welche eine elektrische Druckdifferenz oder, wie wir auch sagen, Potentialdifferenz oder Spannung aufweisen, etwa einer Kupfer- und einer Zinkplatte, welche zum Teil in verdünnte Schwefelsäure tauchen, so wird sich diese Druckdifferenz sogleich durch den Draht auszugleichen suchen. Es wird ein elektrischer Strom, wie wir wissen, eine Wanderung von Elektronen auftreten, die von dem Ort des höheren zu dem des niedrigeren Potentials gerichtet ist. Dieser Strom wird so lange andauern, als an den Enden des Drahtes eine Potentialdifferenz besteht. Wenn er in unserem Falle längere Zeit anhält, so hat dies seine Ursache darin, daß die Potentialdifferenz an den Polen des galvanischen Elementes durch einen chemischen Vorgang im Innern desselben aufrechterhalten wird. Dieser ist der mechanischen Arbeit gleichzusetzen, welche in unserem hydrodynamischen Vergleich durch die Pumpe geleistet wird.

Elektromotorische Kraft (e. m. Kraft), Spannung, Potentialdifferenz sind synonyme Ausdrücke, sie sind dem Druck analog, der die treibende Kraft des Flüssigkeitsstromes darstellt.

Maß der Spannung. Wollen wir elektrische Spannungen oder Potentialdifferenzen miteinander vergleichen, dann müssen wir sie messen können. Wir messen sie in Volt. Das Volt, abgekürzt aus Volta (V), ist die Einheit der Spannung oder e. m. Kraft, sie entspricht ihrer Größe nach jener Potentialdifferenz, welche zwischen den Klemmen eines Voltaelementes besteht. Da die Spannung eines Voltaelementes aber eine ziemlich inkonstante ist, wählt man zum Vergleich meist die eines Daniellelementes (1,08—1,12 V). 50 solcher Elemente in Reihe geschaltet ergeben eine Spannung von 50 V, 100 Elemente eine solche von 100 V usw.

Die in der Elektrotherapie verwendeten Spannungen schwanken von einigen V bis zu mehreren 100 000 V. Nachstehende Beispiele mögen über die Größenordnung von elektrischen Spannungen eine Vorstellung geben.

Galvanisation und Faradisation .	bis zu etwa 70 V
Lichtleitungen haben meist . . .	110 oder 220 V
Diathermie	bis zu einigen 100 V
Franklinisation	100 000 V und mehr
Arsonvalisation	bis zu einigen 100 000 V
Spannungen bei Gewittern . . .	viele Millionen V.

Zur Messung von Spannungen benutzen wir Instrumente, welche Spannungsmesser oder Voltmeter (nicht zu verwechseln mit Voltameter) heißen und die uns die vorhandene Spannung direkt abzulesen gestatten.

Die Stromstärke. Einheit: Das Ampere.

Begriff der Stromstärke. Die Stärke des Flüssigkeitsstromes in einem Rohr messen wir durch die Anzahl der Liter, welche in der Zeiteinheit, also in einer Sekunde, aus der Öffnung dieses Rohres ausfließen. Natürlich müssen ebenso viele Liter in der Sekunde an der anderen Öffnung des Rohres eintreten, ebenso viele Liter in jeder Sekunde einen beliebigen Querschnitt des Leiters passieren, wenn der Strom konstant bleiben soll. Der Begriff der Stromstärke ist also ein Relationsbegriff, der uns das Verhältnis von Flüssigkeitsmenge (Liter) zur Zeit (Sekunden) darstellt. Die Einheit der Stromstärke ist das Sekundenliter, jene Stromstärke, bei der genau in einer Sekunde ein Liter durch jeden Querschnitt des Rohres fließt.

In ganz gleicher Weise definieren wir die elektrische Stromstärke. Sie wird uns durch jene Elektrizitätsmenge gegeben, welche in der Zeiteinheit, also in einer Sekunde, durch einen beliebigen Querschnitt des Leiters hindurchtritt. Auch hier gilt die Voraussetzung, daß an jeder Stelle des Leiters die hindurchtretende Elektrizitätsmenge die gleiche, die Stromstärke also überall dieselbe ist, wenn es nicht zu einer Stauung der Elektrizität, zu einer Aufladung kommen soll.

Maß der Stromstärke. Wir sehen, daß wir, um die Stromstärke zu messen, zuerst ein Maß für die Elektrizitätsmenge einführen müssen. Da wir heute den Begriff der Elektrizität mit dem der Elektronen identifizieren, so bedeutet eine bestimmte Elektrizitätsmenge nichts anderes als eine bestimmte Elektronenzahl. Man hat als Einheit für die Elektrizitätsmenge das Coulomb gewählt. Es entspricht einer Zahl von $8,7 \times 10^{18}$ Elektronen.

Mit dieser Einheit der Elektrizitätsmenge können wir nunmehr die Einheit der Stromstärke oder Stromintensität festlegen. Sie ist in einem Leiter dann vorhanden, wenn durch jeden Querschnitt desselben in 1 Sekunde eben 1 Coulomb oder $8,7 \times 10^{18}$ Elektronen hindurchgehen. Diese Einheit nennen wir nach dem französischen Physiker Ampère ein Ampere (A). Der tausendste Teil eines Ampere heißt ein Milliampere (MA)[1].

Die in der Elektrotherapie verwendeten Stromstärken schwanken innerhalb weiter Grenzen, von Bruchteilen eines Milliampere bis zu mehreren Ampere. Wir verwenden bei der

---

[1] Man schreibt Ampere und nicht Ampère. Die Physikalisch-technische Reichsanstalt in Berlin hatte in übertriebener Verdeutschung ursprünglich vorgeschlagen, die Einheit der Stromstärke als ein Amper zu bezeichnen. Dagegen erhoben die deutschen Elektrotechniker Einspruch, da sie nicht einsahen, was das bayrische Flüßchen gleichen Namens mit der Einheit der Stromstärke zu tun hätte. Später wurde im Reichstag ein Kompromiß geschlossen, durch welchen den Elektrotechnikern das e zurückgegeben wurde, wofür diese der Reichsanstalt zuliebe auf den Akzent verzichteten.

Franklinisation mit Starkstrommaschine . . 0,1—0,5 MA

Faradisation mit gewöhnlichen Elektroden . 0,1—1,0 MA

Galvanisation mit gewöhnlichen Elektroden 1,0—20 MA

Diathermie . . . . 100—3000 MA

Autokonduktion im Solenoid . . . .   1—10 A.

Die Instrumente zum Messen der Stromstärke heißen Strommesser oder Amperemeter, zeigen sie Tausendstel eines Ampere an, Milliamperemeter. Die zum Messen des Gleichstroms verwendeten Instrumente heißen auch Galvanometer.

Stromstärke und Spannung. Die elektrische Spannung und die Stromstärke stehen zueinander in dem gleichen Verhältnis wie der Druck zur Stärke eines Flüssigkeitsstromes. Jede Krankenpflegerin weiß, daß das Wasser aus einem Irrigator um so rascher ausfließt, je höher man diesen hebt, mit anderen Worten, daß die Stärke des Flüssigkeitsstromes mit der Druckhöhe wächst. Das gleiche gilt auch für den elektrischen Strom. Je größer die e. m. Kraft oder Spannung, um so größer die Stärke oder Intensität des Stromes. Beide stehen zueinander in einem geraden Verhältnis (Gesetz von Ohm).

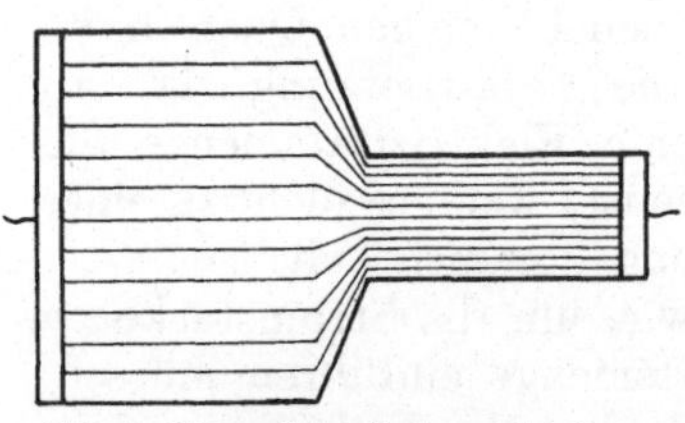

Abb. 7. Stromdichte bei verschiedenem Leitungsquerschnitt.

Absolute und relative Stromstärke. Stromdichte. Ein Strom von bestimmter Stärke kann einmal in einem Leiter von großem, ein anderes Mal in einem Leiter von kleinem Querschnitt fließen. In jedem dieser Fälle wird seine Ausbreitung über den Stromweg, seine Stromdichte, eine verschiedene sein. Um uns den Begriff der Stromdichte besser zu veranschaulichen, greifen wir zur Vorstellung von Stromlinien. Einer bestimmten Stromstärke entspricht eine ganz bestimmte Zahl von Linien. Je breiter der Stromweg, desto weiter auseinander, je enger derselbe, desto gedrängter werden sie verlaufen (Abb. 7).

Die Stromdichte ist gegeben durch das Verhältnis der Stromstärke (i) zum Querschnitt des Leiters (q). $D = \dfrac{i}{q}$. In der Elektrotherapie drücken wir i in Milliampere, q in Quadratzentimeter aus, wobei wir den Leitungsquerschnitt der Elektrodenoberfläche gleichsetzen. Wir erhalten so die Stromstärke für 1 cm² des Leitungsquerschnittes oder die relative Stromstärke.

Die relative Stromstärke, auch Stromdichte genannt, ist vor allem für die physiologische Reizwirkung von Bedeutung. Es ist durchaus nicht gleichgültig, ob wir dem Körper eine bestimmte Stromstärke mittels großer oder kleiner Elektroden zuführen. Je kleiner die Elektrodenoberfläche bei gleicher Stromstärke ist, desto größer wird der ausgelöste sensible oder motorische Effekt sein. Es ist daher auch die Angabe einer therapeutischen Stromstärke ohne gleichzeitige Angabe der zu verwendenden Elektrodengröße praktisch wertlos.

Der Widerstand. Einheit: Das Ohm.

Begriff des Widerstandes. a) Länge des Leiters. In unserem Beispiel von den zwei Gefäßen wird das Wasser um so langsamer aus dem einen in das andere Gefäß fließen, je länger das Verbindungsrohr ist. Es wird in einem kurzen Rohr (Abb. 8) die Strömung eine raschere, die Stromstärke somit eine größere sein als in einem langgewundenen (Abb. 9). Es wächst der Reibungswiderstand mit der Länge des Leitungsrohres, wenn auch der Querschnitt der beiden Rohre der gleiche ist.

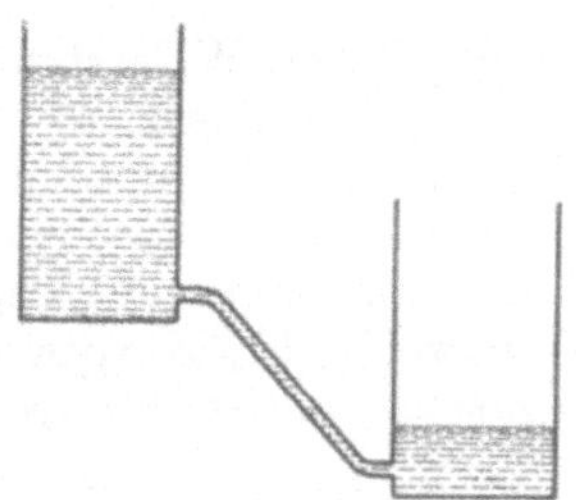
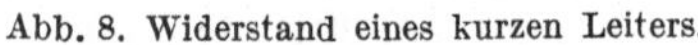

Abb. 8. Widerstand eines kurzen Leiters.

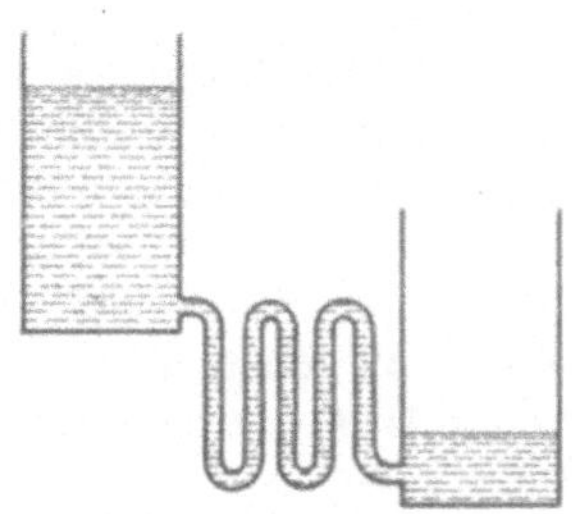

Abb. 9. Widerstand eines langen Leiters.

Ganz dasselbe gilt für den elektrischen Leiter. Ein Draht von doppelter Länge wird bei sonst gleichen Verhältnissen dem Strom einen doppelt so großen Widerstand bieten. Wir sagen: Der Widerstand eines Leiters ist seiner Länge direkt proportional.

b) Querschnitt des Leiters. Auch der Querschnitt des Rohres ist für die Stärke der Strömung von Bedeutung. Der Abfluß des Wassers

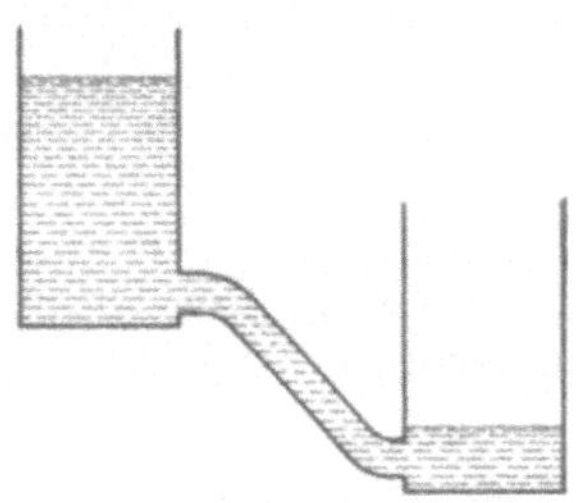

Abb. 10. Widerstand eines Leiters von
kleinem Querschnitt.

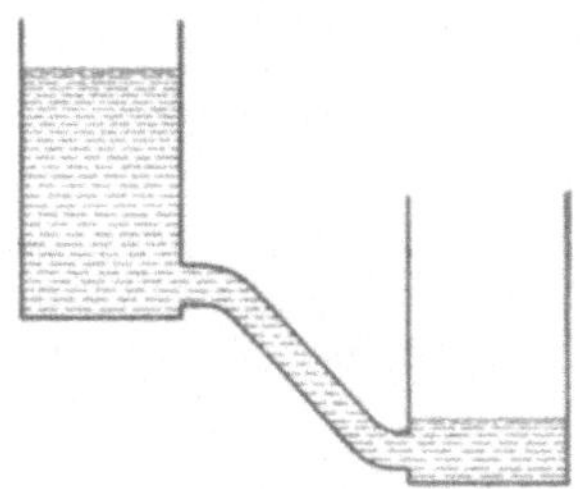

Abb. 11. Widerstand eines Leiters von
großem Querschnitt.

wird durch ein enges Rohr (Abb. 10) langsamer erfolgen als durch ein weites (Abb. 11), somit die Stärke der Strömung im zweiten Fall eine größere sein als im ersten, wenn auch die Länge der beiden Rohre die gleiche ist. Ebenso wird von zwei Kupferdrähten, welche gleich lang sind, aber verschiedene Dicke haben, derjenige den Strom besser leiten, mit anderen Worten, ihm einen geringeren Widerstand bieten, welcher den größeren Querschnitt hat. Wir können also sagen: Der Widerstand eines Leiters verhält sich umgekehrt zu seinem Querschnitt.

c) Spezifischer Widerstand. Aber noch eine dritte Größe ist für den Widerstand eines Körpers maßgebend. Ein Kupfer- und ein

Eisendraht, beide von gleicher Länge und Dicke, leiten den Strom durchaus nicht gleich gut. Die Erfahrung zeigt, daß der Kupferdraht den Strom sechsmal besser leitet als der Eisendraht. Wir müssen also annehmen, daß der Eisendraht dem Strom einen sechsmal größeren Widerstand entgegensetzt, und daraus schließen, daß der Widerstand außer von der Form des Leiters, die durch seine Länge und seinen Querschnitt gegeben ist, auch von der materiellen Beschaffenheit desselben abhängt. Wir wissen bereits, daß das unterschiedliche Leitvermögen der Körper durch das verschiedene Dissoziationsvermögen ihrer Atome bedingt wird.

Um diese durch die Natur des Stoffes gegebenen Widerstände miteinander vergleichen zu können, ist man übereingekommen, als Vergleichsmaß jenen Widerstand zu wählen, den der zu untersuchende Körper in Form eines Leiters von 1 cm² Querschnitt und 1 cm Länge dem Strom bietet. Diesen Widerstand in Ohm gemessen bezeichnet man als spezifischen Widerstand (σ) des betreffenden Körpers, seinen reziproken Wert als spezifisches Leitvermögen. Es ist der spezifische Widerstand von

Silber	0,000 0016 Ohm[1])
Kupfer	0,000 0017 ,,
Eisen	0,000 0096 ,,
konzentrierter Kochsalzlösung . .	4,76 ,,

Fassen wir das Gesagte zusammen, so ergibt sich: Der Widerstand eines Leiters ist direkt proportional seinem spezifischen Widerstand (σ) und seiner Länge (l) und umgekehrt proportional seinem Querschnitt:

$$W = \sigma \frac{l}{q}.$$

Maß des Widerstandes. Die Einheit des elektrischen Widerstandes ist das Ohm (Ω). Den Widerstand von 1 Ohm besitzt ein Leiter dann, wenn eine an seine Enden angelegte Spannung von 1 V in ihm einen Strom von 1 A erzeugt. Ein solcher Leiter ist z. B. eine Quecksilbersäule von 106 mm Länge und 1 mm² Querschnitt bei 0° C.

Die elektrische Stromleistung. Einheit: Das Watt.

Begriff der elektrischen Arbeit. Um das Wesen der elektrischen Arbeit zu verstehen, müssen wir uns nochmals die beiden Begriffe der Spannung und Stromstärke an der Hand eines hydrodynamischen Beispiels klarmachen. Denken wir uns einen jener Wasserfälle, wie er so häufig im Gebirge vorkommt, einen dünnen Wasserstrahl, der aus bedeutender Höhe über eine Felswand herabfällt. Der Druck des Wassers ist im Hinblick auf die bedeutende Fallhöhe ein ganz beträchtlicher.

---

[1]) Da diese Einheiten außerordentlich klein sind, wählt man für praktische Zwecke in der Regel eine 10 000 mal so große Zahl und bezeichnet diesen Widerstand dann als den „praktischen" Widerstand des betreffenden Körpers. Er wäre also für Silber 0,016 Ohm usw.

In das elektrische Analogon übertragen hieße dies, die Spannung ist eine hohe. Trotzdem ist die Ergiebigkeit eines solchen Stromes, wenn wir die von ihm in einer Sekunde gelieferte Wassermenge in Litern messen, eine geringe. Die Stromstärke ist also eine kleine. Ergebnis: ein Strom von hoher Spannung, aber kleiner Stromstärke. Einen solchen Strom erzeugt z. B. eine Influenzmaschine, die bei einer Spannung von 100 000 V einen Strom von wenigen Bruchteilen eines Milliampere liefert.

Ein anderes Beispiel. Ein mächtiger Fluß von geringem Gefälle. Er liefert in der Sekunde Tausende von Litern, er hat demnach eine bedeutende Stromstärke. Vergleichen wir dagegen sein Gefälle mit dem des Wasserfalls, so ist es minimal. Ist im ersteren Falle die Spannung eine hohe, so ist sie hier eine sehr geringe. Ergebnis: ein Strom von niedriger Spannung, jedoch großer Stromstärke. Ein solcher Strom ist derjenige, den wir zur Diathermie verwenden. Bei einer Spannung von 100—200 V kann seine Stromstärke unter Voraussetzung eines geringen Widerstandes 1000—2000 MA betragen.

Wollen wir schließlich ein Beispiel für einen Strom, der mit einer großen Stromstärke, also bedeutenden Wassermassen, auch einen hohen Druck vereinigt, so denken wir an die Niagarafälle. In der Elektrotherapie fehlt uns hierfür ein analoges Beispiel.

Die Arbeit, die ein Wasserstrom leisten kann, hängt ebensosehr von seiner Wassermenge wie von dem Druck ab, unter dem diese steht. Nur wenn beide groß sind, wie in unserem letzten Beispiel, kann die Arbeitsleistung eines Stromes eine beträchtliche sein.

Maß der elektrischen Arbeit (Leistung). Die Arbeit eines elektrischen Stromes messen wir durch das Produkt von Spannung mal Stromstärke, von Volt mal Ampere, wobei wir jene Arbeit, welche der Strom in 1 Sekunde leistet, als seine „Leistung" oder als seinen „Effekt" bezeichnen. Die Einheit der Leistung ist die Arbeit, welche ein Strom bei 1 V Spannung und 1 A Stromstärke in 1 Sekunde vollbringt, wir nennen sie ein Voltampere oder ein Watt. Wird eine hundertmal so große Arbeit in 1 Sekunde geleistet, so heißt sie ein Hektowatt. Wird aber diese Arbeitsleistung durch eine ganze Stunde fortgesetzt, so ist ihr Betrag eine Hektowattstunde. Es ist dies die Arbeit einer Stromquelle, sagen wir eines Diathermieapparates, der bei einer Spannung von 100 V einen Strom von 1 A eine Stunde hindurch liefert. Hätten wir aber eine Influenzmaschine, die imstande ist, bei einer Spannung von 100 000 V einen Strom von 1 MA (0,001 A) abzugeben, dann wäre ihre Arbeitsleistung natürlich ebenso groß wie die des Diathermieapparates.

Das Gesetz von Ohm.

Die elektromotorische Kraft, die Stromstärke und der Widerstand stehen zueinander in festen Beziehungen, die zuerst von dem deutschen Physiker G. S. Ohm (1826) klargelegt wurden. Wir haben diese Beziehungen bereits oben erörtert, sie sind in dem sogenannten Gesetz von Ohm zusammengefaßt:

Die Stromstärke (i) ist direkt proportional der e. m. Kraft (e) oder Spannung und umgekehrt proportional dem Widerstand (w). $i = \dfrac{e}{w}$, daraus folgt $e = i \cdot w$ oder $w = \dfrac{e}{i}$.

Die Kenntnis zweier Größen erlaubt uns also, jederzeit die dritte zu berechnen. Hierbei drücken wir e in Volt, i in Ampere und w in Ohm aus. Das Ohmsche Gesetz ist das Grundgesetz der ganzen Elektrotechnik, auf das wir im folgenden immer wieder zurückgreifen werden.

Zweiter Teil

Die Technik der Elektrotherapie.

I. Die Behandlung mit Gleichstrom.
Galvanisation.

Allgemeines.

Konstanter Gleichstrom. Legen wir an die Enden eines Leiters, sagen wir eines Kupferdrahtes, eine elektrische Spannung an, so wandern die Elektronen unter dem Antrieb der elektromotorischen Kraft von dem Ort des höheren zu dem des niedrigeren Potentials, wie wir heute annehmen, von dem negativen zum positiven Pol. Ist die Größe der e. m. Kraft in jedem Zeitmoment die gleiche, so erfolgt die Wanderung mit gleichförmiger Geschwindigkeit. Es fließt also ein Strom

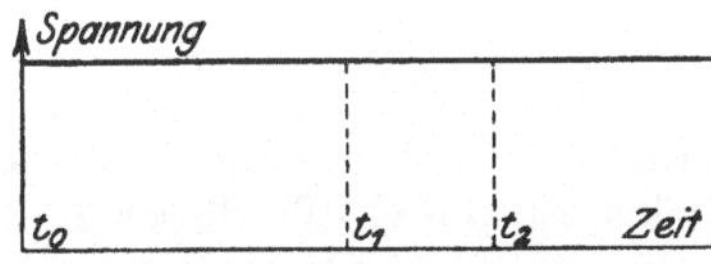

Abb. 12. Konstanter Gleichstrom.

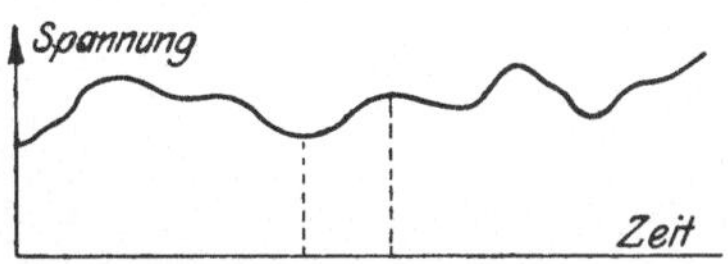

Abb. 13. Inkonstanter Gleichstrom.

von stetig gleichbleibender Stärke durch den Draht. Eine Elektronenbewegung von andauernd gleicher Richtung und andauernd gleichförmiger Geschwindigkeit bezeichnen wir als konstanten Gleichstrom. Einen solchen Strom liefern uns z. B. galvanische Elemente.

Wollen wir ihn graphisch darstellen, so wird seine e. m. Kraft oder Spannung durch eine gerade Linie wiedergegeben, welche parallel der Zeitabszisse verläuft (Abb. 12), da sie in allen Zeitpunkten t_0, t_1, t_2 die gleiche Größe hat. Ganz genau so wie die Spannung verhält sich auch die Stärke des Stromes.

Inkonstanter Gleichstrom. Bleibt die Spannung nicht die gleiche, sondern ändert sie ihre Größe, so werden die Elektronen nicht mit gleichförmiger, sondern mit wechselnder Geschwindigkeit ihre Wanderung vollführen. Sie werden entsprechend den Änderungen der sie treibenden Kraft sich einmal rascher, einmal langsamer bewegen. Die Stromstärke wird einmal größer, einmal kleiner sein, sie wird schwanken. Die Schwankungen können entweder ganz unregelmäßige sein (Abb. 13), oder sie können nach einem bestimmten Rhythmus erfolgen (Abb. 14). Im letzteren Falle sprechen wir von schwellendem, undulierendem oder pulsierendem Gleichstrom. Wir können ihn mittels besonderer Apparate erzeugen, welche die Spannung des konstanten Gleichstroms in rhythmischer Weise verändern.

Sinkt die e. m. Kraft zeitweise bis auf Null, setzt sie also ganz aus, dann machen auch die Elektronen in ihrer Bewegung zeitweilig halt. Sie stehen still, um bei dem nächsten Antrieb ihre Bewegung in gleicher Richtung wieder aufzunehmen. Wir haben einen unterbrochenen Gleichstrom vor uns (Abb. 15). Er besteht aus einzelnen Stromstößen, welche alle in gleicher Richtung erfolgen. Wir erzeugen ihn mittels Vorrichtungen, die wir Unterbrecher nennen und die den konstanten Gleichstrom in bestimmtem Tempo selbsttätig aus- und einschalten.

Da in allen diesen Fällen die e. m. Kraft stets in derselben Richtung wirkt, die Elektronen also stets in gleicher Richtung wandern, so haben wir es auch hier mit einem Gleichstrom, aber nicht mit einem konstanten, sondern einem inkonstanten zu tun.

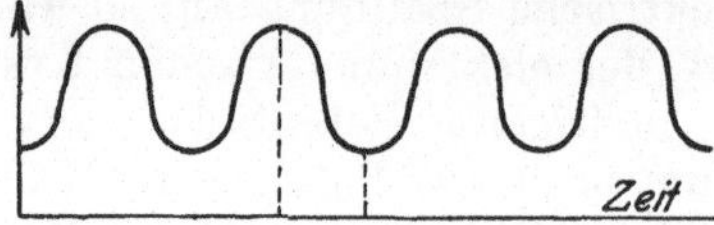
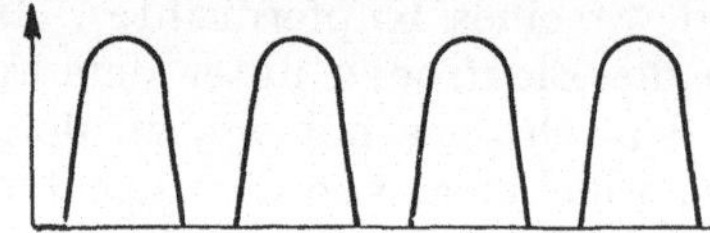

Abb. 14. Pulsierender oder undulierender Gleichstrom.

Abb. 15. Unterbrochener Gleichstrom.

Begriff des Gleichstromes. Gleichstrcm nennen wir also eine Elektronenbewegung, die stets die gleiche Richtung beibehält, da sie die auslösende e. m. Kraft oder Spannung andauernd im gleichen Sinne wirkt. Das „Gleich" bezieht sich also ausschließlich auf die Richtung der Kraft. Dabei ist es ganz bedeutungslos, ob die Größe dieser Kraft „konstant" oder „inkonstant" ist, ob also die Stärke des Stromes sich gleich bleibt oder sich ändert.

Konstanter Strom ist somit ganz und gar nicht gleichbedeutend mit Gleichstrom. Ebensowenig aber ist der unterbrochene Strom in einen Gegensatz zu dem Gleichstrom zu stellen, wie dies in der elektrotherapeutischen Literatur gewohnheitsmäßig geschieht, wo man den konstanten Strom mit dem Gleichstrom, den unterbrochenen mit dem Wechselstrom identifiziert. Es wäre höchste Zeit, diesen Unfug in der elektromedizinischen Nomenklatur, der jeder Denk- und Sprachlogik bar ist, endlich einmal aufzugeben und sich an die klaren und logischen Bezeichnungen der Physiker zu halten.

Die Apparate zur Erzeugung von Gleichstrom.

Der elektrotherapeutisch verwendete Gleichstrom kann erzeugt werden:

1. durch galvanische Elemente. Von solchen sind gebräuchlich: das Leclanché-Element, das Trockenelement und das Chromsäureelement;

2. durch Anschlußapparate, das sind Apparate zum Anschluß an ein zentrales Leitungsnetz, die den in dieser Leitung vorhandenen Strom in solcher Weise umformen, daß er für unsere Zwecke verwendbar wird.

Höchst ausnahmsweise werden für die Galvanisation Akkumulatoren verwendet, über die auf Seite 17 noch einiges gesagt werden soll.

1. Galvanische Elemente.

a) Die gebräuchlichen Elemente.

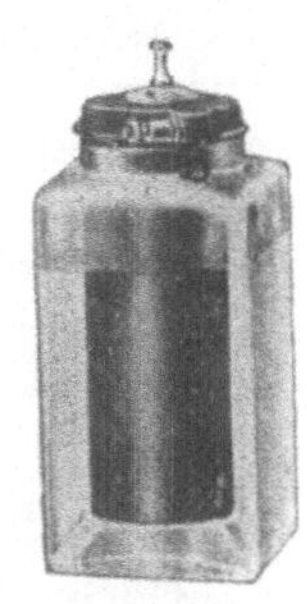

Abb. 16. Le-
clanché-Element.

Das Leclanché - Element, meist in der Type des Leclanché-Barbier-Elementes (Abb. 16). Die Elektroden desselben bestehen aus Kohle und Zink, die in eine Lösung von Salmiak (Chlorammonium) tauchen. Die Kohlenelektrode, welche den positiven Pol bildet, besteht jedoch nicht aus reiner Kohle, sondern aus einem Gemenge von Kohle- und Braunsteinpulver, welches in die Form eines hohlen Zylinders gepreßt ist. Der Braunstein (Mangansuperoxyd) hat die Aufgabe, das sich an der Kohle absetzende Wasserstoffgas zu oxydieren, um die Polarisation des Elementes zu verhindern und so die e. m. Kraft desselben konstant zu erhalten. Das Zink als negativer Pol befindet sich in Gestalt eines Stabes in der Höhlung des Zylinders. Die e. m. Kraft des Elementes beträgt 1,5 V.

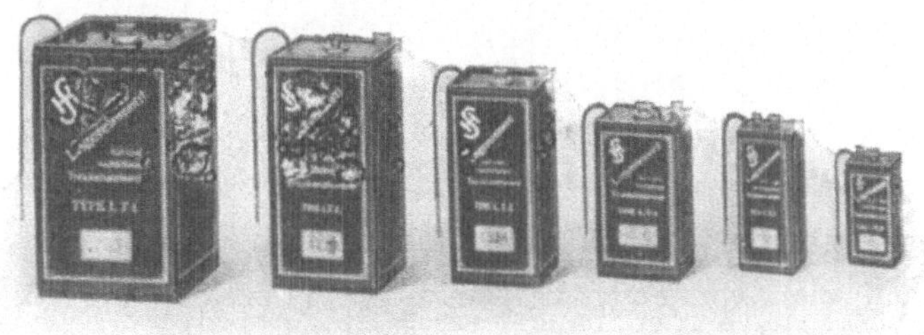

Abb. 17. Trockenelemente von Siemens & Halske.

Das Trockenelement ist eine Abart des Leclanché-Elementes. Auch hier sind die Elektroden meist Zink und Kohle, doch ist das Element nicht mit einer Flüssigkeit gefüllt, sondern mit einer hygroskopischen Masse, wie Gips, Kaolin, Wasserglas u. dgl., die mit einer Salzlösung, in der Regel Salmiaklösung, imprägniert ist. Eine sehr brauchbare Form des Trockenelementes ist das T-Element, wie es von der Firma Siemens & Halske in verschiedenen Größen hergestellt wird (Abb. 17). Seine e. m. Kraft ist gleich 1,5 V.

Die Vorteile des Trockenelementes sind die absolute Reinlichkeit und die gute Transportfähigkeit. Dadurch aber, daß man es nach seiner Erschöpfung nicht selbst wieder füllen kann, sondern durch ein neues ersetzen muß, kommt es im Gebrauch etwas teuerer als andere Elemente zu stehen.

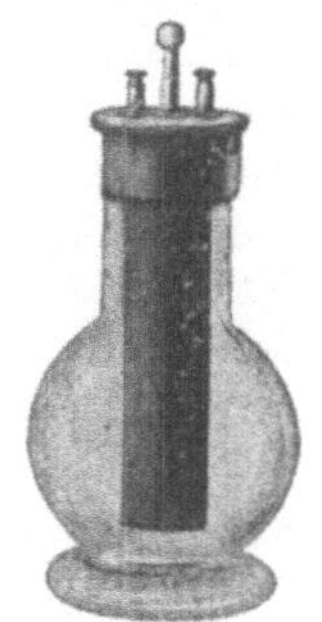

Abb. 18.
Chromsäure-
element.

Das Chromsäureelement (Grenet-Element) wird einzeln als Flaschenelement (Abb. 18), in größerer Zahl in Form von Tauchbatterien verwendet. In eine Chromsäurelösung tauchen eine Kohlenplatte und eine amalgamierte Zinkplatte. Die Chromsäurelösung wirkt als Depolarisator, indem sie als kräftiges Oxydationsmittel den sich an der Kohle abscheidenden Wasserstoff oxydiert. Sie wird hergestellt durch Auflösung von 50 Teilen konz. Schwefelsäure und 50 Teilen reiner krystallisierter Chromsäure in 1000 Teilen Wasser.

Die e. m. Kraft des Elementes beträgt unmittelbar nach frischer Füllung fast 2 V und bleibt, auch wenn sie später etwas sinkt, durch längere Zeit bei 1,7—1,8 V konstant.

b) Die Vereinigung von Elementen zu Batterien.

Reihen- und Parallelschaltung. Die Elemente können in zweifacher Weise zu einer gemeinsamen Stromquelle, einer Batterie, miteinander verbunden werden, erstens in Reihenschaltung, zweitens in Parallelschaltung. Verbindet man die Kohle des ersten Elementes mit dem

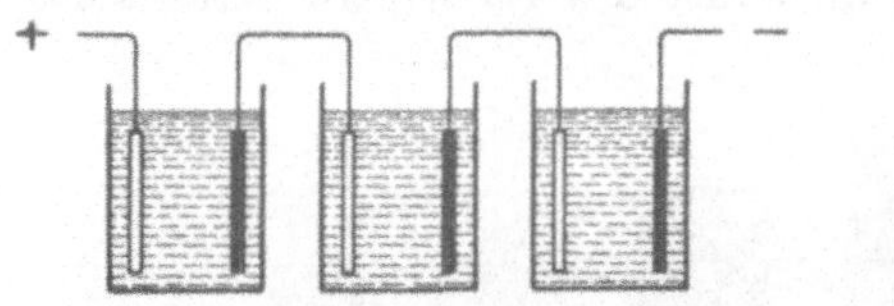

Abb. 19. Reihenschaltung von Elementen.   Abb. 20. Parallelschaltung von Elementen.

Zink des zweiten, die Kohle des zweiten mit dem Zink des dritten usw., so spricht man von einer Reihen- oder Serienschaltung. Man sagt: Die Elemente sind hintereinander geschaltet (Abb. 19). Verbindet man dagegen die Kohlen sämtlicher Elemente miteinander, ebenso die Zinke sämtlicher Elemente, so nennt man dies Parallelschaltung. Man sagt: Die Elemente sind nebeneinander geschaltet (Abb. 20).

Im ersten Falle addieren sich die e. m. Kräfte. Beträgt die e. m. Kraft eines einzelnen Elementes 1,5 V, so wird eine Kette von 10 hintereinander geschalteten Elementen eine solche von $10 \times 1,5 = 15$ V aufweisen. Anders bei der Parallelschaltung. Hier haben wir es gleichsam mit einem einzigen, jedoch sehr großen Element zu tun, dessen eine Elektrode durch die Kohlen, dessen andere Elektrode durch die Zinke aller Elemente zusammengenommen gebildet wird. Da die e. m. Kraft aber nur von der Natur der Elektroden und der Flüssigkeit, welche das Element bilden, nicht aber von ihrer Größe abhängig ist, so ist auch die e. m. Kraft einer Batterie, die aus 10 nebeneinander geschalteten Elementen besteht, nicht größer als die eines einzigen Elementes, in unserem Falle also 1,5 V.

Für die Galvanisation kommen ausschließlich Batterien mit Reihenschaltung in Betracht, da die e. m. Kraft eines einzelnen Elementes, auch wenn es noch so groß ist, nicht ausreichen würde, bei dem hohen Widerstand des menschlichen Körpers eine genügende Stromstärke zu erzeugen. So würde nach dem Ohmschen Gesetz $i = e : w$ eine elektromotorische Kraft von 1,5 V bei einem Körperwiderstand von 1000 Ohm

keine größere Stromstärke als 0,0015 A = 1,5 MA ergeben. Für die meisten
Fälle wird man mit 30—40 Elementen in Reihenschaltung sein Auslangen
finden, also mit einer Batterie, die eine Spannung von 45—60 V aufweist. Die
Elemente dürfen nicht zu klein sein, damit sie sich nicht zu rasch erschöpfen.

Stationäre und transportable Batterien. Kommt eine Batterie nur an
einem einzigen Ort zur Verwendung, so wird sie am zweckmäßigsten in
einen stabilen Schrank
eingebaut, soll sie aber
abwechselnd an ver-
schiedenen Orten be-
nutzt werden, so muß
sie transportabel sein.
Für diesen Zweck eignen
sich am besten Trocken-
elemente oder Chrom-
säureelemente in Form
einer   Tauchbatterie
(Abb. 21). Bessere Mo-
delle der letzteren be-
sitzen eine automati-
sche Tauchvorrichtung,
durch welche die Elek-
troden beim Öffnen des
Kastens selbsttätig in
die Flüssigkeit einge-
senkt, beim Schließen
aus derselben selbsttätig
herausgehoben werden.

Batterien von Ak-
kumulatoren (Sekun-
därelementen) werden
bei uns zur Galvanisation
nur sehr selten gebraucht.

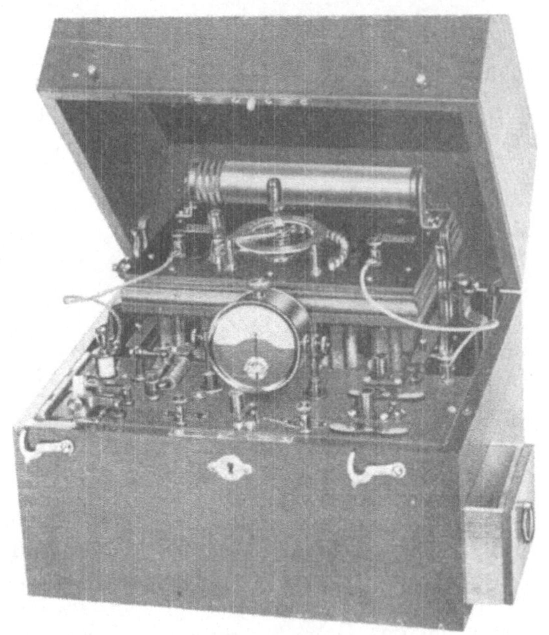

Abb. 21. Transportable Tauchbatterie.
(Reiniger, Gebbert & Schall.)

Ihre Anschaffung wäre vielleicht dort in Erwägung zu ziehen, wo ein direkter
Anschluß an ein zentrales Leitungsnetz zwar nicht vorhanden ist, wohl aber die
Möglichkeit besteht, die Akkumulatoren an einer nicht zu weit entfernten Gleichstromquelle aufzuladen. Da eine Akkumulatorzelle eine Spannung von 2 Volt
besitzt, würde eine für alle Fälle brauchbare Batterie durchschnittlich 25 Zellen
erfordern, was einer Gesamtspannung von 50 Volt entspräche. Eine Kapazität
von 4—5 Amperestunden, die einer Stromlieferung von 1 Ampere in der Dauer
von 4—5 Stunden gleichkommt, wäre dabei hinreichend genug. Eine Batterie
von dieser Leistungsfähigkeit hat aber schon ein sehr beträchtliches Gewicht und
ist daher schwer zu transportieren.

2. Anschlußapparate.

a) Allgemeines über Anschlußapparate.

Formen der Anschlußapparate. Die Anschlußapparate werden entweder in Form festmontierter Wandtafeln ausgeführt oder zweckmäßiger in Gestalt tragbarer oder fahrbarer Apparate, die mit Hilfe

eines Steckkontaktes leicht an verschiedenen Stellen angeschlossen werden können. Es gibt solche, die ausschließlich für Galvanisation oder

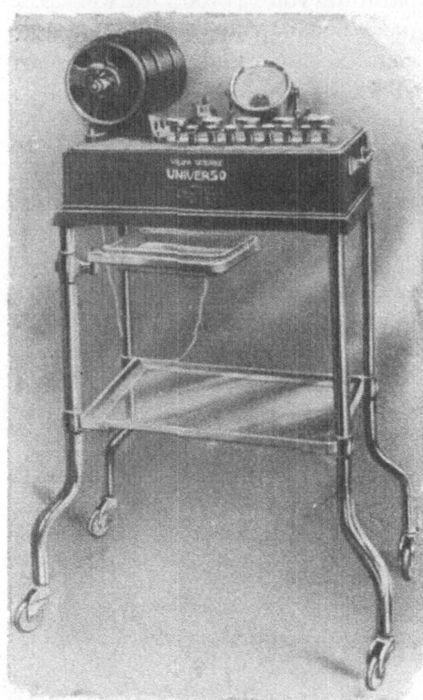

Abb. 22. Universalanschlussapparat.
(Veifa-Werke.)

ausschließlich für Faradisation verwendbar sind, und solche, die beide Stromformen abwechselnd oder auch gleichzeitig zu benutzen gestatten. Vielfach werden sogenannte Universalanschlußapparate gebaut, die neben der Galvanisation und Faradisation auch noch die Kaustik und Endoskopie ermöglichen und deren Motoren für die verschiedensten Zwecke, wie Vibrationsmassage, chirurgische Operationen u. dgl., brauchbar sind. Sie kommen unter mannigfachen Namen (Panto-, Multo-, Variostat, Universo) in den Handel (Abb. 22).

Der Bau der Anschlußapparate ist verschieden nach der Stromart, welche das Leitungsnetz führt, an das sie angeschlossen werden sollen. Man unterscheidet danach: 1. Apparate zum Anschluß an Gleichstrom, 2. Apparate zum Anschluß an Wechselstrom. Außerdem kommt die Spannung des Betriebsstromes in Frage, welche bei den elektrischen Zentralen in der Regel 110 oder 220 V beträgt.

Vor- und Nachteile der Anschlußapparate. Der Vorteil der Anschlußapparate gegenüber den früher ausschließlich gebrauchten Batterien liegt darin, daß ihre Handhabung einfacher und bequemer ist, weil die Verwendung von Flüssigkeiten wegfällt, daß sie stets gebrauchsfertig und daß die Kosten ihres Betriebes geringe sind. Diesen Vorteilen stehen

Abb. 23. Gleichstrom eines Anschlußapparates mit schlechter Dynamomaschine (Oszillogramm). Die untere Linie ist die Nullinie.

aber auch Nachteile gegenüber, von denen mir der wichtigste der zu sein scheint, daß der von den erdschlußfreien Apparaten gelieferte Gleichstrom nicht jene Konstanz der Spannung aufweist, wie sie dem Batteriestrom eigen ist. Infolge ungenügender Unterteilung des Dynamo-

kollektors ist der Gleichstrom bisweilen von einem Wechselstrom über-
lagert (Abb. 23) oder er zeigt infolge ungleichmäßigen Motorganges
oder unvollkommenen Bürstenkontaktes ganz unregelmäßige Schwankungen. Gute Anschlußapparate neuerer Konstruktion zeigen derartige Schwankungen allerdings nur ganz andeutungsweise (Abb. 24)[1]).

Abb. 24. Gleichstrom eines Anschlußapparates mit guter Dynamomaschine (Oszillogramm).
Die untere Linie ist die Nullinie.

Man hat diesen Nachteil der Anschlußapparate schon lange erkannt und sich
bemüht, ihn zu beseitigen. Nach einem Vorschlag Eulenburgs[2]) hat man Kondensatoren, nach einem Vorschlag Dessauers[3]) Drosselspulen in den Stromkreis
eingebaut, um die Spannung des Gleichstromes möglichst konstant zu machen und
so Apparate mit „reiner“ Galvanisation zu schaffen. Trotz alledem ist es nicht
möglich, mit einem Anschlußapparat einen Gleichstrom jener konstanten Spannung zu erzeugen, wie ihn eine Batterie aus Elementen oder Akkumulatoren
liefert. Da ein galvanischer Strom um so weniger reizend wirkt, je gleichbleibender
seine Spannung ist, so drückt sich dies therapeutisch auch darin aus, daß die
Kranken nach meiner Erfahrung von dem Gleichstrom einer Batterie durchschnittlich eine um 10—20% größere Dosis vertragen als von dem Gleichstrom eines
Anschlußapparates.

b) Apparate zum Anschluß an Gleichstrom.

Direkter Anschluß. Ist bereits im Straßennetz Gleichstrom vorhanden, so kann dieser direkt zur Behandlung von Kranken benutzt
werden, wenn man seine Spannung, die meist zu hoch ist, entsprechend
vermindert. Das ge-
schieht am einfach-
sten durch einen Wi-
derstand, bestehend
aus einem Draht oder
einer Glühlampe, wel-
chen man einem der
beiden Pole der Stra-
ßenleitung vorschal-
tet (Abb. 25 und 26).

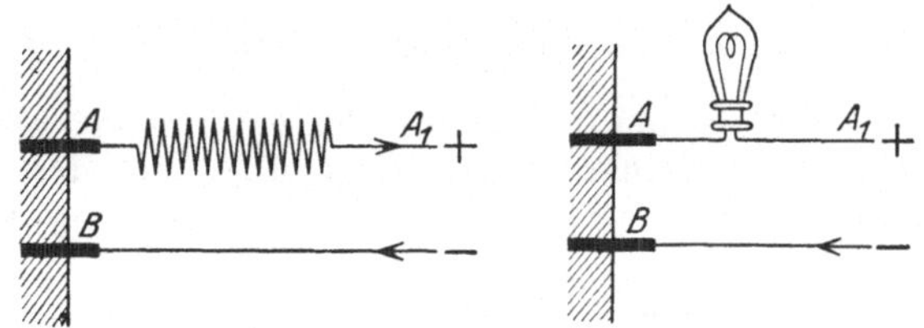

Abb. 25. Vorschaltwiderstand   Abb. 26. Vorschaltwiderstand
     aus Draht.   in Form einer Glühlampe.

Da jeder Widerstand, der vom Strom überwunden werden muß, einen
Teil der vorhandenen Spannung aufzehrt, so kann auf diese Weise
die zu hohe Spannung auf das notwendige Maß, das ist im Maximum

---

[1]) Ein einfaches Mittel, die Spannungskonstanz eines Gleichstromes zu prüfen,
bietet das Mikrophon. Fließt durch ein solches ein konstanter Gleichstrom, so
bleibt dessen Schallmembrane in Ruhe, sie gerät jedoch in Bewegung und erzeugt
ein Geräusch, sobald sich die Spannung und damit die Stärke des Stromes ändert.
[2]) Zeitschr. f. med. Elektrologie 1909, S. 29.
[3]) Zeitschr. f. med. Elektrologie 1910, S. 145.

50—60 Volt, herabgedrückt werden. Beträgt der Spannungsunterschied zwischen beiden Polen A und B der Straßenleitung z. B. 110 Volt, so wird er bei entsprechend gewähltem Widerstand zwischen den beiden Punkten A_1 und B nur mehr 50—60 Volt betragen.

Einen solchen Apparat zur Galvanisation, der an ein zentrales Gleichstromnetz anzuschalten ist, zeigt Abb. 27. In der Mitte oben, unterhalb der beiden Anschlußklemmen für den Straßenstrom, ist der Vorschaltwiderstand in Form einer Glühlampe sichtbar.

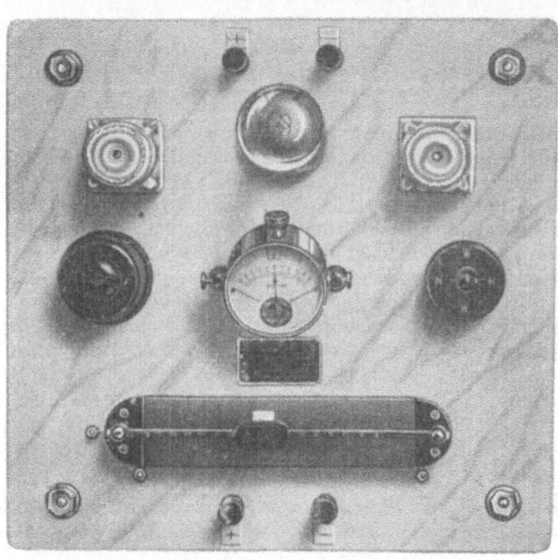

Abb. 27. Anschlußapparat für Galvanisation zum direkten Anschluß an ein Gleichstromnetz mit Hilfe eines Vorschaltwiderstandes. (Reiniger, Gebbert & Schall.)

So bequem und einfach diese Art des Anschlusses ist, so bedenklich ist sie. Sie birgt zwei Gefahren in sich, es sind dies erstens die Gefahr des Kurzschlusses, zweitens die Gefahr des Erdschlusses.

Der Kurzschluß. Geht z. B. der Straßenstrom nicht, wie angenommen, durch alle Windungen des vorgeschalteten Widerstandes, sondern infolge eines Isolationsfehlers oder eines unvorhergesehenen Kontaktes auf einem gutleitenden Umweg direkt von A nach A_1, dann ist der Widerstand „kurzgeschlossen", also praktisch ausgeschaltet, und der Patient liegt unmittelbar an der hohen Spannung des Leitungsnetzes, was unter Umständen eine Lebensgefahr bedeuten kann.

Der Erdschluß. Derselbe macht sich dadurch bemerkbar, daß der Arzt oder Patient, wenn sie gegen den Erdboden nicht genügend isoliert sind, schon bei der Berührung oder dem Aufsetzen einer einzigen Elektrode, also bei noch offenem therapeutischem Stromkreis, einen Strom, bisweilen einen solchen von beträchtlicher Stärke, spüren. Verbindet man ein Glühlämpchen von 2—3 V Spannung durch einen Leitungsdraht mit dem einen Pol des zentralen Netzes und bringt den zweiten Leitungsdraht in metallischen Kontakt mit dem Hahn der Wasserleitung, so leuchtet das Lämpchen auf. Es fließt also durch dasselbe auch bei einpoligem Anschluß ein Strom.

Die Erklärung hierfür ist folgende. Der Strom der Zentralen wird in Kabeln, die im Erdboden liegen, an die verschiedenen Gebrauchsorte geführt. Obwohl diese Kabel sorgsam isoliert werden, ereignet es sich doch, daß an der einen oder anderen Stelle diese Isolierung undicht wird und so zwischen der metallischen Seele des Kabels und dem Erdboden eine leitende Verbindung zustande kommt[1]). Nehmen wir nun an, daß auch der Patient mit der Erde leitend verbunden wäre, wozu genügt, daß er auf einem Steinboden steht, so haben wir bereits einen ununterbrochenen Leitungsweg zwischen Patient und dem Kabeldefekt (Abb. 28). Berührt der Patient nun den einen Pol der Leitung unmittelbar oder mittelbar durch eine leitende Verbindung, so wird durch die Erde ein Stromkreis geschlossen, ein sogenannter Erdschluß hergestellt. durch welchen der Patient direkt in den Stromkreis des Straßenstromes kommt, wie dies aus der Abbildung ohne weiteres verständlich sein dürfte.

Daß dies unter Umständen gefährlich, ja lebensgefährlich werden kann, ist klar. Die Gefahr ist eine um so größere, je höher die Spannung des Straßenstromes ist, sie ist also bei einer Spannung von 220 V größer als bei 110 V. Nach dem Ohmschen Gesetz steigt die den Patienten durchsetzende Stromstärke im gleichen Verhältnis mit der Spannung. Aus demselben Grunde ist auch die Gefahr eine um so größere, wenn

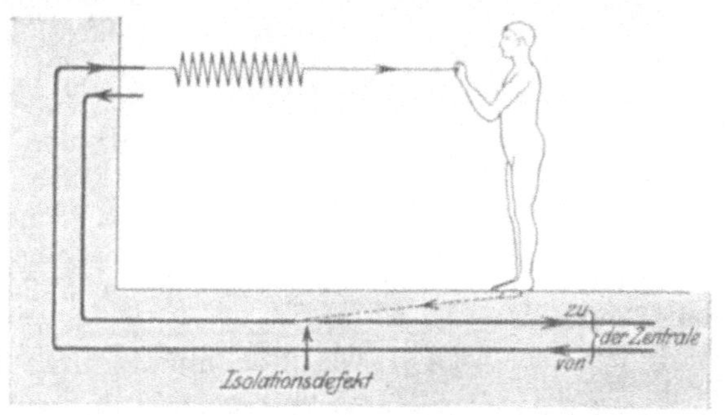

Abb. 28. Schematische Darstellung des Erdschlusses.

durch besondere Verhältnisse der Widerstand des menschlichen Körpers stark herabgesetzt ist. Dies ist der Fall, wenn man mit feuchten Schuhen auf einem gut leitenden Boden steht, insbesondere aber im Bade, in welchem das Wasser in Verbindung mit dem metallischen Ablaufrohr der Wanne eine gute Erdleitung darstellt (s. auch elektrische Bäder S. 63).

Der Erdschluß wird unwirksam, wenn Patient und Arzt gegen die Erde isoliert sind, was durch einen genügend dicken Kautschuk oder Linoleumbelag des Bodens bewirkt wird. Noch sicherer ist es, für die Elektrotherapie nur solche Apparate zu verwenden, welche die Gefahr eines Erdschlusses von vornherein vermeiden.

Indirekter (erdschlußfreier) Anschluß. Erdschlußfrei, also vollkommen gefahrlos, sind nur jene Apparate, bei denen der Kranke nicht direkt in das zentrale Leitungsnetz eingeschaltet wird, sondern in einen zweiten Kreis, der von dem Straßenstromkreis vollkommen getrennt

---

[1]) Eine solche Verbindung besteht von Haus aus in Leitungsnetzen, bei denen der eine Leiter geerdet ist.

ist, mit ihm also an keiner Stelle irgendeine leitende Verbindung hat.
Dies erzielt man in folgender Weise. Man schickt den Strom der Zentrale
zunächst in eine Maschine, die sich unter der Einwirkung des Stromes
dreht, die also die elektrische Energie in mechanische Energie umsetzt.
Eine solche von Gleichstrom angetriebene Maschine heißt ein Gleichstrommotor. Mit ihr auf derselben Achse, wie man sagt direkt ge-
kuppelt, ist eine zweite Maschine, die, durch die erste in Rotation versetzt,
einen Gleichstrom von jener Spannung (50—60 V) erzeugt, wie er für
die Zwecke der Galvanisation brauchbar ist. Eine Maschine, die von
einer mechanischen Kraft in Be-
wegung versetzt, einen Gleichstrom erzeugt, nennen wir Gleichstromdynamo. Die Wicklungen
des Gleichstrommotors wie die
Wicklungen der Gleichstromdynamo sind gegeneinander streng
isoliert, so daß der Patient, der
im Stromkreis der Dynamo-
maschine liegt, keinen Kontakt
mit der Straßenleitung hat.

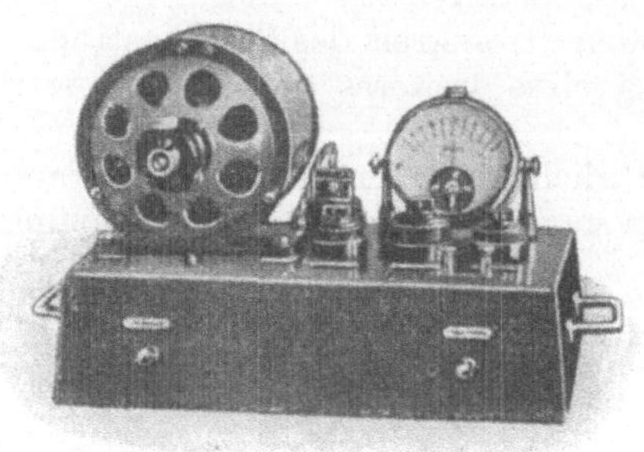

Abb. 29. Anschlußapparat mit Umformer.
(Koch & Sterzel.)

Eine derartige Verbindung
eines Motors mit einer Dynamomaschine heißt ein rotierender
Umformer, und in unserem besonderen Falle, wo Gleichstrom von
hoher Spannung in Gleichstrom von niedriger Spannung umgeformt
wird, ein Gleichstrom - Gleichstromumformer. Heute werden vielfach
beide Maschinen aus Raumersparnis in ein gemeinsames Gehäuse
eingebaut (Abb. 29), so daß sie den Eindruck einer einzigen Maschine
erwecken.

c) Apparate zum Anschluß an Wechselstrom.

Führt die zentrale Leitung Wechselstrom und wollen wir an sie
einen Apparat anschließen, der uns Gleichstrom für medizinische Zwecke
liefert, dann muß naturgemäß eine „Umformung" stattfinden. Diese
geschieht nach dem eben erörterten Prinzip mit Hilfe eines rotierenden
Umformers. Nur werden wir jetzt einen Motor wählen, der für Wechselstrom gebaut ist, während die Gleichstromdynamo dieselbe bleibt.
Wir haben in diesem Falle einen Wechselstrom-Gleichstromumformer.

Das Regulieren des Stromes.

Nach dem Ohmschen Gesetz $i = e : w$ können wir die Stromstärke
einerseits dadurch vergrößern, daß wir die Spannung erhöhen, andererseits dadurch, daß wir den Widerstand im Stromkreis herabsetzen.
Beide Möglichkeiten der Stromregulierung werden in der Elektrotherapie
praktisch verwertet. Auf dem ersten Prinzip beruhen der Elementenwähler und der Spannungsregler, auf dem zweiten der Regulierwiderstand.

Der Elementenwähler (Kollektor)[1]. Derselbe ermöglicht es, mittels einer Kurbel, die auf einer Reihe von Kontaktknöpfen schleift, eine gewünschte Anzahl von Elementen in den Stromkreis zu schalten, wie dies aus der schematischen Abbildung (Abb. 30) ohne weiteres verständlich ist. Mit der Zahl der eingeschalteten Elemente wächst die Spannung. Diese Ein-

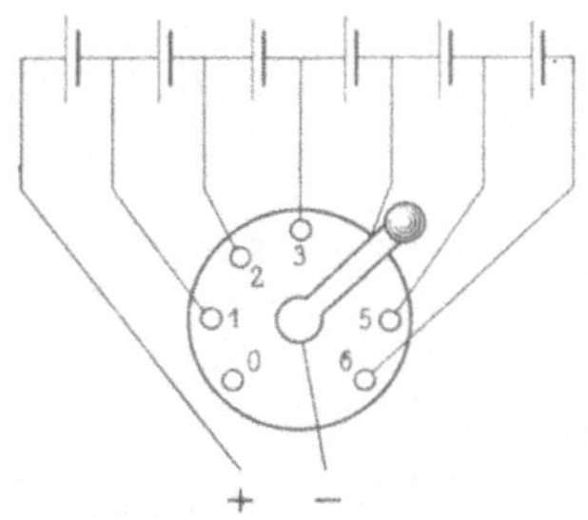

Abb. 30. Einfacher Elementenwähler.

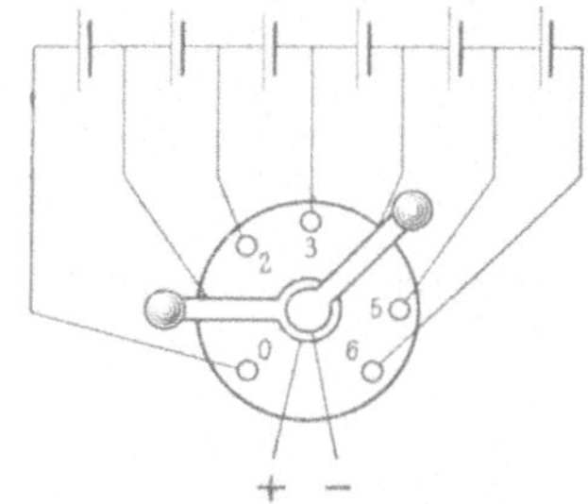

Abb. 31. Doppelter Elementenwähler.

richtung hat den Nachteil, daß die im Anfang der Reihe liegenden Elemente ungleich mehr und häufiger in Anspruch genommen werden als die am Ende der Reihe befindlichen. Erstere werden dadurch bereits zu einer Zeit erschöpft sein, wo die letzteren vielleicht noch sehr wenig abgenutzt sind.

Dies vermeidet man durch Anwendung eines Doppelkollektors (Abb. 31 und 32). Derselbe besteht aus zwei gegeneinander isolierten Kurbeln, welche mit den beiden Polen der Batterie in leitender Verbindung stehen. Dadurch, daß diese Kurbeln voneinander unabhängig drehbar sind und daher auf beliebige Knöpfe eingestellt werden können, kann jede gewünschte Elementengruppe, ja jedes Element einzeln für sich zur Stromlieferung herausgegriffen werden, wodurch eine gleichmäßige und vollständige Ausnutzung der Batterie ermöglicht wird.

Der einfache wie der Doppelkollektor gestatten nur eine sprungweise Erhöhung der Spannung, indem bei dem Zuschalten jedes neuen Elementes die Spannung ruckweise um 1,5 V anwächst. Dort, wo es auf eine möglichst gleichmäßige und feine Regulierung der Stromstärke ankommt,

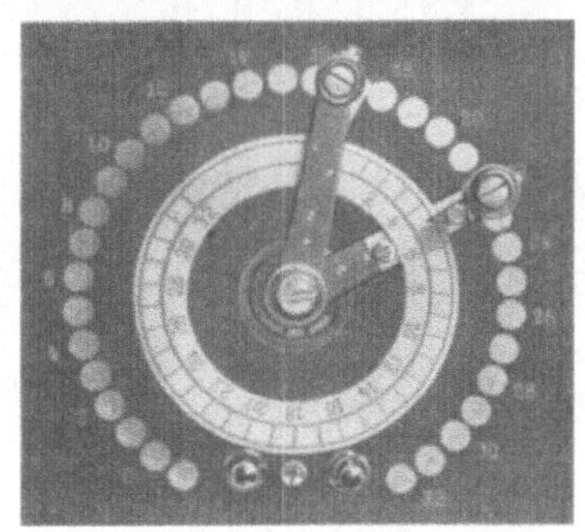

Abb. 32. Doppelter Elementenwähler.

wird man an ihrer Stelle Apparate wählen, welche eine ganz subtile Abstufung der Spannung erlauben. Solche Apparate sind der Spannungsregler und der Regulierwiderstand.

Der Spannungsregler. Verbinde ich zwei Punkte verschiedener Spannung A und E miteinander durch einen längeren Leitungsdraht,

---

[1] Die Bezeichnung „Kollektor" ist unglücklich gewählt, zumal dieser Name in der Elektrotechnik bereits für eine bestimmte Einrichtung an den Dynamomaschinen vergeben ist.

so fließt in diesem ein Strom (Abb. 33). Er hat die Richtung von A nach E, wenn in A die Spannung eine höhere ist als in E. Auf jedem Punkt des Leitungsweges ist die Spannung eine etwas verschiedene, sie ist um so größer, je näher der betreffende Punkt dem Punkte A liegt und je weiter er von dem Punkte E entfernt ist. Die Spannung nimmt in der Richtung von A nach E kontinuierlich ab. Wäre dem nicht so, so könnte ja in dieser Richtung kein Strom fließen. Wollten wir die Größe der Spannung graphisch darstellen, so wäre sie gegeben in dem Punkte A durch $A A_1$, in dem Punkte B durch $B B_1$ usw. Als hydrodynamisches Analogon diene ein mit Wasser gefülltes Gefäß, das ein längeres horizontales Ausflußrohr trägt (Abb. 34). Fließt das Wasser durch dieses aus, so ist der in den Steigrohren ersichtliche Druck ein analog verschiedener.

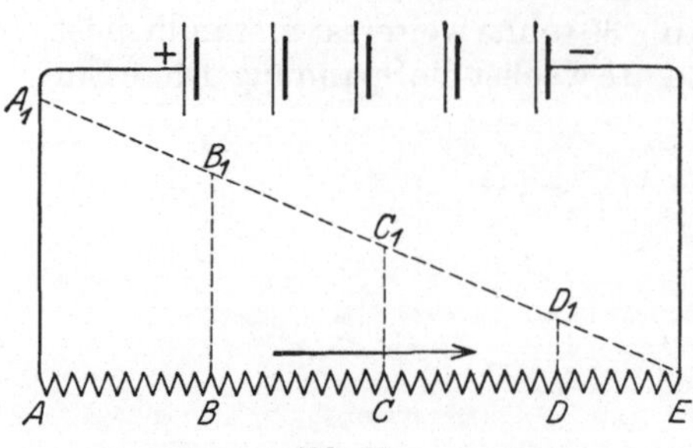

Abb. 33.
Der Spannungsabfall auf dem Leitungsweg.

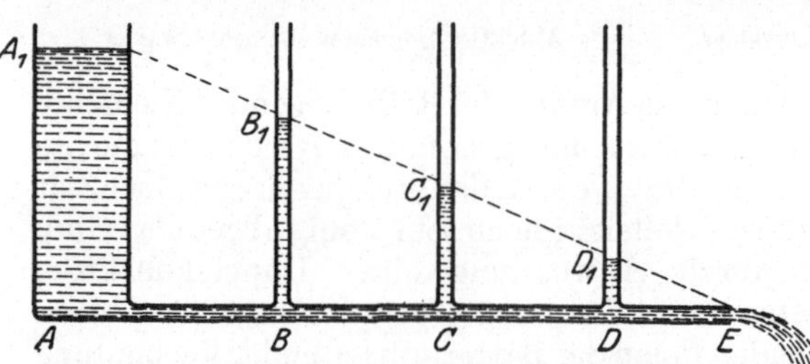

Abb. 34. Hydrodynamisches Analogen des Spannungsabfalles.

Lege ich nun an einen derartigen Widerstandsdraht einerseits in dem Punkte E, andererseits an einer beliebigen anderen Stelle C die Endpunkte eines zweiten Stromkreises an, so wird in diesen ein Teil des Hauptstromes abzweigen (Abb. 35). Die Stärke des in diesen Nebenkreis abfließenden Stromes wird um so größer sein, je größer die Spannungsdifferenz an seinen Abzweigepunkten ist. Diese aber wächst, wie wir gesehen haben, in dem Maße, als die Abzweigestellen auseinanderrücken, je weiter also C gegen A hin verlegt wird. Dieses Prinzip der Spannungsveränderung benutzt der Spannungs-

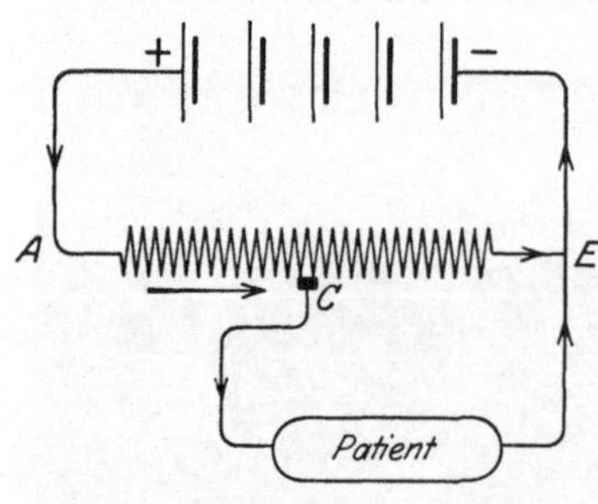

Abb. 35. Spannungsregler (Schema).

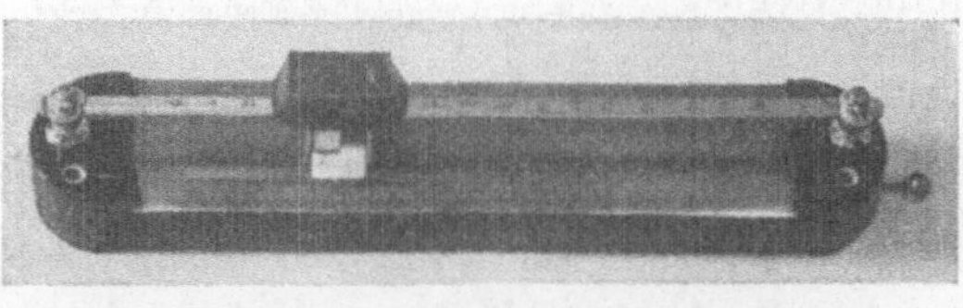

Abb. 36. Spannungsregler (Ansicht).

regler, auch Spannungswähler oder Spannungsteiler genannt, bei dem auf einem Drahtwiderstand ein Gleitkontakt verschoben werden kann (Abb. 36).

Der Regulierwiderstand. Die Stromstärke in einem Kreis kann man auch dadurch verändern, daß man in denselben einen veränderlichen Widerstand einschaltet. Diesen Widerstand kann man, wie man zu sagen pflegt, im Hauptschluß oder im Nebenschluß anordnen. Im ersten Fall (Abb. 37) haben wir es mit einem einzigen Stromkreis zu tun, in welchem Widerstand und Patient in Reihe oder hintereinander geschaltet sind. Der Strom in diesem Kreis wird um so stärker werden, je mehr man von dem Regulierwiderstand ausschaltet.

Im zweiten Fall (Abb. 38) haben wir es mit zwei Stromkreisen zu tun, die parallel oder nebeneinander geschaltet sind. Dem Strom stehen also zwei Wege offen, einerseits der durch den Widerstand, andererseits

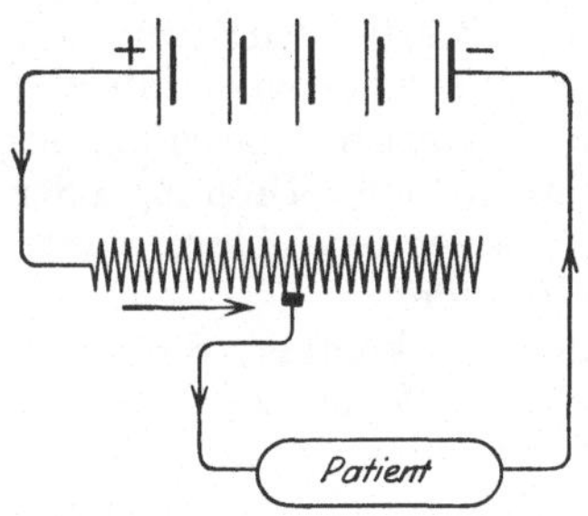

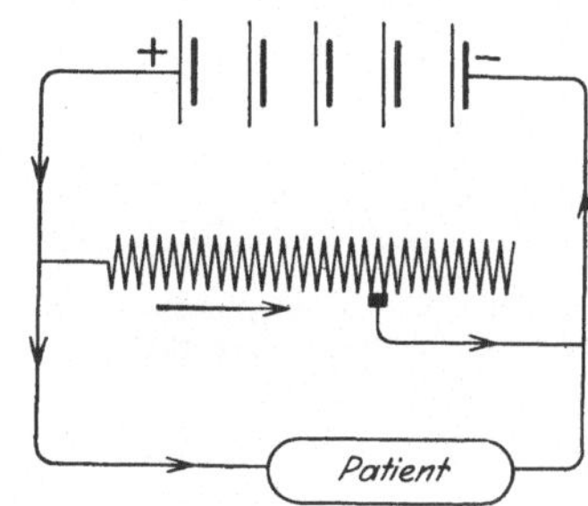

Abb. 37. Regulierwiderstand im Hauptschluß.　　Abb. 38. Regulierwiderstand im Nebenschluß.

der durch den Körper. Er wird jenen vorzugsweise gehen, der für ihn der bequemere ist. Erschweren wir ihm den ersten der beiden erwähnten Wege, indem wir Widerstand einschalten, so wird der Strom, der durch den Körper geht, anwachsen und umgekehrt[1]).

Der Widerstand im Nebenschluß wird heute so gut wie nicht mehr gebraucht, der Widerstand im Hauptschluß kommt noch öfters bei galvanischen Batterien zur Anwendung. Die Anschlußapparate werden durchwegs mit Spannungsreglern versehen, weil diese die Abstufung der Spannung bzw. der Stromstärke von Null bis zu dem verfügbaren Maximum in der vollkommensten Weise ermöglichen. Der geringe Stromverlust, der dadurch gegeben ist, daß ein Teil des Stromes ungenutzt durch den Drahtwiderstand fließt, fällt bei zentralem Anschluß nicht in die Wagschale.

Das Messen des Stromes.

Strommesser (Galvanometer). Zum Messen der Stromstärke bedienen wir uns der Eigenschaft jedes stromführenden Leiters, in seiner Umgebung ein Magnetfeld zu erzeugen, also magnetische Kräfte zu äußern. Bringen wir einen stromdurchflossenen Draht in die Nähe einer in Ruhe befindlichen Magnetnadel, so wird diese aus ihrer Nordsüdrichtung abgelenkt und sucht sich senkrecht auf die Richtung des Stromes

---

[1]) Dies gilt nur unter gewissen Voraussetzungen (Abfall der Klemmenspannung), auf die hier nicht näher eingegangen werden kann.

einzustellen. Die Größe der drehenden Kraft steht im geraden Verhältnis zur Stärke des Stromes, so daß wir aus der Ablenkung der Nadel einen Rückschluß auf die Stärke des Stromes ziehen können. Nach diesem Prinzip gebaute Strommesser heißen Nadelgalvanometer.

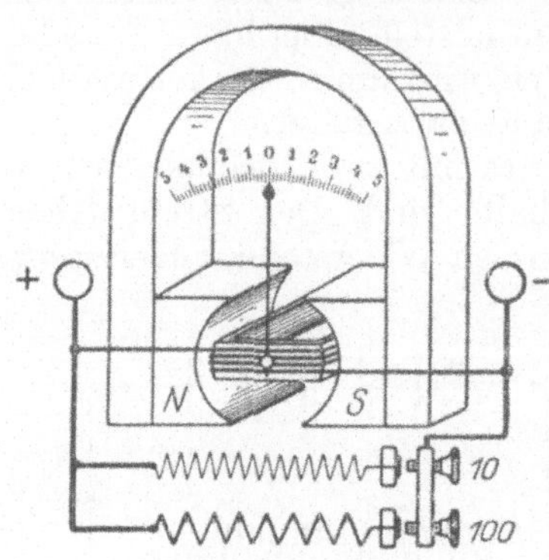

Abb. 39. Schematische Darstellung eines Spulengalvanometers mit zwei Nebenschlüssen.

Wir können dieses Prinzip aber auch umkehren. Nehmen wir statt der zitternden Magnetnadel einen starken permanenten Hufeisenmagnet und bringen wir zwischen seine Pole einen stromdurchflossenen Leiter, der leicht beweglich ist, so werden auch hier zwischen Magnet und Leiter dieselben Kräfte und Gegenkräfte wirksam werden. Da der Magnet aber jetzt unbeweglich, der Leiter dagegen beweglich ist, so werden sie in einer Drehung oder Ablenkung des letzteren ihren sichtbaren Ausdruck finden.

Technisch kommt der Gedanke in folgender Weise zur Ausführung (Abb. 39). Auf einer Spule oder einem Rähmchen, das an zwei Spitzen um seine Achse drehbar ist, ist ein dünner Leitungsdraht in mehrfachen Windungen aufgewickelt. Die Spule, die einen Zeiger trägt, der über einer Skala spielt, befindet sich im Felde eines kräftigen permanenten Hufeisenmagneten. Durchfließt nun ein Strom die Spule, dann wird diese und mit ihr der Zeiger abgelenkt, und das um so mehr, je kräftiger der Strom ist.

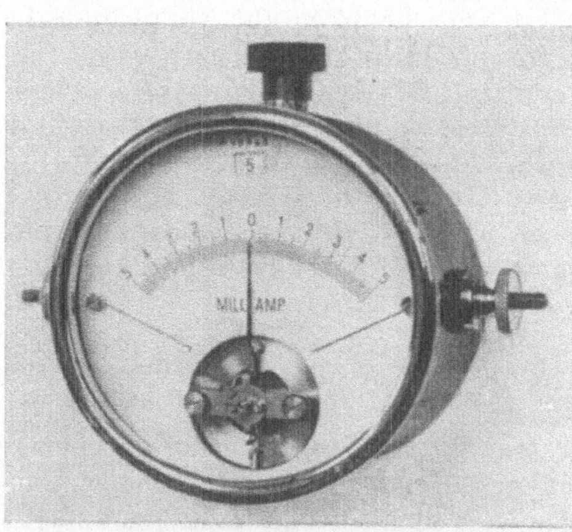

Abb. 40. Milliamperemeter.

Galvanometer dieser Konstruktion werden als Spulengalvanometer oder als Galvanometer nach Deprez bezeichnet. Für die Galvanisation werden heute ausschließlich Meßinstrumente dieser Art verwendet. Wird ihre Skala empirisch nach Milliampere geeicht, so nennt man sie Milliamperemeter (Abb. 40).

Strommesser mit veränderbarem Meßbereich. Da in der Therapie einmal Ströme von nur 1—2 MA (Galvanisation des Ohres), ein anderes Mal solche von 100—200 MA (elektrische Vollbäder) verwendet werden, ist es wünschenswert, ein Galvanometer zu besitzen, das ebenso Bruchteile eines MA wie mehrere hundert MA anzuzeigen vermag. Diese Aufgabe erfüllen die Galvanometer mit veränderbarem Meßbereich.

Haben wir z. B. ein Milliamperemeter, dessen Eichungsumfang von 0—5 MA reicht, so können wir das gleiche Instrument auch zur Messung größerer Stromstärken verwenden, wenn wir an ihm einen sogenannten Nebenschluß anbringen (Abb. 39). So ein Nebenschluß ist nichts anderes als ein zum Galvanometer paralleler Stromkreis, der einen ganz bestimmten Teil des Stromes, der sonst durch das Galvanometer gehen würde, an diesem vorbeileitet. Bemessen wir den Widerstand des Nebenschlusses gerade so, daß er 9 mal kleiner ist als der der Spulenwicklung des Galvanometers, so werden 9 Teile des gesamten Stromes durch den Nebenschluß, also an dem Galvanometer vorüber, und nur 1 Teil durch das Galvanometer selbst fließen. Ist der Nebenschluß eingeschaltet, so wird also nur $^1/_{10}$ des wirklich verwerteten Stromes durch das Galvanometer gehen, dieses also auch nur $^1/_{10}$ desselben anzeigen. Die Angaben des Milliamperemeters werden demnach 10 mal so hoch eingewertet werden müssen als ohne Verwendung des Nebenschlusses. Ein Ausschlag auf Teilstrich 1 bedeutet jetzt nicht 1, sondern 10 MA, ein solcher auf Teilstrich 5 jetzt 50 MA. Wir können also mit dem Galvanometer auf diese Weise Ströme bis zu letzterer Stärke messen.

Bringen wir einen zweiten Nebenschluß an, der $^{99}/_{100}$ des gesamten Stromes ableitet, so daß nur $^1/_{100}$ desselben durch das Galvanometer geht, so können wir das Meßbereich des Instrumentes bis auf 500 MA erweitern.

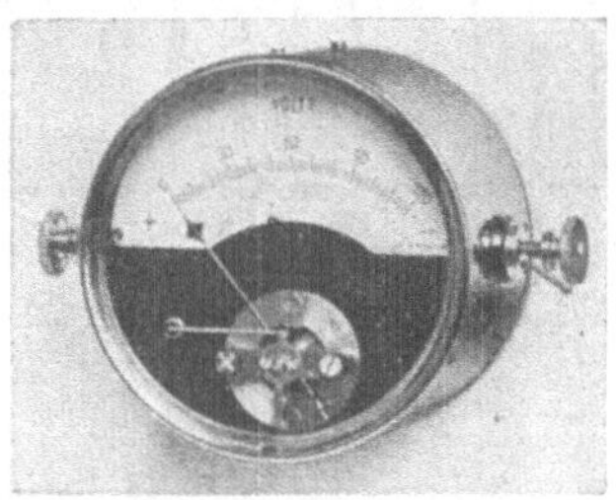

Abb. 41. Voltmeter.

In der Regel sind die Milliamperemeter für Galvanisation mit zwei derartigen Nebenschlüssen ausgerüstet, einem solchen, der das ursprüngliche Meßbereich von 0—5 MA auf 50 MA und einem solchen, der es auf 500 MA vergrößert. Diese Nebenschlüsse sind in das Innere des Strommessers selbst eingebaut und durch Drehen eines Knopfes nach Bedarf ein- und auszuschalten.

Spannungsmesser (Voltmeter). Der Bau des Spannungsmessers beruht auf folgender Überlegung: Herrscht an den Polen einer Stromquelle eine Spannungsdifferenz von 1 V, so wird diese Spannung in einem Stromkreis von 1000 Ω Widerstand nach dem Ohmschen Gesetz $i = e : w$ einen Strom von 0,001 A oder 1 MA erzeugen. Bei einer Spannung von 2 V beträgt die Stromstärke 2 MA usw. Wenn wir also einem Milliamperemeter, das einen Eigenwiderstand von 1 Ω besitzt, noch einen solchen von 999 Ω vorlegen, so können wir dieses Instrument auch zur Spannungsmessung benutzen, wobei ein Ausschlag desselben von 1 MA soviel wie 1 V bedeutet. Will man ein derartiges Instrument nur zu Spannungsmessungen verwenden, so baut man den nötigen Widerstand unmittelbar in das Galvanometer ein und eicht seine Skala nach Volt. Man hat so einen Spannungsmesser oder ein Voltmeter (Abb. 41).

Die Elektroden und die sonstigen Hilfsgeräte.
1. Elektroden, Leitschnüre und Polklemmen.

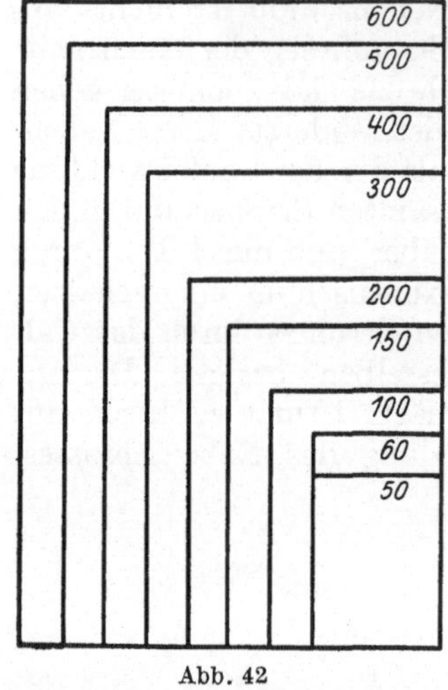

Abb. 42

Die Elektroden. Für die Galvanisation kommen entweder Elektroden in Form rechteckiger, runder oder ovaler Platten in Anwendung oder Spezialelektroden besonderer Konstruktion. Die letzteren, welche zur Behandlung bestimmter Organe wie des Auges, des Ohres, des Kehlkopfes, der Blase usw. dienen, werden in den therapeutischen Abschnitten über die Erkrankungen dieser Organe ihre Beschreibung finden. An dieser Stelle wollen wir uns ausschließlich mit den Plattenelektroden beschäftigen. Die Bedingungen, welche diese erfüllen sollen, sind die nachstehenden.

1. Die Elektrodengröße. Jeder Elektrotherapeut soll über einen doppelten Satz von Elektroden in abgestufter Größe verfügen. Ich verwende seit Jahren eine Serie von Plattenelektroden, die ich als Normalelektroden bezeichne und deren Flächeninhalt sich in folgender Weise abstuft (Abb. 42):

Breite		Länge	Flächeninhalt in cm²	
6	×	8	= 50	(genau 48)
6	×	10	= 60	
8	×	12	= 100	(genau 96)
10	×	15	= 150	
12	×	17	= 200	(genau 204)
14	×	22	= 300	(genau 308)
16	×	25	= 400	
18	×	28	= 500	(genau 504)
20	×	30	= 600	

Wie man sieht, ist die Breite und Länge der einzelnen Platten so gewählt, daß ihre Oberfläche in Quadratzentimetern genau oder wenigstens sehr angenähert einer runden Zahl entspricht. Diese wird als Flächeninhalt auf der Rückseite der Elektrode vermerkt (Abb. 43). Dadurch ist die Möglichkeit gegeben, sich mit dem ärztlichen Hilfspersonal in rascher und unzweideutiger Weise darüber

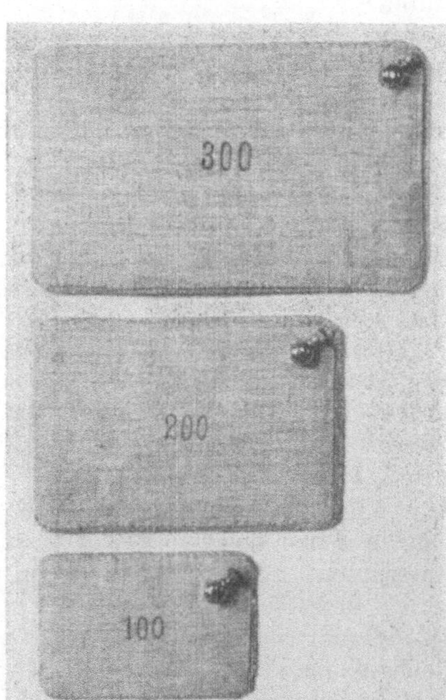

Abb. 43. Elektroden zur Galvanisation.

zu verständigen, welche Elektroden in einem gegebenen Fall zur Anwendung kommen sollen. In weiterer Verfolgung desselben Gedankens habe ich die gleiche Größenskala, wie ich hier vorwegnehmen will, auch für meine Diathermieelektroden aus Blei gewählt.

2. Die Metalleinlage. Jede Plattenelektrode besitzt eine Metalleinlage aus Britannia, Aluminium, Zink oder einem anderen Metall, die genügend biegsam sein soll, damit sie sich bis zu einem gewissen Grade der Körperoberfläche, insbesondere der Rundung der Extremitäten, anpassen läßt.

3. Der Überzug. Dieser besteht aus einem wasseraufsaugenden Gewebe wie

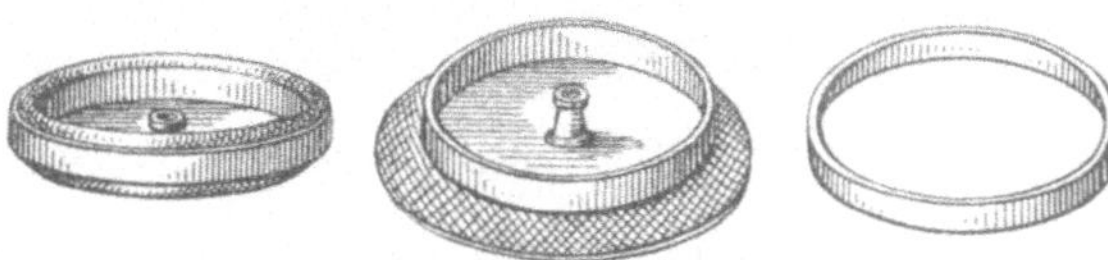

Abb. 44. Elektroden mit auswechselbarem Überzug, der mittels eines Ringes gespannt und festgeklemmt wird.
(Reiniger, Gebbert & Schall.)

Baumwolle, Leinwand, Leder u. dgl. Der Überzug hat die Aufgabe, die elektrolytischen Zersetzungsprodukte, die sich an der Grenze zwischen ihm und der Metalleinlage bilden, aufzunehmen und von der Haut abzuhalten, um diese vor einer Verätzung zu schützen. Er muß daher genügend dick sein und auch die Ränder und Ecken gut decken, wo es erfahrungsgemäß am häufigsten zu solchen Verätzungen kommt.

Ein Nachteil der meisten Elektroden ist der, daß ihr Überzug nicht abnehmbar ist, daher nicht entsprechend gereinigt werden kann. Das aber ist dringend notwendig, einerseits weil die Elektroden meist abwechselnd für verschiedene Kranke benutzt werden, andererseits aber auch, weil ihr Überzug sich sehr bald mit den elektrolytischen Zersetzungsprodukten des Elektrodenmaterials, also mit Metallsalzen, imprägniert, welche auf die Haut ätzend wirken.

Um diesen Nachteil wenigstens teilweise zu beheben, unterlege ich die gewöhnlichen stoffüberzogenen Elektroden beim Gebrauch mit einem losen Stück Frottierstoff oder Flanell in entsprechender Größe, das nach jeder Behandlung gründlich gereinigt wird. Öfters verwende ich auch zur Galvanisation gewöhnliche Bleiplatten (wie ich sie zur Diathermie empfohlen habe) und nehme als feuchte Zwischenlage eine vierfache Schicht von dickem Flanell. Diese Stoffunterlagen lassen sich leicht waschen und auskochen, und solche behelfsmäßige Elektroden entsprechen daher, wenn sie auch etwas primitiv sind, mehr als andere den Forderungen der Reinlichkeit.

Im Handel kommen auch Elektroden mit auswechselbaren Über-

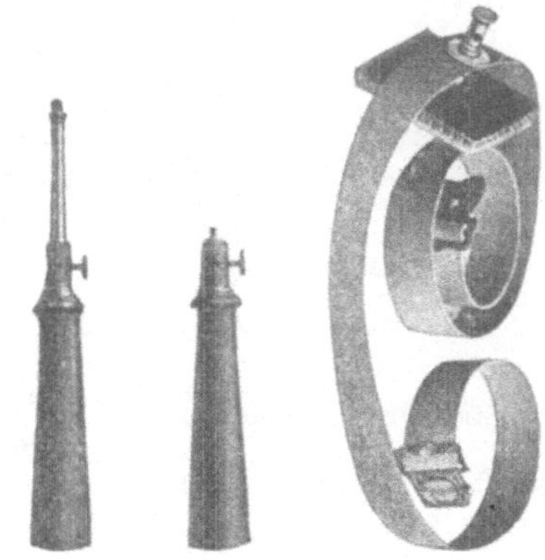

Abb. 45. Elektrodenhalter.

zügen vor (Abb. 44). Die Befestigung ihres Überzuges geschieht mittels eines Spannringes aus Cellulose, der, über die Elektrode gedrückt, denselben an den Rändern festklemmt. Leider läßt sich dieser Mechanismus nur für Plattenelektroden kleineren Formats verwenden.

4. **Elektrodenhalter und Elektrodenklemme.** Die Elektroden werden entweder an einem Elektrodengriff (Abb. 45), der anschraubbar ist, gehalten, oder sie werden mittels Binden befestigt. Im letzteren Fall tragen sie zur Anbringung einer Leitungsschnur eine Klemme.

Die Leitschnüre (Kabel). Den Elektroden wird der Strom durch Leitschnüre oder Kabel (Abb. 46) zugeführt. Diese sind, um biegsam

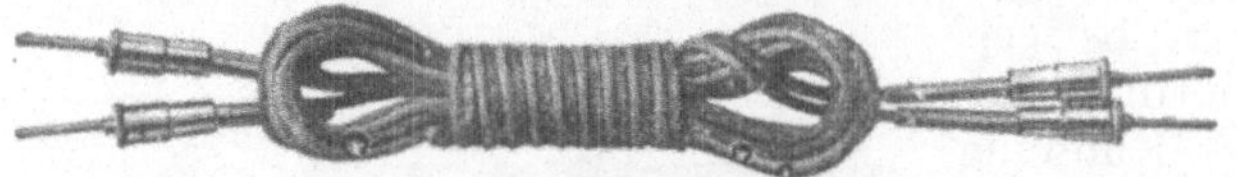

Abb. 46. Leitschnüre (Kabel).

zu sein, aus einer Reihe feiner Metallfäden hergestellt und tragen einen isolierenden Überzug aus Baumwolle, Seide oder Gummi. Für die Elektrodiagnostik ist es zweckmäßig, Leitschnüre mit verschiedenfarbigem Überzug, rot-grün oder rot-schwarz, zu verwenden. Gewöhnt man sich daran, eine bestimmte Farbe stets mit einem bestimmten Pol zu verbinden, so hat man den Vorteil, sich durch einen Blick auf das Kabel sofort über die Polarität der Elektrode orientieren zu können. Die Kabel tragen an ihren Enden entweder einen Kabelstift oder einen Kabelschuh (Abb. 47). Nicht selten ist es notwendig, zwei Elektroden an denselben Pol anzuschließen. Für diesen Zweck verwendet man vorteilhaft zweifach geteilte oder gegabelte Kabel.

Die Polklemmen. Die beiden Pole einer galvanischen Stromquelle werden als positiver Pol (Anode) und als negativer Pol (Kathode) unterschieden und dementsprechend mit + oder − bezeichnet. Da es bei Reparaturen an den Apparaten bisweilen vorkommt, daß die Pole vertauscht werden, so soll jeder Arzt in der Lage sein, die Richtigkeit der angegebenen Bezeichnung selbst nachzuprüfen. Dies geschieht in folgender Weise.

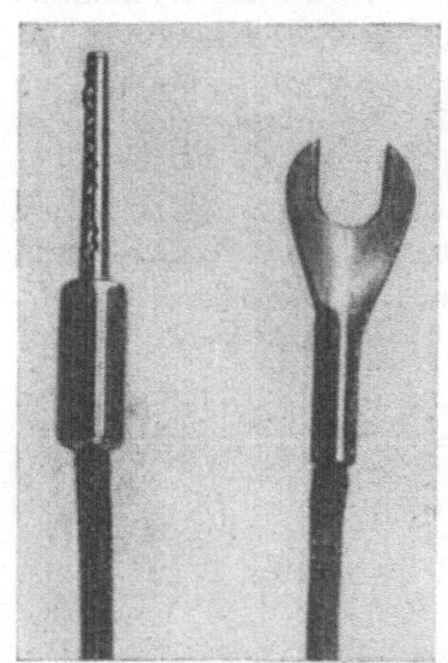

Abb. 47.
Kabelstift und Kabelschuh.

1. Taucht man die Stifte der zwei Kabel, die an den Polklemmen befestigt sind, in ein Glas Wasser, so wird dieses durch den Strom elektrolytisch zersetzt. Derjenige Pol, an dem sich der Wasserstoff abscheidet, zeigt die stärkere Gasentwicklung, er ist die Kathode.

2. Zur Unterscheidung der Pole kann man auch ein sogenanntes Polreagenspapier verwenden, das ist Filtrierpapier, welches mit Phenolphthaleinlösung imprägniert ist. Setzt man auf dasselbe, nachdem man es angefeuchtet hat, die Stifte der beiden Elektrodenschnüre auf, so wird beim Durchgang eines Stromes sich die Umgebung des negativen Poles alsbald rot färben infolge des Alkalis, das hier zur Abscheidung gelangt (S. 153).

Die Pole der Stromquelle tragen Klemmen zur Befestigung der Leitschnüre oder Kabel. Ich möchte an dieser Stelle die prinzipielle Forderung aufstellen, alle Klemmen an elektromedizinischen Apparaten, Elektroden oder sonstigen Hilfsgeräten so einzurichten, daß an ihnen in gleicher Weise Kabelstifte und Kabelschuhe befestigt werden können. Dadurch wird es möglich, jedes Kabel für jeden Apparat zu verwenden, was das Arbeiten wesentlich vereinfacht und erleichtert.

2. Stromunterbrecher.

Unterbrecher für Handbedienung (Schalter). Das Ein- und Ausschalten des Stromes geschieht durch einen Schalter (Unterbrecher). Dieser ist entweder ein Hebelschalter, der durch Stellung auf einen Kontakt (E) den Strom ein-, durch Stellung auf einen zweiten Knopf (A) ihn wieder ausschaltet, oder er ist ein Dosenschalter, wie er für Lichtleitungen üblich ist. Neuerdings sind an vielen Apparaten die Schalter mit den Spannungsreglern in der Weise vereint, daß die erste Drehung oder Verschiebung dieser den Strom einschaltet, jede weitere Bewegung ihn langsam verstärkt (schalterlose Apparate). Für manche therapeutische, insbesondere aber diagnostische Zwecke ist es vorteilhaft, einen Schalter (Unterbrecher) an der Elektrode selbst anzubringen (Unterbrecherelektrode), um mit derselben Hand, welche die Elektrode hält, den Strom ein- und ausschalten zu können (Abb. 48).

Zur Behandlung von Muskellähmungen und Atrophien werden vielfach rhythmische Stromunterbrechungen angewendet. Zu diesem Behufe hat man automatische Stromunterbrecher gebaut, die den Strom taktmäßig ein- und ausschalten. Sie liefern einen rhythmisch unterbrochenen oder zerhackten Strom. Ihr Antrieb erfolgt entweder mittels eines mechanischen Uhrwerks oder mittels eines elektrischen Motors. Nach der Zahl der Unterbrechungen, welche diese Apparate in der Sekunde ausführen, kann man sie in solche von niedriger und in solche von hoher Frequenz unterscheiden. Zu den ersteren mit einer

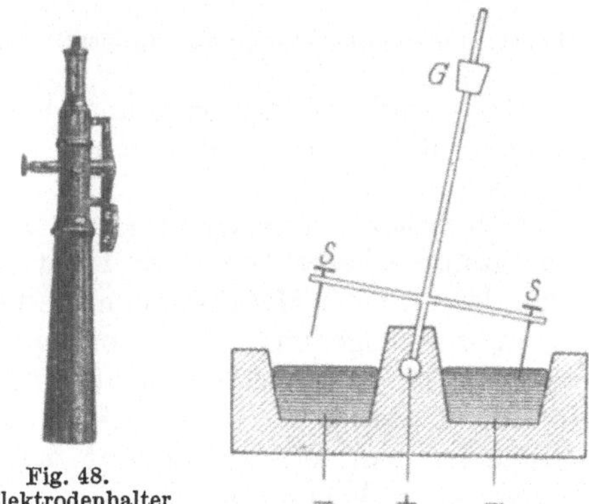

Fig. 48.
Elektrodenhalter
mit Unterbrecher-
vorrichtung.

Abb. 49. Metronomunterbrecher.

Unterbrechungszahl von 1—2 in der Sekunde zählt der Metronomunterbrecher, zu letzteren, welche eine Unterbrechungszahl von etwa 100 in der Sekunde aufweisen, gehört der Apparat von Leduc.

Metronomunterbrecher. Das von dem Wiener Mechaniker Mälzel erfundene Metronom wird von den Physiologen seit langem zur selbsttätigen Stromunterbrechung gebraucht. Für diesen Zweck ist es folgendermaßen ausgestattet (Abb. 49). An dem durch ein Uhrwerk

in Bewegung erhaltenen Pendel ist eine Querstange angebracht, welche
zwei Kontaktstifte trägt. Diese tauchen abwechselnd in zwei mit
Quecksilber gefüllte Näpfchen. Das Quecksilber in beiden Gefäßen
steht durch eine geteilte Leitung mit dem einen Pol, das Pendel und
mit ihm die Kontaktstifte stehen mit dem anderen Pol der Stromquelle
in Verbindung. Beim Eintauchen des Stiftes in das Quecksilber wird
somit der Stromkreis geschlossen.

Die Dauer des Stromschlusses kann dadurch variiert werden, daß
man mittels der Schrauben S die Stifte höher oder tiefer stellt. Das
Tempo der Unterbrechungen wird durch Verstellen des Laufgewichtes G
an der Pendelachse verändert. Schaltet man das eine Quecksilber-
gefäß aus, dann wird die Zahl der Stromunterbrechungen, da jede
zweite Unterbrechung ausfällt, auf die Hälfte reduziert.

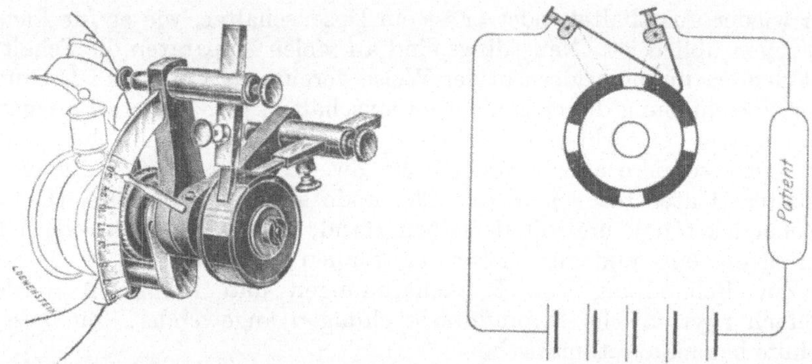

Abb. 50. Unterbrecher von Leduc (Ansicht).   Abb. 51. Unterbrecher von Leduc (Schema).

Meist wird der Metronomunterbrecher gleichzeitig als automatischer
Stromwender gebaut, in welcher Form er auf S. 35 beschrieben und
abgebildet ist.

Unterbrecher von Leduc (Abb. 50 u. 51). Dieser besteht aus einer
Hartgummischeibe von etwa 1 cm Dicke, an deren Peripherie 4 voneinander isolierte Metallsegmente angebracht sind. Diese Scheibe wird
durch einen eigenen Motor oder durch den Motor eines Anschlußapparates, auf dessen Achse sie aufsitzt, in Rotation versetzt. Dabei schleifen
auf ihrem Rande 2 Bürsten (Kontaktfedern), von denen die eine mit
dem einen Pol, die zweite mit der Fortsetzung dieser Leitung zum
Patienten in Verbindung steht.

Kommen während der Scheibendrehung beide Federn auf das
gleiche Metallsegment zu liegen, so stellt dieses zwischen ihnen eine
leitende Verbindung her, der Stromkreis wird geschlossen. Er wird
aber in demselben Augenblick wieder unterbrochen, wo auch nur eine
der beiden Federn die leitende Metallbrücke verläßt und auf den Hart-
gummirand der Scheibe übertritt. Erst wenn das nachfolgende Metallsegment beide Schleifkontakte gleichzeitig aufnimmt, tritt wieder
Stromschluß ein. So wechseln bei einer Umdrehung Stromschluß und
Stromöffnung viermal miteinander.

Die Dauer des Stromschlusses ist dadurch veränderlich, daß beide Bürsten gegeneinander beweglich sind, ihre Kontaktpunkte auf dem Scheibenrand also einander genähert oder voneinander entfernt werden können. Je näher sie einander gebracht werden, desto länger ist die Zeit, die sie gemeinsam auf dem gleichen Metallsegment verweilen, um so länger also die Dauer des Stromschlusses. Dementsprechend kleiner muß natürlich die Zeit der Stromöffnung werden. Das Verhältnis zwischen Stromschluß und Strompause ist an einer Skala direkt ablesbar. Es soll nach Leduc normalerweise 1 : 9 betragen.

Abb. 52. Kurve des Leducstromes.

Macht der Motor pro Minute 1500 Umdrehungen, so ergibt dies $4 \times 1500 = 6000$ Unterbrechungen in der Minute, d. i. 100 in der Sekunde. Die Dauer des Stromschlusses würde bei obigem Verhältnis also $^1/_{1000}$, die Dauer der Stromöffnung $^9/_{1000}$ Sekunden betragen (Abb. 52). Ströme dieser Verlaufsform heißen in der Medizin auch kurzweg Leducströme.

3. Stromwender.

Stromwender für Handbedienung. Jede Wendung des Stromes setzt die Unterbrechung desselben voraus, worauf die Einschaltung in entgegengesetzter Richtung erfolgt. Dadurch wird die Polarität der Elektroden vertauscht. Die Stromwender ermöglichen dies mit einem einzigen Handgriff. Von der großen Zahl verschiedener Typen seien nur zwei der gebräuchlichsten erwähnt.

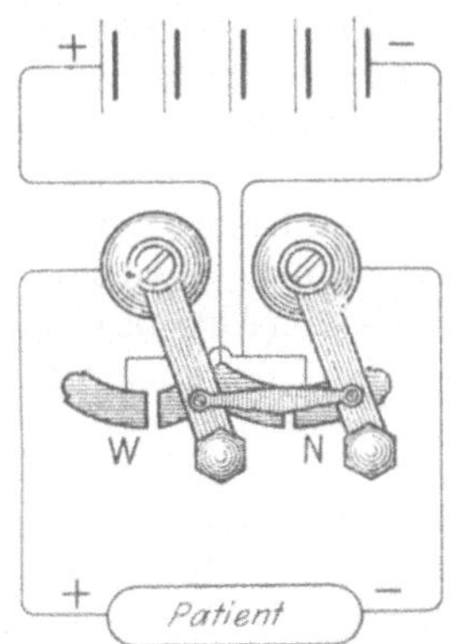

Abb. 53. Stromwender nach Strümpell
(Schaltbild).

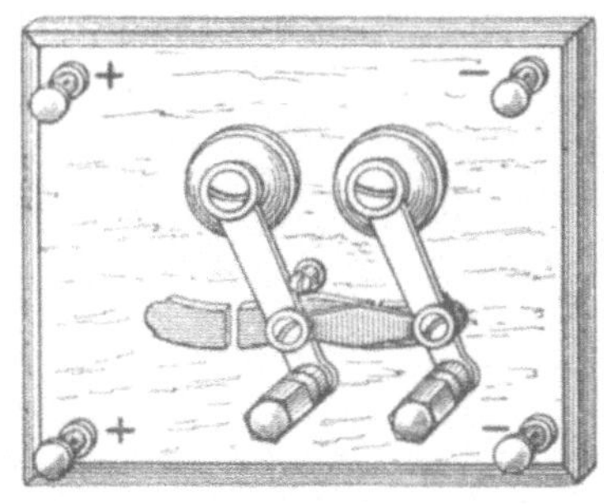

Abb. 54. Stromwender nach Strümpell
(Ansicht).

Der Stromwender nach Strümpell (Abb. 53 u. 54) besteht aus einer Doppelkurbel, welche bei Stellung auf *N* (Normal) die in der Abbildung angegebenen Pole, bei Stellung auf *W* (Wendung) eine Umkehrung dieser ergibt, wie aus der Verfolgung des Stromverlaufes ohne weiteres hervorgehen dürfte.

Eine viel gebrauchte Form des Stromwenders ist in Abb. 55 und 56 schematisch dargestellt. Eine Hartgummischeibe trägt zwei bogenförmige Metallsegmente, welche die Aufgabe haben, von 4 vorhandenen Kontakten je 2 miteinander paarweise zu verbinden. Da die Scheibe drehbar

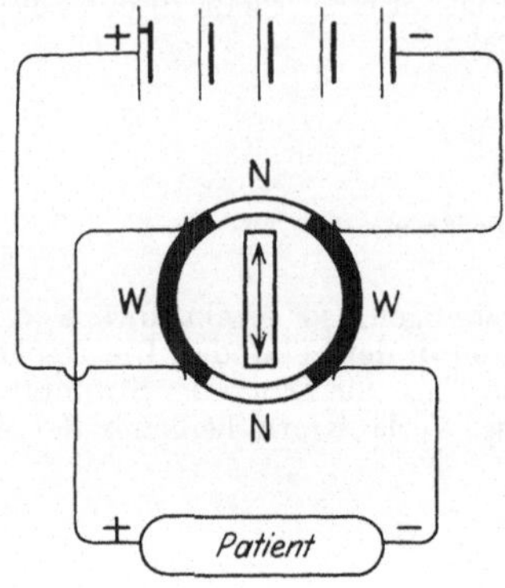

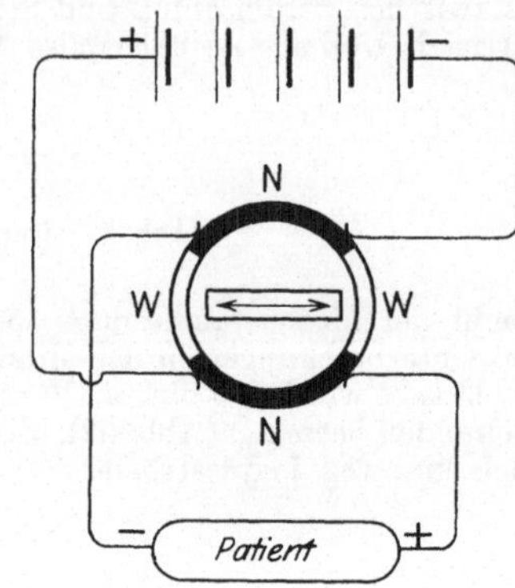

Abb. 55. Stromwender auf Normalstellung.   Abb. 56. Stromwender auf Wendestellung.

ist, so ist bei Stellung auf „Normal" die Verbindung eine andere als bei Stellung auf „Wendung". Dadurch wird aber auch, wie ein Vergleich der beiden Abbildungen ergibt, die Richtung des Stromes im Körper umgekehrt.

Metronomunterbrecher und -wender. Der beschriebene Metronomunterbrecher (S. 31) kann gleichzeitig die Funktionen eines selbsttätigen Stromwenders übernehmen, wenn man die Zahl der Kontaktstifte, desgleichen die der Quecksilbernäpfchen von zwei auf vier vermehrt und letztere in geeigneter Weise miteinander verbindet (Abb. 57). Ein derartiges nach den Angaben von Bergonié und Huet gebautes Instrument[1]) wird in Frankreich viel benutzt (Abb. 58). Es liefert einen in Abb. 59 wiedergegebenen Strom, der gegenüber dem einfach unterbrochenen oder zerhackten Strom andauernd gleicher Richtung den Vorteil hat, daß bei ihm die elektrolytische Wirkung weniger zur Geltung kommt.

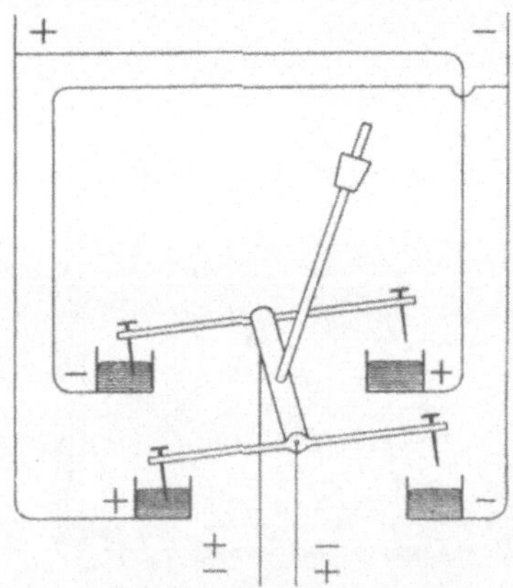

Abb. 57. Schaltbild zu Abb. 58.

4. Schwellstromapparate.

Begriff des Schwellstromes. Unter Schwellstrom verstehen wir einen Strom von langsam anschwellender und langsam abschwellender Intensität, wie wir ihn zum Beispiel erzeugen, wenn wir durch langsame

---

[1]) Erzeugt von A. Gaiffe, Paris.

Bewegung des Spannungsreglers den Strom 2—4 Sekunden lang von Null bis auf ein Maximum ansteigen und dann wieder ebenso langsam absteigen lassen. Apparate, welche solche Ströme automatisch erzeugen, heißen Schwellstrom-apparate.

Man kann natürlich jede Stromart in die Form eines Schwellstromes bringen, in der Regel sind es der faradische und der sinusförmige Wechselstrom, die als Schwellströme benutzt werden. Die Bedeutung dieser Ströme liegt darin, daß sie Muskelbewegungen auslösen, welche den willkürlich ausgeführten ungleich ähnlicher sind als die Muskelzuckungen, welche durch plötzliche Stromunterbrechungen bewirkt werden (S. 216).

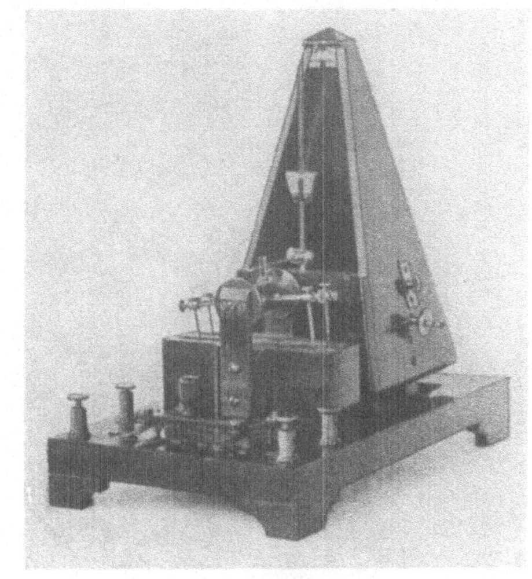

Abb. 58. Metronomunterbrecher und -wender nach Bergonié und Huet.

Schwellstromapparate. Bergonié war der erste, der einen derartigen Apparat baute (1895)[1]. Er besteht aus einem in Reihe mit dem Patienten geschalteten Flüssigkeitswiderstand, in den durch einen Elektromotor ein Kontakt langsam eingesenkt und wieder gehoben wird. Dadurch, daß die zwischengeschaltete Flüssigkeitssäule abwechselnd kleiner und größer wird, wechselt die Stärke des durchgeleiteten Stromes in rhythmisch an- und abschwellender Weise. Auf gleichem Prinzip beruht der etwas einfachere Apparat von Bordier. Sehr brauchbar ist der neuerdings von Laquerrière verbesserte Onduleur von Arsonval, der einen ring-

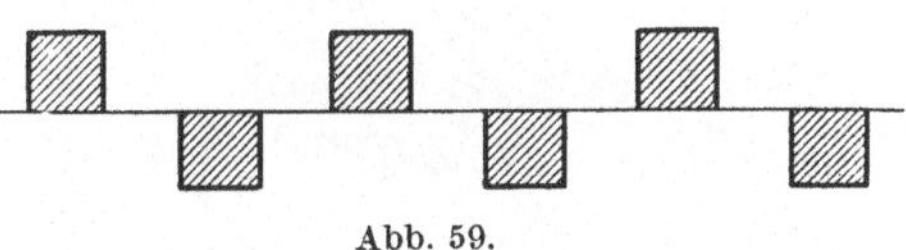

Abb. 59.

förmigen Drahtwiderstand benutzt, auf dem ein Gleitkontakt schleift[2]. Weitere Apparate wurden von Zimmern und Turchini, Bordet u. a. französischen Autoren angegeben.

In Deutschland ist die Behandlung mit Schwellströmen erst in den allerletzten Jahren etwas bekannter geworden. Hier hat W. Becker einen sehr vielseitigen, leider aber auch sehr komplizierten Apparat konstruiert, den er Myomotor (Abb. 60) nennt, einen Anschlußapparat, der Gleichstrom, Leducschen Strom und Wechselstrom in Form von Schwellströmen liefert[3].

---

[1] Erzeugt von S. Maury und Pélissé, Lyon.
[2] Erzeugt von A. Gaiffe, Paris.
[3] Erzeugt von R. Seifert & Co., Hamburg.

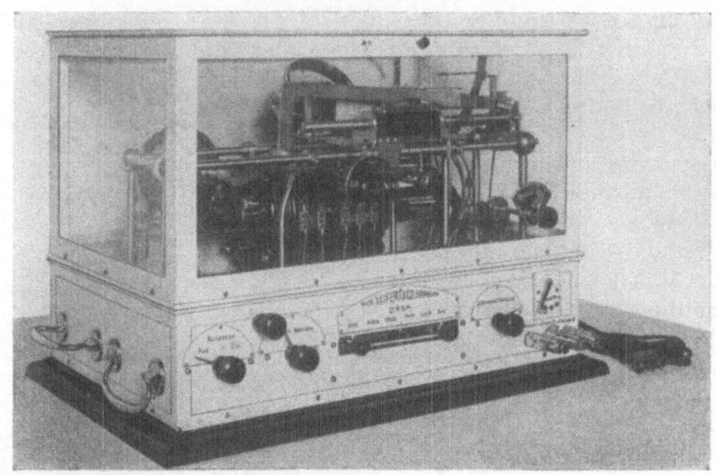

Abb. 60. Myomotor von Becker.

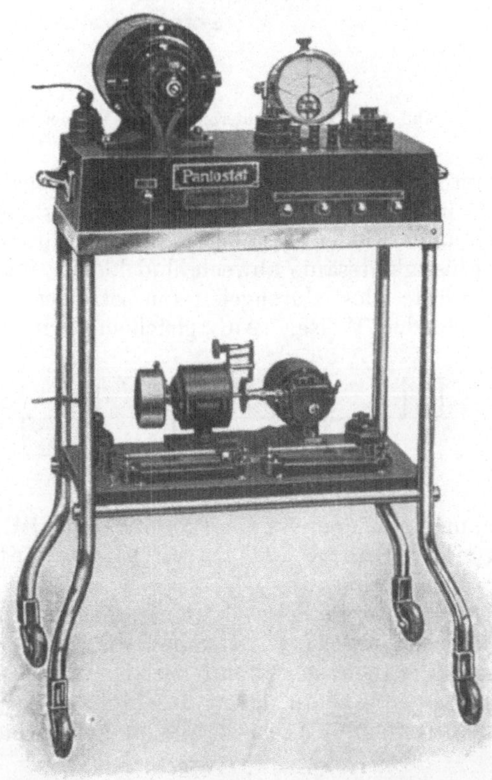

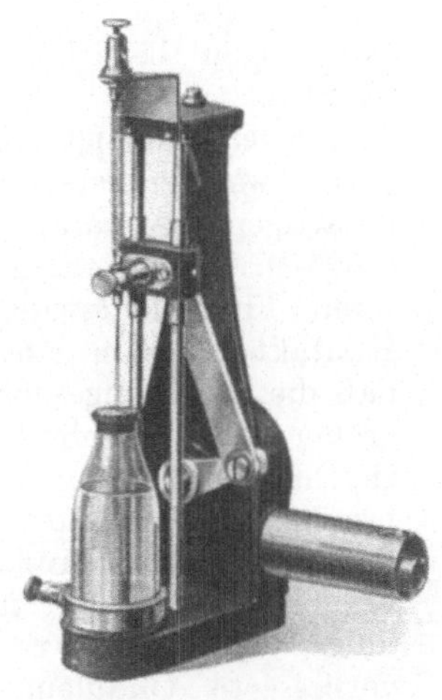

Abb. 62. Schwellstromapparat
„Rheotrop" (Reiniger,
Gebbert & Schall).

Zweckmäßiger er-
scheint es, den Schwel-
lungsmechanismus nicht
mit einer bestimmten
Stromquelle zusammen-
zubauen, sondern ihm
die Gestalt eines Zusatz-
apparates zu geben, der
in Verbindung mit jedem
bereits vorhandenen gal-

Abb. 61.
Schwellstromapparat von Heuner in Verbindung mit einem
Pantostat von Reiniger, Gebbert & Schall.

vanischen oder faradischen Apparat gebraucht werden kann. Derart ist der Schwellstromapparat von Heuner[1]). Er ist in Abb. 61 in Verbindung mit einem Pantostat abgebildet. Von einem kleinen Motor angetrieben bringt er den von dem Anschlußapparat gelieferten Strom in eine rhythmisch an- und abschwellende Form. Da der Apparat auch einen Leducunterbrecher besitzt, so kann er bei der Zuführung von Gleichstrom auch rhythmisch schwellenden Leducstrom erzeugen.

Etwas einfacher ist der von derselben Firma gebaute Schwellstromapparat „Rheotrop", der gleich manchen französischen Modellen mit einem Flüssigkeitswiderstand arbeitet (Abb. 62). Er wird auf die Welle eines Umformermotors oder irgendeines anderen Motors aufgesetzt, welcher den Kontakt in der Flüssigkeitssäule auf- und abbewegt.

II. Die Behandlung mit Wechselstrom niederer Frequenz. Faradisation.

Allgemeines.

Begriff des Wechselstromes. Bei dem Gleichstrom wirkt die elektromotorische Kraft stets in gleicher Richtung, die Elektronen wandern daher stets in demselben Sinn. Anders beim Wechselstrom. Hier wechselt die Richtung der e. m. Kraft ununterbrochen in entgegengesetztem Sinn, dementsprechend ist auch die Bewegungsrichtung der Elektronen (Ionen) eine andauernd wechselnde. Sie führen keine fortschreitende Bewegung, also keine eigentliche Wanderung aus, sondern sie pendeln oder schwingen um ein stabiles Zentrum gleich wie ein Uhrpendel um seine Gleichgewichtslage. Die Wechselströme heißen daher auch Schwingungsströme.

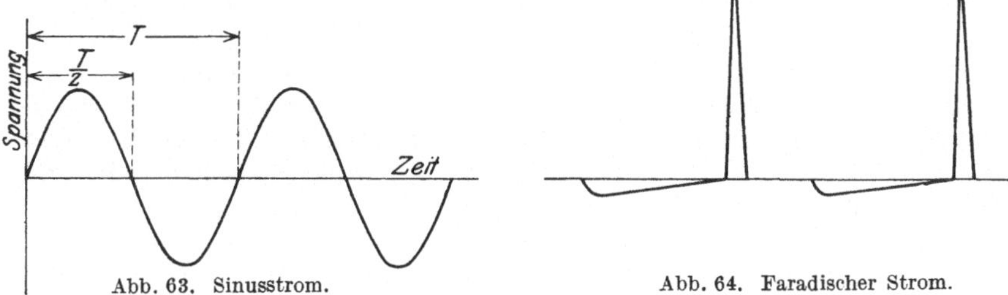

Abb. 63. Sinusstrom.   Abb. 64. Faradischer Strom.

Wollen wir den Verlauf eines Wechselstromes als eine Funktion der Zeit graphisch darstellen, so ist er durch eine Linie gegeben, welche bald oberhalb, bald unterhalb der Abszisse verläuft, wobei die abwechselnd positiven und negativen Werte der Kurve die wechselnde Bewegungsrichtung versinnbilden. Im Gegensatz dazu behält die Gleichstromkurve stets das gleiche Vorzeichen, verläuft also je nach der Stromrichtung andauernd über oder unter der Abszisse.

Die Abb. 63 u. 64 geben die Kurven der beiden am häufigsten in der Elektrotherapie gebrauchten Wechselstromformen wieder. Wie

---

[1]) Erzeugt von Reiniger, Gebbert & Schall.

man sieht, ist es für den Begriff des Wechselstromes vollkommen gleichgültig, ob die positiven und negativen Teile der Kurve symmetrisch sind oder nicht. Es ist weiterhin ganz und gar gleichgültig, ob die Kurve eine ununterbrochene Linie darstellt oder ob sie durch Strompausen unterbrochen ist. Wiederum weise ich darauf hin, daß die Bezeichnung unterbrochener Strom mit der Bezeichnung Wechselstrom in keiner Weise identifiziert werden darf, wie dies in der elektromedizinischen Literatur leider immer noch geschieht, denn es gibt wohl einen unterbrochenen Gleichstrom wie einen unterbrochenen Wechselstrom.

Niederfrequente und hochfrequente Wechselströme. Den positiven Abschnitt einer Kurve (Wellenberg) zusammen mit dem nachfolgenden negativen Abschnitt (Wellental) bezeichnet man als eine Welle oder eine Schwingung. Die Zeit, welche eine Schwingung zu ihrem Ablauf

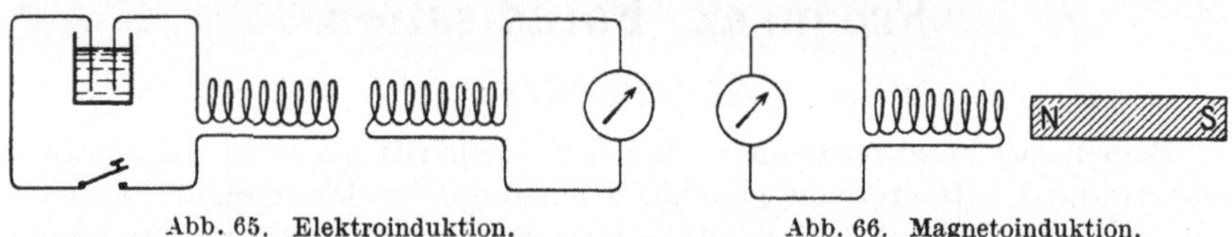

Abb. 65. Elektroinduktion.　　　　　　　　　Abb. 66. Magnetoinduktion.

braucht, heißt Schwingungsdauer oder Periode (T). Die Zahl der Schwingungen, welche ein Wechselstrom in einer Sekunde vollzieht, heißt seine Schwingungszahl oder Frequenz ($1/T$).

Die Frequenz ist in den weitesten Grenzen veränderlich. Bei den gewöhnlichen Wechselströmen, wie sie zur Beleuchtung und für industrielle Zwecke verwendet werden, beträgt sie durchschnittlich 50 für 1 Sekunde. Es gibt aber auch Wechselströme (Radiotelegraphie), bei denen die Frequenz einige 100 000, ja solche, bei denen sie eine oder mehrere Millionen in der Sekunde zählt. Wir können danach Wechselströme niederer und Wechselströme hoher Frequenz (Hochfrequenzströme) unterscheiden. Die Grenze zwischen beiden ist nicht zahlenmäßig festgelegt. In der Elektrotherapie sprechen wir von Hochfrequenzströmen dann, wenn die sekundliche Schwingungszahl die Größenordnung von 1 Million erreicht.

Darstellung von Wechselströmen. Faraday war der erste, der Wechselströme darstellte. Er fand, daß in einem in sich selbst geschlossenen Leiter, wie in einem Drahtkreis oder in einer Drahtspule, immer dann ein kurzdauernder elektrischer Strom entsteht, wenn ein in der Nähe befindlicher Stromkreis geöffnet oder geschlossen wird (Abb. 65). Man nennt die so entstandenen momentanen Ströme induzierte oder Induktionsströme, auch sekundäre Ströme im Gegensatz zu dem sie erzeugenden Strom, den man als primären bezeichnet.

Die bei der Öffnung und die bei der Schließung erzeugten Induktionsströme haben eine verschiedene Verlaufsrichtung, und zwar hat der bei der Schließung entstehende Strom die entgegengesetzte, der bei der Öffnung entstehende die gleiche Richtung wie der primäre Strom.

Ist man daher imstande, einen Stromkreis sehr rasch hintereinander zu öffnen und zu schließen, so werden in dem zweiten Leiter Stromstöße von abwechselnd entgegengesetzter Richtung, das ist nichts anderes als ein Wechselstrom, erzeugt.

Die gleiche induzierende Wirkung wie das Schließen und das Öffnen des primären Stromes hat aber auch jede Verstärkung oder Schwächung desselben und ebenso jede Annäherung und jede Entfernung zwischen primärem und sekundärem Stromkreis. Die Verstärkung bzw. die Annäherung kommen in ihrer Wirkung der Stromschließung, die Schwächung bzw. die Entfernung der Stromöffnung gleich. Alle auf diese Weise erzeugten Induktionserscheinungen faßt man unter dem Namen der Elektroinduktion zusammen.

Induktionsströme lassen sich aber auch durch Magnete hervorrufen, seien dies nun natürliche oder Elektromagnete. Nähert man einer geschlossenen Drahtspule einen Magnet, so hat dies die gleiche Wirkung wie die Annäherung eines Stromkreises. Analoges gilt für die Entfernung (Abb. 66). Diese Art der Induktion bezeichnet man als Magnetoinduktion.

Die Elektroinduktion ist im Grunde genommen wesensgleich mit der Magnetoinduktion, denn jeder Stromkreis erzeugt um sich ein Magnetfeld, und diese magnetischen Kräfte des primären Stromes sind es, welche die Induktionserscheinungen auslösen.

Die Apparate zur Erzeugung von Wechselstrom.

1. Der Schlitteninduktionsapparat.

a) Bau des Apparates.

Allgemeines. Der Bau des Apparates (Abb. 67) beruht auf folgendem Prinzip: Ein Strom von konstanter Spannung wird durch eine Drahtspule geschickt und auf diesem Wege durch einen automatischen Unterbrecher in rascher Folge unterbrochen und geschlossen. Dieser zerhackte Gleichstrom induziert in einer zweiten Spule, welche mit der ersten in keiner leitenden Verbindung steht, einen Wechselstrom, der mittels Elektroden dem Kranken

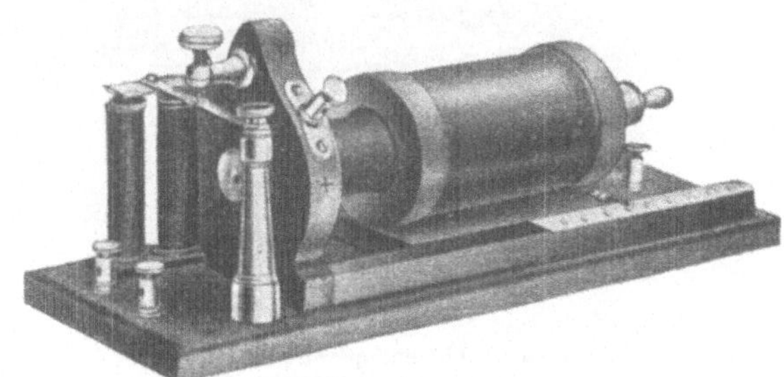

Abb. 67. Schlitteninduktionsapparat.

zugeführt wird (Abb. 68). Die drei wesentlichen Bestandteile des Apparates sind: 1. Die Primärspule; 2. die Sekundärspule; 3. der Unterbrecher.

Die Primärspule trägt eine Wicklung aus nicht sehr zahlreichen Windungen eines etwa 1 mm dicken, isolierten Drahtes, dessen Widerstand durchschnittlich $1-2\ \Omega$ betragen soll[1]). Diese Spule wird mit einem Gleichstrom von 2 oder 3 galvanischen Elementen gespeist. Am

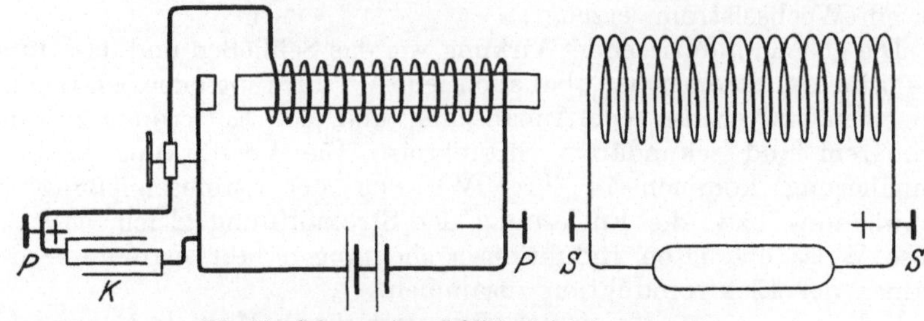

Abb. 68. Schema eines Schlitteninduktionsapparates.
K = Kondensator.

günstigsten ist eine Stromquelle mit einer Spannung von 4 V. Steht eine zentrale Leitung mit Gleichstrom zur Verfügung, so kann die Primärspule auch an diese angeschlossen werden. In diesem Fall muß

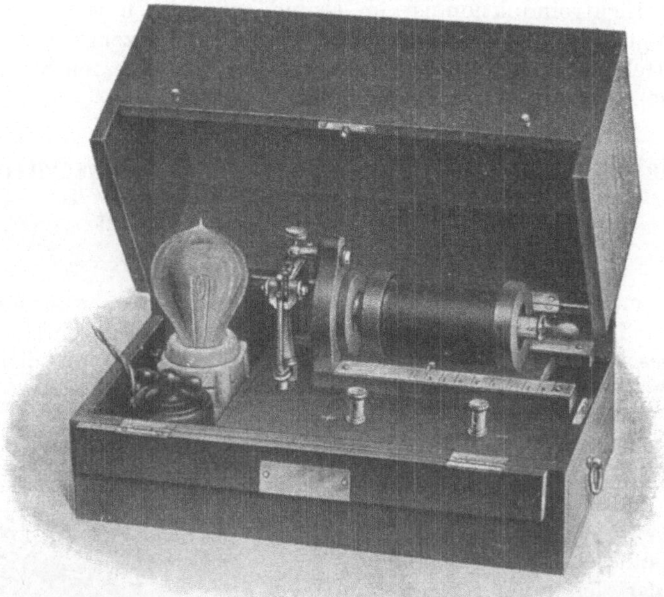

Abb. 69. Faradischer Schlittenapparat zum direkten Anschluß an ein Gleichstromnetz mit Hilfe eines Vorschaltwiderstandes. (Reiniger, Gebbert & Schall.)

aber in den Stromkreis eine Glühlampe oder ein Drahtwiderstand eingeschaltet werden, um die zu hohe Spannung des zentralen Netzes entsprechend zu vermindern (Abb. 69).

---

[1]) Die hier gemachten Angaben entsprechen einer Forderung, welche von dem Kongreß französischer Elektrologen im Jahre 1881 aufgestellt wurde.

In die Höhlung der Primärspule sind in der Regel noch einige dünne, oxydierte oder lackierte Eisenstäbe einzuschieben, die durch den Strom der Spule magnetisiert werden und so deren induktive Wirkung auf die Sekundärspule verstärken.

Die Sekundärspule. Die Zahl ihrer Windungen ist eine wesentlich größere als die der Primärspule. Da der für sie verwendete Draht gleichzeitig dünner ist, so ist ihr Widerstand ein ziemlich hoher. Er soll zwischen 300—2000 Ω liegen.

Die freien Enden des Drahtes führen zu Klemmschrauben, welche die Bezeichnung S tragen und an welche die Elektroden angeschlossen werden. Die Sekundärspule ist in der Regel auf einem Schlitten mit der Hand oder einem Zahnradtrieb über die Primärspule zu schieben.

Während man in Deutschland die Schlitteninduktorien nur mit einer einzigen Sekundärspule ausrüstet, haben viele französische Apparate zwei (selbst drei) austauschbare Spulen. Eine mit wenig Windungen eines dicken Drahtes liefert einen Strom von verhältnismäßig geringer Spannung, dafür aber größerer Stromstärke (courant de quantité), und eine zweite mit mehr Windungen eines dünnen Drahtes gibt einen Strom von hoher Spannung, aber kleinerer Stromstärke (courant de tension).

Die im Handel vorkommenden Schlitteninduktorien weichen in ihrer Bauart sehr bedeutend voneinander ab. Primäre und sekundäre Spule haben bei den einzelnen Apparaten ganz verschiedene Windungszahlen, verschiedene Drahtdicke, somit auch völlig verschiedenen Widerstand. Das Verhältnis der primären zur sekundären Windungszahl ist durchaus wechselnd. Das gleiche gilt für die Konstruktion des Eisenkerns, dem ein wesentlicher, bisher viel zu wenig beachteter Anteil an dem Verlauf der Stromkurve zukommt. So ist es verständlich, daß die unterschiedlichen Apparate auch ganz verschiedene Ströme und ganz verschiedene Wirkungen erzeugen. K. Bangert[1]) hat darauf hingewiesen, wie notwendig es wäre, gerade hier gewisse ,,Normalien" festzulegen, um die Angaben der mit verschiedenen Apparaten arbeitenden Forscher miteinander vergleichen zu können.

Der Unterbrecher. Der durch die Primärspule fließende Gleichstrom wird durch einen Unterbrecher nach dem Prinzip des Wagnerschen Hammers automatisch unterbrochen. Der Hammer besteht aus einer federnden Lamelle, die an einem Ende festgeklemmt ist und an ihrem anderen Ende ein Stück Eisen trägt. Dieses steht einem Eisenkern gegenüber, welcher von dem Primärstrom umflossen wird (Abb. 70).

Dem Hammerstiel gegenüber befindet sich eine Schraube, welche mit dem einen Pol der Stromquelle in Verbindung steht, während der zweite durch den Fuß einer Säule zum Hammer-

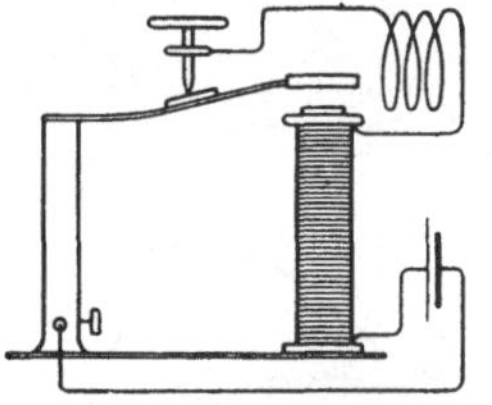

Abb. 70. Hammerunterbrecher von **Wagner**.

stiel führt. Berührt die Spitze der Schraube den Hammer, dann ist der Stromkreis geschlossen. Der Primärstrom umkreist den Eisenkern und macht ihn zum Magneten. Dadurch wird der Hammer angezogen. Sein Stiel verliert den Kontakt mit der Schraubenspitze: Der Strom ist unterbrochen. Nunmehr verschwindet aber auch der Elektromagnetismus

---

[1]) Elektrotech. Zeitschr. 1919, Heft 41 und 42.

des Eisens. Dieses läßt den Hammer los, der infolge der Elastizität seines Stieles zurückfedert und dabei wieder gegen die Spitze der Schraube schlägt. Der Stromkreis ist geschlossen, und das Spiel beginnt von neuem.

Unterbrechungszahl. Die Zahl der Unterbrechungen beträgt durchschnittlich 15—30 in der Sekunde. Sie ist in geringen Grenzen durch Drehen an der Kontaktschraube veränderlich. Um die Frequenz in größerem Maße veränderlich zu machen, hat man den Wagnerschen Hammer in mannigfacher Weise modifiziert. Von diesen zahlreichen Modifikationen, die eine größere Bedeutung für den Physiologen als für den Elektrotherapeuten haben, sei nur der Kugelunterbrecher von M. Meyer erwähnt (Abb. 71). Bei diesem steht der schwingende Hammerstiel mit einer Pendelstange in Verbindung, die ein kugelförmiges Laufgewicht trägt, durch dessen Verstellung die Schwingungsdauer des Pendels und damit die des Hammers in ziemlich weiten Grenzen verändert werden kann.

Für die meisten therapeutischen Zwecke eignet sich am besten eine Unterbrecherzahl von etwa 20 in der Sekunde. Sie reicht hin, um die Muskeln in tetanische Kontraktion zu versetzen. Unterbrechungszahlen von 40—50 und darüber, wie sie nicht selten die kleinen Induktionsapparate mit primitiven Hammerunterbrechern aufweisen, sind überflüssigerweise hoch und werden nicht sehr angenehm empfunden.

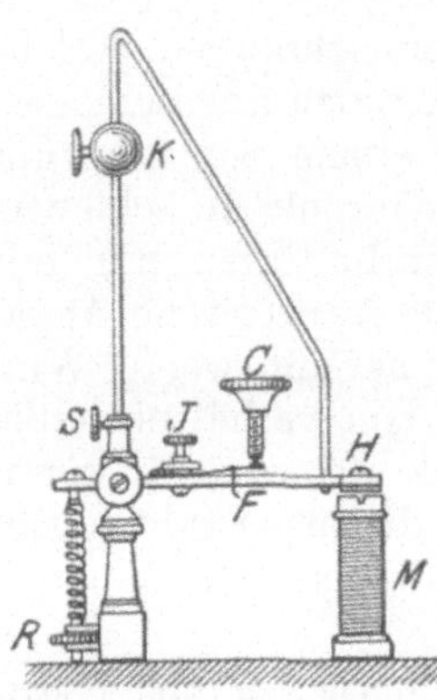

Abb. 71. Kugelunterbrecher von M. Meyer.

b) Der faradische Strom.

Der Primärstrom ist ein konstanter Strom, der rhythmisch unterbrochen und geschlossen wird. Schließt man einen solchen Strom, so steigt er nicht, wie man von vornherein erwarten sollte, augenblicklich zu seiner durch das Ohmsche Gesetz definierten Stärke an, sondern braucht, um diese zu erreichen, eine bestimmte, wenn auch ganz kurze Zeit. Seine Stromkurve erhebt sich daher nicht in einer vertikalen, sondern in einer schräg ansteigenden Linie zu jener Horizontalen die die Stromstärke während der Dauer des Stromschlusses angibt (Abb. 72).

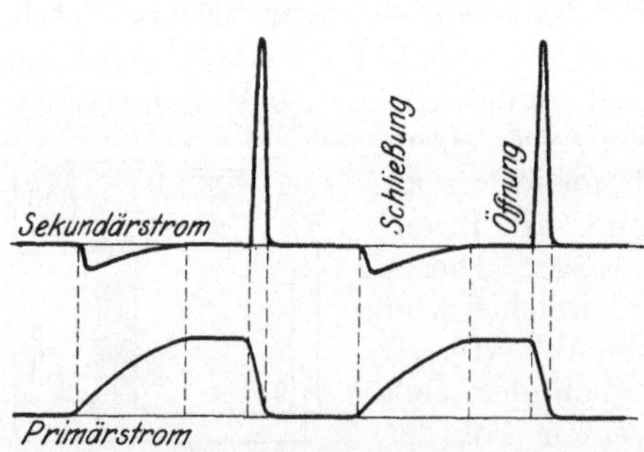

Abb. 72. Primär- und Sekundärstrom eines faradischen Schlittenapparates.

Ganz ähnlich sind die Verhältnisse beim Öffnen eines Gleichstromes. Auch jetzt sinkt derselbe nicht im Augenblick, also nicht in einer Vertikalen zur Abszisse ab, sondern in einer steil abfallenden Linie, die einer sehr kurzen Zeitdauer entspricht. Diese Erscheinung findet ihre Erklärung in der Selbstinduktion der Primärspule.

Die Selbstinduktion. In gleicher Weise, wie ein galvanischer Strom bei seiner Schließung und Öffnung Induktionsspannungen und somit Induktionsströme in einem benachbarten Leiter erregt, erzeugt er auch solche auf seiner eigenen Bahn, insbesondere dann, wenn diese die Form einer Spule oder Spirale hat. Man nennt diese Ströme Selbstinduktions- oder Extraströme. Dieselben entstehen ebenso wie die in einem zweiten Leiter induzierten Ströme nur bei der Öffnung und Schließung des Primärstromes, also dann, wenn dieser seine Stärke ändert. Die Extraströme haben ebenso wie die sekundären Induktionsströme eine wechselnde Richtung.

Der bei der Schließung entstehende Extrastrom ist dem ihn erzeugenden Primärstrom entgegengesetzt gerichtet, er ist die Ursache, daß der Strom, welcher geschlossen wird, nicht unmittelbar zu seiner vollen Stärke anwächst, sondern diese erst dann erreicht, wenn der Extrastrom abgelaufen ist. Umgekehrt ist die Öffnungsspannung dem primären Strom gleichgerichtet. Sie sucht den Strom, der eben unterbrochen wurde, noch eine Zeitlang fortzusetzen und so sein plötzliches Verschwinden zu verhindern. Da nun aber die Öffnungsspannung erst in jenem Moment entstehen kann, in dem der Stromkreis unterbrochen wird, so müßte dem Öffnungsextrastrom der Weg abgeschnitten sein und die Öffnungsspannung wirkungslos bleiben, wenn sich die Unterbrechung des primären Stromkreises mit mathematischer Exaktheit in einem Moment abspielen würde. Doch die Unterbrechung vollzieht sich in Wirklichkeit nicht plötzlich. Die Plötzlichkeit der Unterbrechung wird durch die Öffnungsspannung vereitelt. Sie bringt in dem Moment, in dem sich die Unterbrecherkontakte voneinander trennen, zwischen diesen einen Funkenüberschlag (Öffnungsfunken) hervor. Die Entstehung des Öffnungsfunkens hat die Folge, daß der Primärstrom über den Funken wie über eine Brücke weiterströmt und daß der zur Entwicklung gelangende Öffnungsextrastrom ebenfalls über den Funkenweg abfließt. Die rasche Entfernung der Unterbrecherkontakte bewirkt jedoch, daß der Primärstrom und der Öffnungsextrastrom sehr schnell abklingen und damit der Funke und der Stromfluß erlöschen. Der Abfall des Primärstromes ist infolgedessen ein viel steilerer als der Anstieg desselben.

Die Selbstinduktion wirkt also auf die Bewegung des Stromes bzw. der Elektronen in ähnlicher Weise wie das Beharrungsvermögen oder die Trägheit auf die mechanische Bewegung von Massen.

Der sich beim Schlitteninduktorium zwischen Schraubenspitze und Hammerstiel ausbildende Öffnungsfunke ist in mehrfacher Hinsicht schädlich, vor allem dadurch, daß er das rasche Erlöschen des Primärstromes verhindert, wodurch dessen Induktionswirkung auf die Sekundärspule verringert wird. Denn diese ist um so kräftiger, je rascher die Intensitätsänderung des Primärstromes erfolgt, mit anderen Worten, je rascher dessen Magnetfeld verschwindet.

Fizeau hat aus diesem Grunde empfohlen, dem Primärkreis einen Kondensator parallel zu schalten, dessen Belegungen einerseits mit der Schraube, andererseits mit dem Hammer in Verbindung stehen (Abb. 68). Dadurch wird die e. m. Kraft, welche mit der Unterbrechung entsteht und die sich sonst über die Unterbrechungsstelle als Funke ausgleicht, in die Bahn des Kondensators geleitet, über dessen Belegungen sie sich ausbreitet, um sie aufzuladen. Auf diese Weise kann die Öffnungsspannung unschädlich gemacht werden.

Der Sekundärstrom. Die Sekundärspule hat eine viel größere Anzahl von Windungen als die primäre. Da die in jeder einzelnen Windung induzierten e. m. Kräfte sich addieren, so hat der sekundäre Strom eine bedeutend höhere Spannung als der primäre. Gleichzeitig muß aber seine Stromstärke eine kleinere sein, denn das Produkt aus Stromstärke × Spannung stellt ja die elektrische Arbeit (s. S. 11) dar, und diese kann nach dem Gesetz von der Erhaltung der Energie in der sekundären Spule keine größere sein als die, welche wir in der primären Spule zu ihrer Erzeugung aufwenden.

In der Sekundärspule fließt ein Strom nur in jener Zeit, in der die Intensität des Primärstromes eine Änderung erfährt, also bei der Schließung und Öffnung desselben. Die Spannung des Sekundärstromes ist um so größer, je rascher unter sonst gleichen Verhältnissen die Intensitätsänderung des Primärstromes erfolgt. Da diese bei der Öffnung eine raschere ist als bei der Schließung, so ist auch der bei der

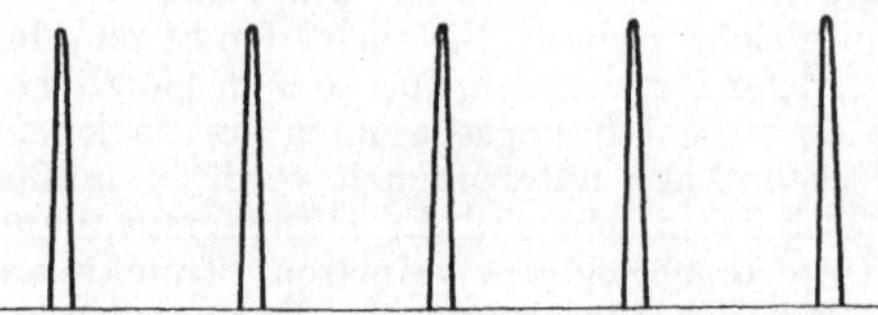

Abb. 73. Der faradische Strom ist vom physiologischen Standpunkt ein unterbrochener Gleichstrom hoher Spannung.

Öffnung induzierte Strom ungleich höher gespannt als der bei der Schließung induzierte. Die sekundären Öffnungsströme ergeben demnach eine Folge hoher und steiler die Schließungsströme dagegen eine Reihe ganz flach verlaufender Kurven (Abb. 72).

Da nach dem Dubois - Reymondschen Erregungsgesetz die Reizwirkung mit der Steilheit der Spannungskurve wächst, so sind es so gut wie ausschließlich die Öffnungsinduktionsschläge, welche therapeutisch wirksam sind. Ihnen gegenüber können die Schließungsinduktionsstöße vollkommen vernachlässigt werden. Physikalisch ist der faradische Strom zwar ein Wechselstrom, physiologisch dagegen ist er. wenn wir ausschließlich die wirksamen Öffnungsimpulse berücksichtigen, einem unterbrochenen Gleichstrom hoher Spannung gleichzustellen (Abb. 73). In diesem Sinne tragen viele sekundäre Induktionsspulen auch die Polbezeichnung + und —.

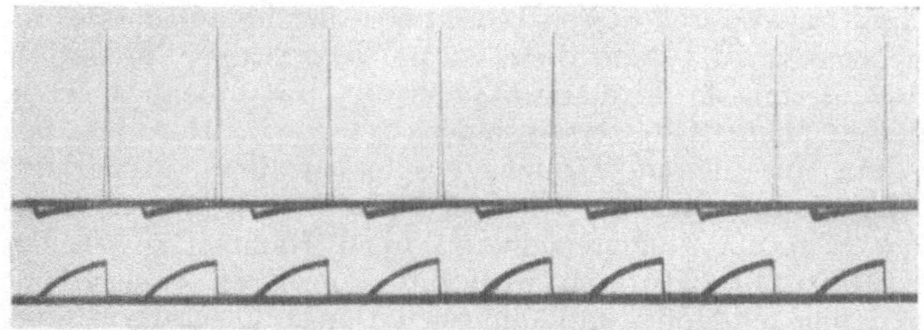

Abb. 74. Oszillogramm eines guten faradischen Stromes. Die Primärspule wurde mit Akkumulatoren von 4 Volt Spannung gespeist.

Bekanntlich legt man bei den Induktoren, welche für Röntgenzwecke verwendet werden (Ruhmkorff-Induktoren), einen besonderen Wert darauf, aus der Sekundärspule einen möglichst reinen pulsierenden Gleichstrom zu erhalten. Man sucht die Schließungsimpulse durch Drosselröhren und Vorschaltfunkenstrecken zu unterdrücken, um so ausschließlich die hochgespannten Öffnungsinduktionsströme zur Geltung kommen zu lassen. Die Röntgeninduktoren haben daher stets einen + und — Pol.

Spannungsverlauf des Sekundärstromes. Für den Spannungsverlauf des Sekundärstromes ist die Spannung der primären Gleichstromquelle von wesentlicher Bedeutung. Wie bereits erwähnt, ist eine solche von 4 V, wie sie von

3 Elementen oder 2 Akkumulatorzellen geliefert wird, am günstigsten. Neben der entsprechenden Spannung muß der Primärstrom auch eine genügende Stärke besitzen, um ein hinreichend starkes Magnetfeld erzeugen zu können. Von der Größe dieses und von seinem raschen Verschwinden hängt ja die Größe und der Verlauf der induzierten Öffnungsspannung ab. Beträgt nach unserer Annahme die Spannung der Stromquelle 4 V und hat die Primärspule einen Widerstand von 1—2 Ohm,

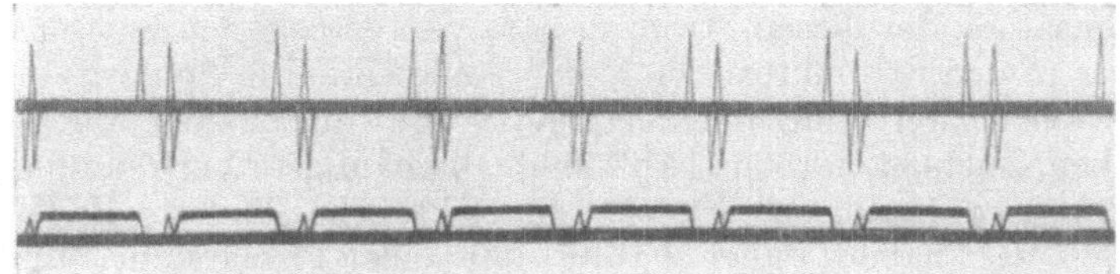

Abb. 75. Oszillogramm eines schlechten faradischen Stromes. Die Primärspule wurde von der Dynamo eines Anschlußapparates gespeist unter Vorschaltung eines Widerstandes von 600 Ohm. Der Sekundärstrom ist ganz entstellt.

so ergibt das einen Primärstrom von 4—2 Ampere, also einen Strom von sehr beträchtlicher Stärke. Ausschlaggebend für die Güte des faradischen Stromes ist ferner die gute Funktion des Unterbrechers. Dieser muß nicht nur regelmäßig schwingen, sondern auch sofort guten Kontakt geben und diesen ebenso rasch wieder aufheben. Der Verlauf des Primär- und Sekundärstromes, wie ihn ein guter faradischer Apparat liefern soll, ist in Abb. 74 wiedergegeben.

Sind die hier angeführten Bedingungen nicht in ihrer Gesamtheit erfüllt, dann hat der faradische Strom häufig einen Verlauf, der in nichts mehr an die oben beschriebene Kurvenform erinnert. Abb. 75 zeigt einen derartig schlechten faradischen Strom. Hier wurde der zum Betriebe der Primärspule nötige Gleichstrom von der Dynamomaschine eines Anschlußapparates geliefert. Da seine Spannung zu hoch war, wurde ein Widerstand von 600 Ohm vorgeschaltet. Die Maschine selbst war nicht imstande, einen Betriebsstrom von genügender Stärke (siehe oben) zu erzeugen. Überdies gab der Unterbrecher schlechten Kontakt, was man aus der kleinen Zacke erkennt, welche den primären Stromwellen vorausgeht[1]).

Der primäre faradische Strom. Diese Bezeichnung ist irreleitend, weil sie an den in der Primärspule fließenden Strom, also den unterbrochenen Gleichstrom, denken läßt. Diese Annahme trifft aber nicht zu. Unter primärem

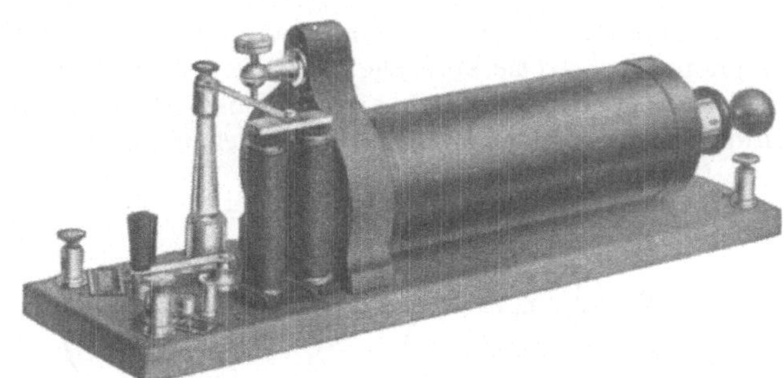

Abb. 76. Induktionsapparat für primär-faradischen Strom. Primärspule ohne Sekundärspule (Reiniger, Gebbert & Schall).

faradischen Strom versteht man vielmehr die Folge von Extraströmen, die durch die Selbstinduktion bei der Schließung und Unterbrechung in

---

[1]) Siehe auch **Bangert**: Physikalische Bemerkungen zur Frage der gewöhnlichen Faradisation. Zeitschr. f. physik. u. diätet. Therapie Bd. 23. 1919; und **Weickert**: Stromverlauf einiger physiologischer Reizapparate, aufgenommen mit dem Oszillographen. Cremers Beiträge z. Physiologie 1915, I, Heft 5.

der Primärspule selbst entstehen. Die Ursache ihres Zustandekommens wurde bereits auf S. 43 auseinandergesetzt. Da sie durch dasselbe Magnetfeld wie der Induktionsstrom in der Sekundärspule bedingt werden, haben sie auch einen ganz ähnlichen Verlauf.

Auch der primäre Induktionsstrom kann therapeutisch verwertet werden. Soll dies geschehen, dann schaltet man an Stelle des Fizeauschen Kondensators, der diesen Strom ja paralysieren soll, den menschlichen Körper in den Stromkreis der Primärspule ein. Die Spule trägt für diesen Zweck zwei Abnahmeklemmen, welche durch den Buchstaben P gekennzeichnet werden. (Abb. 68.) Die häufigste Verwendung findet der primäre faradische Strom für elektrische Bäder. Badeinduktionsapparate haben daher häufig nur eine Primärspule, die Sekundärspule fehlt ihnen (Abb. 76).

2. Anschlußapparate.

a) Der Sinusstrom.

Der einphasige Sinusstrom. In den elektrischen Zentralen wird der Wechselstrom durch Dynamomaschinen erzeugt. Diese tragen in einem Kreis angeordnet eine Reihe von eisenerfüllten Spulen, Induktions-

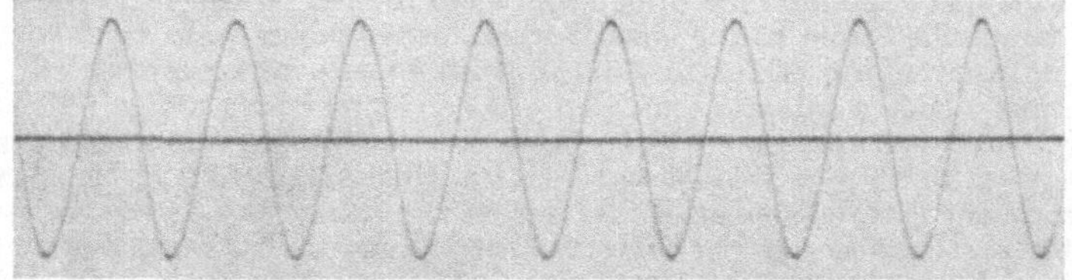

Abb. 77.   Sinusstrom des Berliner Elektrizitätswerkes (Oszillogramm).

spulen oder Anker genannt, an denen von Gleichstrom gespeiste Elektromagnete vorbeirotieren. Die Annäherung und Entfernung dieser induziert in den Spulen Ströme von wechselnd entgegengesetzter Richtung. Infolge der gleichförmigen Bewegung der Magnete ist der von ihnen induzierte Wechselstrom ein gleichmäßig an- und abschwellender, dessen positive Halbwelle vollkommen symmetrisch ist mit der negativen

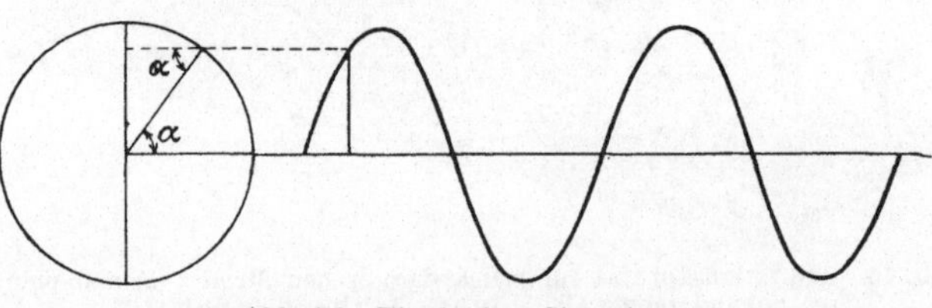

Abb. 78.   Einphasiger Sinusstrom.

(Abb. 77). Ein derartiger Wechselstrom heißt Sinusstrom. Die Behandlung mit ihm hat man mit einem etwas schwerfälligen Namen „sinusoidale Faradisation" getauft.

Die Spannung bzw. die Stromstärke eines solchen Stromes ändert sich während des Ablaufes einer Periode in ganz gleicher Weise wie der Sinus eines Winkels, der von 0 bis 360° wächst (Abb. 78). Dieser steigt, wie bekannt, von 0 an, um bei 90° seinen größten positiven Wert zu erlangen, sinkt dann ab und erreicht bei 180° wieder die Nullinie, er erhebt sich bei 270° zu seinem negativen Maximum, um sich schließlich wieder auf 0 zu verkleinern.

Der Unterschied zwischen dem faradischen und dem sinusförmigen Strom wird durch den Vergleich der beiden Abb. 63 u. 64 klar. Die Kurve des Sinusstromes ist eine kontinuierliche, deren positive und negative Hälften symmetrisch sind, die Kurve des faradischen Stromes ist eine diskontinuierliche und von asymmetrischem Verlauf. Der faradische Strom ist vom elektrotherapeutischen Standpunkt ein Mittelding zwischen einem pulsierenden Gleichstrom und einem Wechselstrom, ich möchte sagen, er ist ein hemiparetischer oder hinkender Wechselstrom.

Der dreiphasige Sinusstrom oder Drehstrom. Es gibt auch Dynamomaschinen, die statt eines einzigen Sinusstromes gleichzeitig deren drei erzeugen. Um das zu können, müssen sie drei voneinander getrennte Leitungssysteme besitzen, mit denen die Induktionsspulen in bestimmter Weise umwickelt sind. Die drei in diesen Leitungen induzierten Wechselströme sind einander völlig gleich in ihrem Spannungsverlauf und in ihrer Frequenz, ihre Kurven sind somit kongruent.

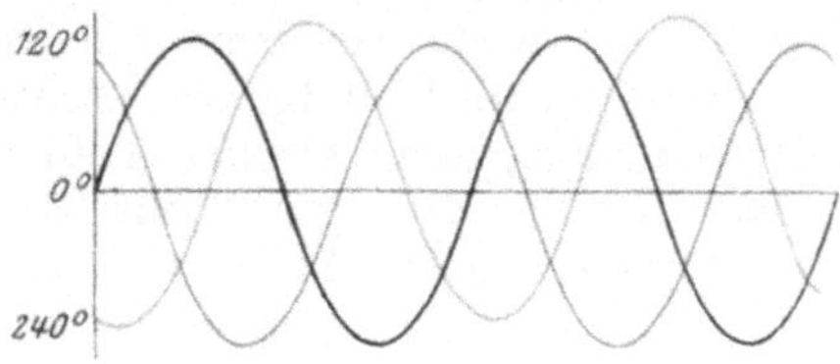

Abb. 79. Dreiphasiger Sinusstrom oder Drehstrom.

Sie unterscheiden sich einzig und allein dadurch, daß der Verlauf jedes einzelnen dieser drei Ströme von dem des anderen zeitlich verschieden ist. Wenn wir ihren Spannungsverlauf als Funktion der Zeit graphisch darstellen wollen, so werden sich ihre Kurven nicht einfach decken, sondern gegeneinander verschoben sein, da ein Strom gegenüber dem andern etwas verspätet ist (Abb. 79). Man sagt: Die drei Ströme haben gegeneinander eine Phasenverschiebung. Diese Phasenverschiebung beträgt $^1/_3$ einer Periode. Wenn wir eine ganze Periode in dem Winkelmaß von 360° ausdrücken, also 360° : 3 = 120°. Der erste Strom ist eben in Phase 0, während der zweite den Phasenwert von 120°, der dritte, noch um weitere 120° voraus, den Phasenwert 240° hat.

Die drei Spulensysteme, in welchen diese drei Wechselströme entstehen, haben natürlich insgesamt 6 Pole. 3 dieser Pole werden in der Maschine selbst untereinander in passender Weise verbunden, „verkettet", wie man zu sagen pflegt, die 3 anderen führen zu Abnehmeklemmen, von welchen der Strom nach außen bis zur Verbrauchsstelle geführt wird (Abb. 98). Ein Wechselstrom dieser Art läuft also auf 3 Leitungsdrähten, denen 3 freie Pole entsprechen. Er wird als dreiphasiger Wechselstrom oder kurzweg als Drehstrom bezeichnet.

Seine Anwendung erfordert, was nach dem Gesagten leicht einzusehen ist, nicht zwei, sondern drei Elektroden. Legt man diese an den Körper an, so zirkuliert zwischen je zwei Elektroden ein Wechselstrom, da sie ja als die Enden der drei Leiter gegeneinander andauernd eine Spannungsdifferenz aufweisen. Der dreiphasige Wechselstrom wird so gut wie ausschließlich im elektrischen Vollbad angewendet, in das in diesem Falle drei Elektroden eingesenkt werden.

Ist in der zentralen Leitung dreiphasiger Sinusstrom oder Drehstrom vorhanden, so kann man aus ihr jederzeit auch einphasigen, also gewöhnlichen Sinusstrom entnehmen, wenn man an Stelle aller drei Leiter nur zwei beliebige derselben verwendet.

b) Apparate zum Anschluß an Wechselstrom.

Das Prinzip der Spannungstransformation. Der Wechselstrom der Zentralen kann nicht ohne weiteres therapeutisch verwendet werden, da seine Spannung in der Regel zu hoch ist, sie beträgt ja meist 110 oder 220 V. Es handelt sich also darum, diese zu hohe Spannung auf das für medizinische Zwecke geeignete Maß, das ist im Maximum 50 bis 60 V, herabzudrücken. Dies geschieht am zweckmäßigsten durch einen Spannungstransformator.

Die Konstruktion desselben beruht auf den Erscheinungen der Induktion. In gleicher Weise wie ein Gleichstrom, der geschlossen und unterbrochen wird, infolge der Intensitätsänderung seines Kraftfeldes bei der Schließung und Öffnung in einem zweiten Leiter Induktionsströme erzeugt, tut dies auch ein Wechselstrom, da dessen Stromstärke sich ja fortdauernd ändert. Leiten wir in die Primärspule eines Induktionsapparates einen Wechselstrom, so wird in der Sekundärspule desselben ein ganz analoger Wechselstrom erscheinen, nur von anderer Spannung. Die Größe dieses letzteren Faktors hängt von dem Verhältnis der Zahl der primären Windungen zur Zahl der sekundären Windungen (Transformationskoeffizient) ab.

Ist die Zahl der sekundären Windungen größer als die der primären, dann hat der sekundäre Strom eine höhere Spannung als der primäre. Ist das Verhältnis umgekehrt, hat die primäre Spule mehr Windungen als die sekundäre, dann hat der sekundäre Strom eine niedrigere Spannung als der primäre. Wollen wir also den Straßenstrom von 110 oder 220 V auf eine Spannung von 50–60 V transformieren, dann brauchen

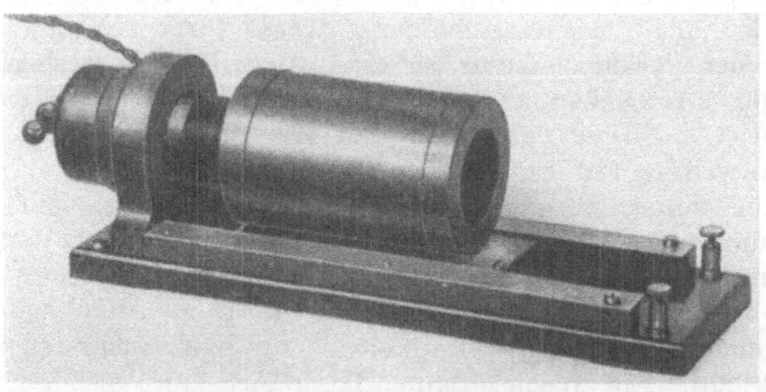

Abb. 80. Schlittentransformator zum direkten Anschluß an Straßenstrom.
Liefert Sinusstrom.

wir einen Transformator, dessen Primärspule eine größere Zahl von Wicklungen (eines dünneren Drahtes), dessen Sekundärspule eine entsprechend kleinere Zahl von Wicklungen (eines dickeren Drahtes) besitzt.

Der Spannungstransformator. Einen Spannungstransformator in Gestalt eines Schlitteninduktoriums zeigt Abb. 80. Seine primäre Spule

hat eine größere Wicklungszahl als seine sekundäre, er transformiert
also die Spannung herab. Wird die Primärspule mittels Steckkontaktes
an ein zentrales Wechselstromnetz angeschlossen, so kann der in der
Sekundärspule induzierte Sinusstrom unmittelbar zur Behandlung
verwendet werden. Die Regulierung der Stromstärke geschieht wie bei
den faradischen Schlittenapparaten durch Verschieben der Sekundärrolle.

In der Regel sind aber bei den Transformatoren der Anschlußapparate die beiden Spulen gegeneinander nicht verschieblich, sondern
unbeweglich angeordnet. Über die eine Seite eines Rahmens, der aus
einzelnen übereinandergelegten Eisenblechen besteht, ist die Primärspule gewickelt, welche von dem Straßenstrom durchflossen wird.

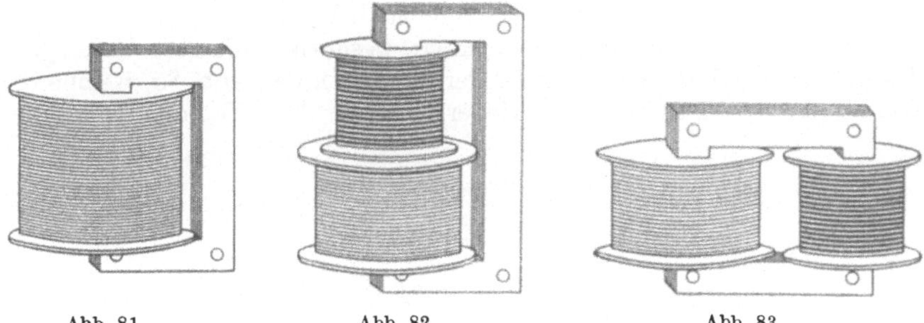

Abb. 81.   Abb. 82.   Abb. 83.

Die drei Typen eisengeschlossener Transformatoren.

Unter dieser liegt unverschiebbar die Sekundärspule, aus welcher der
niedergespannte Wechselstrom zur therapeutischen Verwertung ent-
nommen wird (Abb. 81). Statt beide Spulen übereinander zu legen,
können sie auch nebeneinander (Abb. 82) oder an zwei gegenüber liegenden Seiten des Eisenrahmens angeordnet werden (Abb. 83). Die Induktionswirkung ist in allen Fällen die gleiche.

Der Eisenrahmen hat den Zweck, die magnetischen Kraftlinien,
welche in der Primärspule entstehen, in geschlossenem Zug durch die
Sekundärspule zu führen, um einen Verlust derselben, wie er beim Durch-
tritt durch die Luft infolge der Streuung entstehen würde, zu vermeiden.
Diese Form des Transformators bezeichnet man als „eisengeschlossen“.
Er findet fast bei allen Apparaten Verwendung, die zum Anschluß an ein
Wechselstromnetz gebaut sind und Sinusstrom liefern.

c) Apparate zum Anschluß an Gleichstrom.

Der Gleichstrom-Wechselstromumformer. Führt die zentrale Leitung
Gleichstrom und will man mit Sinusstrom behandeln, so braucht man
einen rotierenden Umformer, einen sogenannten Gleichstrom-Wechselstromumformer. Derselbe wird meist in Form der Einankertype ausgeführt. Das ist im Gegensatz zu dem früher beschriebenen Wechselstrom-
Gleichstromumformer eine einzige Maschine, im wesentlichen ein Gleichstrommotor, der von dem zentralen Gleichstrom in Bewegung versetzt

wird (Abb. 84). Er trägt an seiner Achse zwei Schleifringe, die mit der Ankerwicklung des Motors an zwei entgegengesetzten Punkten verbunden sind. Von diesen Ringen läßt sich nun ohne weiteres ein Sinusstrom abnehmen. (Auf die physikalische Erklärung dieser Erscheinung kann an dieser Stelle nicht näher eingegangen werden.) Führt die Achse drei Schleifringe, die mit drei Punkten der Ankerwicklung, welche voneinander um je 120° abliegen, in Verbindung stehen, so vermag die Maschine auch dreiphasigen Wechselstrom oder Drehstrom zu liefern.

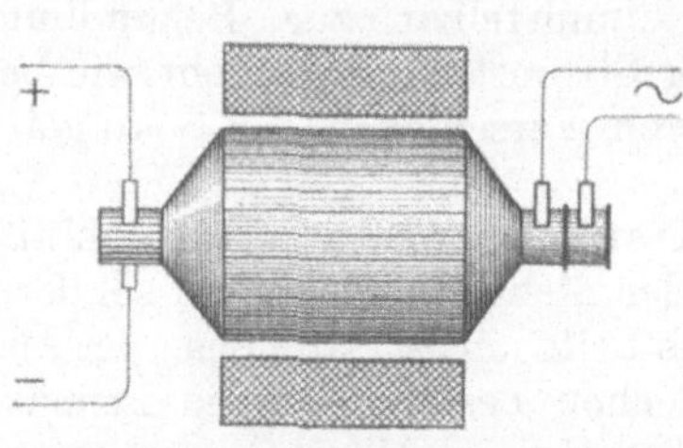

Abb. 84. Schematische Darstellung eines Gleichstrom-Wechselstromumformers.

Von der Güte des Umformers hängt wesentlich die Regelmäßigkeit des gelieferten Sinusstromes ab. Der Vergleich der Abb. 85, welche die Kurve eines solchen Stromes wiedergibt, mit Abb. 77 auf S. 46 zeigt,

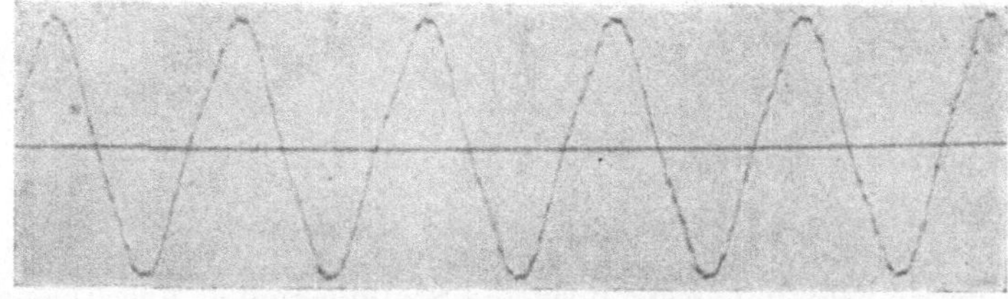

Abb. 85. Sinusstrom eines Anschlußapparates mit Gleichstrom-Wechselstromumformer. (Oszillogramm). Vergleiche damit Abb. 77.

daß der von dem Umformer eines Anschlußapparates gelieferte Sinusstrom einen weniger regelmäßigen Verlauf hat als der einer großen Dynamomaschine.

Das Regulieren des Stromes.

Der Schlitteninduktionsapparat. Bei diesem wird die Spannung des Sekundärstromes vornehmlich in zweifacher Art reguliert. Erstens dadurch, daß man die Sekundärspule über die Primärspule verschiebt. Je mehr beide Spulen einander decken, von um so mehr Kraftlinien wird die Sekundärspule durchsetzt, um so höher ist die Spannung des in ihr induzierten Stromes. Je mehr man die Sekundärspule aus dem Magnetfeld der Primärspule herausbewegt, desto niedriger wird die Spannung. Als Maßstab des gegenseitigen Abstandes dient eine Zentimeter- und Millimeterteilung, die an einer Schiene des Apparates angebracht ist.

Eine zweite Methode der Regulierung ist die, die Induktionswirkung der Primärspule durch einen Kern aus weichem Eisen zu verstärken oder zu schwächen. Schiebt man ein Bündel von Weicheisenstäben in die Höhlung der Primärspule ein, so werden diese durch den sie umkreisenden Strom magnetisiert und vermehren so dessen Feldstärke, wodurch die Spannung des Sekundärstromes gesteigert wird.

Anschlußapparate. Der Sinusstrom der Anschlußapparate wird in gleicher Weise reguliert wie der Gleichstrom derselben, also durch einen Spannungsregler oder Spannungswähler (S. 23). Regulierwiderstände im Haupt- oder Nebenschluß kommen für moderne Apparate nicht mehr in Betracht.

Das Messen des Stromes.

Allgemeines. Die Spannung und die Stromstärke ändern sich beim Wechselstrom ununterbrochen, indem sie periodisch von Null bis zu einer bestimmten Höhe ansteigen, um dann wieder auf Null abzufallen. Sie haben also in jedem Zeitmoment einen anderen Wert. Wir müssen uns darum fragen: Was versteht man unter Stromstärke oder Intensität eines Wechselstromes? Spricht man von Stromstärke eines Wechselstromes kurzweg, so meint man damit die sogenannte effektive Stromstärke, das ist ein bestimmter Mittelwert aus allen Einzelwerten, die zwischen Null und dem Maximum liegen.

Es sei an dieser Stelle gleich vorweggenommen, daß wir zur Messung von Stromstärken, wie wir sie gewöhnlich zur Faradisation benötigen, das sind Bruchteile, höchstens Einheiten von Milliampere, bisher in der Elektrotherapie ein geeignetes Meßinstrument nicht besitzen. Zwar gibt es auch Amperemeter für solche geringe Stromstärken, dieselben sind jedoch mit Rücksicht auf die subtile Handhabung, welche sie erfordern (Spiegelablesung u. dgl.) für unsere Zwecke nicht brauchbar. Erst für Stromstärken von 10—20 MA und darüber, wie sie bei den elektrischen Bädern und der Bergonisation zur Anwendung kommen, besitzen wir genügend einfache Strommesser. Es sind dies die Hitzdrahtamperemeter und die Galvanometer mit Kommutiervorrichtung, welche weiter unten beschrieben werden.

In Ermangelung eines geeigneten Meßinstrumentes sind wir daher bei der Faradisation auf die subjektive Dosierung angewiesen, die sich in erster Linie auf das Stromempfinden des Patienten stützt.

Der Wunsch nach einer objektiven Dosierung hat die alten Elektrotherapeuten verführt, die Stromstärke nach dem Rollenabstand zu messen, und da dies auch heute noch vielfach geschieht, so muß dieses Verfahren mit einigen Worten kritisiert werden.

Der Rollenabstand. Zunächst muß man sich darüber im klaren sein, daß bei der Annäherung der beiden Spulen wohl die Spannung des Sekundärstromes steigt, aber durchaus nicht in einem geraden Verhältnis zur Verkürzung des Abstandes. In einem konkreten Beispiel hieße dies: Ein Abstand von 5 cm entspricht keineswegs einer doppelt so hohen Spannung als ein Abstand von 10 cm. Es wächst vielmehr die Spannung in einem ganz anderen, ungleich komplizierteren Verhältnis.

Nun aber die Hauptsache. Die Spannung darf nie und nimmer mit der Stromstärke identifiziert werden, die ja für die physiologische wie therapeutische Wirkung das Entscheidende ist. Wir wissen, daß nach dem Ohmschen Gesetz die Stromstärke bei gegebener Spannung durch den jeweils vorhandenen Widerstand bestimmt wird, der nach dem Zustand der Haut, der eingeschalteten Körpermaße, der

Elektrodengröße usw. außerordentlich wechselt. Und es ist ohne weiteres einzusehen, daß ein Rollenabstand von 5 cm einmal eine größere, ein zweites Mal eine ungleich kleinere Stromstärke bedeuten kann. Ja, es ist leicht möglich, daß bei einem sehr großen Widerstand ein Abstand von 5 cm einer geringeren Stromstärke entspricht als ein Abstand von 10 cm bei sehr geringem Widerstand. Das Maßsystem des Rollenabstandes wird so durch den wechselnden Widerstand einfach auf den Kopf gestellt.

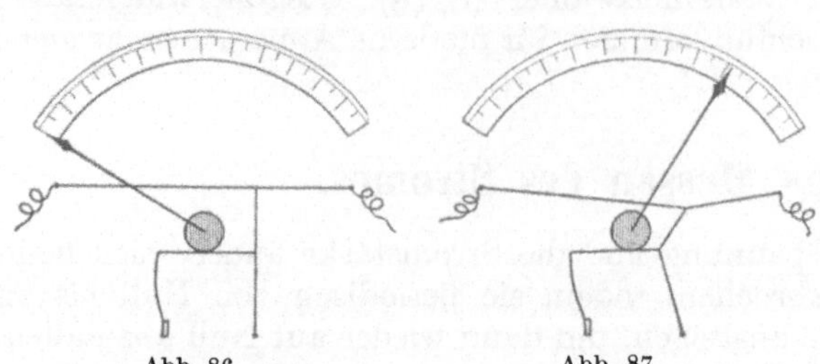

Abb. 86.   Abb. 87.
Schematische Darstellung eines Hitzdrahtamperemeters.

Jetzt frage man sich: Wenn diese unhaltbaren Verhältnisse bereits bei dem Arbeiten mit ein und demselben Apparat bestehen, welchen Wert haben die Angaben eines Autors für einen zweiten, der einen ganz anderen Apparat benützt, einen Apparat, der verschieden ist nach der Zahl und Dicke der primären und sekundären Windungen, verschieden nach seiner primären Stromquelle, verschieden nach der Frequenz seines Unterbrechers usw. Es ist geradezu bedauerlich, wenn namhafte Autoren ihre Zeit damit verschwendet haben, um Tabellen über die Erregbarkeit der verschiedenen Nerven und Muskeln nach dem Maße des Rollenabstandes anzulegen. Ganz unverständlich aber ist es, wenn solche Tabellen auch heute noch abgedruckt werden. Nur die Unkenntnis der elementarsten elektrischen Gesetze kann den Rollenabstand als ein Maß für die physiologische oder therapeutische Einwirkung ansehen.

Hitzdrahtamperemeter. Ihre Konstruktion beruht auf der Erwärmung, welche ein feiner Draht erfährt, der von einem Strom durchflossen wird und die nach dem Gesetz von Joule (S. 94) dem Quadrat der Stromstärke proportional ist. Die Erwärmung ist von der Richtung des Stromes unabhängig. Sie bedingt eine Verlängerung und damit eine Durchbiegung des Drahtes, welche mittels einer geeigneten Übersetzung auf einen Zeiger übertragen wird, der an einer empirisch geeichten Skala die Intensität des verwendeten Stromes anzeigt (Abb. 86 u. 87). Ein derartiges Instrument, wie es zur allgemeinen Muskelgymnastik nach Berggonié verwendet wird, zeigt Abb. 88. Eine ausgedehnte Verwendung finden die Hitzdrahtinstrumente in der Hoch-frequenztherapie.

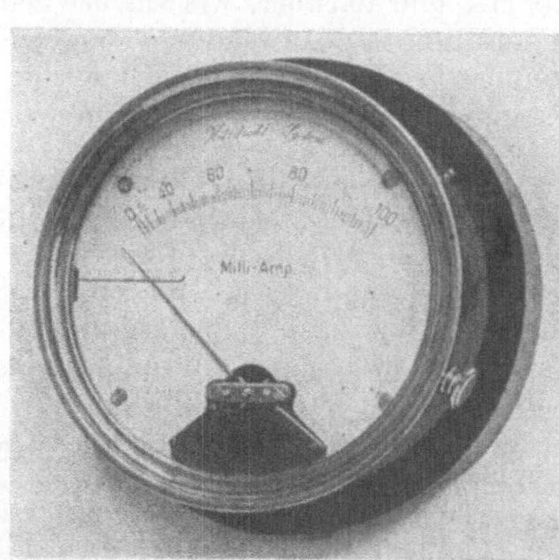

Abb. 88.   Hitzdrahtamperemeter mit Meßbereich
bis 100 MA.

Galvanometer mit Kommutiervorrichtung. Die gewöhnlichen Galvanometer sind zur Messung von Wechselströmen nicht brauchbar, weil ihr Zeiger die Richtung seines Ausschlages mit der Richtung des Stromes wechselt. Er würde also bei sehr langsamem Richtungswechsel andauernd pendeln, bei raschem Richtungswechsel aber, wie ihn unsere Wechselströme aufweisen, überhaupt nicht folgen können, sondern in Ruhe bleiben.

Man kann jedoch auch ein gewöhnliches Spulengalvanometer nach Deprez zur Messung von sinusförmigen Wechselströmen verwenden, wenn man es mit einer Kommutiervorrichtung verbindet. Diese sitzt auf der Achse der stromliefernden Dynamo und hat die Aufgabe, jede zweite Halbwelle des Wechselstromes zu kommutieren, mit anderen Worten, den Sinusstrom in einen pulsierenden Gleichstrom zu verwandeln (Abb. 89). In dieser Form wird er in ein Galvanometer geschickt und gemessen, um dann rückverwandelt dem Patienten zugeführt zu werden. Diese Instrumente heißen Sekohmmeter[1]). Leider können sie nur bei rotierenden Wechselstromumformern und Gleichstrom-Wechselstromumformern Ver-

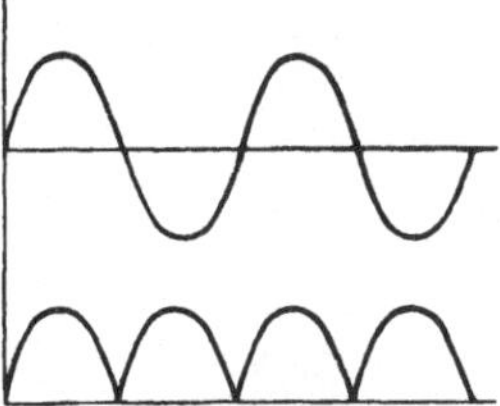

Abb. 89. Die Umwandlung von Sinusstrom in pulsierenden Gleichstrom.

wendung finden, weil ihr Kommutator nur in Verbindung mit einer rotierenden Maschine funktioniert. Für den Sinusstrom, der von einem eisengeschlossenen Transformator geliefert wird, sind sie nicht brauchbar, wodurch ihre praktische Verwertbarkeit sehr eingeschränkt ist.

Die Elektroden und die sonstigen Hilfsgeräte.

Die Elektroden. Zur Faradisation werden im allgemeinen die gleichen Elektroden verwendet wie zur Galvanisation. Am gebräuchlichsten sind Plattenelektroden verschiedener Form und Größe, die, mit einem feuchten Überzug versehen zur Verwendung kommen, nicht so sehr, um eine Verätzung der Haut zu verhindern, die ja beim Wechselstrom nicht zu befürchten ist, als vielmehr, um die Schmerzhaftigkeit des Stromes durch einen möglichst guten Kontakt herabzusetzen. Nur sehr große Elektroden, wie sie z. B. zur Bergonisation dienen, können bei Vermeidung allzu großer Stromdichte metallisch nackt auf die Haut gebracht werden.

Es gibt aber besondere Fälle, in denen gerade der Hautreiz das therapeutisch Erwünschte ist. Hier bedient man sich nackter Elektroden in Form des faradischen Pinsels oder der faradischen Bürste (Abb. 90), bei denen sich die Berührungsfläche auf die Spitzen einiger Metallfäden reduziert, so daß die Stromdichte eine maximale ist. Es gibt auch Doppelpinsel und Bürsten, die an einem einzigen Handgriff beide Pole der Stromquelle, natürlich gegeneinander isoliert, tragen, wodurch die Anwendung einer zweiten indifferenten Elektrode wegfällt.

---

[1]) Dieser etwas unverständliche Name wurde aus den beiden Worten Sekunde und Ohm gebildet, obwohl mit dem Instrument weder Sekunden noch Ohm, sondern Ampere gemessen werden.

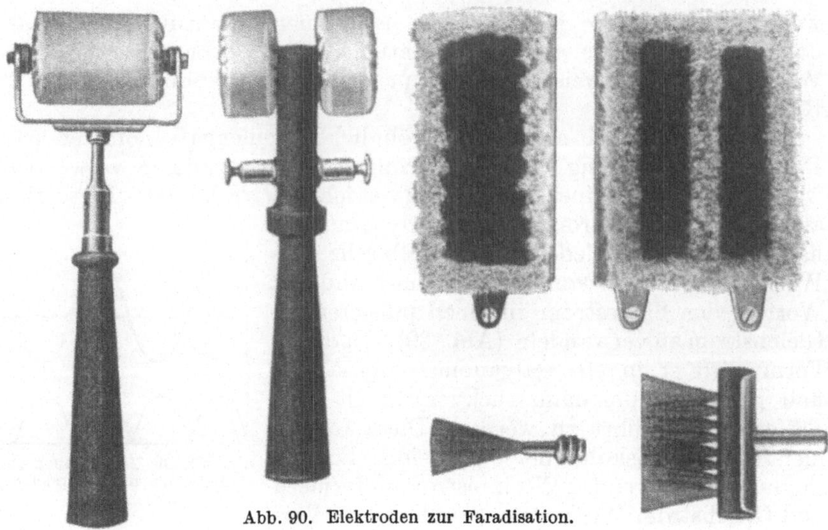

Abb. 90. Elektroden zur Faradisation.

Die Hilfsgeräte wie Stromunterbrecher, Schwellungsapparate, die bei der Faradisation gebraucht werden, sind ganz die gleichen, wie wir sie bereits bei der Galvanisation beschrieben haben.

Die Kombination von galvanischem und faradischem Strom.

Die Anwendung des galvano-faradischen Stromes. Läßt man ein Gewebe gleichzeitig von einem galvanischen und einem faradischen Strom durchfließen, so spricht man von einer Behandlung mit galvano-faradischem Strom oder auch von einer Behandlung mit Watteville-schem Strom nach Watteville, der dieses Verfahren zuerst empfohlen hat. Praktisch gestaltet sich die Ausführung desselben derart, daß man einen Pol einer Gleichstromquelle mit einem Pol einer Wechselstromquelle verbindet und die beiden freien Pole mittels Elektroden dem Körper aufsetzt. Es ist verständlich, daß eine derartige Kombination von galvanischem und faradischem Strom einen höheren Reizeffekt hat als der Gleichstrom oder der Wechselstrom für sich allein angewendet.

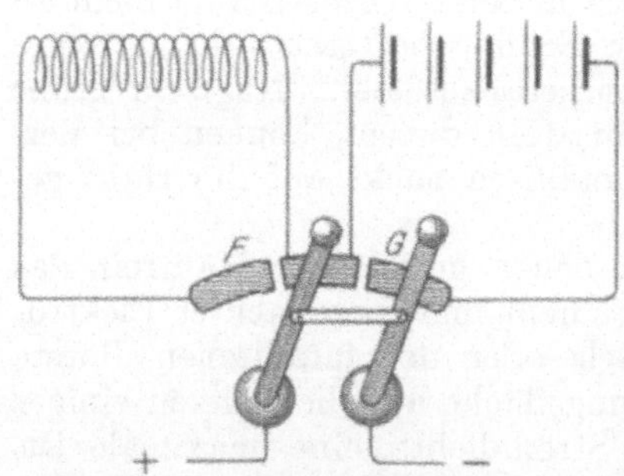

Abb. 91.   Watteville-Schalter.

Der Watteville-Schalter. Watteville hat einen Schalter angegeben, der es in bequemer Weise ermöglicht, eine vorhandene Gleichstrom- und Wechselstromquelle bald einzeln für sich, bald kombiniert zur Anwendung zu bringen (Abb. 91). Derselbe besteht aus einem Doppelhebel, der auf drei Metallklötze derart eingestellt werden kann, daß er bald mit dem rechten und mittleren (galvanischer Strom), bald mit dem linken und mittleren (faradischer Strom), bald mit dem linken und rechten (galvano-faradischer Strom) in Kontakt ist.

Die Anwendung des galvanischen und faradischen Stromes.

Da die therapeutische Technik der Galvanisation wie die der Faradisation im wesentlichen die gleiche ist, wollen wir sie, um Wiederholungen zu vermeiden, gemeinsam besprechen.

Der galvanische und der faradische Strom kann sowohl zur Behandlung einzelner Körperabschnitte wie zur Behandlung des ganzen Körpers auf einmal Verwendung finden, wonach wir eine lokale und eine allgemeine Anwendung unterscheiden.

1. Die lokale Anwendung.

a) Das Anfeuchten, Befestigen der Elektroden und anderes.

Das Anfeuchten geschieht mit gewöhnlichem, warmem Wasser. Nur in jenen Fällen, in denen der zu überwindende Körperwiderstand ein so großer ist, daß die zur Verfügung stehende Spannung zur Erzielung einer genügenden Stromstärke nicht ausreicht, benutzt man einen Zusatz von Kochsalz, um dadurch den Widerstand der Elektroden und den der Haut herabzusetzen.

Das Befestigen. Die Elektroden bleiben entweder während der ganzen Dauer der Behandlung an gleicher Stelle (stabile Behandlung) oder es wird die eine von ihnen (ausnahmsweise beide) andauernd bewegt (labile Behandlung). Bei der stabilen Behandlung kann man die Elektroden, statt sie an einem Stiel zu halten, auch mittels Binden befestigen. Am zweckmäßigsten sind hierfür Binden aus einem elastischen Gewebe. Bisweilen genügt es, daß der Kranke sich auf die Elektrode legt oder sich mit dem Rücken gegen dieselbe lehnt, um sie in ihrer Lage zu erhalten. Auch das Auflegen eines Sandsackes wird in vielen Fällen die Elektrode hinreichend fixieren. Stets ist beim Anlegen der Elektroden darauf zu achten, daß das abtropfende Wasser die Wäsche des Patienten nicht durchnäßt.

Die Hautpflege ist bei jeder länger dauernden elektrischen Behandlung im Auge zu behalten, damit man nicht durch das Auftreten von ekzematösen Erscheinungen oder von Verätzungen gezwungen wird, die Behandlung zu unterbrechen. Auch kleinste Epitheldefekte sind vor jeder Behandlung mit Kollodium zu bedecken, einerseits, weil sie bei der Behandlung wegen der an ihnen stattfindenden Stromverdichtung lebhaft schmerzen würden, andererseits, weil sie leicht zum Ausgangspunkt einer Verätzung werden. Ist nach der Behandlung die Haut gerötet, so wird sie mit einem indifferenten Streupulver eingepudert.

b) Die Lokalisierung des Stromes.

Das Grundgesetz der Lokalisation. Die Lokalisation des elektrischen Stromes auf bestimmte Organe oder Organteile beruht auf der Erscheinung, daß der elektrische Strom vorwiegend den Weg des geringsten Widerstandes geht.

Haben wir es mit einem einzigen homogenen Leiter zu tun, so entspricht der Weg des geringsten Widerstandes stets der kürzesten, also der geradlinigen Verbindung der beiden Elektroden. Es werden daher diejenigen Teile am intensivsten von dem Strom getroffen, die auf diesem Wege liegen. Stehen dem Strom mehrere parallele Wege offen, so verteilt er sich auf diese derart, daß die Stärken der Teilströme sich umgekehrt wie die Widerstände ihrer Wege verhalten.

Wir können uns die Verteilung des Stromes zwischen zwei Elektroden durch Stromlinien veranschaulichen, deren mehr oder weniger gedrängter Verlauf uns ein Maß für die Dichte des Stromes darstellt.

Lokalisation mit zwei gleich großen Elektroden. Stehen zwei gleich große Elektroden einander parallel und direkt gegenüber, so verlaufen die Stromlinien nicht vollkommen parallel von einer zur andern, sondern sie zeigen in der Mitte der Bahn ein Auseinanderweichen, eine Streuung, die um so größer wird, je größer der Abstand der Elektroden im Verhältnis zu ihrer Oberfläche ist (Abb. 157, S. 108). Nur dann, wenn der Elektrodenabstand nicht größer ist als das $1-1^1/_2$ fache des Elektrodendurchmessers, kann die Streuung praktisch vernachlässigt werden und die Stromdichte auf dem ganzen Wege als gleichmäßig angesehen werden (Abb. 158). In allen anderen Fällen ist die Stromdichte unmittelbar unter den Elektroden größer als anderswo. Wollen wir daher eine möglichst homogene Durchströmung eines Gewebes, so müssen wir unter Berücksichtigung obigen Verhältnisses die Elektroden um so größer wählen, je weiter ihr Abstand ist.

Lokalisation mit zwei ungleich großen Elektroden. Sind die Elektroden ungleich groß, so verlaufen die Stromlinien unter der kleineren gedrängter als unter der größeren. Ist die Größendifferenz eine wesentliche, wo wird die kleinere Elektrode allein wirksam, aktiv oder different werden, während die größere praktisch unwirksam, inaktiv oder indifferent bleibt.

Man wird bei der Behandlung mit ungleichen Elektroden die aktive Elektrode möglichst nahe an den zu beeinflussenden Teil heranbringen, die inaktive dagegen an einer entfernten Körperstelle aufsetzen. Wenn die inaktive Elektrode auch nicht unmittelbar an der therapeutischen Wirkung beteiligt ist, so ist es doch nicht vollkommen gleichgültig, wohin man sie bringt. Sie hat einen gewissen richtenden Einfluß auf die von der kleineren Elektrode ausgehenden Stromlinien, was in der Elektrotherapie bisher so gut wie ganz vernachlässigt wurde. Nie darf das zu behandelnde Organ außerhalb des durch beide Elektroden gegebenen Strahlenkegels liegen (Abb. 160, S. 108).

Diese Ausführungen sollen hier genügen. Als ihre Fortsetzung möge das über die Lokalisation des Diathermiestromes Gesagte angesehen werden. Die bei der Diathermie auftretende Erwärmung läßt unmittelbar die Verteilung der Stromlinien im Gewebe erkennen, da die Erwärmung mit der Dichte der Stromlinien wächst. Das dort Gesagte gilt daher auch im vollen Umfang für die Lokalisation des galvanischen und faradischen Stromes.

c) Die Dosierung des Stromes.

Die Einheit der therapeutischen Stromdosis. Die Dosierung des Stromes wird bestimmt einerseits durch die Stromstärke, andererseits durch die Stromdauer, d. i. die Dauer der Behandlung. Da der physiologisch therapeutische Effekt des galvanischen und faradischen Stromes auf chemischen Veränderungen beruht, welche der Strom auf seinem Wege setzt, und diese Veränderungen sowohl der Stromstärke wie der Stromdauer direkt proportional sind, so können wir das Produkt aus diesen beiden Faktoren als ein Maß unseres therapeutischen Eingriffes ansehen. Drücken wir die Stromstärke in Milliampere, die Zeit in Minuten aus, so stellt die Milliampere-Minute die Einheit der therapeutischen Stromdosis dar.

Die Stromstärke. Für die Dosierung der Stromstärke sind vor allem zwei Dinge maßgebend, die Elektrodengröße und die Stromempfindlichkeit des Kranken.

1. Die Elektrodengröße. Die anwendbare Stromstärke steigt mit der Größe der benützten Elektroden, doch erfolgt der Anstieg beider nicht in einem einfach geraden Verhältnis. Das will sagen: Verwende ich bei einer Elektrodengröße von 10 cm² eine Intensität von 2 MA, so wäre es ein Irrtum, anzunehmen, daß einer Elektrodengröße von 100 cm² eine Stromstärke von 20 MA entspräche. Die sensible Wirkung ist im letzteren Fall, trotz der gleichen Stromdichte $\left(\dfrac{2}{10} = \dfrac{20}{100}\right)$, eine ungleich größere.

Diese Erscheinung beruht auf dem bekannten physiologischen Gesetz, daß ein sensibler Reiz bestimmter Qualität mit der Größe der von ihm getroffenen Hautfläche wächst. Ein heißes Bad von 40° C, das als Hand- oder Fußbad noch angenehm empfunden würde, ist als Vollbad vielleicht unerträglich. Es ist darum auch die Aufstellung einer bestimmten, für alle Fälle gültigen Stromdichte, wie sie verschiedene Autoren gefunden zu haben glaubten, nicht möglich. Aus gleichem Grund ist auch die Abkürzung des Bruches, der die Stromdichte darstellt (MA/cm²), nicht statthaft. Da die Stromstärke in engster Beziehung zur Elektrodengröße steht, so ist jede Verordnung, welche bloß die Stromstärke, nicht aber die Elektrodengröße angibt, sinnlos.

2. Das Stromgefühl. Die obere Grenze der Stromstärke wird in letzter Linie durch das Stromgefühl des Patienten bestimmt. Dieses zeigt nicht nur individuelle Verschiedenheiten, sondern ist auch verschieden nach der Gegend der durchströmten Hauptpartie, es wird verändert durch periphere und zentrale Erkrankungen des Nervensystems und schwankt schließlich bei demselben Individuum selbst zu verschiedenen Zeiten. Die Dosis des Stromes wird dadurch subjektiv außerordentlich beeinflußt, wenn wir an dem Grundsatz festhalten wollen, daß der Strom gut fühlbar, doch keineswegs schmerzhaft sein soll; es sei denn, daß es sich um Revulsionsmethoden handelt (faradischer Pinsel, Bürsten), deren Absicht es ist, einen starken sensiblen Reiz zu setzen.

In allen Fällen ist der Strom zu Beginn der Behandlung nur langsam bis zur vollen Höhe zu steigern (Einschleichen) und bei Beendigung derselben ebenso langsam wieder auszuschalten (Ausschleichen). Jede plötzliche Stromesschwankung ist, wenn sie nicht einem besonderen Zwecke wie der Muskelreizung dient, zu vermeiden. Die sogenannten Überrumpelungsmethoden (Kaufmann), bei denen ganz unvermittelt starke Ströme eingeschaltet werden, können, wie die Erfahrung im Kriege gelehrt hat, infolge ihrer Schockwirkung sogar lebensgefährlich werden.

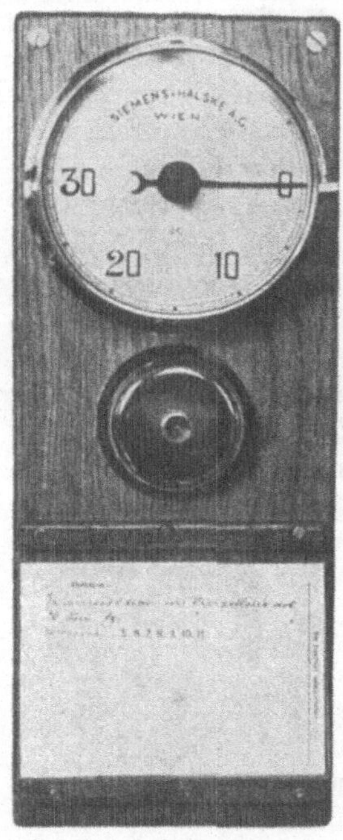

Abb. 92. Kontrolluhr mit Rahmen für die Behandlungskarte.

Die Stromdauer. Die Behandlungszeit wird von verschiedenen Elektrotherapeuten sehr verschieden bemessen. Während die meisten deutschen Autoren sich mit einer Stromanwendung von 5—10 Minuten begnügen, empfehlen französische Autoren vielfach, die Sitzungen auf $^1/_2$ bis 1 Stunde auszudehnen. Meiner Ansicht nachsind Behandlungen von 5—10 Minuten dort, wo die Wirkung des Stromes auf einer chemischen Beeinflussung des Gewebes (Neuralgie, Neuritis usw.) beruht, durchaus wertlos. Die Dauer solcher Sitzungen soll durchschnittlich 20—30 Minuten betragen, kann aber unter Umständen selbst bis zu 1 Stunde verlängert werden. Nur die Reizmethoden bilden auch hier eine Ausnahme. Ihre Dauer schwankt zwischen 3—10 Minuten, wobei die Dauer der Behandlung um so kürzer ist, je größer die Schmerzhaftigkeit des Eingriffes ist.

Kontrolluhren. Zur Kontrolle der Behandlungszeit verwende ich Uhren mit Läutewerk (Abb. 92), die auf die Dauer der Behandlung eingestellt werden. Der Zeiger derselben geht dann nach rückwärts und läßt in jedem Moment die noch restliche Behandlungsdauer erkennen. Nach Ablauf dieser gibt die Uhr selbsttätig ein Glockenzeichen. Die Kontrolluhren sind insbesondere dort wertvoll, wo mehrere Patienten gleichzeitig behandelt werden.

2. Die allgemeine Anwendung.

a) Das Vierzellenbad.

Allgemeines. Will man den ganzen Körper, nicht nur einzelne Teile desselben, unter die Einwirkung des elektrischen Stromes bringen, so muß man möglichst große Elektroden wählen und diese entsprechend über den Körper verteilen. Man kann z. B. die Unterarme und die Unterschenkel des Patienten mit großen feuchten Elektroden umhüllen und diese mit einer Stromquelle so verbinden, daß der Strom durch die beiden Arme in den Körper eintritt, auf seinem Wege die

Organe der Brust und Bauchhöhle passiert, um durch die Beine wieder auszutreten. An Stelle der Unterarm- und Unterschenkelelektroden kann man zweckmäßigerweise vier mit Wasser gefüllte Wannen verwenden, denen der Strom durch eingesenkte Kohle- oder Metallplatten zugeführt wird. Das ist das Prinzip des Vierzellenbades (Abb. 93).

Jede einzelne Zelle stellt nichts anderes dar als eine Elektrode besonderer Form, die gegenüber den gewöhnlichen feuchten Elektroden den Vorzug hat, daß sie sich in idealer Weise der Körperoberfläche anpaßt und daß dieses Anpassen in einfachster Art durch Eintauchen der Extremitäten in das Wasser geschieht. Das umständliche Anlegen

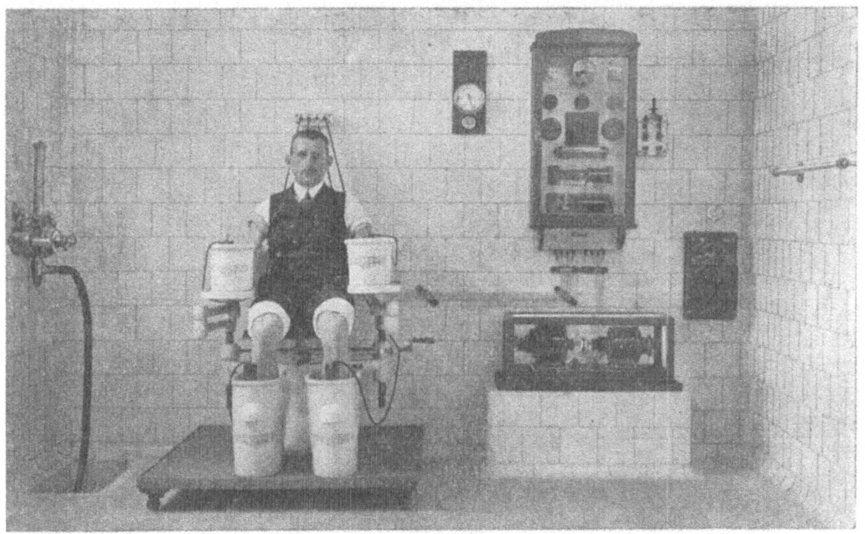

Abb. 93. Elektrisches Vierzellenbad (Jubiläums-Spital der Stadt Wien).

und Fixieren der Elektroden entfällt dabei vollkommen. Die breite Übergangsfläche, die dem Strom geboten wird, ermöglicht es, große Stromintensitäten anzuwenden. Trotzdem werden diese, da die Stromdichte eine geringe bleibt, keineswegs unangenehm empfunden.

Die Patentausnützung des Vierzellenbades durch seinen Erfinder Schnee veranlaßte verschiedene Autoren, mehr oder weniger dürftige Ersatzmittel desselben zu erfinden (Winternitzs Elektrodentisch, Boruttaus Elektrodenhüllen), die heute um so weniger Bedeutung haben, als die Patentfrist bereits abgelaufen und sich ein Vierzellenbad leicht behelfsmäßig herstellen läßt. Historisch interessant ist es, daß galvanische Zellenbäder bereits zu Ende des 18. Jahrhunderts therapeutisch verwendet wurden (Aldini).

Die Stromquelle (Stromformen). Im Vierzellenbad kann jede der gebräuchlichen Stromformen zur Anwendung kommen. Wir unterscheiden demnach: 1. galvanische, 2. faradische, 3. sinusfaradische Vierzellenbäder. Alle Apparate, die solche Ströme in genügender Stärke liefern, wie galvanische Batterien, Schlitteninduktionsapparate, Anschlußapparate, sind daher als Stromquelle verwendbar.

Vielfach werden für elektrische Bäder besondere erdschlußfreie Apparate gebaut, welche galvanischen, faradischen und sinusförmigen Strom nach Wunsch abgeben. Ein Apparat dieser Art ist in Abb. 93 dargestellt.

Die Schaltung der Wannen. Die vier Wannen des Zellenbades können in verschiedener Weise auf die zwei Pole der Stromquelle verteilt werden. Will man eine möglichst gleichmäßige Durchströmung des ganzen Körpers erzielen, so wird man zwei Wannen an den einen Pol, die beiden anderen an den zweiten Pol anschließen. Will man dagegen den Strom vorwiegend in einer Extremität konzentrieren, so kann man die dieser entsprechende Wanne an den einen, die drei anderen an den Gegenpol schalten. Man kann aber auch ein oder zwei Wannen

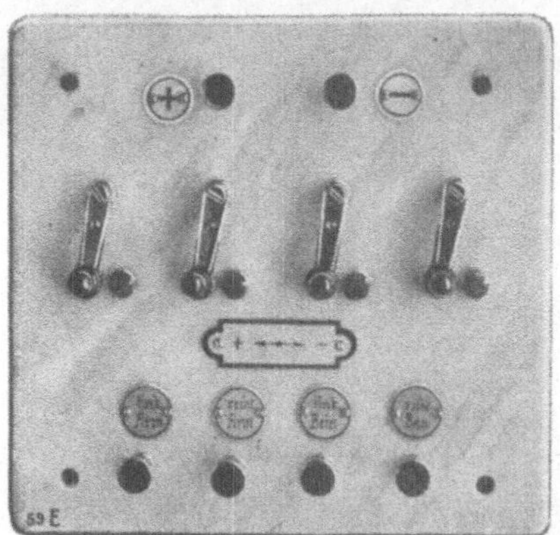

Abb. 94. Vierzellenbad-Schalter
älterer Form.

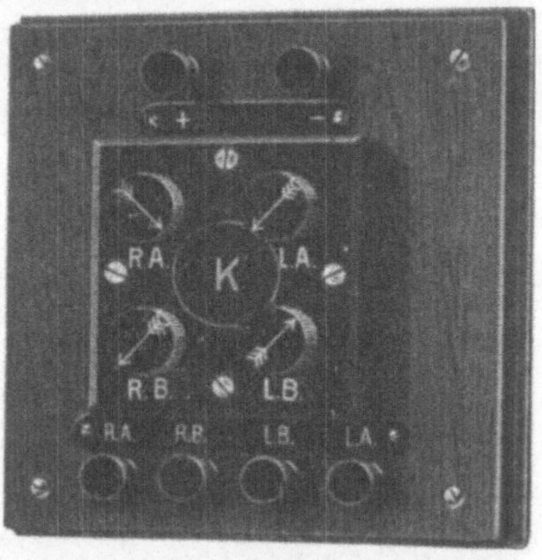

Abb. 95. Vierzellenbad-Schalter
nach Kowarschik.

überhaupt außer Gebrauch setzen und mit den verbleibenden Zwei- oder Dreizellenbäder herstellen. Es lassen sich so 50 verschiedene Schaltungskombinationen finden.

Um die Verbindung der Wannen mit dem gewünschten Pol rasch zu ermöglichen, bedient man sich eines Badeschalters (Abb. 94). Derselbe trägt vier Hebel, welche den Wannen entsprechen und die durch Einstellung auf einen positiven oder negativen Kontaktknopf die Wannen mit dem betreffenden Pol in Verbindung setzen.

Der Badeschalter nach Kowarschik hat die Form eines Körperschemas (Abb. 95). Die runde Scheibe in der Mitte (K) stellt den Körper des Patienten dar, die vier mit Pfeilen versehenen Drehknöpfe dessen Extremitäten. Diese sind noch näher durch die Anfangsbuchstaben ($R.A.$ — rechter Arm usw.) gekennzeichnet, sie stehen mit den vier zugehörigen Wannen in Verbindung. Der Anschluß der Wannen an den positiven oder negativen Pol geschieht in einfachster Weise durch Drehen dieser Knöpfe, die kleine Schalter darstellen und in drei verschiedenen Stellungen einschnappen. Stehen sie so, daß die Pfeilspitze gegen die Körperscheibe zeigt, so tritt der Strom an der betreffenden Extremität in den Körper ein, die Wanne ist mit dem

Pluspol in Verbindung (*R.A.* und *L.A.*). Weist die Pfeilspitze von der Körperscheibe weg, dann tritt der Strom daselbst aus, die Wanne ist an den Minuspol angeschlossen (*R.B.*). Steht aber der Pfeil tangential zur Scheibe, dann ist die Extremität stromfrei, die betreffende Wanne ist überhaupt ausgeschaltet (*L.B.*). Ein Blick auf den Schalter ermöglicht, die Stromrichtung im Körper sofort zu erkennen, dadurch wird jede umständliche Überlegung beim Einschalten überflüssig und die Bedienung insbesondere dem ärztlichen Hilfspersonal wesentlich erleichtert.

Die Ausführung des Bades. Zur Vornahme einer allgemeinen Behandlung werden die vier Wannen mit Wasser gefüllt und dann paarweise an die beiden Pole der Stromquelle angeschlossen, entweder derart, daß man die Arme mit dem einen, die Beine mit dem anderen Pol verbindet, oder daß man Arm und Bein der einen Seite für den Eintritt, Arm und Bein der anderen Seite für den Austritt des Stromes bestimmt.

Die anwendbare Stromstärke schwankt bei dem galvanischen Bad zwischen 20—40 MA, bei dem faradischen bleibt sie unterhalb jener Grenze, die mit einem gewöhnlichen Hitzdrahtinstrument zu messen ist, bei dem Bad mit Sinusstrom beträgt sie 5—15 MA. Die Dauer des Bades wird mit 20—30 Minuten bemessen.

Besondere Anwendungsarten. Das Vierzellenbad findet außer zur allgemeinen Elektrisation auch zur Behandlung von ein oder zwei Extremitäten eine zweckmäßige Verwertung. So kann man sich der beiden Fußwannen bedienen, wenn man eine Paraplegie oder eine doppelseitige Ischias behandeln will, der zwei Armwannen, wenn es sich um eine doppelseitige Brachialneuralgie handelt, man kann eine Armwanne mit einer Fußwanne kombinieren, wenn man es mit einer Hemiplegie zu tun hat.

Bei der Behandlung einer einzelnen Extremität verbindet man vorteilhaft ein Zellenbad mit einer auf den Nacken bzw. auf die Lumbalgegend aufgesetzten Plattenelektrode. Ich habe an der Rücklehne meines Badestuhles eine solche große mit Frottierstoff überzogene Elektrode anbringen lassen, die, mit der Lehne auf Schienen beweglich, in jeder beliebigen Höhe eingestellt werden kann. Die Behandlung einer Ischias mit einer Fußwanne und dieser Rückenelektrode zeigt Abb. 220, S. 232).

b) Das elektrische Vollbad.

Allgemeines. Bei dem elektrischen Vollbad befindet sich der Kranke in einer mit Wasser gefüllten Wanne, an deren Wänden die Elektroden angebracht sind (Abb. 96). Nehmen wir den einfachsten Fall, daß sich am Kopf- und Fußende der Wanne je eine Elektrode befindet, so wird der im Bade Befindliche der Länge nach von dem Strom durchflossen. Doch wird nicht wie im Vierzellenbad der ganze vom Milliamperemeter angezeigte Strom durch den Körper des Patienten gehen, sondern nur ein Teil desselben, da dem Strom außer dem Weg durch den Körper noch ein zweiter paralleler Weg durch das Wasser offensteht. Er wird sich auf beide Wege im umgekehrten Verhältnis zu ihren Widerständen verteilen, wobei entsprechend dem geringeren Widerstand des Wassers auch der größere Stromanteil durch dieses gehen wird.

Man unterscheidet häufig das hydroelektrische Bad, womit man das elektrische Vollbad und das Vierzellenbad meint, von dem elektrischen Bad, welchen Namen man für die statische Aufladung mit der Influenzmaschine reserviert hat. Die statische Aufladung eines Patienten als elektrisches Bad zu bezeichnen, entspricht den antiquierten theoretischen Vorstellungen einer längst vergangenen Zeit, und es hat heute keinen Sinn mehr, diesen Anachronismus weiterzuschleppen.

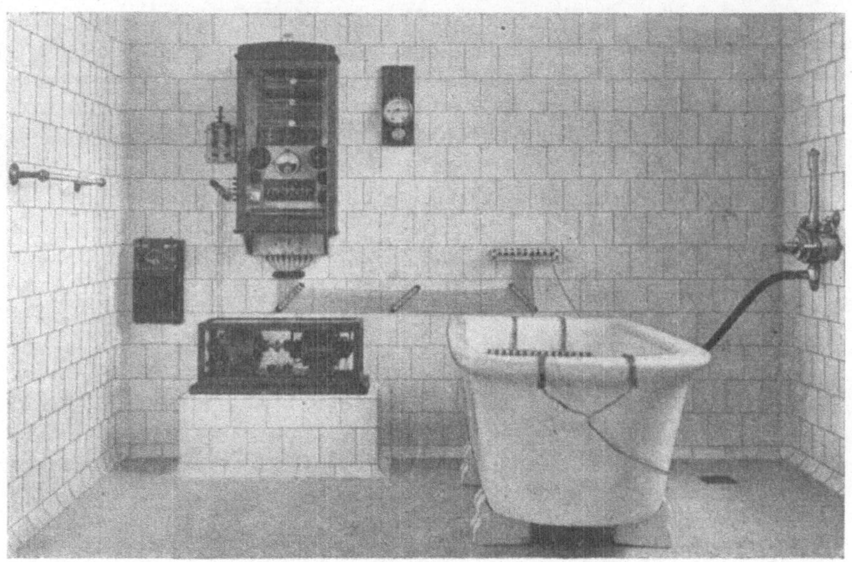

Abb. 96. Elektrisches Vollbad (Jubiläums-Spital der Stadt Wien).

Wir werden daher, der natürlichen Sprachlogik folgend, im weiteren unter elektrischem Bad das diesem Sinn Nächstliegende, das ist eben ein Bad in Verbindung mit Elektrizität, verstehen. Die Aufladung des Körpers mit Elektrizität wollen wir, wie sonst allgemein üblich, als statische Ladung bezeichnen.

Die Wanne muß aus einem isolierenden Material bestehen, am besten aus Fayence, weniger zweckmäßig aus Holz, einerseits damit durch die Wand der Wanne selbst kein Stromausgleich von Elektrode zu Elektrode stattfinden kann, andererseits damit der im Bad Befindliche in keiner leitenden Verbindung mit der Erde ist. Wäre letzteres der Fall, so könnte bei einem vorhandenen Erdschluß des stromliefernden Anschlußapparates die zentrale Spannung sich durch den Körper des Patienten, die Wanne und die Erde hindurch einen Weg bahnen, und der so geschlossene Strom könnte bei dem im Bad so stark verminderten Widerstand des menschlichen Körpers eine solche Stärke erreichen, daß er lebensgefährlich wird. (Über Erdschluß siehe S. 20.)

Um die Isolierung des Kranken in jeder Beziehung zu gewährleisten, ist noch auf folgendes zu achten. Die Wanne muß auf Porzellanfüßen stehen, insbesondere wenn sie aus Holz ist, da Holz im feuchten Zustand kaum mehr als Isolator angesehen werden kann. Das metallische Ablaufventil der Wanne darf in keiner direkten Verbindung mit dem Ablaufrohr des Kanales stehen, da auch dadurch eine leitende Verbindung mit der Erde hergestellt würde. Zweckmäßigerweise bringt man unter dem Ablauf der Wanne eine Vertiefung im Boden an, in welche sich das Wasser bei der Entleerung ergießt, um von hier in den Kanal zu fließen. Um zu verhindern, daß der im Bade Sitzende zufällig die Batterie der Wasserleitung berühre und sich leitend mit der Erde verbinde, ist die Batterie möglichst abseits, außer Reichweite, anzubringen. Die Füllung der Wanne geschieht durch einen Schlauch.

Es ist eine selbstverständliche Voraussetzung, daß für elektrische Bäder nur erdschlußfreie Apparate verwendet werden dürfen. Leider lehrt die Erfahrung, daß auch bei den bescheinigt „erdschlußfreien" Apparaten sich nur allzuhäufig nach kürzester Zeit ein Erdschluß einstellt. Um der Gefahr eines solchen zu begegnen, ist daher die sichere Isolierung des Kranken durch die erwähnten Maßnahmen eine dringende Forderung.

Die Elektroden bestehen am besten aus Aluminium- oder Zinkplatten, die mit aufgeschraubten Holzrippen versehen sind, um den Körper des Badenden vor einer direkten Berührung mit dem Metall zu sichern (Abb. 97).

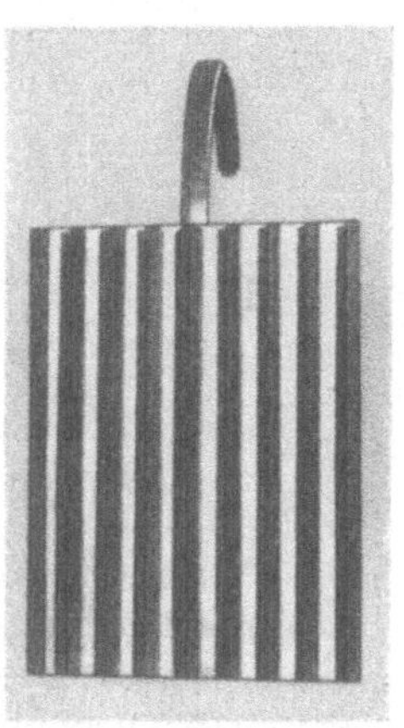

Abb. 97.
Elektrode zum elektrischen Vollbad.

Die Elektroden werden an Bügeln an der gewünschten Stelle über den Wannenrand eingehängt. Ganz unzweckmäßig sind die in manche Wannen eingebauten Taschen, die zur Aufnahme der Elektroden bestimmt sind, weil sie die gründliche Reinigung der Wanne verhindern.

Das Zweizellen- und das Monopolarbad. Man legte früher dem Umstand, daß ein Teil des Stromes nicht durch den Körper, sondern durch das Wasser geht, eine übertriebene Bedeutung bei. Diesen Stromverlust durch das Wasser suchen das Zweizellenbad und das Monopolarbad zu vermeiden. Ersteres benützt ein Gummidiaphragma, das die Wanne der Länge nach in zwei Teile (Zellen) teilt und durch dessen mittlere Öffnung man den Körper des Patienten hindurchsteckt. Eine etwas sonderbare und umständliche Prozedur.

Bei dem Monopolarbad umfaßt der Kranke mit beiden Händen eine außerhalb des Wassers, quer über den Wannenrand gelegte Stange, welche die eine Elektrode darstellt, während die zweite Elektrode als Platte in das Wasser eintaucht. Es muß der Strom so in seiner ganzen Intensität die Handgelenke und Arme des Patienten passieren, um zum zweiten Pol zu gelangen. Im Grunde genommen ist das Monopolarbad nichts anderes als eine pompöse Methode zur Elektrisation der Handgelenke und der Vorderarme, wo sich die Stromwirkung konzentriert, während das therapeutisch Wirksame des elektrischen Vollbades, das ist der diffuse, den ganzen Körper treffende Hautreiz, dabei vollständig verlorengeht.

Zweizellenbad und Monopolarbad gehören heute zum Inventar unserer therapeutischen Rumpelkammer.

Die Stromquelle (Stromformen). Im elektrischen Vollbad kommen nachstehende Stromformen zur Anwendung: 1. der galvanische Strom, 2. der faradische Strom, 3. der einphasige Sinusstrom, 4. der dreiphasige Sinusstrom. Die ersten drei Stromformen werden auch im Vierzellenbad gebraucht; über ihre Darstellung wurde dort das Nötige gesagt.

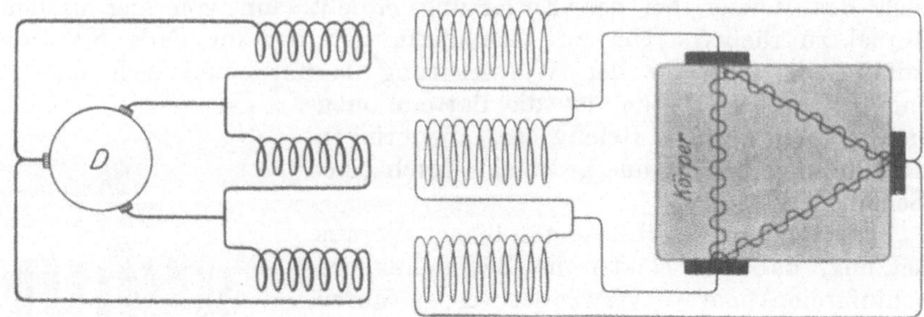

Abb. 98. Die Anwendung des Drehstromes.

Es erübrigt an dieser Stelle, nur über den dreiphasigen Sinusstrom oder den Drehstrom zu sprechen (s. auch S. 47).

Wird dieser für elektrische Bäder beansprucht, so benötigt man einen Motorumformer, dessen Dynamo auf ihrer Achse drei Schleifringe trägt, von denen die in ihrer Phase zeitlich verschobenen Wechselströme abgenommen werden. Sie werden in die Primärspulen dreier nach Art von Schlitteninduktorien gebauter Transformatoren geleitet, deren Sekundärspulen den für das Bad geeigneten Strom abgeben (Abb. 98).

In der medizinischen Literatur werden vielfach die Drehstrombäder kurzweg als Wechselstrombäder bezeichnet und unter diesem Namen von den faradischen Bädern unterschieden. Das ist natürlich eine unzulässige Begriffsverwirrung, die jedem unverständlich ist, der nicht in die Konfusion der elektromedizinischen Nomenklatur eingeweiht ist; denn der faradische Sotrm ist ebenso ein Wechselstrom wie der ein- oder mehrphasige Sinusstrom. Will man den etwas langatmigen Ausdruck „dreiphasiger sinusförmiger Wechselstrom" vermeiden, dann sage man eben Drehstrom, womit die Sache jedem physikalisch Gebildeten (und dazu sollten auch die Elektrotherapeuten zählen) klipp und klar ist.

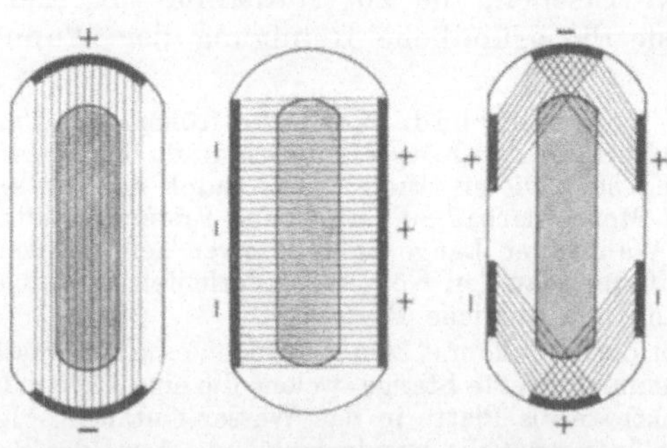

Abb. 99.   Abb. 100.   Abb. 101.
Elektrodenschaltung im elektrischen Vollbad.

Die Schaltung der Elektroden. Man kann den Körper entweder in der Längs- oder Querrichtung vom Strom durchfließen lassen. In ersterem Fall wird man die Elektroden am Kopf- und Fußende der Wanne (Abb. 99), in letzterem an den beiden Seitenwänden (Abb. 100) anbringen. Es sind daher zwei Elektroden, wenn sie nur genügend groß sind, für die Behandlung vollkommen ausreichend. Ich verwende für die Längsdurchströmung Elektroden (45 × 35 cm), welche die Schmalseiten der Wanne vollkommen decken, für die Querdurchströmung solche (100 × 35 cm), welche die ganze Längsseite der Wanne einnehmen.

Will man, daß ein möglichst großer Stromanteil durch den Körper geht, dann muß dieser in der direkten Verbindungslinie der entgegengesetzten Pole liegen (Grundgesetz der Lokalisation s. S. 55). Verwendet man außer den gegengeschalteten Elektroden des Kopf- und Fußendes auch noch solche an den Breitseiten oder umgekehrt, so ist es nicht zu vermeiden, daß an den Breit- und Schmalseiten entgegengesetzte Pole zu liegen kommen. Die Spannung gleicht sich dann auf kürzerem Wege vorwiegend durch das Wasser aus und der Körper wird nur von einzelnen Stromschleifen getroffen (Abb. 101).

Nur für die Drehstrombäder benötigt man drei Elektroden, welche entsprechend dem Rücken und den beiden Unterschenkeln verteilt werden.

Die Ausführung des elektrischen Bades. Bei dieser muß berücksichtigt werden: 1. die Temperatur des Bades, 2. die Stromstärke, 3. die Dauer des Bades.

1. Die Temperatur des Bades. Diese wird man indifferent (34—36° C) wählen, wenn man den therapeutischen Wert des Bades wie bei Erkrankungen des Herzens, der Gefäße, Tabes u. dgl. vornehmlich in dem elektrischen Hautreiz sucht. Man kann die Temperatur des Bades aber auch auf 37—40° C erhöhen, wenn man die Wirkung des elektrischen Stromes durch den thermischen Effekt des Wassers unterstützen will, wie dies z. B. bei der Behandlung einer schmerzhaften Polyneuritis angezeigt sein wird.

Ich will an dieser Stelle dem allgemein verbreiteten Irrtum entgegentreten, daß eine höhere Temperatur oder auch ein höherer Salzgehalt des Badewassers nicht zulässig sei, weil dann der größte Teil des Stromes durch das Wasser und nichts mehr durch den Körper ginge. Das ist eine theoretisch konstruierte Irrlehre. Man versuche es einmal, was geschieht, wenn man dem Wasser Kochsalz zusetzt, während der Patient im Bade weilt. Derselbe wird den Strom augenblicklich viel stärker spüren! Führt das Wasser mehr Ionen, dann wird bei unveränderter Spannung auch viel mehr Strom durch dasselbe gehen, es werden aber gleichzeitig auch viel mehr Ionen in die Haut eindringen und so die Leitfähigkeit des Körpers erhöhen.

2. Die Stromstärke. Mit Rücksicht auf die Gefahr eines Erdschlusses gilt es als Regel, den Strom erst dann einzuschalten, wenn sich der Patient bereits im Bade befindet, und ihn stets früher auszuschalten, bevor derselbe das Bad verläßt. Daß das Ein- und Ausschalten ganz langsam und allmählich zu geschehen hat, ist selbstverständlich. Zweckmäßig erscheint mir der Vorschlag Strubells, den Kranken zunächst 5 Minuten ohne Strom im Bad verweilen zu lassen, um seinen Hautgefäßen die Möglichkeit zu geben, sich der Wassertemperatur durch Erweiterung anzupassen, ehe der elektrische Reiz sie trifft.

Die anzuwendende Stromstärke wird in letzter Linie durch das subjektive Empfinden des Patienten bestimmt. Sie beträgt nach eigenen Messungen durchschnittlich bei den galvanischen Bädern 100—200 MA, bei den faradischen 10—15 MA, bei den sinusfaradischen 30—40 MA. Sie wird jedoch stark durch die Größe der Wanne bzw. durch die Menge des Wassers, die Anordnung der Elektroden usw. beeinflußt. Da ein Teil des von dem Amperemeter angezeigten Stromes durch das Wasser geht, so wissen wir im Grunde genommen nicht, wie groß der den Körper durchfließende Strom ist.

3. Die Dauer des Bades wird durchschnittlich mit 15—20 Minuten bemessen, kann aber unter Umständen auch auf 30—40 Minuten verlängert werden. Notwendig ist es, daß der Patient nach dem Bade wenigstens $^1/_2$ Stunde ruht.

c) Die elektrische Muskelgymnastik (Bergonisation).

Allgemeines. Bergonié schlug vor, mit Hilfe des faradischen Stromes, der durch einen automatischen Unterbrecher taktmäßig zerhackt wird, die gesamte Körpermuskulatur ohne Willensanstrengung von seiten des Kranken in rhythmische Kontraktionen zu versetzen. Er schrieb dieser Methode einen hervorragend fördernden Einfluß auf den Stoffwechsel zu und empfahl sie daher bei Fettsucht, Gicht, rheumatischen und ähnlichen Erkrankungen[1]).

Es sei gleich hier erwähnt, daß die Anschauung Bergoniés sich nicht als zutreffend erwies und daß infolgedessen die Erfolge seiner Methode bei den erwähnten Krankheiten recht mäßige sind. Dagegen bildet die elektrische Gymnastik ein ganz ausgezeichnetes Mittel zur Kräftigung der gesamten Körpermuskulatur und zur Förderung des peripheren Kreislaufes.

Das zur Bergonisation nötige Instrumentarium umfaßt: 1. den stromerzeugenden Apparat, 2. den automatischen Unterbrecher, 3. die notwendigen Meß- und Reguliervorrichtungen, 4. die Elektroden.

Die Stromquelle soll einen Strom liefern, der möglichst ausgiebige Muskelkontraktionen bei möglichst geringer sensibler Reizung hervorruft. Bergonié fand, indem er die verschiedenen Stromformen der Reihe nach durchprobierte, den faradischen Strom bestimmter Induktionsspulen für diesen Zweck am geeignetsten. Er benützt einen Induktionsapparat besonderer Größe mit unverschiebbarer Sekundärspule und einem Hammerunterbrecher, dessen Unterbrechungszahl durch ein verstellbares Gegengewicht reguliert werden kann.

Die Erfolge der Bergoniéschen Methode veranlaßten zahlreiche Autoren, eigene Apparate zu erfinden. Die Erfindung bestand meist darin, daß sie den faradischen Strom durch eine andere Stromquelle ersetzten, die nach der Anpreisung des jeweiligen Erfinders als die zweckmäßigste anzusehen ist. So gibt es heute Apparate, die mit kommutierten Leducströmen, mit Schwellströmen, einzelnen Induktionsschlägen, Kondensatorentladungen usw. arbeiten. Nach vergleichenden Versuchen, die ich selbst anstellte, ist der Induktionsstrom eines Bergoniéschen Induktors für die Muskelgymnastik allen anderen Stromformen bedingungslos überlegen.

---

[1]) Comptes Rendus Bd. 69. 19. Juli 1909; Archiv. d'electricité méd. April 1911, Nr. 307 und November 1913, Nr. 369 u. a. O.

Der Stromunterbrecher. Damit die Muskeln mit rhythmischen Kontraktionen und nicht mit einem Tetanus auf den Strom antworten, muß dieser durch einen automatischen Unterbrecher taktmäßig unterbrochen werden. Bergonié benützt hierzu seinen Metronomunterbrecher, der, gleichzeitig als Stromwender ausgebildet, den Strom nach jeder Unterbrechung wendet (Beschreibung S. 34).

Die gleichzeitige Wendung ist für den faradischen Strom wegen der Asymmetrie seiner Spannungskurve nötig, da er infolge der ungleich hohen Spannung der Öffnungs- und Schließungsströme eine gewisse Polarität, also gleichsam eine Anode und Kathode besitzt.

Bergonié empfiehlt, das Metronom so einzustellen, daß es zwei Unterbrechungen in der Sekunde ergibt. Die Dauer der Unterbrechung soll dabei der Dauer der Schließung gleich sein.

Der Metronomunterbrecher Bergoniés wurde von einigen Firmen durch einen elektrischen Motorunterbrecher ersetzt, was zweifellos als Rückschritt anzusehen ist. Der Gang eines solchen Motorchens kommt auch nicht annähernd der Regelmäßigkeit eines guten Uhrwerkes gleich. Die Regelmäßigkeit der Unterbrechungen ist aber eine

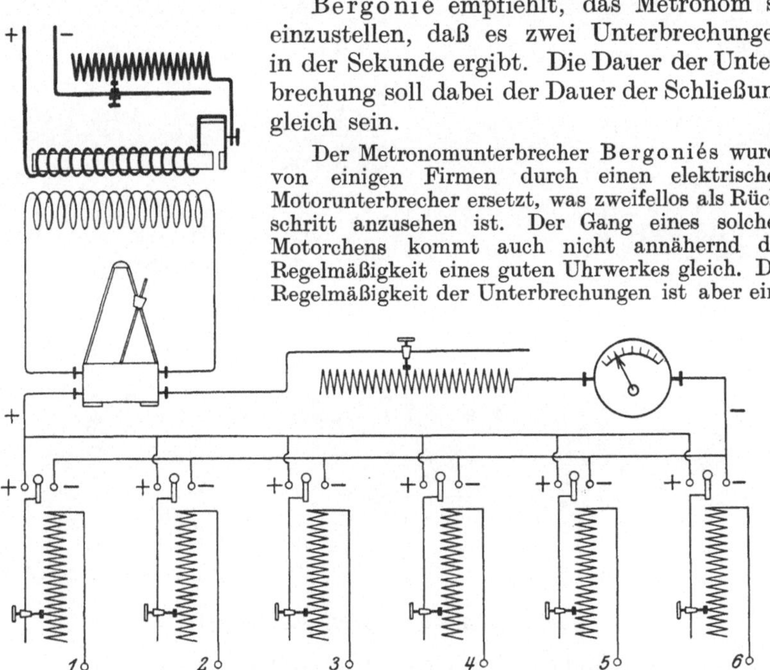

Abb. 102. Schaltbild eines Bergonié-Apparates.

dringende Forderung, da infolge der außerordentlichen Sensibilität der Muskelfaser für Stromschwankungen jede Arrhythmie von dem Patienten sehr unangenehm empfunden wird.

Das Regulieren und Messen des Stromes. Der therapeutisch verwendete Strom kann durch einen Spannungsregler oder durch einen im Hauptschluß liegenden Widerstand reguliert werden. Der gesamte Strom verzweigt sich, wie dies in Abb. 102 schematisch dargestellt ist, parallel auf verschiedene Abnehmeklemmen, von denen je eine einer Elektrode entspricht. Die Zahl der Teilströme bzw. die der Elektroden schwankt bei den verschiedenen Apparaten zwischen 8—12.

Um die Kontraktionen der unter jeder Elektrode arbeitenden Muskelgruppe beliebig abzustimmen und so bei der allgemeinen Gymnastik ein gleichmäßiges Arbeiten aller Muskeln zu erzielen, ist es notwendig, auch den durch jede Elektrode gehenden Stromanteil regulieren zu können. Dies geschieht durch einen in jeden Zweig eingeschalteten Regulierwiderstand.

Der bei der Elektrogymnastik zur Anwendung kommende Gesamtstrom hat eine solche Stärke, daß er mit einem Hitzdrahtamperemeter gemessen werden kann. Er mißt durchschnittlich 20—30 MA, kann aber 50 MA und darüber erreichen.

Die Elektroden sind zum Teil fix an einem Elektrodenstuhl befestigt, zum Teil sind sie beweglich. Der Elektrodenstuhl (Abb. 103) trägt die

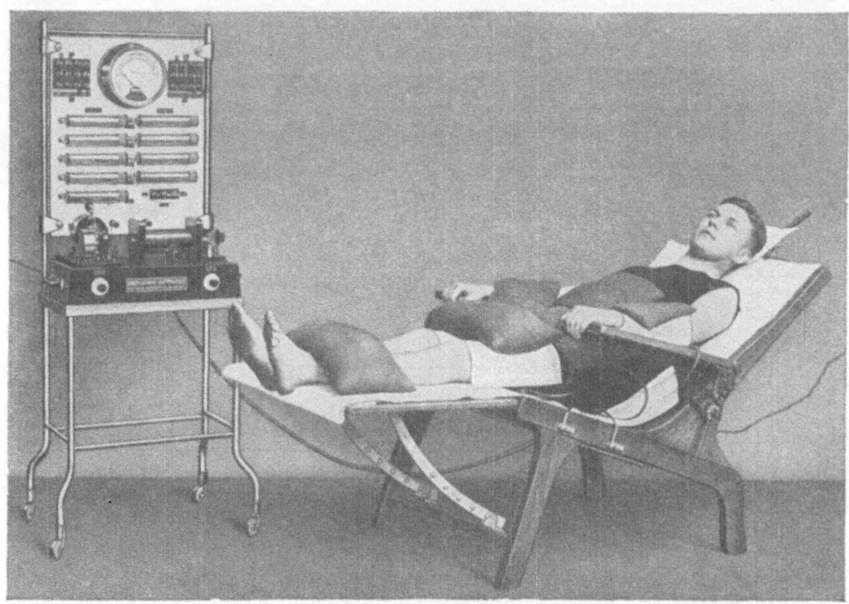

Abb. 103. Elektrogymnastik nach Bergonié.

beiden Rücken- und die beiden Gesäßelektroden in Form blanker Metallflächen. Diese Elektroden können durch Glühlampen oder durch elektrische Thermophore, die an ihrer Rückseite angebracht sind, erwärmt werden.

Die beweglichen Elektroden sind für die Extremitäten und den Bauch bestimmt. Die Arme erhalten zwei Unterarmelektroden, die Beine zwei Oberschenkel-, bisweilen auch zwei Wadenelektroden. Eine Elektrode kommt auf das Abdomen.

Diese Elektroden werden entweder metallisch nackt der Haut aufgesetzt oder mit einer feuchten Zwischenlage versehen. Letztere ist dort notwendig, wo die Haut von einem Trikot bedeckt ist (s. unten), oder bei Personen, deren Haut an sich eine besondere Reizbarkeit besitzt.

Die Fixation der beweglichen Elektroden geschieht am besten durch Sandsäcke, die man in größerer Zahl im Gewicht von 3 und 5 kg vorrätig haben soll. Mit diesen kann man die Arme, die Beine und den Bauch des Patienten in einem Gesamtgewicht von 30—50 kg belasten, ohne daß dies, wenn die Muskeln in Tätigkeit sind, unangenehm empfunden würde.

Berechnet man die nutzbare Oberfläche der Elektroden, so beträgt sie in Summe 5000—8000 cm². Nehmen wir die untere Grenze von 5000 cm², so ergibt sich bei einem Strom von 25 MA für 1 cm² eine Stromstärke von 0,005 MA. Diese außerordentlich niedrige Dichte des Stromes erklärt es, daß er kaum fühlbar und selbst bei stundenlanger Anwendung beschwerdelos vertragen wird.

Die Schaltung der Elektroden. Jede der Elektroden kann durch einen verstellbaren Hebel mit dem positiven oder negativen Pol der Stromquelle verbunden werden. Die Verteilung der Elektroden auf beide Pole wird je nach dem zu behandelnden Krankheitsbild eine verschiedene sein. Besser als Worte werden einige Schaltungsbilder (Abb. 104—107) die Sache erläutern.

Schaltungsbilder zur elektrischen Muskelgymnastik.

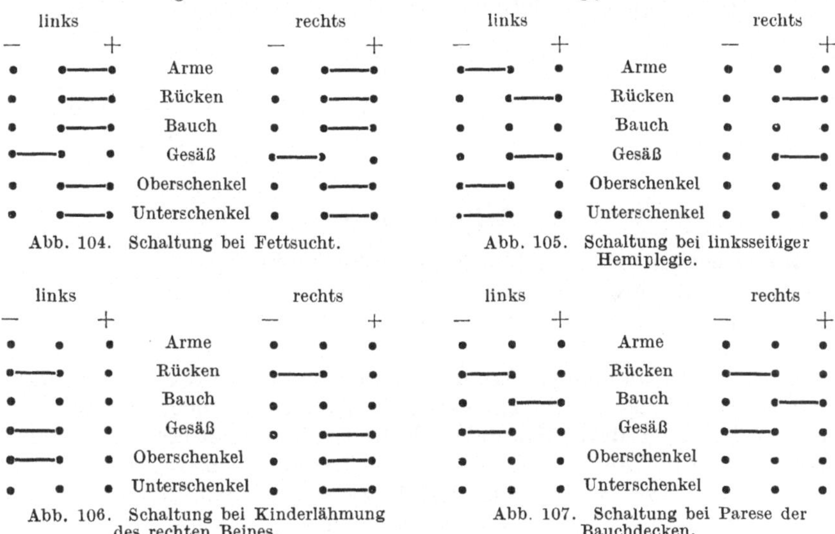

Abb. 104. Schaltung bei Fettsucht.

Abb. 105. Schaltung bei linksseitiger Hemiplegie.

Abb. 106. Schaltung bei Kinderlähmung des rechten Beines.

Abb. 107. Schaltung bei Parese der Bauchdecken.

Die Ausführung der elektrogymnastischen Übung gestaltet sich folgendermaßen. Während der Patient sich entkleidet, wird der Elektrodenstuhl vorgewärmt. Männer nehmen zur Sitzung, falls dies aus äußeren Gründen erwünscht ist, eine Badehose oder Badeschürze, Frauen ein Trikot. Da letzteres im trockenen Zustand den Leitungskontakt mit den Metallflächen des Elektrodenstuhls aufheben würde, so ist über diesen ein feuchtes Laken zu breiten, durch welches das Trikotgewebe hinreichend durchnäßt wird. Aus gleichem Grunde ist auch die Bauchelektrode feucht zu unterlegen.

Sind alle Elektroden richtig adaptiert und fixiert, dann wird der Strom durch Verschieben des Spannungsteilers oder des Hauptwiderstandes ganz langsam eingeschaltet, bis in einzelnen Muskelgruppen deutliche Kontraktionen auftreten. Ist dies der Fall, dann werden die Teilwiderstände für jene Elektroden, unter denen die Muskeln noch nicht zucken, so weit ausgeschaltet, daß auch an diesen Kontraktionen sichtbar werden. Durch entsprechendes Verstellen der einzelnen Widerstände wird man die Zuckungen allmählich so regeln, daß sie in allen Muskelgruppen möglichst gleichmäßig werden. Will man ihre Stärke im ganzen vergrößern oder verkleinern, dann wird man sich hierzu der Hauptregulierung bedienen. Sollte beim Einschalten des Stromes an einzelnen Stellen ein faradisches Gefühl auftreten, so verschwindet dieses meist beim Erscheinen kräftiger Muskelkontraktionen.

Die Dauer der ersten Sitzung soll nicht mehr als 15—20 Minuten betragen. Wenn man jede folgende Behandlung um etwa 15 Minuten verlängert, so erreicht man sehr bald das Normalausmaß von einer Stunde. Darüber hinaus zu gehen scheint mir nicht nötig. Der Patient soll sich nach der Übung nicht müde, sondern im Gegenteil frisch und zu spontaner Muskeltätigkeit angeregt fühlen. Die Sitzungen werden in der Regel täglich wiederholt.

III. Die Behandlung mit Wechselstrom hoher Frequenz älterer Form.   Arsonvalisation.

Allgemeines.

Hochfrequenzströme (elektrische Schwingungen). Hochfrequenzströme sind Wechselströme von sehr hoher Frequenz. Unter Frequenz (Schwingungszahl) verstehen wir bekanntlich die Anzahl der Schwingungen, die ein Wechselstrom in einer Sekunde ausführt. Während diese bei den gewöhnlichen Wechselströmen durchschnittlich 50 beträgt, erreicht sie bei den Hochfrequenzströmen einige 100 000, ja eine oder mehrere Millionen in der Sekunde. Wechselströme solch hoher Frequenz bezeichnet man auch kurzweg als elektrische Schwingungen oder Oszillationen. Dem Wesen nach besteht zwischen ihnen und den niederfrequenten Wechselströmen kein Unterschied.

Wechselströme niederer Frequenz werden, wie bereits erwähnt, durch Dynamomaschinen erzeugt, in denen von Gleichstrom gespeiste Elektromagnete an feststehenden Induktionsspulen vorbeirotieren, wobei sie in diesen Stromstöße von wechselnder Richtung induzieren. Die Frequenz des so erzeugten Stromes hängt von der Anzahl der Magnete und Spulen sowie von der Rotationsgeschwindigkeit der Maschine ab. Es ist bisher nicht gelungen, nach diesem Prinzip Dynamomaschinen für Wechselströme zu bauen, deren Schwingungszahl auch nur annähernd die einer Million erreicht. Denn wollte man selbst Maschinen von riesigen Dimensionen mit ungezählten Magneten und Spulen schaffen, so würden diese noch immer Rotationsgeschwindigkeiten erfordern, denen keine Eisenkonstruktion gewachsen wäre.

Das Problem, Hochfrequenzströme darzustellen, wäre wahrscheinlich bis heute noch nicht gelöst, wenn uns die Natur nicht ein Mittel hierfür an die Hand gegeben hätte: den elektrischen Funken.

Der Funke als Erreger elektrischer Schwingungen. Zwischen den Belegungen eines geladenen Kondensators, z. B. einer Leidener Flasche, besteht eine elektrische Druckdifferenz oder Spannung, die durch die isolierende Zwischenschicht des Glases aufrechterhalten wird. Auf der einen Seite herrscht ein positiver oder Überdruck, auf der anderen ein negativer oder Unterdruck. Bringe ich nun mit den beiden Belegungen je einen Draht in leitende Verbindung und nähere ich die freien Enden dieser Drähte einander, so wird bei einer gewissen Entfernung ein Funke zwischen ihnen auftreten, der die Druckdifferenz zum Ausgleich bringt und den Kondensator entladet (Abb. 108).

Man könnte annehmen, was natürlich am nächsten liegt, daß der Ausgleich des elektrischen Druckunterschiedes in der Weise erfolgt, daß die Elektrizität von dem Ort des höheren zu dem des niedrigeren Druckes, nach unserer alten Vorstellung also vom positiven zum negativen Pol so lange hinüberströmt, bis die Spannungsgleiche erreicht ist. Dies ist aber nicht der Fall.

Wohl wird die Entladung so eingeleitet, daß sich die Elektrizität vom positiven zum negativen Pol in Bewegung setzt, die Bewegung ist aber eine derart vehemente, daß sie gleichsam übers Ziel schießt,

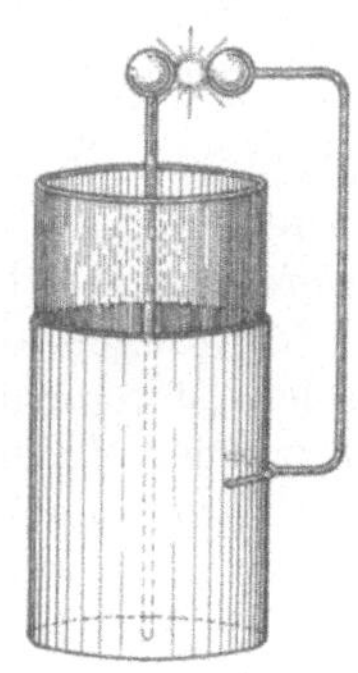

Abb. 108.
Die Funken-
entladung einer
Leidener Flasche.

sie macht, mit anderen Worten, nicht in dem Augenblicke halt, wo der Spannungsausgleich erreicht ist, sondern geht infolge eines Beharrungsvermögens darüber hinaus. Die Folge davon ist, daß die früher positive Belegung nunmehr negativ geladen wird und umgekehrt. Die Polarität des Kondensators wird vertauscht. Aber nur für einen Moment, denn alsbald setzt die Bewegung in entgegengesetzter Richtung ein. Aber auch diesmal kommt es noch nicht zu einem Ausgleich. Wieder ist es die Trägheit oder das Beharrungsvermögen, welches dies verhindert und zu einer abermaligen Umkehrung der Pole führt. So schießt die Elektrizität mit abnehmender Intensität etwa 10—15mal hin und her, bis es zur endgültigen Entladung des Kondensators kommt. Diese rasch hin und her gehende Bewegung der Elektrizität ist aber ihrem Wesen nach nichts anderes als ein Wechselstrom von sehr raschem Richtungswechsel oder sehr hoher Frequenz. Die Entladung eines Kondensators durch einen Funken vollzieht sich also in Form elektrischer Schwingungen oder Oszillationen.

Elektrische und andere Schwingungen. Die elektrischen Schwingungen, die bei der Funkenentladung eines Kondensators entstehen, werden uns verständlicher werden, wenn wir sie mit den Schwingungen vergleichen, die uns aus der Mechanik, der Akustik und Optik her bekannt sind. Das vertrauteste Analogon bieten uns die Schwingungen eines Pendels. Wenn wir dieses aus seiner Ruhelage heben und dann auslassen, kehrt es auch nicht einfach in seine Gleichgewichtsstellung zurück, sondern vollzieht um diese Schwingungen von allmählich kleiner werdenden Ausschlägen, bis es endlich zur Ruhe kommt. Ganz ähnlich ist das Verhalten einer Saite, welche durch Anschlag in freie Schwingungen versetzt wird. In allen diesen Fällen ist die Bewegung

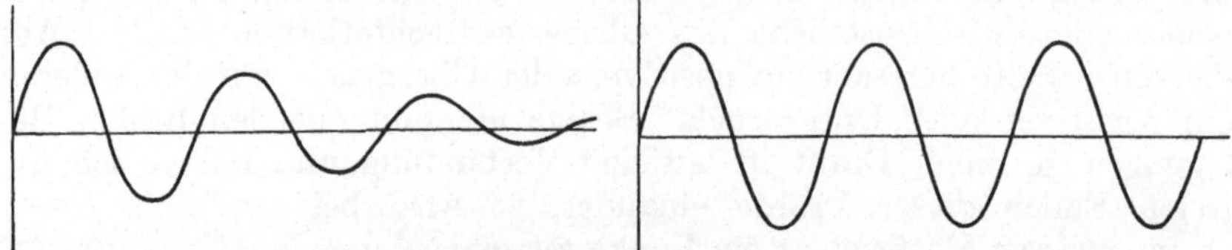

Abb. 109. Gedämpfte Schwingungen.   Abb. 110. Ungedämpfte Schwingungen.

graphisch durch eine Kurve darstellbar, wie sie Abb. 109 wiedergibt. Schwingungen dieser Verlaufsform, deren Amplituden stetig kleiner werden und schließlich erlöschen, heißen wir gedämpfte.

Im Gegensatz dazu verstehen wir unter ungedämpften Schwingungen solche, deren Amplituden andauernd die gleiche Größe behalten (Abb. 110). Ein Beispiel hierfür gibt uns die Bewegung eines Uhrpendels, bei welchem der Energieverlust infolge Reibung am Aufhängepunkt und Luftwiderstand durch den Zug eines Gewichtes gedeckt wird.

Die Mittel zur Erzeugung elektrischer Schwingungen. Der elektrische Schwingungskreis. Das wichtigste Mittel zur Erzeugung elektrischer Schwingungen ist ein Kondensator (Leidener Flasche, Franklintafel), das ist ein Apparat, der ein gewisses Fassungsvermögen für Elektrizität besitzt, welches Fassungsvermögen man als seine Kapazität bezeichnet. Will man mit Hilfe eines Kondensators elektrische Schwingungen erhalten, so muß dessen Entladung durch die Luft hindurch in Form eines Funkens geschehen. Die hierzu nötige Luftstrecke, welche die beiden Pole des Kondensators trennt, heißen wir Funkenstrecke.

Eine weitere wichtige Bedingung ist, daß der Übergang der Elektrizität in der Funkenstrecke mit einem gewissen Beharrungsvermögen vor sich geht, das die Umkehrung der Kondensatorpolarität zur Folge hat. Dieses Beharrungsvermögen aber wird, wie wir auf S. 43 ausgeführt haben, bedingt durch die Selbstinduktion auf dem Leitungswege. Jeder metallische Leiter hat einen

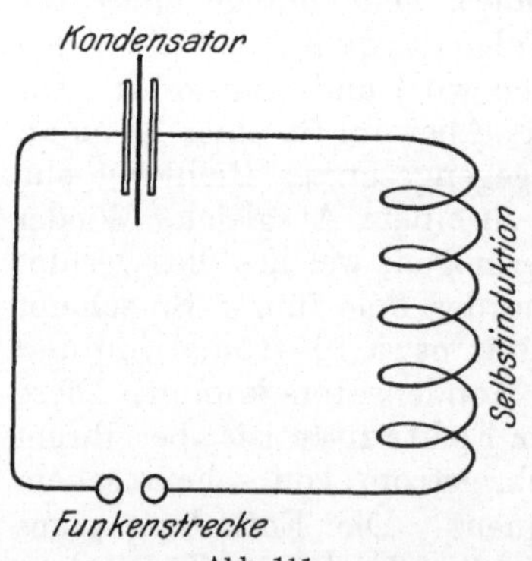

Abb. 111.
Elektrischer Schwingungskreis.

gewissen Grad von Selbstinduktion. Wir können diese erhöhen, wenn wir dem Leiter die Form einer Spule oder Spirale geben. In der Elektrotechnik bezeichnet man daher häufig metallische Leiter dieser Form kurzweg als Selbstinduktion.

Die drei wichtigsten Mittel zur Erzeugung elektrischer Schwingungen sind also ein Kondensator, eine Selbstinduktion und eine Funken-

strecke. Sie bilden zusammen einen elektrischen Schwingungskreis
(Abb. 111). Von der Kapazität (C) des Kondensators und von der
Größe der Selbstinduktion (L) hängt die Periode (T), d. h. die Zeit ab,
welche eine Schwingung zu ihrem Ablauf braucht. Die Periode ist
nach der Formel von W. Thomson und Kirchhoff gleich:

$$T = 2\,\pi\,\sqrt{LC}\,.$$

Je kleiner C und L, desto kürzer ist also die Periode T, desto rascher
läuft also die Schwingung ab. Um so größer ist aber infolgedessen die
Zahl der in einer Sekunde sich vollziehenden Schwingungen oder die
Frequenz $(1/T)$ der Schwingungen, welche von dem Kreis erzeugt
werden.

Schwingungsströme durch periodische Kondensatorentladungen. Das
Phänomen des Funkens, das die Entladung eines Kondensators begleitet,
dauert nicht länger als etwa $1/50000$ Sekunde. In dieser Zeit finden
ungefähr 10—15 Schwingungen statt, womit der „Hochfrequenzstrom"
aber auch schon sein Ende erreicht hat.

Das, was wir praktisch brauchen, sind aber nicht ein paar vereinzelte
Schwingungen, die, kaum entstanden, schon wieder erloschen sind,
sondern Schwingungen oder Hochfrequenzströme von möglichst kontinuierlichem Verlauf und beliebig langer Dauer. Das Nächstliegende,
um dies zu erreichen, wäre der Versuch, den Kondensator nach jeder
Entladung so rasch als möglich wieder aufzuladen, um durch einen
neuen Funken weitere Schwingungen zu erhalten. Man könnte so
hoffen, Funke an Funken reihend, einen Strom zu bekommen, der,
wenn auch nicht von kontinuierlichem Verlauf, so doch aus dicht-
gedrängten Schwingungsgruppen bestünde.

Das auf diesem Wege erhaltene Resultat ist aber keineswegs ideal,
und zwar hauptsächlich darum nicht, weil ein Kondensator, der sich
eben entladen hat, nicht sofort wieder aufgeladen werden kann. Durch
den Übergang des Funkens wird nämlich die zwischen den Elektroden
der Funkenstrecke liegende Luftschicht gewaltig erhitzt. Während
nun Luft von gewöhnlicher Temperatur ein Nichtleiter für Elektrizität
ist, leitet erhitzte und gleichzeitig von Metalldämpfen erfüllte Luft
den Strom sehr gut. Es werden also die Elektroden der Funkenstrecke
für einige Zeit durch einen guten Leiter miteinander verbunden, sie
werden, wie man sagt, kurzgeschlossen. In dieser Zeit ist eine Aufladung
des Kondensators, die ja eine Potentialdifferenz zwischen den Belegungen schaffen will, unmöglich, da jede Spannung zwischen ihnen sich
sofort über die leitende Funkenstrecke ausgleicht. Erst wenn diese so
weit abgekühlt ist, daß die Luftzwischenschicht wieder zum Isolator
wird, ist eine Neuaufladung ausführbar.

Dies beansprucht aber eine verhältnismäßig sehr lange Zeit. Dauert
der Funkenübergang etwa $1/50000$ Sekunde, so ist die zur Abkühlung
erforderliche Zeit mindestens 500 mal so lang, währt also $500 \times 1/50000$
$= 1/100$ Sekunde. Da in dieser Zeit keine Schwingungen stattfinden, so
stellt sich das Verhältnis von schwingungserfüllter Zeit zu schwingungsfreier Zeit wie 1 : 500.

Die Hochfrequenzströme der Arsonvalisation. Durch Kondensatorentladungen können wir also nur Schwingungsströme erzeugen, die aus einzelnen stark gedämpften Wellenzügen bestehen, welche durch ganz ungeheuer lange Pausen voneinander getrennt sind. Abb. 112 soll andeutungsweise den Verlauf eines solchen Stromes darstellen. Es muß jedoch bemerkt werden, daß hierbei das Verhältnis zwischen Schwingungszeit und Schwingungspause keineswegs im richtigen Maßstab wiedergegeben ist. Während in der Zeichnung das schwingungsfreie Intervall nur etwa dreimal so lang ist als die Schwingungszeit, ist es in Wirklichkeit 500 mal so lang. Wollte man, um maßstäblich zu zeichnen, für die Länge der Schwingungszeit nur 1 mm auftragen, so würde die Länge der Schwingungspause bereits 500 mm = 50 cm

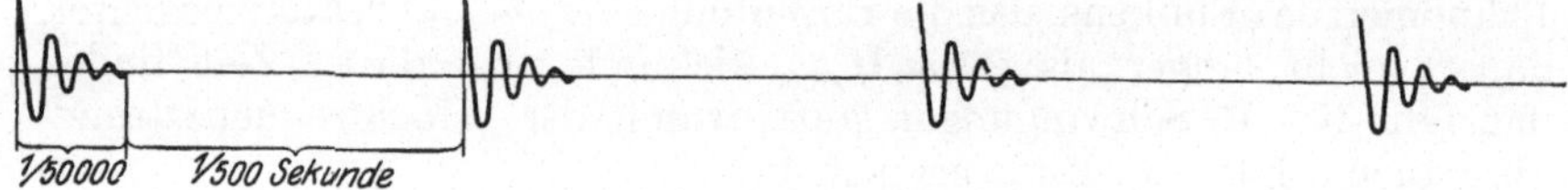

Abb 112. Arsonvalstrom.

betragen. Die lange Pause von $^1/_{100}$ Sekunde, welche zur Abkühlung der Funkenstrecke erforderlich ist, bedingt es, daß in 1 Sekunde nicht mehr als 100 Entladungen, das sind 100 Funkenübergänge, stattfinden können.

Hochfrequenzströme dieser Art wurden zuerst von Arsonval für die Therapie vorgeschlagen. Die Behandlung mit ihnen heißt daher Arsonvalisation. Sie sind, wie man sieht, von dem angestrebten Ideal kontinuierlicher oder ungedämpfter Schwingungen sehr weit entfernt. Erst in neuerer Zeit ist es gelungen, die sekundliche Impulsfolge oder die Funkenzahl zu erhöhen und dadurch die einzelnen Schwingungsgruppen einander näherzubringen, mit anderen Worten, die Schwingungspausen zu verkürzen. Schwingungsströme dieser neuen Form eröffneten der Hochfrequenztherapie eine neue Anwendungsmöglichkeit, die Diathermie, die uns in einem eigenen Kapitel beschäftigen soll.

Die Apparate zur Arsonvalisation.

1. Allgemeines.

Bau eines Hochfrequenzapparates. Das Instrumentarium zur Hochfrequenzbehandlung setzt sich aus folgenden Teilen zusammen:

1. der Hochspannungsquelle, das ist ein Apparat zur Erzeugung eines hochgespannten Stromes, der dazu dient, den Kondensator nach jeder Funkenentladung neu aufzuladen (Funkeninduktor oder Wechselstromtransformator);

2. einem Schwingungskreis, wir wollen ihn Erregerkreis nennen, der aus zwei oder mehr Kondensatoren, einer Funkenstrecke und einer Selbstinduktion (Solenoid) besteht. In ihm kommen dadurch,

daß sich der Kondensator über die Funkenstrecke entladet, die Hochfrequenzschwingungen zustande;

3. dem Therapiekreis, das ist ein zweiter Schwingungskreis, in dem sich der Patient befindet und der dem Erregerkreis unmittelbar angeschlossen ist;

4. dem Hochspannungs- oder Resonanzkreis, der nach Belieben an Stelle des Therapiekreises dem Erregerkreis angegliedert werden kann und der die Aufgabe hat, die in dem letzteren entstandenen hochfrequenten Ströme noch auf eine besonders hohe Spannung zu bringen, in welcher Form sie für bestimmte therapeutische Zwecke verwendet werden.

Abb. 113 gibt die Verbindung einer Hochspannungsquelle (Funkeninduktor) mit dem Erreger- und Therapiekreis wieder. Die sekundären Pole des Induktors stehen mit den Belegungen zweier Kondensatoren in Verbindung, die durch sie aufgeladen werden. Hat ihre Spannung eine genügende Höhe erreicht, so durchbricht sie die parallel geschaltete Funkenstrecke in Form eines Funkens. Dadurch gelangen die Elektronen des ganzen Kreises in eine schwingende oder oszillierende Bewegung und diese überträgt sich durch Vermittlung des elektrischen Feldes im Dielektrikum auch auf die gegenseitigen Belegungen der Kondensatoren und die sie verbindende Spirale, das kleine Solenoid. Von dem einen Endpunkt dieser Spirale und einer ihrer Windungen zweigt der Therapiekreis ab, in dem der Patient eingeschaltet ist. An Stelle dieses Kreises kann für bestimmte Zwecke auch ein anderer Kreis, der sogenannte Hochspannungs- oder Resonanzkreis, angeschlossen werden, von dem später noch ausführlich die Rede sein soll.

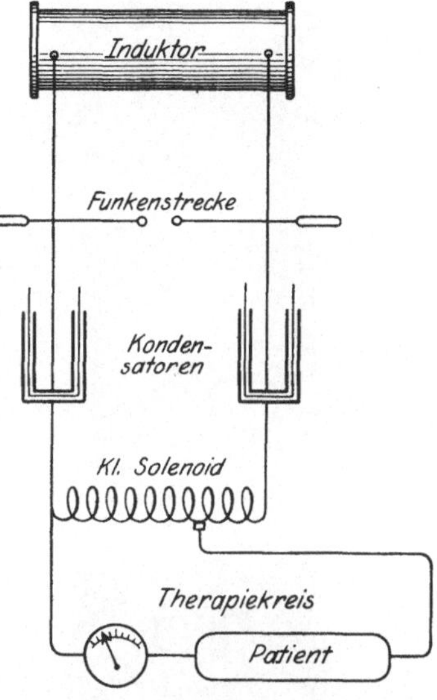

Abb. 113. Schaltbild eines Arsonvalapparates.

Wir wollen nun der Reihe nach die einzelnen Bestandteile eines Arsonvalinstrumentariums besprechen.

2. Die Quelle für hochgespannten Strom.

Der Funkeninduktor (Abb. 114) ist ein Induktionsapparat größerer Dimensionen, der hochgespannte Wechselströme nach dem bereits bei dem faradischen Schlitteninduktorium erörterten Prinzip erzeugt. Solche Induktionsapparate besonderer Größe und Leistungsfähigkeit wurden zuerst von Ruhmkorff in Paris hergestellt und heißen darum allgemein Ruhmkorff-Induktoren. Sie bestehen im wesentlichen aus einer Primärspule, einer Sekundärspule und einem Eisenkern, welche drei Teile zu einem Ganzen vereinigt und fix miteinander verbunden sind.

Die Spannung des Sekundärstromes hängt, wie wir wissen, von dem Verhältnis der Windungszahlen in den beiden Spulen ab. Sie wird gemessen durch die Entfernung, bei welcher zwischen den beiden Polen der Sekundärspule eben noch ein Funke übergeht, welche Entfernung man als Funkenlänge oder Schlagweite des Induktors bezeichnet. Induktoren mit einer Schlagweite von 25—30 cm, die einer Spannung von 22—24 000 V entspricht, sind auch für bedeutende Hochfrequenzwirkungen ausreichend. Solche Induktoren können sowohl mit Gleichstrom wie mit Wechselstrom betrieben werden.

a) Betrieb mit Gleichstrom. Verwendet man zur Speisung des Induktors Gleichstrom, dann ist ein Unterbrecher erforderlich, denn nur ein unterbrochener Gleichstrom löst in der Sekundärspule Induktionswirkungen aus. Der Hammerunterbrecher, wie er für faradische Apparate allgemein üblich ist, ist für Ströme in der Stärke von mehreren Ampere, wie sie ein Ruhmkorff-Induktor erfordert, nicht geeignet. Für solche Ströme kommt nur ein Quecksilbermotorunterbrecher (Abb. 114) oder ein elektrolytischer Unterbrecher nach Wehnelt in Betracht. Bezüglich der Konstruktion und der Wirkungsart dieser Unterbrecher sei auf die Lehrbücher der Röntgenologie verwiesen.

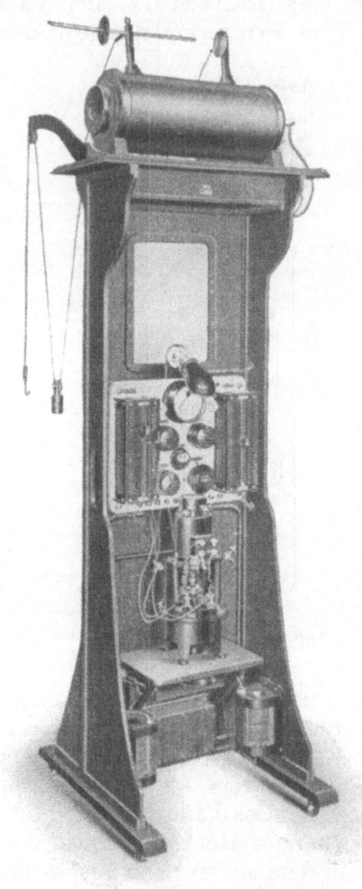

Abb. 114. Arsonvalapparat mit Funkeninduktor, Motorunterbrecher und Schalttafel. (Siemens & Halske.)

b) Betrieb mit Wechselstrom. Ist es möglich, den Induktor an eine zentrale Wechselstromleitung anzuschließen, so ist dies dem Betrieb mit Gleichstrom unbedingt vorzuziehen, denn einerseits entfällt hierbei der Unterbrecher, wodurch der Betrieb vereinfacht wird, andererseits funktioniert das Hochfrequenzinstrumentarium mit Wechselstrom gleichmäßiger und kräftiger.

Der Wechselstromtransformator. Das Prinzip des Wechselstromtransformators wurde bereits auf S. 48 auseinandergesetzt; er ist ein verbesserter Funkeninduktor. Während dieser einen Eisenkern mit zwei freien Enden hat, besitzt der Transformator einen in sich geschlossenen Eisenrahmen (Abb. 115). Durch diesen werden die magnetischen Kraftlinien, welche bei dem Induktor frei in die Luft austreten, wobei sie auseinanderweichen, sich streuen, zusammengehalten und nach außen hin geschlossen. Daher der Name „eisengeschlossener" Transformator. Der Nutzeffekt, der bei dem offenen Induktor zirka 40% beträgt, wird so bis 95% gesteigert.

Trotz der dadurch erzielten Ökonomie ist jedoch der eisengeschlossene Transformator für die Hochfrequenztherapie nicht ganz so geeignet

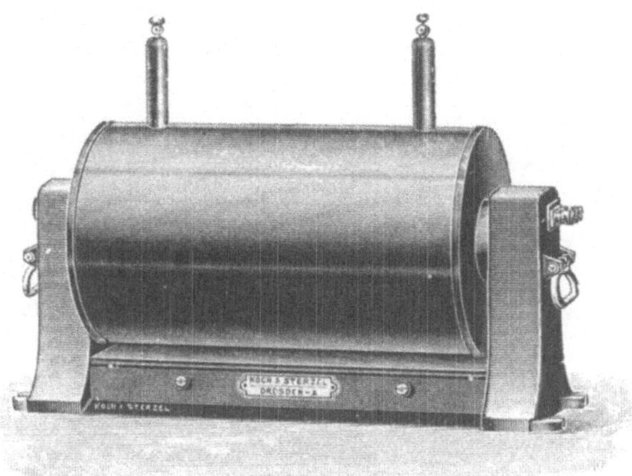

Abb. 115. Eisengeschlossener Wechselstromtransformator.
(Koch & Sterzel.)

wie der Funkeninduktor, und zwar deshalb nicht, weil bei seiner Verwendung die Entladungen in der Funkenstrecke die Neigung zeigen, statt in Form einzelner oszillierender Funken in einem kontinuierlichen Strom, einem sog. Lichtbogen, überzugehen, womit jede Erregung von Schwingungen aufhört.

3. Der Erregerkreis und der Therapiekreis.

Der Erregerkreis besteht aus: 1. Kondensator, 2. Funkenstrecke, 3. Solenoid.

Der Kondensator. Die älteste Form desselben ist die Leidener Flasche, die auch bei den Apparaten deutscher Firmen meist Anwendung findet. Natürlich sind an Stelle dieser auch Plattenkondensatoren verwertbar, wie solche manche ausländische Fabrikate aufweisen. In der Regel besitzen die Hochfrequenzapparate zwei, bisweilen auch vier Leidener Flaschen (Abb. 116). Die inneren Belegungen derselben sind mit den sekundären Induktorpolen, die äußeren mit dem Solenoid verbunden, so daß der Patient, der an das Solenoid angeschlossen wird, durch das Dielektrikum des Glases von der Hochspannung des Induktors getrennt ist.

Die Funkenstrecke. Diese besteht aus zwei Spitzen, Kugeln oder Platten, welche einander, durch eine Luftschicht getrennt, gegenüberstehen (Abb. 117). Um letztere nach Wunsch vergrößern oder verkleinern zu können, ist der eine Metallkörper fix, der andere verschiebbar.

Wird der Apparat in Tätigkeit gesetzt, so muß die Funkenstrecke zunächst geschlossen sein. Dann wird sie langsam so weit auseinandergezogen, bis das charakteristische Geräusch des oszillierenden Funkens entsteht, das bei weiterer Öffnung immer stärker und stärker wird. Dieses Geräusch ist sehr unangenehm, desgleichen die Gase, die sich beim Funkenübergang bilden und die die Atmungs- und Geruchsorgane

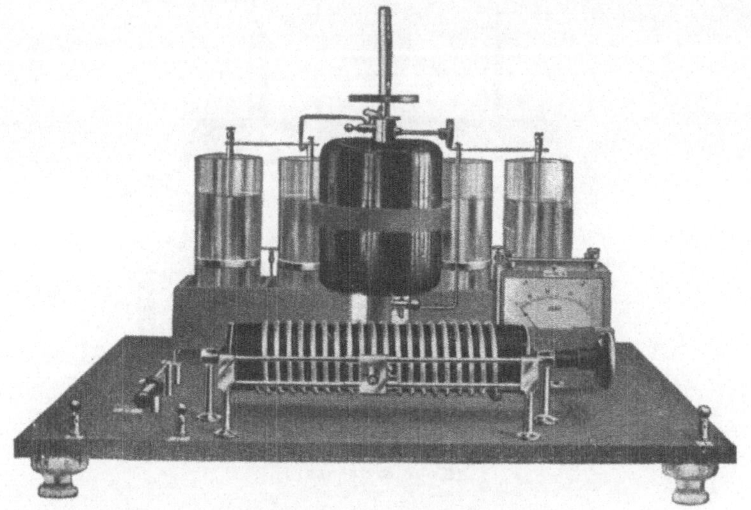

Abb. 116.　Arsenvalapparat mit Kondensator (Leidener Flaschen), Funkenstrecke und Solenoid (Veifa-Werke).

belästigen. Aus diesen Gründen ist die Funkenstrecke meist in ein Glas- oder Porzellangehäuse eingeschlossen.

Bei dem Übergang der Funken, und das gilt auch für jede andere Form hochgespannter Entladungen, wird ein Teil des Luftsauerstoffes (O_2) in Ozon (O_3) umgesetzt, das infolge seiner hohen Oxydationskraft den sonst inaktiven Stickstoff (N) der Luft teilweise zu Stickstoffoxyd (NO) und Stickstoffdioxyd (NO_2) oxydiert. Beide sind giftige Gase, die sich mit den stets vorhandenen Wasserdämpfen zu salpetriger Säure (HNO_2) und zu Salpetersäure (HNO_3) verbinden. Bekanntlich hat man diese Tatsache in neuerer Zeit zur elektrotechnischen Darstellung von HNO_3 aus Luft verwertet. Für den Elektrotherapeuten stellt sie nur eine höchst lästige Begleiterscheinung der Hochfrequenztherapie dar.

Das Solenoid ist eine Spirale aus dickem Kupferdraht, welche mit den äußeren Belegungen der Leidener Flaschen in Verbindung steht (Abb. 116). Es wird auch kleines Solenoid genannt zum Unterschied von dem großen Solenoid, einer Spirale größerer Dimensionen, die, an seiner Stelle eingeschaltet, zur Allgemeinbehandlung mittels Autokonduktion dient (S. 92).

Der Therapiekreis. Der Kranke befindet sich nicht direkt im Erregerkreis, sondern in einem Nebenkreis desselben, der von dem einen

Ende der Spirale und einer ihrer Windungen abzweigt und den wir als
Therapiekreis bezeichnen wollen. In diesem Kreis ist der Patient
mittels zweier Elektroden eingeschaltet. Die Stärke des ihn durchfließenden Stromes kann durch einen Gleitkontakt verändert werden,
der auf den Windungen des kleinen Solenoids schleift und der es gestattet, die Zahl der in den Patientenkreis aufgenommenen Solenoid-
windungen zu vergrößern oder zu verkleinern. Je größer die Zahl derselben, desto größer die Stärke des Stromes. Diese wird durch ein
Hitzdrahtamperemeter gemessen.

Es möge jedoch gleich hier erwähnt werden, daß diese Anwendungsform des Arsonvalstromes, welche die ursprünglichste ist, heute so gut
wie nicht mehr im Gebrauch ist. Die beschriebene unmittelbare Durchleitung der Hochfrequenzströme durch den menschlichen Körper mit
Hilfe von zwei diesem aufgelegten Elektroden ist im Grunde genommen

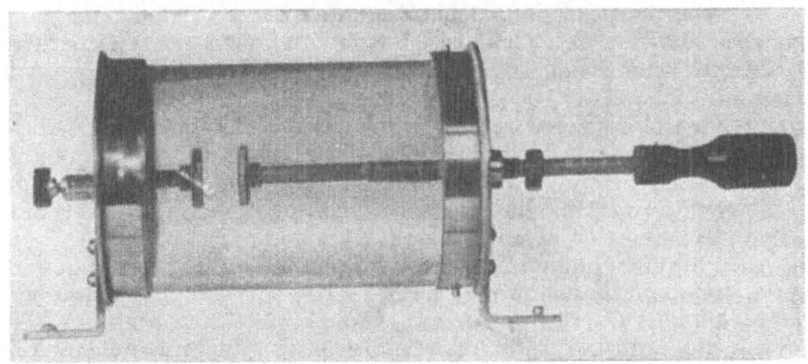

Abb. 117. Funkenstrecke eines Arsonvalapparates.

nichts anderes als eine primitive Form der Diathermie und ist durch
die Verwendung der ungleich wirksameren Diathermieapparate überflüssig geworden.

Die elektrischen Schwingungen in jener Form, wie sie im Erregerkreis zustande kommen, verwenden wir heute nur mehr zur Behandlung
mit dem Kondensatorbett und dem Käfig (großen Solenoid). Der
Therapiekreis hat dann jene Gestalt, wie er in den beiden Abb. 131
und 132 auf S. 87 dargestellt ist. Das kleine Solenoid kommt dabei
ganz in Wegfall, und das Kondensatorbett oder das große Solenoid
wird unmittelbar an die äußeren Belegungen der Leidener Flasche
angeschlossen.

4. Der Hochspannungs- oder Resonanzkreis.

Der Begriff der Resonanz. Für manche therapeutische Zwecke ist
es notwendig, nicht nur hochfrequente, sondern gleichzeitig auch hochgespannte Schwingungen zu besitzen. Zu diesem Zweck müssen die
im Erregerkreis zustande kommenden elektrischen Schwingungen in
einem zweiten Kreis, dem Hochspannungs- oder Resonanzkreis, auf
eine Spannung von einigen 100 000 V gebracht werden. Dies geschieht

nach dem Prinzip der Resonanz, das wir im nachstehenden erörtern wollen.

Versetzt man einen Körper, der die Fähigkeit zum Schwingen besitzt, durch einen einmaligen äußeren Impuls in freie Schwingungen, so verlaufen diese in einem bestimmten Tempo, mit einer bestimmten Periode, die durch die physikalische Beschaffenheit des Körpers gegeben wird. Ein Pendel von gegebener Länge vollzieht in derselben Zeit stets dieselbe Anzahl von Schwingungen, worauf ja seine Anwendung zur Zeitmessung beruht. Eine Saite oder eine Stimmgabel von bestimmter Beschaffenheit ergibt stets den gleichen Ton, da ihre Schwingungszahl oder Frequenz unter sonst gleichen Verhältnissen stets die gleiche bleibt. Man bezeichnet die durch die materielle Beschaffenheit eines Körpers bedingte Schwingungszahl als seine Eigenfrequenz.

Wir haben gesehen, daß die Frequenz (oder deren reziproker Wert, die Periode) eines elektrischen Schwingungskreises ausschließlich von seiner Selbstinduktion (L) und seiner Kapazität (C) abhängig ist. Die Periode $T = 2\pi\sqrt{LC}$. Ist somit bei zwei elektrischen Systemen das Produkt LC gleich, so haben sie auch die gleiche Eigenfrequenz.

Zwischen zwei Körpern, welche die gleiche Eigenfrequenz haben, besteht das Verhältnis der Resonanz. Eine solche Resonanz kann in gleicher Weise zwischen mechanisch, akustisch oder elektrisch schwingungsfähigen Körpern vorhanden sein. Sie erklärt eine Reihe hochinteressanter und physikalisch wichtiger Erscheinungen.

Versetzen wir einen Körper nicht durch einen einmaligen, sondern durch wiederholte äußere Impulse in Schwingungen, dann können diese eine ganz außerordentliche Höhe erreichen, wenn die Impulse im Tempo der Eigenschwingungen des Körpers erfolgen, wenn sie mit diesen Eigenschwingungen in Resonanz stehen. Einige Beispiele aus der Mechanik sollen dies erweisen.

Ich werde eine Schaukel in beträchtliche Höhe bringen können, wenn ich ihr gerade in jenem Moment einen Stoß erteile, in dem sie sich von mir wegbewegen will, nicht aber, wenn ich dies in irgendeinem anderen Zeitpunkt tue. Erfolgen die Stöße im Rhythmus der Eigenschwingungen der Schaukel, dann werden sie jeder neuen Schwingung einen Kraftzuwachs erteilen und die Schwingungen schließlich bis zu einem Maximum ihrer Amplitude treiben. Ein Kind kann eine große Kirchenglocke läuten, wenn es im Takte der Eigenschwingungen der Glocke am Strang zieht. Ein Sturmwind kann die stärksten Bäume brechen, wenn seine Stöße synchron mit den Eigenschwingungen der Bäume einsetzen. Ein einzelner Mann kann die gewaltige Masse einer Hängebrücke durch taktmäßiges Auftreten mit dem Fuß in Schwingungen versetzen. Diese Beispiele ließen sich noch ungezählt vermehren.

So können auch die schwingenden Elektronen eines Kreises diejenigen eines zweiten Kreises zum Mitschwingen bringen, wenn beide Kreise die gleiche Eigenfrequenz besitzen. In diesem Fall können sie die Amplitude der angeregten Schwingungen, mit anderen Worten die Spannungsausschläge derselben, immer mehr vergrößern, bis diese schließlich die gewaltige Höhe von einigen 100 000 V erreichen.

Induktive und galvanische Koppelung. Von den beiden Kreisen, welche in solcher Weise aufeinanderwirken, bezeichnet man den ersteren als Erregerkreis, den zweiten als Resonanzkreis. Um eine solche Einwirkung zu ermöglichen, müssen beide Kreise miteinander „gekoppelt" sein. Diese Koppelung kann eine induktive oder galvanische sein.

Die induktive Koppelung kennen wir schon von dem faradischen Schlittenapparate her. In dem Magnetfeld der Primärspule befindet sich die Sekundärspule, ohne daß beide leitend miteinander verbunden wären. Die Übertragung der Schwingungen erfolgt durch Induktion, wobei wir dem Äther die vermittelnde Rolle zuschreiben (Abb. 118). Nach diesem Prinzip ist der Hochspannungstransformator nach Tesla gebaut.

Bei der galvanischen Koppelung ist die Sekundär- oder Resonanzspule an die Primär- oder Erregerspule derart leitend angeschlossen, daß sie gleichsam die Fortsetzung dieser bildet (Abb. 119). Es werden dann die im Primärkreis schwingenden Elektronen die in der an-

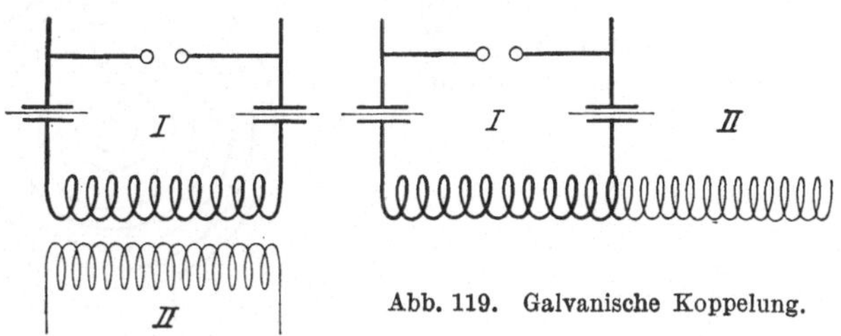

Abb. 118. Induktive Koppelung.

Abb. 119. Galvanische Koppelung.

geschlossenen Spule befindlichen Elektronen zum Mitschwingen bringen, indem sie ihre schwingende Energie ihnen unmittelbar übertragen. Diese Koppelung benützt der Resonator nach Oudin.

Der Hochspannungstransformator nach Tesla. In einer Spule aus wenigen Windungen eines dicken Kupferdrahtes steht eine zweite mit zahlreichen dünnen Windungen. Die äußere oder die Erregerspule ist nichts anderes als ein senkrecht stehendes Solenoid, das wie das gewöhnliche kleine Solenoid einen Gleitkontakt trägt, der es ermöglicht, die Zahl der in den Primärkreis eingeschalteten Windungen zu vergrößern oder zu verkleinern, um so die Selbstinduktion (L) dieses Kreises zu verändern (Abb. 120). Wird der Kontakt derart eingestellt, daß der Primärkreis die gleiche Periode hat wie der Sekundärkreis ($L_1 C_1 = L_2 C_2$), dann besteht zwischen beiden Resonanz. Die Schwingungen

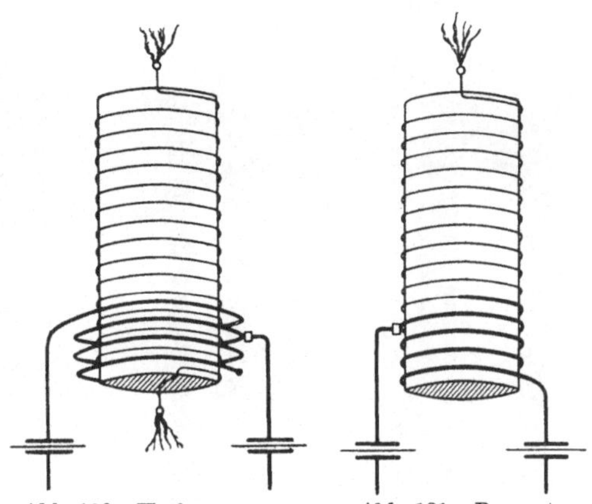

Abb. 120. Hochspannungstransformator nach Tesla (schematisch).

Abb. 121. Resonator nach Oudin (schematisch).

in der Sekundärspule erreichen das Maximum ihrer Spannung. Die Spule beginnt zu strahlen, an ihren freien Enden (die Teslaspule hat zwei freie Pole) zeigen sich Entladungen von Lichtbüscheln und sprühenden Funkengarben.

Der Resonator nach Oudin ist ein Hochspannungstransformator, bei dem beide Kreise galvanisch gekoppelt sind. Er besteht aus einer einzigen Spule, deren unterer Teil, aus blanken, dicken Windungen geformt, den Primärkreis darstellt, deren oberer Teil, aus zahlreichen dünnen, meist gedeckten Windungen, den Sekundärkreis bildet (Abb. 121).

Der Oudinsche Resonator hat somit im Gegensatz zum Teslatransformator nur ein freies Ende, ist somit einpolig (Abb. 122).

Auch bei dem Oudinschen Resonator geschieht die Abstimmung durch einen Gleitkontakt, der die Zahl der Primärwindungen und damit die Selbstinduktion des Kreises zu ändern gestattet.

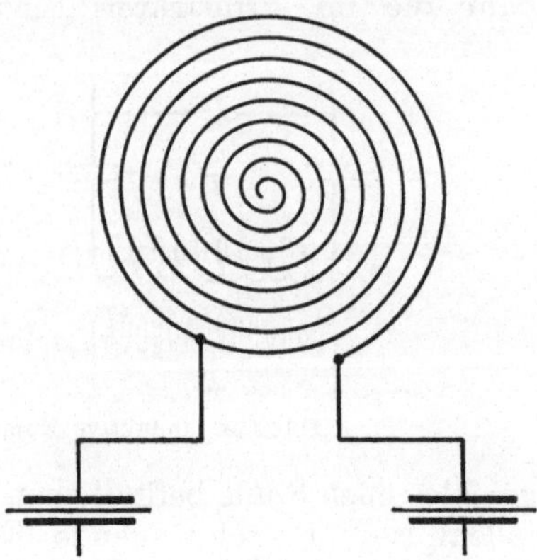

Abb. 123. Resonanzspirale nach Guilleminot.

Andere Hochspannungstransformatoren. Der induktiv gekoppelte Transformator von Tesla und der galvanisch gekoppelte von Oudin stellen die beiden Typen der zur Arsonvalisation gebrauchten Transformatoren dar. Es gibt zwar noch andere Hochspannungstransformatoren, die im Äußeren von den eben beschriebenen nicht unwesentlich abweichen, die aber doch, so verschieden sie auch scheinen, stets auf eine der beiden Grundtypen zurückgeführt werden können. So besteht z. B. der Resonator von Guilleminot aus zwei getrennten, also induktiv aufeinanderwirkenden Schwingungskreisen gleich dem Teslatransformator. Diese Kreise sind aber nicht wie bei letzterem in Form von zwei Hohlspulen gewickelt, die ineinandergeschoben sind, sondern stellen zwei flache Spiralen dar (Abb. 123), die nebeneinander stehen und deren parallele Verschiebung zueinander die Spannung zu ändern gestattet.

Kleinere Hochfrequenzapparate. Da zum Betrieb der Arsonvalapparate die gleichen Ruhmkorff-Induktoren verwendet werden wie in der Röntgenologie, so lassen sich Hochfrequenzapparate, wie sie in Abb. 116 und 122 dargestellt sind, leicht an eine vorhandene Röntgen-

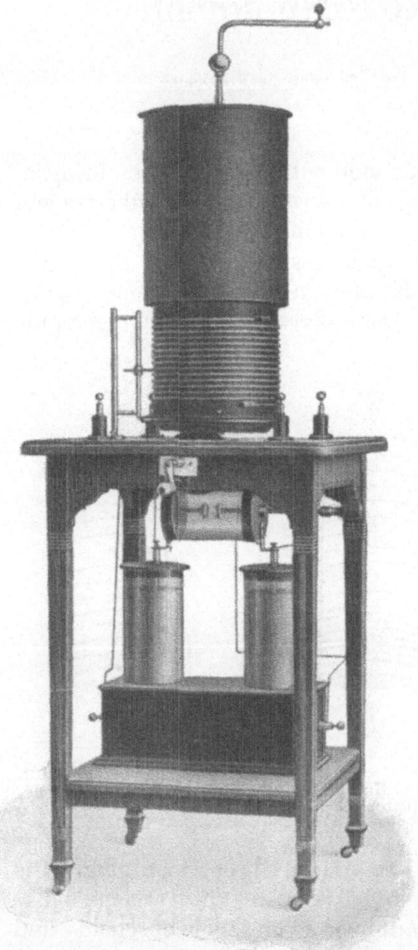

Abb. 122. Hochfrequenztisch mit Resonator nach Oudin, Funkenstrecke und Leidener Flaschen (Siemens & Halske).

einrichtung anschließen. Anders dort, wo eine solche fehlt. Die Anschaffung eines großen Induktors oder Wechselstromtransformators zur Arsonvalisation ist eine kostspielige Sache. Es haben darum verschiedene Firmen Apparate gebaut, welche wohl alle zu einem Arsonvalinstrumentarium notwendigen Bestandteile enthalten, aber in kleineren Abmessungen. Abb. 124 stellt einen solchen von Reiniger, Gebbert & Schall gebauten und „Inviktus" genannten Apparat dar, der zur Erzeugung der Hochspannung einen kleinen Induktor mit Magnetunterbrecher besitzt. Wenn derartige Konstruktionen in ihrer Leistung einer großen Arsonvaleinrichtung auch nicht gleichkommen, so reichen sie doch für die wichtigste Anwendungsform der Arsonvalisation, die örtliche Behandlung aus, was im Verein mit dem Umstand, daß sie verhältnismäßig nicht teuer sind, für die Wahl eines solchen Instrumentariums oft entscheidend sein wird. Ist der Arzt im Besitz eines Diathermieapparates, so kann er diesen mit Hilfe eines besonderen „Zusatzapparates", wie er auf Seite 102 beschrieben ist, auch zur Arsonvalisation verwenden.

Das Regulieren des Arsonvalstromes.

Primärer und sekundärer Hochfrequenzstrom. Wie aus dem früher Gesagten hervorgeht, müssen wir zweierlei Hochfrequenzströme unterscheiden: 1. denjenigen, der im Erregerkreis entsteht und durch das

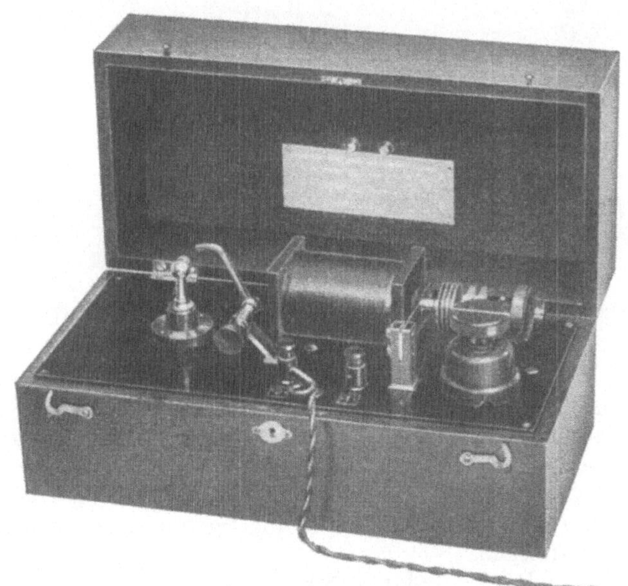

Abb. 124. Hochfrequenzapparat „Inviktus" von Reiniger, Gebbert & Schall.

Dielektrikum der Kondensatoren hindurch in gleicher Form auf den Therapiekreis übergeleitet wird, wir wollen ihn kurzweg den primären Strom nennen, und 2. denjenigen, der in einem Hochspannungstransformator von Tesla oder Oudin zustande kommt, wie wir wissen in der Weise, daß der primäre Strom nach dem Gesetz der Resonanz auf eine besonders hohe Spannung gebracht wird, er heiße Sekundärstrom. Beide Ströme sind hochfrequente Ströme, haben also die gleichhohe Periodenzahl, sie unterscheiden sich aber hinsichtlich ihrer Spannung und ihrer Stromstärke in gleicher Weise wie der primäre und sekundäre Strom eines faradischen Apparates. Der sekundäre hat eine ungleich höhere Spannung als der primäre, dafür aber eine kleinere Stromstärke, der primäre hat eine größere Stromstärke, aber eine kleinere Spannung. Daß sich Stromstärke und Spannung in beiden Fällen umgekehrt verhalten müssen, ergibt sich aus dem Gesetz von der Erhaltung der Energie, wie wir schon beim faradischen Strom auseinandergesetzt haben (s. S. 43). Den primären Strom nennt man wegen seiner größeren Stromstärke auch Quantitäts-, besser Intensitätsstrom, den sekundären wegen seiner höheren Spannung auch Spannungsstrom.

Regulierung des primären Stromes. Diese geschieht durch Verschieben eines Gleitkontaktes, der auf den Windungen des kleinen Solenoids läuft und der nach Art eines Spannungsreglers den durch den Patienten fließenden Strom zu verstärken oder zu schwächen gestattet. Abb. 113 auf S. 75 gibt eine schematische Darstellung dieses Gleitkontaktes, auch in Abb. 116 auf S. 78 ist derselbe ersichtlich. Da wir aber den primären Strom heute nur mehr für die Behandlung auf dem Kondensatorbett oder im Käfig verwenden, wobei das kleine Solenoid ausgeschaltet ist, kommt diese Art der Stromregulierung kaum mehr in Frage.

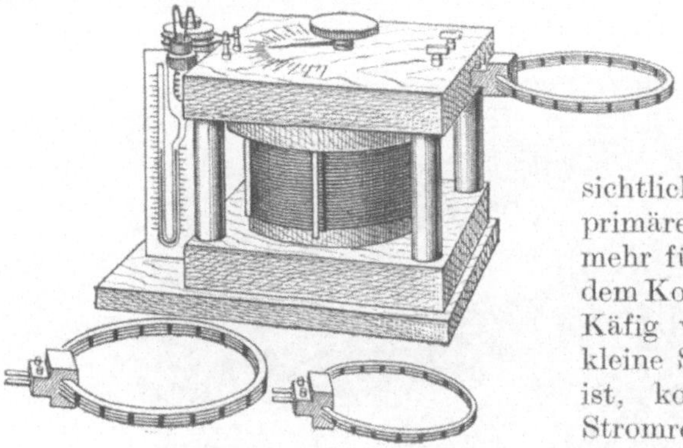

Abb. 125. Frequenz- oder Wellenmesser.

Die zweite Möglichkeit, den Primärstrom zu regulieren, besteht in einer Verstellung der Funkenstrecke. Je mehr wir die Elektroden dieser auseinanderziehen, je größer also die Luftzwischenschicht zwischen ihnen ist, desto höher muß auch die Spannung sein, welche die Funken zu ihrer Überwindung benötigen, und um so höher ist auch die Spannung der von ihnen erzeugten Oszillationen.

Regulierung des sekundären Stromes. Ebenso wie der primäre kann auch der sekundäre Strom durch Verstellung der Funkenstrecke in seiner Stärke verändert werden, denn mit der Spannung des ersteren verändert sich im gleichen Sinne auch die des letzteren.

Der sekundäre Strom kann aber auch dadurch reguliert werden, daß man primäre und sekundäre Spule auf einen größeren oder kleineren Grad der Resonanz miteinander abstimmt. Je vollkommener diese, desto höher wird die Spannung des Sekundärstromes. Die Abstimmung geschieht mittels eines beweglichen Kontaktes, der auf den Windungen der Primärspule verschiebbar ist (Abb. 122).

Das Messen des Arsonvalstromes.

Die Stromstärke wird bei den elektrotherapeutischen Anwendungen nur in dem vom primären Hochfrequenzstrom durchflossenen Therapiekreis gemessen. Hierzu werden ausschließlich Hitzdrahtinstrumente verwendet, weil diese allein die nötige Selbstinduktionsfreiheit besitzen. Ihr Konstruktionsprinzip wurde bereits auf S. 52 besprochen.

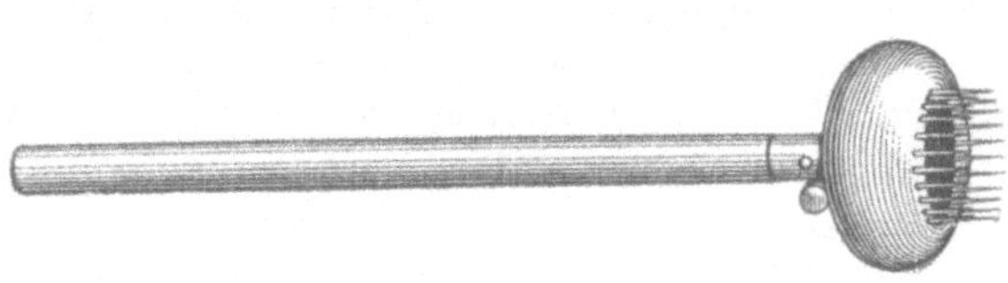

Abb .126. Spitzenelektrode nach Hesse.

Die Spannung wird in der Elektrotherapie wohl nur sehr selten gemessen. Um sie kennenzulernen, benötigt man ein elektrostatisches Voltmeter (s. darüber die Lehrbücher der Elektrizitätslehre).

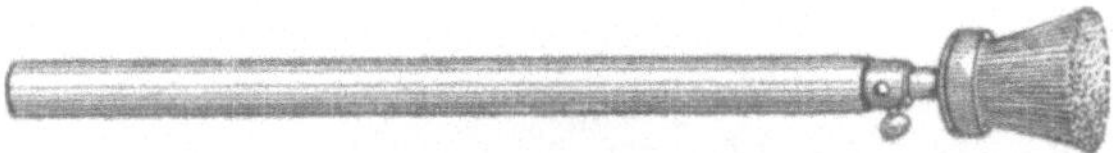

Abb. 127. Pinselelektrode.

Die Frequenz wird durch Instrumente bestimmt, welche man Frequenz- oder Wellenmesser nennt (Abb. 125). Ihr Bau beruht auf den Gesetzen der Resonanz. Da sie in der gewöhnlichen Praxis der Elektrotherapie fast nie verwendet werden, so sei von ihrer Beschreibung hier abgesehen.

Die Elektroden.

Elektroden zur Bestrahlung (Effluvienbehandlung). Sie kommen zur Anwendung, wenn man den hochgespannten oder sekundären Arsonvalstrom in Form einer Glimmlichtentladung auf den Körper einwirken lassen will. Zu dem Zweck tragen sie eine Reihe von Metallspitzen, aus denen die Elektrizität ausstrahlt. Diese Spitzen sind entweder vollkommen frei wie bei der Elektrode von Hesse (Abb. 126) oder sie sind von einer isolierenden Hartgummischale

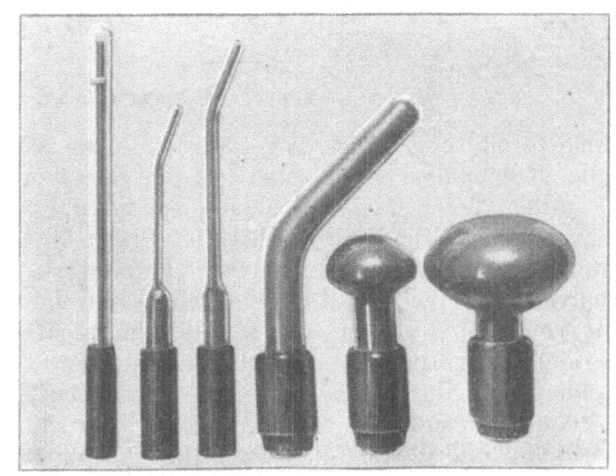

Abb. 128. Kondensatorelektroden.

gedeckt (Abb. 176). Um den Arzt gegen etwaige Gleitfunken zu schützen, werden die Elektroden an langen Stielen aus Hartgummi befestigt.

Elektroden zur Funkenbehandlung. a) Die Pinselelektroden tragen ein Bündel weicher Metallfäden, die beim Gleiten über die Haut den Strom in Form von Funken übergehen lassen (Abb. 127).

b) Die Kondensatorelektroden sind sehr vielgestaltig. Eine vielgebrauchte Form ist die von Oudin angegebene, bei der ein gerader oder gebogener Kupferstab axial in ein allseitig geschlossenes Glasrohr hineinragt (wie dies bei den drei Elektroden links in der Abb. 128 ersichtlich ist). Andere Kondensatorelektroden bestehen aus zylindrisch,

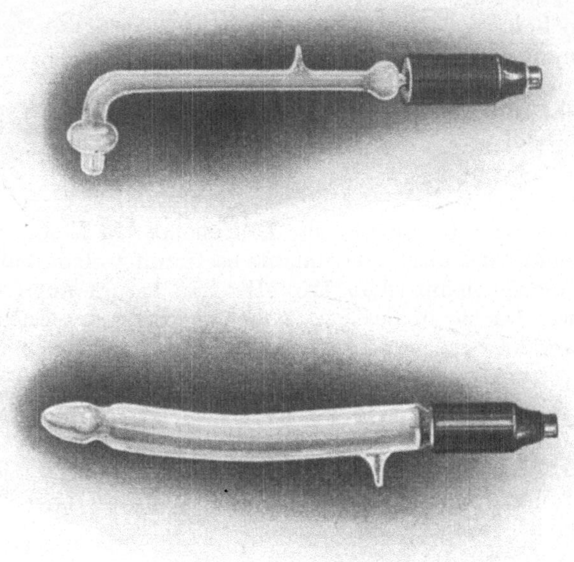

Abb. 129. Vakuumelektroden.

kugelförmig oder sonstwie gestalteten Glasgefäßen, welche mit Graphit- oder Kohlepulver gefüllt sind (die drei Elektroden rechts in Abb. 128).

Allen diesen Elektroden ist gemeinsam, daß ihre Oberfläche von einem nichtleitenden Material (Glas oder Hartgummi) gebildet wird, welches den elektrischen Leiter (Kupferstab, Graphit- oder Kohlepulver) umschließt. Mit diesem Leiter steht das stromzuführende Kabel in Verbindung. Setzt man eine solche Elektrode auf die Haut auf, so sind der Körper einerseits und die metallische Zuleitung der Elektrode andererseits durch eine isolierende Zwischenschicht (Glas oder Hartgummi), welche die Rolle eines Dielektrikum spielt, voneinander getrennt und bilden gleichsam die Belegungen eines Kondensators. Daher der Name Kondensatorelektrode.

c) Die Vakuumelektroden sind verschieden geformte Glasröhren, die verdünnte Luft enthalten, also nichts anderes als Geißlerröhren (Abb. 129). Die verdünnte Luft ist für hochgespannte Ströme ein verhältnismäßig guter Leiter und ersetzt hier die Pulverfüllung der Graphit- oder Kohleelektroden, so daß die Vakuumelektroden in weiterem Sinne auch als Kondensatorelektroden angesehen werden können. Bei dem Durchgang des Stromes leuchtet die verdünnte Luft in violettem Licht, was gleichzeitig ein Zeichen für die Intaktheit des Vakuums ist.

Die Anwendung des Arsonvalstromes.

Wir unterscheiden eine lokale und eine allgemeine Anwendung des Arsonvalstromes. Für die lokale Arsonvalisation kommen

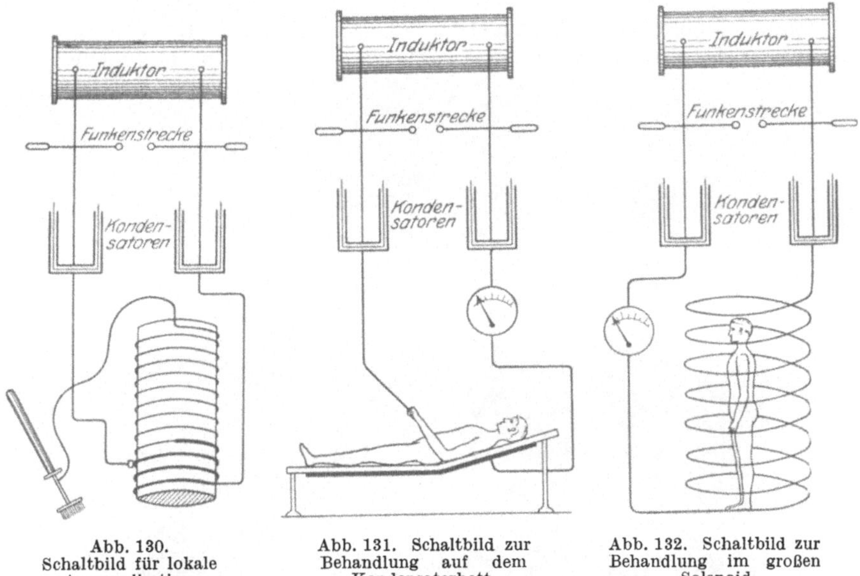

<table>
<tr><td>Abb. 130.
Schaltbild für lokale
Arsonvalisation.</td><td>Abb. 131. Schaltbild zur
Behandlung auf dem
Kondensatorbett.</td><td>Abb. 132. Schaltbild zur
Behandlung im großen
Solenoid.</td></tr>
</table>

ausschließlich die hochgespannten Sekundärströme in Betracht, wie sie in der Resonanzspule eines Oudinschen oder Teslaschen Transformators erzeugt werden. Wir wenden sie mit Hilfe der im vorigen Abschnitt beschriebenen Pinsel-, Kondensator- oder Vakuumelektroden an, die an den einen Pol der Strahlspule angeschlossen werden. Der Anschluß der Elektrode sowie die Verbindung der Strahlspule mit dem Erregerkreis ist in Abb. 130 schematisch dargestellt. Im Gegensatz zu anderen Methoden der Elektrotherapie verwenden wir zur lokalen Arsonvalisation nur eine einzige Elektrode. Die Behandlung ist also eine einpolige.

Bei dem Teslatransformator, der zwei freie Pole besitzt, kann man den zweiten Pol auch mit einer stabförmigen Elektrode verbinden, die man dem Patienten in die Hand gibt, wodurch die Stromwirkung etwas verstärkt wird. Man kann den zweiten Pol aber auch „erden", d. h. leitend mit der Erde verbinden. Doch ist weder das eine noch das andere für die therapeutische Anwendung des Stromes unbedingt vonnöten.

Zur allgemeinen Arsonvalisation dient entweder das Kondensatorbett oder das große Solenoid. Diese Apparate werden im Gebrauchsfall an Stelle des kleinen Solenoides unmittelbar mit den äußeren Belegungen der Leidener Flaschen verbunden (Abb. 131 u. 132). Gewöhnlich befindet sich in dem so gebildeten Stromkreis noch ein Hitzdrahtamperemeter, das die therapeutisch verwendete Stromstärke anzeigt.

1. Die lokale Anwendung.

a) Die Bestrahlung (Effluvienbehandlung).

Man schließt eine Spitzenelektrode mittels eines Kabels an den einen Pol der Strahlspule an und stellt diese sodann durch Verschieben

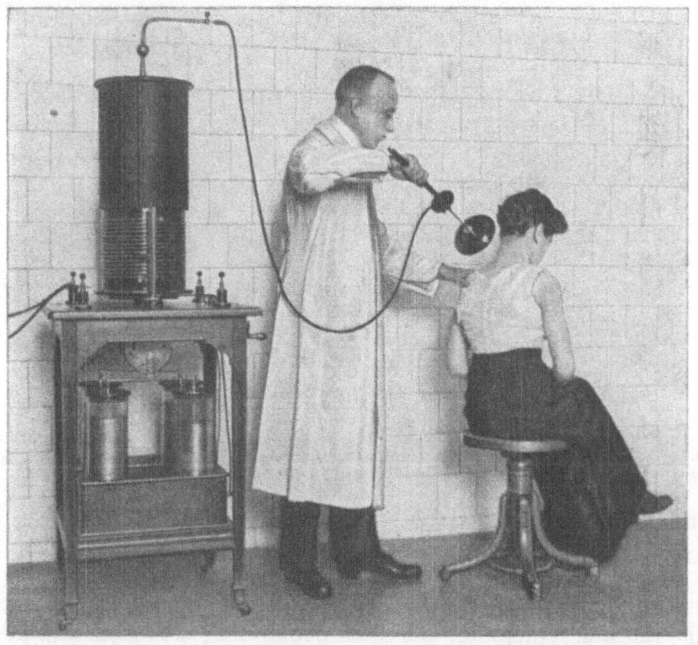

Abb. 133. Die Bestrahlung mit Hochfrequenzeffluvien.

des Gleitkontaktes auf Resonanz ein. Das Eintreten der letzteren erkennt man daran, daß an den Spitzen der Elektrode unter leichtem Knistern blauviolette Lichtbüschel auftreten, die nach allen Seiten ausstrahlen und sich bei Annäherung der Hand gegen diese konzentrieren, welche Erscheinung insbesondere im Dunkeln deutlich wird (Glimmlichtentladung).

Man stellt nun die Elektrode dem zu behandelnden Körperteil in einer Entfernung gegenüber, die nahe genug ist, um eine kräftige Be-

strahlung zu ergeben, andererseits aber doch so groß, daß der Übergang
von schmerzhaften Funken auf die Haut verhindert wird (Abb. 133).
Statt die Elektrode mit der Hand zu halten, was in kurzer Zeit ermüdet,
kann man sie auch an einem geeigneten Stativ befestigen.

b) Die Funkenbehandlung.

Während man bei der Bestrahlung den Übergang von Funken vermeidet, bilden diese hier das eigentliche therapeutische Agens. Funken
treten alsogleich auf, wenn man den Abstand zwischen Elektrode und
Haut unter ein bestimmtes Maß verringert.

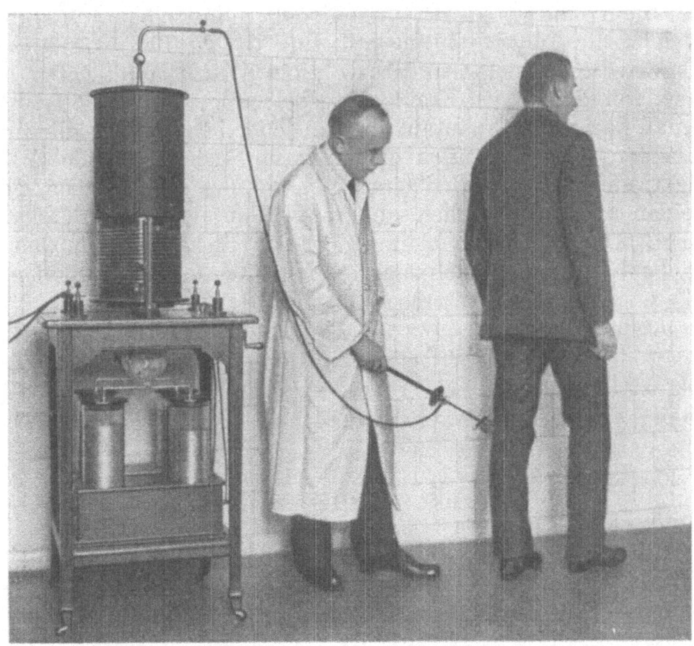

Abb. 134. Die Behandlung mit Hochfrequenzfunken.

Die kräftigste Funkenwirkung erzielt man mit dem Hochfrequenzpinsel (Abb. 134), den man in langen Zügen über die Haut führt, bis
eine deutliche Rötung derselben auftritt. Diese Funken sind recht
schmerzhaft und gehen infolge ihrer hohen Spannung auch durch dicke
Kleidungsstücke hindurch. Es ist aber besser, die Behandlung an dem
ausgekleideten Kranken vorzunehmen, um die Gefäßreaktion beobachten
zu können. Milder wirken die Funkenentladungen aus Kondensatorelektroden (stabförmige Elektroden von Oudin, Elektroden mit
Graphit- oder Kohlefüllung), am mildesten solche aus Vakuumelektroden.
Die Wirkung aller dieser Elektroden ist im wesentlichen die gleiche
und nur dem Grade nach verschieden.

Bei der Behandlung werden die Kondensatorelektroden über der betreffenden Hautstelle leicht hin und her bewegt, um den sensiblen Reiz, welchen die überspringenden Funken ausüben, weniger unangenehm zu gestalten. Die Stärke der Einwirkung kann durch Verstellen der Funkenstrecke und in noch feinerem Maße durch Einstellung des Hochspannungstransformators auf einen größeren oder geringeren Grad der Resonanz abgestuft werden. Da wir kein Meßinstrument für die angewendete Stromstärke oder Spannung besitzen, wird man gut tun, zuerst an der eigenen Hand die Stärke der Funken zu prüfen, ehe man die Elektrode an den Körper des Kranken bringt. Die von den Funken getroffene Haut riecht intensiv und selbst lange Zeit nach der Behandlung noch nach nitrosen Gasen (S. 78).

Setzt man eine Kondensatorelektrode unmittelbar auf die Haut auf, so hört die Funkenbildung auf, und der Kranke verspürt an der betreffenden Stelle nichts anderes als ein Wärmegefühl. Der Körper bildet sodann die zweite Kondensatorbelegung, und seine Ladung erkennt man daran, daß man aus ihm an jeder beliebigen Stelle mit dem angenäherten Finger Funken ziehen kann. Dieses stabile Aufsetzen der Elektrode wird man bei einer Behandlung des Herzens, der Hämorrhoiden und in manchen anderen Fällen der labilen Behandlung vorziehen. Doch darf die hierzu gewählte Elektrode keine zu kleine Oberfläche haben, weil sich sonst infolge der Stromverdichtung sehr bald ein unerträgliches Wärmegefühl fühlbar machen würde.

Durchschnittlich wird man die Dauer einer Behandlung mit Kondensator- oder Vakuumelektroden auf 5—10 Minuten bemessen, nur die Fulguration mit den sehr schmerzhaften Funken des Metallpinsels wird man zweckmäßig auf eine etwas kürzere Zeit beschränken.

2. Die allgemeine Anwendung.

a) Das Kondensatorbett.

Das von Apostoli in die Therapie eingeführte Kondensatorbett hat die Form eines Ruhebettes, dessen Liegefläche durch eine Hartgummiplatte gebildet wird, auf der eine dünne Matratze liegt. Eine andere Form desselben ist die in Abb. 135 dargestellte, bei der die Liegefläche aus einem Rohrgeflecht besteht, über das eine Platte aus Paragummi gebreitet wird. An der unteren Seite des Rohrgeflechtes bzw. der Hartgummifläche ist eine Platte aus Zink- oder Aluminiumblech angebracht, die mit dem einen Pol des primären Hochfrequenzstromes verbunden ist. Der Patient selbst liegt angekleidet auf dem Bett und hält in seinen beiden Händen eine stabförmige Elektrode, die mit dem anderen Pol in Verbindung steht.

Der therapeutische Stromkreis ist demnach nicht in sich geschlossen, sondern durch einen Nichtleiter, die Hart- oder Paragummiplatte, unterbrochen. Zu beiden Seiten dieser befindet sich dann ein Leiter bestimmter Kapazität, einerseits der menschliche Körper, andererseits die Blechplatte, welche in dieser Anordnung den Belegungen eines

Kondensators vergleichbar sind (Abb. 136). Daher auch der Name Kondensatorbett.

Die beschriebene Anwendung des Kondensatorbettes hat den Nachteil, daß die Ladeströme, welche in den menschlichen Körper fließen, auf dem Wege dahin

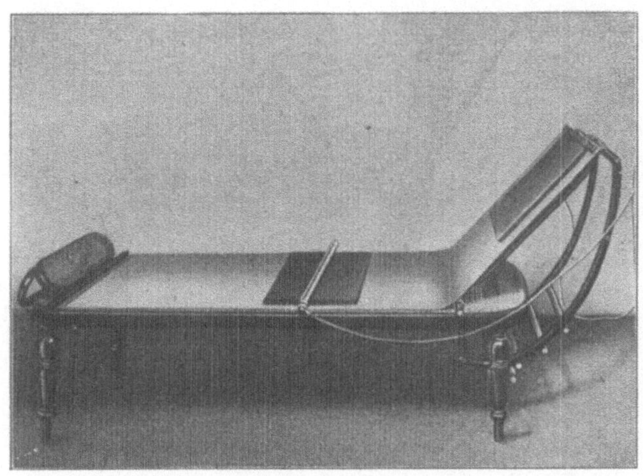

Abb. 135. Kondensatorbett (Veifa-Werke).

den relativ engen Querschnitt der Handgelenke passieren müssen. Da an dieser Stelle ihre Dichte am größten ist, so kommt es hier zu einer lokalen, unerwünschten Wärmewirkung, ehe noch ein deutlicher Allgemeineffekt zutage tritt. Da der letztere das eigentliche Behandlungsziel ist, so ist es unbedingt vorzuziehen, die Verbindung des Körpers mit der Stromquelle durch eine große Metallplatte herzu-

stellen, die auf die entblößte Brust oder den Bauch aufgelegt wird. Eine neuere Form des Kondensatorbettes, die eine gleichmäßigere Verteilung des Stromes im Körper erzielt, wurde von Schittenhelm angegeben [1]).

Das Kondensatorbett wird in den primären Hochfrequenzkreis geschaltet. In

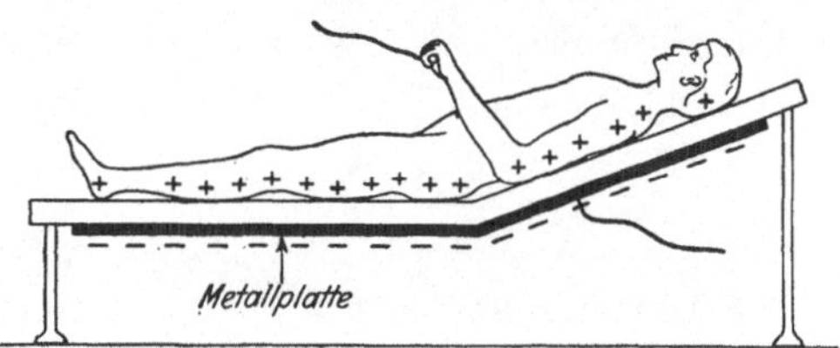

Abb. 136. Behandlung auf dem Kondensatorbett.

demselben Kreis befindet sich auch ein Hitzdrahtamperemeter, das den zur Behandlung verwendeten Strom mißt. Seine Stärke beträgt durchschnittlich einige hundert MA, seine Anwendungsdauer 15 bis 20 Minuten. Die Behandlung auf dem Kondensatorbett, die sich in Frankreich einer großen Beliebtheit erfreut, hat bei uns nur wenig Verbreitung gefunden. Ungleich häufiger verwendet man in Deutschland für die allgemeine Arsonvalisation das Solenoid.

b) Das Solenoid.

Die Behandlung mit dem großen Solenoid oder dem Käfig, als Methode von Arsonval angegeben, wird als Autokonduktion bezeichnet.

---

[1]) Hergestellt von Reiniger, Gebbert & Schall.

Bei derselben befindet sich der angekleidete Patient stehend oder sitzend im Innern einer Spirale aus dickem Draht, die bei einer Höhe von 180 cm und einer Breite von 70—75 cm etwa 10—15 Windungen

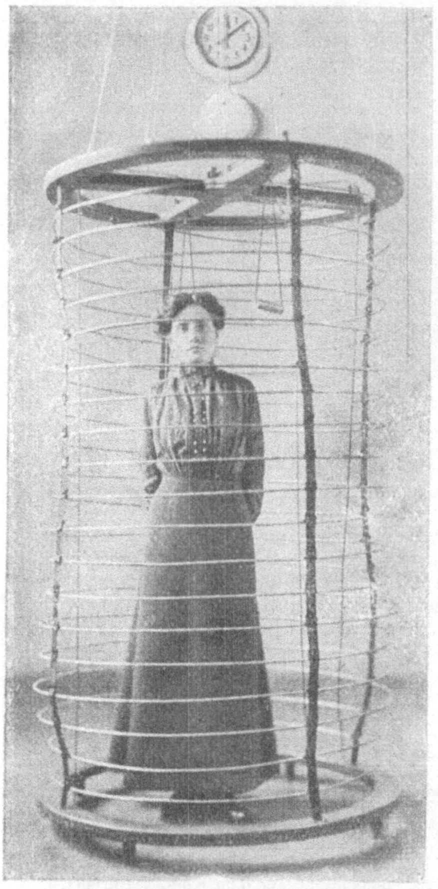

Abb. 137. Solenoid in Verwendung.

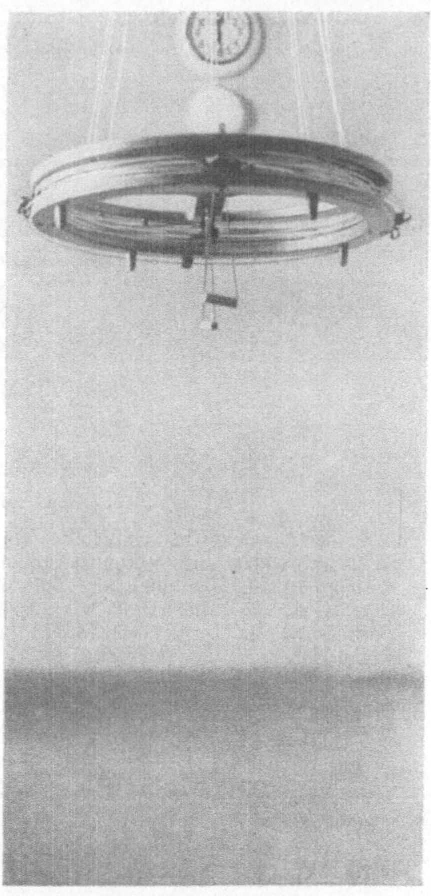

Abb. 138. Solenoid hochgezogen.

besitzt (Abb. 137). Der Behandelte wird also nicht direkt vom Strom durchflossen, sondern nur umflossen, er befindet sich nicht im Stromkreis selbst, sondern nur in der Wirkungssphäre desselben, in seinem elektromagnetischen Kraftfeld.

Bringt man in das Innere einer von einem Wechselstrom durchflossenen Drahtspule einen metallisch leitenden Körper, z. B. ein Stück Kupfer, so werden in diesem Spannungen induziert, die sich auf kürzestem Wege ausgleichen, es entstehen Induktionsströme, die in sich selbst kurzgeschlossen sind. Ihre Wirkung äußert sich in einer Erwärmung des Kupfers. Solche in zusammenhängenden Leitungsmassen induzierte Ströme heißen Foucaultsche oder Wirbelströme.

Die Induktionswirkung der Hochfrequenzströme ist wegen ihres enorm raschen Spannungswechsels eine ganz außerordentliche und läßt sich leicht demonstrieren. Führt man in eine kleine, von solchen Strömen durchflossene Spirale ein Quecksilberthermometer ein, so steigt dasselbe rapid infolge der im Quecksilber induzierten Wirbelströme (Abb. 139). Eine in das Innere eines Solenoids eingebrachte Geißlerröhre leuchtet hell auf. Ein elektrisches Lämpchen, das an die Enden eines in 2 oder 3 Kreiswindungen gelegten Kupferdrahtes angeschlossen ist, beginnt im elektromagnetischen Kraftfeld des Solenoids zu glühen.

Das zur Autokonduktion verwendete Solenoid ist meist so ausgeführt, daß seine Spiralen für den Ein- und Austritt des Patienten an einem Stativ hochgezogen werden können. Bei Raummangel im Behandlungszimmer empfiehlt sich eine Konstruktion, die bei Nichtgebrauch als Ganzes mittels eines Schnurzuges an die Decke gehoben werden kann (Abb. 138).

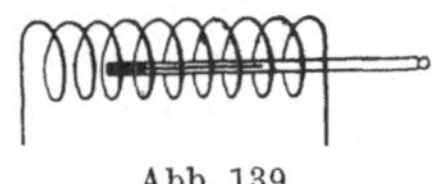

Abb. 139.

Zur Autokonduktion wird das große Solenoid an Stelle des kleinen in den primären Stromkreis eingeschaltet. Man verwendet die gesamte Stromstärke, welche das vorhandene Instrumentarium maximal zur Verfügung stellt. Sie überschreitet bei den Arsonvalapparaten in der Regel nicht 1—2 A. Die Dauer einer Behandlung bemißt man mit 10—16 Minuten. Irgendeine subjektive Stromempfindung wird von dem im Käfig Befindlichen nicht wahrgenommen, doch kann man die elektrische Ladung seines Körpers daran erkennen, daß man aus ihm durch Berührung mit der Hand kleine Funken ziehen kann.

IV. Die Behandlung mit Wechselstrom hoher Frequenz neuerer Form. Diathermie.

Allgemeines.

Begriff und Entwicklung der Diathermie. Seitdem durch Arsonval die Wechselströme hoher Frequenz in die Medizin eingeführt worden waren, fiel deren geringe Reizwirkung auf sensible und motorische Nerven auf. Während von dem galvanischen Strom wenige Milliampere, von dem faradischen noch geringere Stromstärken hinreichen, um auf der Haut ein schmerzhaftes Brennen, an den Muskeln eine lebhafte Kontraktion hervorzurufen, konnte man mit Erstaunen konstatieren, daß die Hochfrequenzströme in einer Intensität von mehreren 100 MA keine derartigen Reizerscheinungen auslösten. Sie konnten darum in der Therapie auch in wesentlich höherer Dosis angewendet werden als der galvanische oder faradische Strom.

Bei der Behandlung mit solch hohen Stromstärken beobachteten aber zuerst Arsonval und nach ihm andere ein rein physikalisches Phänomen, das auch in jedem leblosen anorganischen Leiter auftritt, der von einem hinreichend starken Strom durchsetzt wird: der Leiter erwärmt sich. Fließt z. B. durch einen Kupferdraht ein elektrischer

Strom irgendwelcher Art, so wird dieser Draht bei einer gewissen Stärke des Stromes sich merkbar erwärmen, er wird bei höherer Stromstärke ins Glühen kommen, vielleicht sogar durchschmelzen.

Der elektrische Strom begegnet bei seinem Durchtritt durch den Draht einem gewissen Widerstand, den er durch Reibung überwindet. In gleicher Weise, wie durch mechanische Reibung Wärme entsteht, wird auch hier ein Teil, unter Umständen selbst die ganze elektrische Energie in Wärme umgesetzt, die wir dieser Vorstellung entsprechend als Reibungs- oder Widerstandswärme oder nach Joule, der ihre Gesetze näher erforschte, auch als Joulesche Wärme bezeichnen.

Auch die bei dem Durchtritt von Hochfrequenzströmen durch den Körper auftretende Wärme ist als Reibungs- oder Widerstandswärme aufzufassen. Sie wurde von Arsonval und den anderen Forschern, welche sie zuerst beobachteten, als bedeutungslos, ja sogar als lästige Begleiterscheinung angesehen. Zeynek war der erste, der, ihre praktische Bedeutung erkennend, den Gedanken aussprach, die elektrische Stromwärme zur Durchwärmung tiefer liegender Körpergebilde therapeutisch auszunützen. Er ist daher als der Begründer jener Methode anzusehen, die ursprünglich als Thermopenetration, später als Diathermie bezeichnet wurde.

Leider waren die von Arsonval verwendeten Hochfrequenzströme (Ströme älterer Form) für die Zwecke der Tiefendurchwärmung noch nicht ganz geeignet, denn sie waren noch nicht völlig frei von sensiblen und motorischen Reizwirkungen. Erst die Fortschritte der Hochfrequenztechnik, insbesondere auf dem Gebiete der drahtlosen Telegraphie, ermöglichten es, Hochfrequenzströme zu erzeugen (Ströme neuerer Form), welche frei von solchen Nebenwirkungen den Wärmeeffekt rein zur Geltung kommen ließen. Damit war aber auch die technische Basis für die Diathermie gegeben. (Über den Unterschied zwischen Arsonvalströmen und Diathermieströmen s. S. 97.)

Es ist klar, daß die Diathermie ihrer Technik nach eine elektrische Behandlungsmethode ist, denn es werden elektrische Ströme unmittelbar durch den Körper geschickt. Ihrer Wirkung nach steht sie allerdings den thermischen Methoden nahe. Doch nimmt sie unter diesen eine Sonderstellung ein. Während alle sonstigen therapeutischen Wärmeprozeduren darauf ausgehen, die Wärme von der Oberfläche durch Leitung oder Strahlung in die Tiefe, also an den Ort, wo ihre Wirkung erwünscht ist, zu bringen, entsteht bei der Diathermie die Wärme an Ort und Stelle, im Innern des Gewebes selbst, indem sich in jeder einzelnen Zelle desselben die elektrische Energie in Wärmeenergie umsetzt. Daher die konkurrenzlose Tiefenwirkung der elektrischen Wärmedurchstrahlung.

Das Joulesche Gesetz. Die von einem elektrischen Strom in einem Leiter erzeugte Wärme ist von drei Größen abhängig: 1. von der Stromstärke (i), 2. von dem Widerstand des Leiters (w), 3. von der Dauer der Durchströmung (t). Wie Joule experimentell bewiesen hat, bestehen zwischen der gebildeten Wärmemenge und diesen Größen folgende Beziehungen (Joulesches Gesetz):

1. Die gebildete Wärme ist direkt proportional dem Quadrat der Stromstärke, d. h. eine doppelte Stromstärke erzeugt die vierfache, eine dreimal so große Stromstärke die neunfache Wärmemenge usw.

2. Die gebildete Wärme ist direkt proportional dem Widerstand des Leiters. Ein doppelt so großer Widerstand liefert unter sonst gleichen Verhältnissen somit die doppelte Calorienzahl.

3. Die gebildete Wärme ist direkt proportional der Stromdauer. Diese drei Punkte können wir in die mathematische Formel fassen:

$$W = k\,i^2\,w\,t.$$

k ist in diesem Ausdruck eine Konstante. Setzen wir dieselbe gleich 0,24, drücken wir die Stromstärke in Ampere, den Widerstand in Ohm und die Zeit in Sekunden aus, so ergibt uns obiges Produkt unmittelbar die gebildete Wärmemenge in Gramm-Calorien.

Die Apparate zur Diathermie.

1. Die Löschfunkenstrecke.

Geschichtliches. Die Möglichkeit der Tiefendurchwärmung menschlichen Gewebes beruht darauf, Ströme zu besitzen, die vollkommen frei von sensiblen und motorischen Reizwirkungen sind. Solche Ströme können dann in beliebiger Stärke angewendet werden, also auch in jener, die nötig ist, um einen genügend starken Jouleeffekt zu erzeugen.

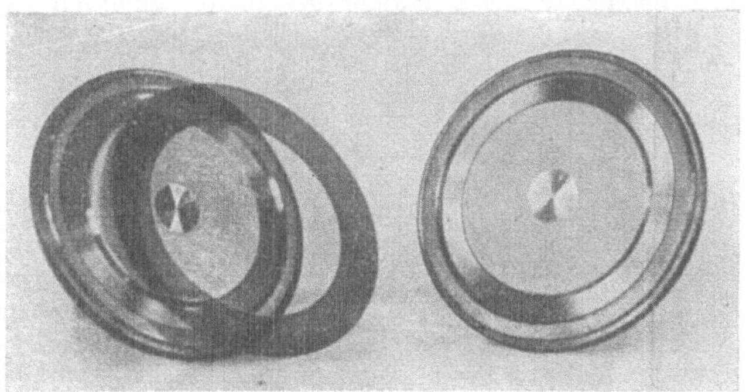

Abb. 140. Funkenstreckenplatten eines Diathermieapparates (System Telefunken), zwischen beiden ein Glimmerring.

Wenn auch die Arsonvalströme bereits durch ihre geringe Wirkung auf sensible und motorische Nerven ausgezeichnet sind, so sind sie doch nicht völlig reizlos und darum für die Zwecke der Tiefendurchwärmung noch nicht ganz geeignet.

Dieses Ziel wurde erst erreicht, als man die Funkenstrecke der Arsonvalapparate durch eine Funkenstrecke ganz neuer Art ersetzte, die sog. Zisch- oder Löschfunkenstrecke, wie sie, basierend auf den Untersuchungen von M. Wien, von der Gesellschaft für drahtlose Telegraphie zuerst gebaut wurde. Sie bedeutet den wesentlichen

Unterschied und gleichzeitig den entscheidenden Fortschritt der neuen Hochfrequenzapparate, der Diathermieapparate, gegenüber den alten Arsonvalapparaten.

Bau der Löschfunkenstrecke. Die Zisch- oder Löschfunkenstrecke besteht der Hauptsache nach aus zwei Metallplatten, welche einander planparallel in einem Abstand, der nur Bruchteile eines Millimeters beträgt, gegenüberstehen. Bei dem System Telefunken, wie es die Diathermieapparate von Siemens & Halske benützen, haben die Elektroden der Funkenstrecke die Form von zwei runden Kupfer scheiben (Abb. 140). Um diese dauernd in dem notwendig geringen Abstand von 0,1 mm zu erhalten und eine zufällige metallische Berührung derselben zu verhindern, wird zwischen beide ein isolierender Glimmerring eingelegt, der, der Peripherie anliegend, die mittleren Teile der Scheibe, welche versilbert sind und dem Funkenübergang dienen, frei läßt (Abb. 141).

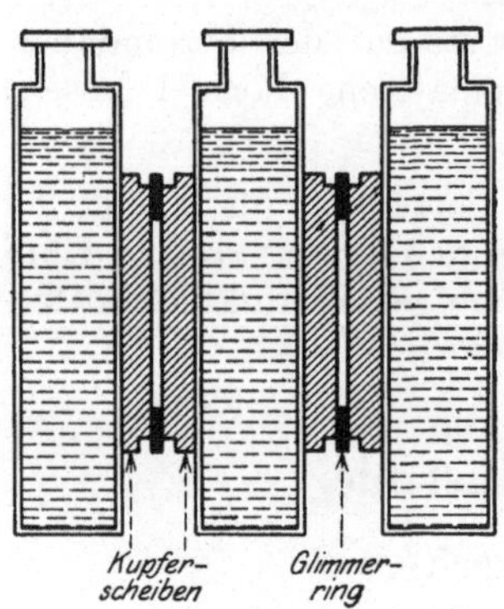

Abb. 141. Funkenstrecke eines Diathermieapparates (SystemTelefunken) im Durchschnitt.

Um genügend starke Hochfrequenzströme zu erhalten, ist es notwendig, zwei derartige Funkenstrecken hintereinander zu schalten. Zwischen ihnen und zu ihren beiden Seiten befindet sich je ein flachrundes Metallgefäß, das mit Wasser gefüllt ist und den Zweck hat,

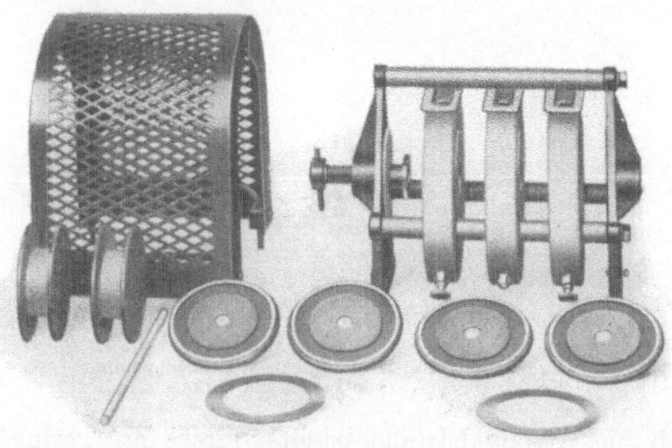

Abb. 142. Funkenstrecke eines Diathermieapparates von Siemens & Halske (System Telefunken), zerlegt.

die Elektroden, die sich bei dem Funkenübergang stark erhitzen, zu kühlen (Abb. 142).

Vorzüge der Löschfunkenstrecke. Der erste Vorzug derselben liegt in dem geringen Abstand, in dem die Elektroden der Funkenstrecke einander gegenüberstehen. Um diese schmale Luftzwischenschicht zu durchbrechen, reichen natürlich geringere Spannungen aus, als sie für die alten Hochfrequenzapparate mit ihrer großen Schlagweite notwendig waren.

Wenn wir einen Kondensator mittels Wechselstrom aufladen, so erreichen die Belege des Kondensators jedesmal dann den Maximalwert ihrer Spannung, wenn der Ladestrom in seinem Verlauf auf dem Gipfelpunkt einer Halbwelle anlangt. In diesem Augenblick durchbricht die Spannung des Kondensators den Luftwiderstand in Form eines knallenden Funkens (Abb. 143). Da der zur Ladung verwendete Wechselstrom fast nie mehr als 50 Perioden, d. h. sekundlich 100 Halbwellen hat, so ergab das bei den Arsonvalapparaten im besten Fall 100 Funken in der Sekunde.

Anders bei der Löschfunkenstrecke. Hier genügen bei dem geringen Elektrodenabstand schon Bruchteile der früher nötigen Spannung, um einen Funkenübergang zu erzielen. Die Entladung erfolgt nicht erst im Scheitelpunkt der Sinuslinie, sondern schon während ihres

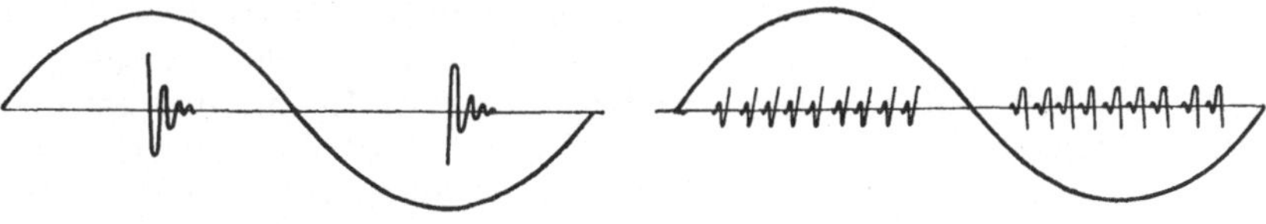

<table>
<tr><td>Abb. 143. Arsonvalstrom.</td><td>Abb. 144. Diathermiestrom.</td></tr>
</table>

Aufstieges. Kaum hat die Spannung der Kondensatorbelege eine gewisse Höhe erreicht, schlägt schon ein Fünkchen über und entladet den Kondensator, ein neuerlicher kleiner Anstieg löst ein zweites Fünkchen aus usw. Der Entladungsvorgang, der früher in einem einzigen großen Funken konzentriert war, ist aufgeteilt in zahlreiche Partialentladungen oder Mikrofunken (Abb. 144). Damit wird die Zahl der Funken, und da jeder Funken den Impuls für einige Schwingungen abgibt, auch die Zahl der Schwingungsgruppen beträchtlich vermehrt. An Stelle des Donners der Kanone, der in längeren Pausen die Luft erschüttert, haben wir das ununterbrochene Knattern der Maschinengewehre.

In dem gleichen Sinne, wie der geringe Elektrodenabstand, wirkt auch die breite Übergangsfläche, welche den Funken zur Verfügung steht. Die Folge davon ist, daß sich die Funkenstrecke weniger erhitzt. Die großen lärmenden Funken der alten Hochfrequenzapparate erzeugen eine enorme Erhitzung der Elektroden und der sie verbindenden Luftschicht, wodurch, wie wir gehört haben (S. 73), die Neuladung des Kondensators beträchtlich verzögert wird. Es werden durch die zur Abkühlung nötige Zeit unverhältnismäßig lange Pausen geschaffen, bis ein neuer Funke und damit ein neuer Schwingungsvorgang einsetzen kann. Diese Überhitzung wird bei der Löschfunkenstrecke dadurch vermieden, daß die Elektroden derselben zwei große Flächen darstellen, über die sich der Entladungsvorgang gleichmäßig verteilt, indem abwechselnd bald hier, bald dort ein Fünkchen sich ablöst. Die besonderen Kühlvorrichtungen, mit welchen die Funkenstrecken ausgerüstet sind, wie Kühlrippen, Gefäße mit Wasser, suchen gleichfalls der Erhitzung entgegenzuwirken.

Fast alle Diathermieapparate deutscher Firmen, die derzeit im Handel sind, haben Funkenstrecken, die nach dem eben beschriebenen Prinzip der Löschfunkenstrecke gebaut sind, also großflächige Plattenelektroden, die einander in ganz geringem Abstand gegenüberstehen. Bei einigen dieser Apparate ist dieser Abstand ein unveränderlicher, wie bei dem System Telefunken, bei anderen dagegen ist er durch eine Mikrometerschraube verstellbar und muß im Gebrauchsfalle jeweils einreguliert werden. Manche Apparate haben überdies noch eine Vorrichtung, welche es ermöglicht, in dem Funkenraum Alkoholdämpfe zu entwickeln, um so eine Kohlenwasserstoffatmosphäre zu schaffen, die den regelmäßigen Übergang der Funken begünstigt.

Neuerdings wird in der drahtlosen Telegraphie als Hochfrequenzgenerator an Stelle der Funkenstrecke die Glühkathode verwendet, auf deren Beschreibung hier nicht näher eingegangen werden kann. Es sei nur erwähnt, daß einige Firmen (Reiniger, Gebbert & Schall, Medizinisch-technische Company) versuchsweise auch Diathermieapparate gebaut haben, welche zur Erzeugung der Hochfrequenzströme solche Glühkathodenröhren verwenden[1]). Ein Vorteil dieser Apparate liegt darin, daß sie im Gegensatz zu den Funkenstreckenapparaten vollkommen ungedämpfte Schwingungsströme erzeugen und diese in sehr großer Intensität zu liefern vermögen. Sie haben aber auch Nachteile, von denen der praktisch wichtigste wohl der ist, daß sie zu teuer sind, weshalb sie auch bisher nicht fabriksmäßig hergestellt werden.

Die Hochfrequenzströme der Diathermie. Der geringe Abstand der Elektroden der Funkenstrecke, ihre große Fläche und gute Kühlung bewirken es, daß die Zahl der Entladungen bei der Löschfunkenstrecke ungleich größer ist als bei der früheren Kugel- oder Spitzenfunkenstrecke der Arsonvalapparate. Betragen sie bei dieser etwa 20—100 in der Sekunde, so erreichen sie bei jener in gleicher Zeit die Zahl von 1000 bis 2000. Da jeder Funke der Erreger einer Gruppe von Schwingungen ist, so ist die Zahl dieser Gruppen jetzt bedeutend gestiegen. Im gleichen Maß haben sich die Pausen zwischen ihnen verkürzt, so daß das Verhältnis zwischen schwingungserfüllter Zeit und schwingungsfreier Zeit wesentlich zugunsten der ersteren verschoben ist.

Auch die Diathermieströme sind gedämpfte Hochfrequenzströme, denn sie bestehen aus einzelnen Gruppen stark gedämpfter Wellenzüge, keineswegs aus einem kontinuierlichen Strom von Wellenberg und Wellental wie der niederfrequente sinusförmige Wechselstrom. Hochfrequente Ströme letzterer Art mit einer Periodenzahl von 1 Million in der Sekunde existieren derzeit in der Elektrotherapie überhaupt nicht, und es ist ein Irrtum, wenn in der medizinischen Literatur immer wieder von den ungedämpften Diathermieströmen im Gegensatz zu den gedämpften Arsonvalströmen die Rede ist. Der Unterschied zwischen beiden läßt sich in folgende Punkte zusammenfassen:

---

[1]) Christen, Hertenstein und Bergter: Münch. med. Wochenschr. 1918, Nr. 50.

Arsonvalströme.

1. 20—100 Funken in der Sekunde, ebensoviele stark gedämpfte Schwingungsgruppen mit sehr langen Pausen.

2. Hohe Spannung (einige 1000 V).

3. Geringe Stromstärke (etliche 100 MA).

Diathermieströme.

1. 1000—2000 Funken in der Sekunde, ebenso viele stark gedämpfte Schwingungsgruppen mit entsprechend kürzeren Pausen.

2. Niedrige Spannung (einige 100 V).

3. Hohe Stromstärke (bis zu 3000 MA).

2. Die übrigen Teile des Diathermieapparates.

Bau eines Diathermieapparates. Wie sehr sich auch Arsonval- und Diathermieapparate (Abb. 145 u. 146) ihrem Äußeren nach voneinander unterscheiden, im wesentlichen ist ihr Aufbau ganz der gleiche. Der Unterschied ihrer Wirkung, d. h. des von ihnen gelieferten Stromes, liegt, wie bereits

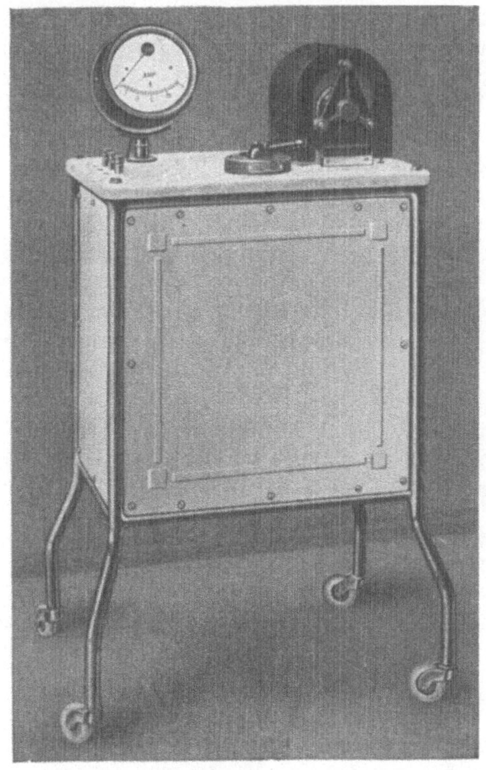

Abb. 145.
Diathermieapparat (Siemens & Halske).

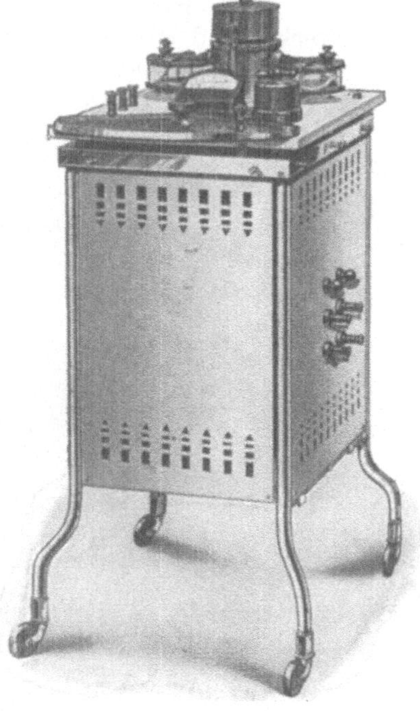

Abb. 146. Diathermieapparat
(Reiniger, Gebbert & Schall).

erwähnt, der Hauptsache nach in der Verschiedenheit ihrer Funkenstrecke. Im übrigen finden wir in den alten wie in den neuen Hochfrequenzapparaten die gleichen wesentlichen Bestandteile, deren

7*

wir zur Erzeugung elektrischer Schwingungen bedürfen. Sie sind in den modernen Diathermieapparaten nur in äußerst kompendiöser Form zusammengebaut, und ein Vergleich des Textes sowie der beiden Abb. 113 und 147 wird die vollkommene Analogie in der Anlage eines Arsonval- und eines Diathermieapparates ergeben. Hier wie dort haben wir:

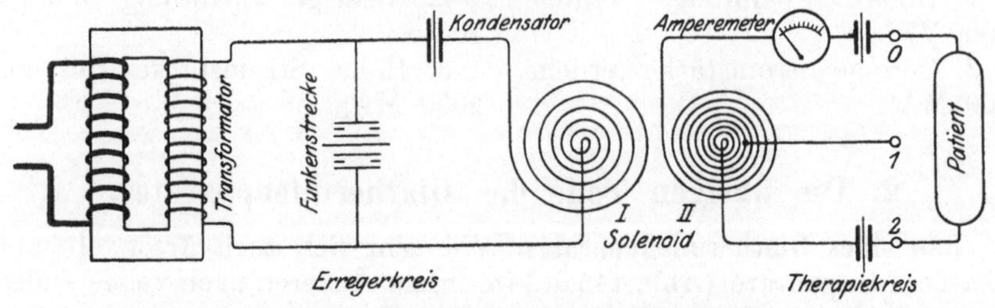

Abb. 147. Schaltbild eines Diathermieapparates.

1. **Die Quelle für hochgespannten Strom**, welcher dazu dient, die Kondensatoren aufzuladen. Die Diathermieapparate benützen hierzu einen Wechselstromtransformator.

2. **Den Erregerkreis**, bestehend aus Kondensatoren, Funkenstrecke und einem Solenoid (Selbstinduktionsspule), in welchem die Hochfrequenzschwingungen zustande kommen.

3. **Den Therapiekreis**, welcher die Schwingungen von dem Erregerkreis übernimmt, um sie durch den Patienten zu führen.

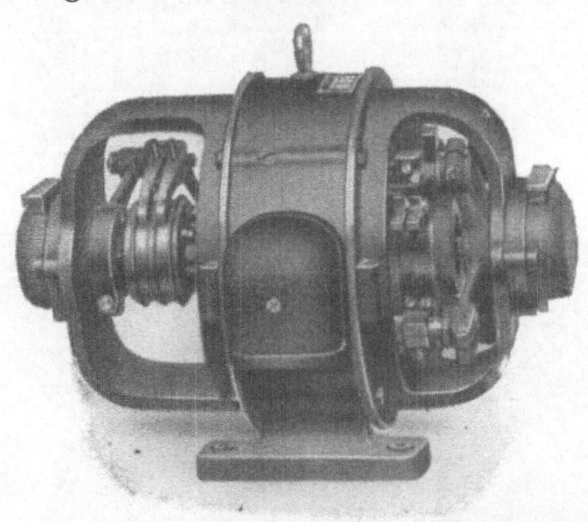

Abb. 148. Gleichstrom-Wechselstromumformer.

Will man den von einem Diathermieapparat gelieferten Strom, wie er zur Durchwärmung dient, auch zur lokalen Arsonvalisation, d. h. zur Effluvien- oder Funkenbehandlung gebrauchen, dann ist noch

4. **ein Hochspannungs- oder Resonanzkreis** notwendig. Als solcher dient ein Hochspannungstransformator von Tesla oder Oudin, der die Aufgabe hat, die von dem Diathermieapparat erzeugten Ströme auf eine sehr hohe Spannung zu bringen, um sie so für die lokale Arsonvalisation geeignet zu machen. Solche Transformatoren werden von manchen Firmen als besondere Zusatzapparate gebaut, die im Bedarfsfall an den Diathermieapparat angeschlossen werden.

1. **Die Quelle für Hochspannungsstrom.** Als solche wird bei den Diathermieapparaten ausschließlich ein eisengeschlossener Wechselstromtransformator benützt, der, in das Innere des Apparates eingebaut, den Wechselstrom des Anschlußnetzes, der in der Regel eine Spannung

von 110 oder 220 V hat, auf 1500—2000 V transformiert. Diese verhältnismäßig geringe Spannung (zum Betriebe der Arsonvalapparate ist eine solche von 20 000—30 000 V nötig) reicht vollkommen aus, um in der Löschfunkenstrecke ein Funkenspiel zu unterhalten.

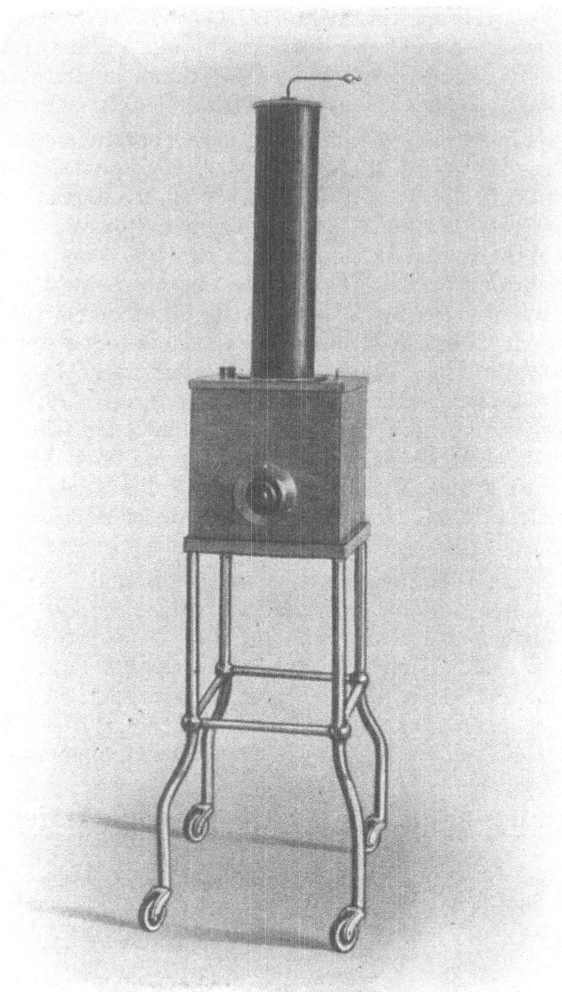

Abb. 149. Zusatzinstrumentarium für lokale Arsonvalisation zum Anschluß an einen Diathermieapparat. (Koch & Sterzel.)

Des Transformators wegen können die Diathermieapparate nur an Wechselstrom angeschlossen werden. Führt die zur Verfügung stehende zentrale Leitung nicht Wechselstrom, sondern Gleichstrom, so wird ein Gleichstrom-Wechselstromumformer nötig, wie ihn Abb. 148 in Form einer sog. Einankertype darstellt.

2. Der Erregerkreis enthält an Stelle der Leidener Flasche der Arsonvalapparate einen Plattenkondensator (Stanniollagen zwischen paraffiniertem Papier), der bei gleicher Kapazität einen ungleich geringeren Raum beansprucht. Die Belegungen dieses Kondensators stehen mit der Sekundärwicklung des Transformators in Verbindung (Abb. 147). Sie werden durch ihn aufgeladen. Hat die Ladung eine gewisse Spannung erreicht, so durchbricht ein Funke die parallel geschaltete Löschfunkenstrecke, und es entstehen in dem Kreis, der als Selbstinduktion noch eine Flachspirale enthält, elektrische Schwingungen.

3. Der Therapiekreis. Die im Erregerkreis entstehenden Schwingungen werden nicht unmittelbar verwendet, sondern auf einen zweiten Kreis, in dem sich der Patient befindet und der darum Therapiekreis heißt, übergeleitet. Während bei den Arsonvalapparaten der Therapiekreis von dem Erregerkreis direkt abzweigt (galvanische Koppelung), ist diese Verbindung bei den Diathermieapparaten eine nichtmetallische (induktive Koppelung). Zu diesem Zweck steht der erwähnten Flachspirale, die dem „kleinen Solenoid" entspricht, eine zweite ähnliche Spirale, jedoch ohne leitende Verbindung gegenüber. Die Übertragung des Stromes geschieht durch Induktion. Dadurch, daß die Sekundärspirale beweglich ist und der primären mehr oder weniger genähert werden kann, ist es möglich, den Therapiestrom nach Wunsch zu verstärken oder zu schwächen. Die Intensität dieses Stromes, der dem Patienten mittels Elektroden zugeführt wird, ist an einem Hitzdrahtamperemeter ablesbar.

4. Das Zusatzinstrumentarium (Hochspannungs- oder Resonanzkreis) zur Arsonvalisation. Derselbe ist nichts anderes als ein Hochspannungstransformator, wie wir ihn bereits auf S. 81 beschrieben haben, der es ermöglicht, den Diathermieapparat auch zur lokalen Arsonvalisation zu verwenden. Einen Zusatzapparat dieser Art, der auf einem Tischchen fahrbar angebracht ist, zeigt Abb. 149. Er wird mittels zweier Kabel an den Diathermieapparat angeschlossen.

Das Regulieren und Messen des Diathermiestromes.

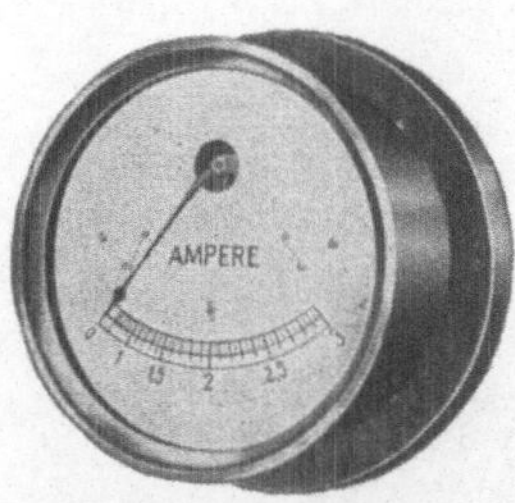

Abb. 150. Hitzdrahtamperemeter.

Das Regulieren des Stromes geschieht bei den Apparaten der einzelnen Firmen in verschiedener Weise. Nachstehend die gebräuchlichsten Methoden:

1. Am häufigsten erfolgt die Regulierung der Stromstärke in der Weise, daß eines der beiden Solenoide, entweder das im Erregerkreis oder das im Therapiekreis, beweglich ist und dem anderen feststehenden mehr oder weniger genähert werden kann. Diese Annäherung bzw. Entfernung erfolgt durch einen Hebel oder eine Schraube, die auf der Platte des Apparates angebracht sind. Je mehr beide Spiralen einander decken oder (falls die Solenoide die Form von Spulen

haben) je mehr beide Spulen ineinandergeschoben werden, desto stärker ist die Induktion und desto stärker auch der durch den Kranken fließende Strom. Das Prinzip der Regulierung ist hier also ganz das gleiche, wie es seitalters her bei den faradischen Schlittenapparaten zur Anwendung kommt.

2. Eine zweite Methode der Regulierung besteht darin, daß man die Zahl der Windungen, welche die Sekundärspule hat, verändert. Werden sämtliche Windungen der letzteren in den Therapiekreis eingeschaltet (Elektrodenanschluß an *0* und *2* in Abb. 174), so ist die zur Verfügung stehende Spannung bzw. Stromstärke eine größere, als wenn bloß ein Teil der Windungen verwendet wird (Elektrodenanschluß an *0* und *1*). Denn wie gleichfalls von den faradischen Apparaten her bekannt, wächst mit der Zahl der Windungen in der Sekundärspule die Spannung des von ihr gelieferten Stromes. Manche Apparate haben nur zwei derartige Abzweigungen, andere eine größere Zahl.

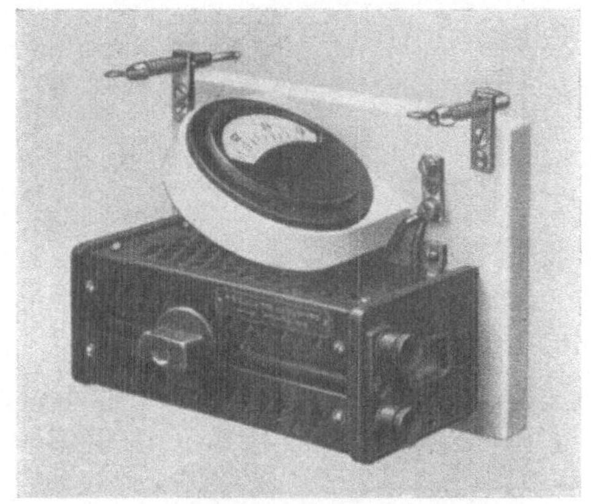

Abb. 151. Spannungsteiler mit Hitzdrahtamperemeter für Diathermieströme bis 0,6 Ampere. (Siemens & Halske.)

Das Messen des Stromes geschieht durch ein Hitzdrahtamperemeter, dessen Konstruktionsprinzip bereits auf S. 52 auseinandergesetzt wurde. Das Meßbereich des Instrumentes geht bis 3 oder 5 *A* (Abb. 150). An solchen Instrumenten lassen sich allerdings kleine Stromstärken nur ungenau ablesen. Da in manchen Fällen, wie bei der Diathermie des Auges oder Ohres, eine genaue Dosierung wünschenswert ist, haben manche Firmen noch besondere Strommesser mit kleinerem, etwa bis zu 0,6 A gehendem Meßbereich gebaut. Ein derartiges Instrument in Verbindung mit einem Spannungsteiler, der überdies eine besonders feine Regulierung dieser kleinen Stromstärken gestattet, zeigt Abb. 151.

Die Elektroden.　　Der Verteilerwiderstand.

Feuchte und metallische Elektroden. In der Befürchtung, daß die Verwendung metallisch nackter Elektroden leicht zu einer Verbrennung der Haut führen könnte, benützte man ursprünglich nur feuchte Elektroden. Kowarschik und Bergonié waren die ersten, welche die Scheu vor blanken Metallelektroden überwanden und zeigten, daß diese nicht nur gänzlich ungefährlich, sondern sogar weit zweckmäßiger sind als feuchte Elektroden. Kowarschik empfahl Elektroden aus dünnem Bleiblech, Bergonié solche aus Stanniol.

Die Metallelektroden haben gegenüber den feuchten Elektroden den ganz bedeutenden Vorzug, daß sie sich infolge ihres guten Leitvermögens selbst sehr wenig erwärmen, vor allem unvergleichlich weniger als die Haut, die sich wegen ihres hohen Widerstandes meist mehr als jedes andere Gebilde erhitzt. Infolge dieses Temperaturunterschiedes sind die Elektroden imstande, der Haut durch Leitung Wärme zu entziehen, sie also zu kühlen. Dies aber ermöglicht es wieder, die angewendete Stromstärke, die in der Regel in der Erwärmung der Haut eine Begrenzung findet, zu erhöhen und eine ausgiebigere Tiefenwirkung zu erzielen.

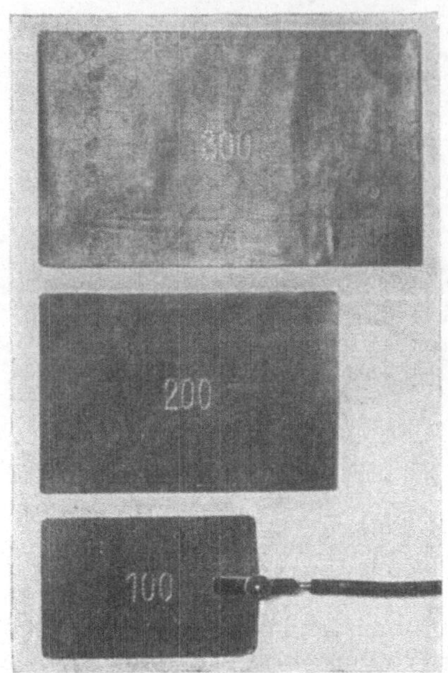

Abb .152. Elektroden nach K o w a r s c h i k.

Die Bleielektroden nach Kowarschik bestehen aus Bleiplatten verschiedener Größe, die eine Dicke von 0,5 mm haben und deren Ecken leicht abgerundet sind (Abb. 152). Als Formate empfehlen sich die Größen der Normalelektroden, wie sie bei der Galvanisation (S. 28) angegeben wurden. Zweckmäßig ist es, den Flächeninhalt auf jeder Platte mittels durchstochener Zahlen zu vermerken. Man kann sich die Elektroden leicht selbst durch Ausschneiden aus einem vorrätig gehaltenen Bleiblech herstellen.

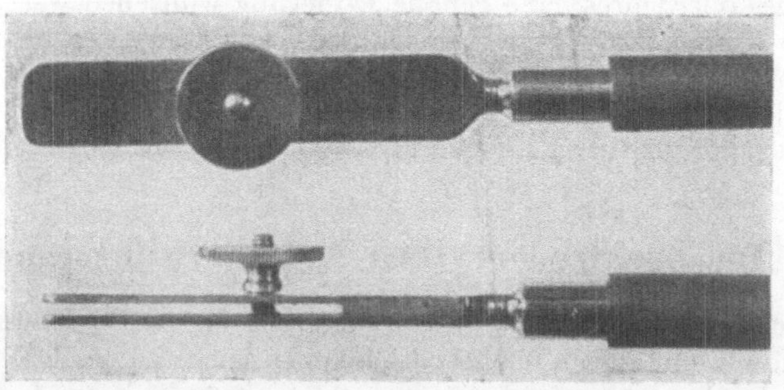

Abb. 153. Elektrodenklammer nach K o w a r s c h i k.

Die Bleielektroden haben den Vorteil, daß sie äußerst einfach, billig und dauerhaft sind. Sie lassen sich leicht reinigen und können, wo es not tut, auch durch Auskochen sterilisiert werden.

Die Elektroden werden an Kabel angeschlossen, die an dem einen ihrer Enden eine Klammer tragen, zwischen deren Griffen die Platte festgeklemmt wird (Abb. 153). Es ist außerordentlich wichtig, daß diese Klammern, welche Ausführung sie immer haben, die Elektrodenplatten gut fassen, weil ihr Abgleiten von der Elektrode während der Behandlung zu schweren Verbrennungen führen kann.

Die Stanniolelektroden nach Bergonié haben vor den Bleielektroden die größere Anpassungsfähigkeit voraus. Sie werden daher überall dort am

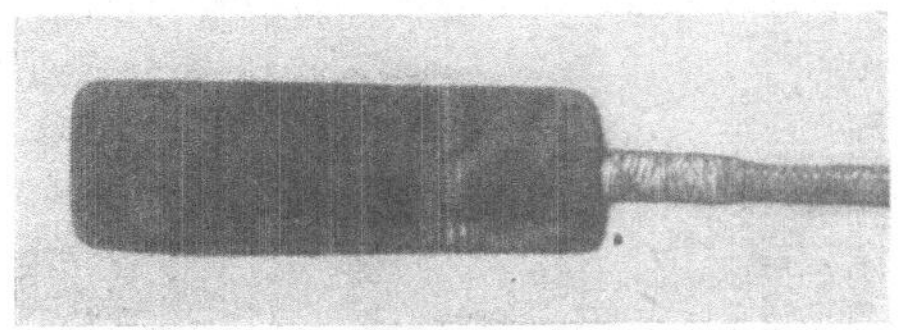

Abb. 154.   Hilfselektrode zur Diathermie (in natürlicher Größe).

Platze sein, wo es auf ein besonders subtiles Arbeiten mit kleinen Elektroden ankommt (Trigeminusbehandlung u. dgl.). In diesem Fall wird die Haut zuerst mit warmem Wasser oder Seifenspiritus angefeuchtet und die Elektrode gleichsam aufgeklebt.

Die Verbindung der Elektroden mit dem Kabel geschieht durch eine Hilfselektrode, d. i. ein kleines dünnes Drahtnetz oder ein ebensolcher Metallstreifen (Abb. 154), der an einem Kabel befestigt ist und auf die Stanniolelektrode aufgelegt wird. Um beide in gutem Kontakt zu erhalten, befestigt man sie mittels eines regelrechten Verbandes an dem betreffenden Körperteil. Um die Elektrode noch besser gegen die Unterlage anzudrücken, kann man über sie außerdem einen Gummischwamm, eine Schicht Watte oder dgl. legen, welche mit in den Verband eingeschlossen werden. Die größere Schwierigkeit des Anlegens ist ein zweifelloser Nachteil der Stanniolelektroden gegenüber den Bleielektroden, die sich meist mit wenigen Bindentouren, durch Auflegen eines Sandsackes u. dgl. hinreichend fixieren lassen. Dazu kommt, daß die Stanniolelektroden infolge ihrer Zerreißlichkeit nach ein- oder zweimaligem Gebrauch nicht mehr verwendungsfähig sind und durch neue ersetzt werden müssen.

Der Verteilerwiderstand dient dazu, mit einem Diathermieapparat gleichzeitig mehrere verschiedene Körperteile oder gleichzeitig mehrere Kranke zu behandeln. Er besteht meist aus vier gemeinsam auf einem Brett

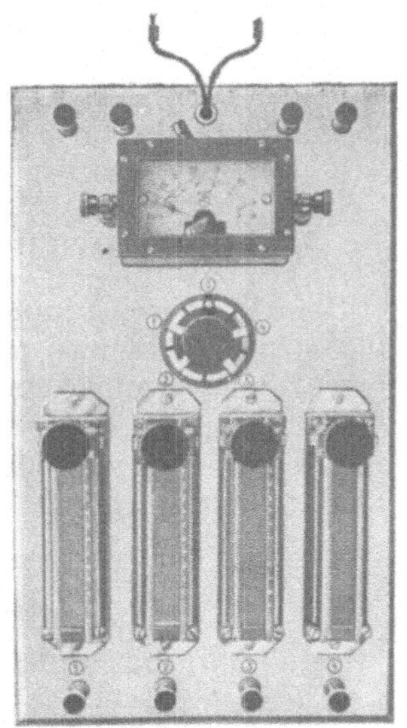

Abb. 155.   Verteiler (Med.-technische Company in Berlin).

angebrachten Regulierwiderständen (Abb. 155), welche den Zweck haben, den von dem Apparat gelieferten Strom in ebenso viele parallele Stromkreise aufzuteilen, wobei gleichzeitig jeder dieser Teilströme selbständig reguliert werden kann.

Abb. 156 wird das Verständnis hierfür vermitteln. Der von dem Apparat kommende Strom verteilt sich auf vier Kreise, geht durch vier verschiedene Behandlungsobjekte und kehrt nach seiner Vereinigung wieder zum Apparat zurück. Dadurch, daß sich in jedem dieser Kreise ein Regulierwiderstand befindet, wird es möglich, die Stromstärke in jedem einzelnen von ihnen nach Wunsch zu verändern.

Bei der Ausführung einer solch mehrfachen Durchwärmung wird zunächst der Diathermiestrom eingeschaltet und so weit erhöht, bis er in einem der Kreise die gewünschte Stärke erreicht hat. Ist dies der Fall, so schaltet man in diesem Zweig Widerstand ein, wodurch hier der Strom etwas zurückgeht, dafür aber in den anderen Zweigen steigt. Nun erhöht man neuerdings den Gesamtstrom, bis wieder in einem der Kreise die gewünschte Stromdosis erreicht ist, legt hier abermals Widerstand vor usw., bis man durch allmähliches Ausgleichen in allen vier Stromkreisen die notwendige Intensität erzielt.

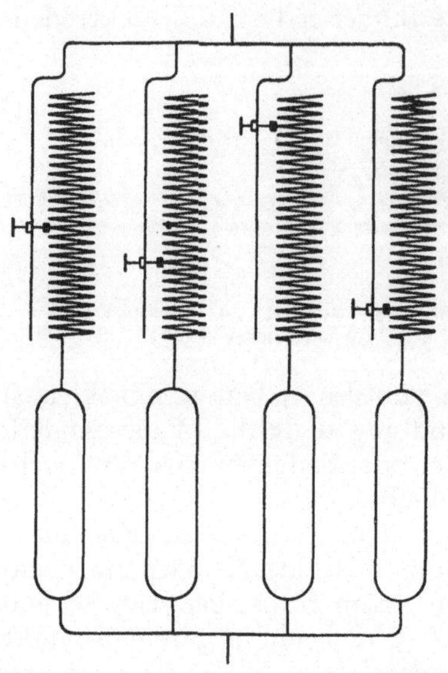

Abb. 156. Verteilerwiderstand (Schaltbild).

Die Anwendung des Diathermiestromes.

Der Diathermiestrom kann wie jede andere Stromform lokal oder allgemein angewendet werden, d. h. es kann durch ihn eine bloß örtliche Durchwärmung einzelner Körperteile oder Organe vorgenommen werden oder es kann der Körper als Ganzes derart durchströmt werden, daß es zu einer allgemeinen Temperaturerhöhung ohne wesentliche lokale Übererwärmung kommt.

1. Die lokale Anwendung.

a) Das Anlegen, Befestigen der Elektroden u. a.

Das Anlegen der Elektroden. Die Elektroden müssen möglichst gleichmäßig der Hautoberfläche angepaßt werden, damit der Übergangswiderstand und somit der Stromübergang an allen Stellen der Berührungsfläche der gleiche sei. Liegt die Elektrode an einer Stelle nicht ordentlich auf, so daß sich zwischen ihr und der Haut eine dünne Luftschicht befindet, so wird hier der Strom nicht kontinuierlich, sondern bei ausreichender Spannung in Form kleinster Fünkchen übergehen, die ein unangenehmes Brennen oder Stechen verursachen. Man wird daher in manchen Fällen gut tun, die Haut vor dem Auflegen der Elektroden mit Wasser anzufeuchten, um den Kontakt zwischen Elektrode und Haut zu verbessern.

Umgekehrt wird an solchen Stellen, wo die Elektroden besonders stark gegen die unterliegende Haut drücken, wie das öfters an den Kanten oder Ecken der Platten vorkommt, der Übergangswiderstand ein geringerer, die Stromstärke somit eine größere sein, was sich gleichfalls in einem Gefühl des Brennens kundgibt. Ein gutes gleichmäßiges Anliegen der Elektroden ist daher von großer Wichtigkeit nicht allein, um die Durchwärmung angenehm zu gestalten, sondern auch um Verbrennungen zu vermeiden.

Das Befestigen der Elektroden ist notwendig, um dauernd einen guten Kontakt zu erhalten. Es geschieht am einfachsten durch Umlegen einer Binde, wozu sich am besten eine solche aus Gummi oder Trikotgewebe eignet, die einen gleichmäßigen Druck auf die Elektroden ausübt. In manchen Fällen wird es genügen, daß der Patient sich auf die Elektrode legt oder daß man diese durch Auflegen eines Sandsackes fixiert (stabile Diathermie).

Das Verschieben der Elektroden während der Durchwärmung (labile Diathermie) wird wohl jetzt kaum mehr geübt. Dort, wo eine größere Körperregion unter die Einwirkung des Stromes gebracht werden soll, kann es sich bisweilen empfehlen, die Elektrode unter kurzem Ausschalten des Stromes etappenweise zu verlagern.

Das Ein- und Ausschalten des Stromes. Es gilt für die Diathermie als Grundsatz, den Strom erst dann einzuschalten, wenn die Elektroden bereits angelegt sind, andererseits die Elektroden erst dann abzuheben, wenn der Strom bereits ausgeschaltet ist. Beachtet man diese Vorschrift nicht und hebt die Elektroden während des Stromdurchganges ab oder setzt sie erst auf, wenn sie schon unter Spannung stehen, so bekommt man bei einem gewissen Abstand zwischen Elektrode und Haut einen Funkenübergang, der, abgesehen davon, daß er für den Patienten sehr schmerzhaft ist, auch zu einer Verbrennung der Haut Veranlassung geben kann.

Nach Schließung des Kreises darf der Strom nie plötzlich, sondern nur ganz langsam auf die gewünschte Stärke gebracht werden, damit man einen etwa vorhandenen Defekt des Apparates, der Zuleitung, einen unvollkommenen Kontakt der Elektroden oder einen sonstigen Mangel rechtzeitig entdecken und einen hierdurch drohenden Schaden verhüten kann. Das plötzliche Ausschalten des Stromes ist dagegen vollkommen gefahrlos und für den Patienten mit keiner unangenehmen Empfindung verbunden.

b) Die Lokalisierung der Stromes.

Gleich große, parallel gegenüberstehende Elektroden. Setzen wir an einen Körperteil, den wir der Einfachheit halber in bezug auf sein Leitvermögen als homogen ansehen wollen, zwei gleich große Elektroden derart an, daß sie einander flächenparallel und direkt gegenüberstehen, so verlaufen die Stromlinien in der Regel nicht vollkommen parallel zueinander. Sie zeigen vielmehr in der Mitte ihres Verlaufes eine Streuung, die um so größer wird, je größer der Abstand der beiden Elektroden im Verhältnis zu ihrem Durchmesser ist. Infolge der größeren Stromdichte ist daher die Erwärmung unmittelbar unter den Elektroden eine größere, um in dem Maße abzunehmen, als die Stromlinien auseinanderweichen (Abb. 157). Ist der Abstand der Elektroden im Vergleich zu ihrer Größe ein sehr bedeutender, dann ist eine Erwärmung oft nur mehr unter den Elektroden selbst wahrnehmbar, während sie auf der Mitte der Bahn kaum mehr nachzuweisen ist.

Die Streuung kann praktisch nur dort unberücksichtigt bleiben, wo der Abstand der Elektroden voneinander nicht mehr als das $1^{1}/_{2}$ fache

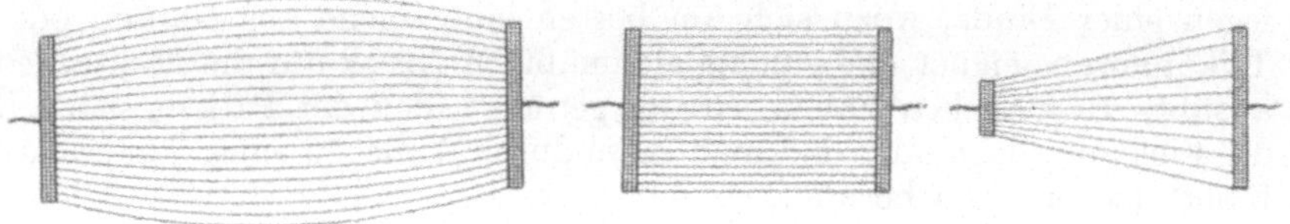

Abb. 157.   Abb. 158.   Abb. 159.
Gleich große, parallel gegenüberstehende Elektroden.   Ungleich große Elektroden.

ihres Durchmessers beträgt. In diesem Fall können wir mit einer gleichmäßigen Durchwärmung des intrapolaren Gewebes rechnen (Abb. 158). Aus diesen Tatsachen müssen wir die Regel ableiten, daß man, um eine gleichmäßige Durchwärmung zu erzielen, die Elektroden um so größer wählen muß, je weiter sie voneinander abstehen.

Ungleich große, parallel gegenüberstehende Elektroden. Verwendet man zur Durchstrahlung zwei verschieden große Elektroden, dann ist die Erwärmung unter der kleineren entsprechend der größeren Stromdichte eine stärkere als unter der größeren (Abb. 159). Gewöhnlich wählt man das Größenverhältnis beider Elektroden derart, daß die Erwärmung unter der größeren kaum merkbar wird, wenn sie unter der kleineren bereits eine hinreichende Stärke erreicht hat. Letztere bezeichnet man dann als aktive oder differente, erstere als inaktive oder indifferente Elektrode. Wenn die größere Elektrode auch für

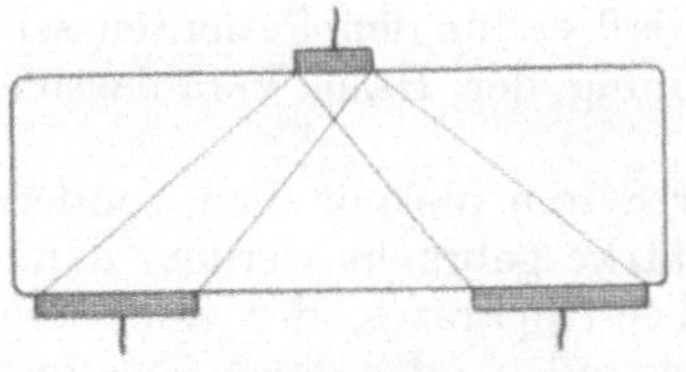

Abb. 160. Die richtende Kraft der inaktiven Elektrode.

die Erwärmung nicht unmittelbar in Betracht kommt, so wird durch ihre Lage doch die Verlaufsrichtung der Stromlinien, welche von der kleineren Elektrode ausgehen, bestimmt (Abb. 160). Sie muß also stets derart gelagert werden, daß das zu durchwärmende Objekt in den Strahlenkegel der Stromlinien fällt.

Gegeneinander geneigte Elektroden. Von praktischer Wichtigkeit ist die Stromverteilung, die auftritt, wenn die Elektroden einander nicht flächenparallel gegenüberstehen, sondern in einem Winkel gegeneinander geneigt sind (Abb. 161). Da der Weg zwischen den beiden einander näherliegenden Kanten kürzer ist als zwischen den voneinander abgekehrten, so wird der Strom die kürzere und daher bequemere Verbindung vorziehen, und die Stromlinien werden sich überwiegend auf die eine Elektrodenhälfte legen. Dies wird um so mehr der Fall sein, je größer der Neigungswinkel ist.

Das Extrem der Neigung ist dann erreicht, wenn beide Elektroden in dieselbe Ebene zu liegen kommen (Abb. 162). Es kommen dann für die Stromführung ausschließlich die einander zugewendeten Elektroden-

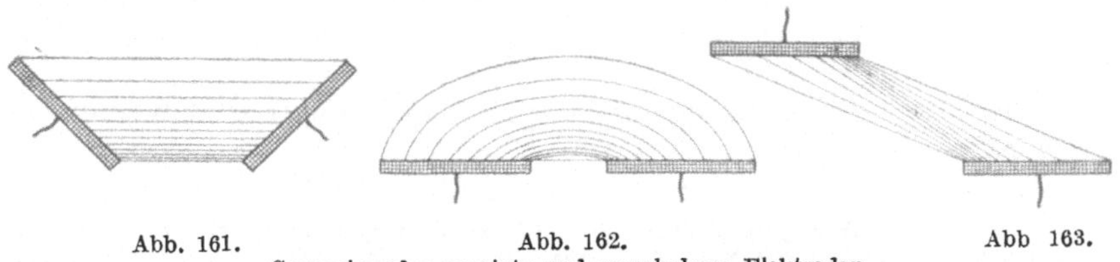

Abb. 161.   Abb. 162.   Abb 163.

Gegeneinander geneigte und verschobene Elektroden.

hälften in Betracht, was praktisch gleichbedeutend ist mit einer Verkleinerung der Elektrodenflächen. Die Erwärmung wird dort am stärksten sein, wo die Stromlinien am dichtesten in die Haut übertreten, das ist an den einander gegenüberliegenden Elektrodenkanten der Fall. Hier kommt es leicht zu einer Überhitzung der Haut, während gleichzeitig eine Tiefenwirkung ausbleibt. Diese unerwünschte lineare Erwärmung bezeichnet man als Kantenwirkung. Sie ist um so ausgesprochener, je näher einander die Elektroden liegen.

Ein ähnlicher Kanteneffekt tritt auch auf, wenn man zwei einander gegenüberstehende Elektroden parallel zueinander verschiebt (Abb. 163).

Besondere Fälle. Eine besondere Form der Wärmelokalisation bedarf noch der Erwähnung. Passiert der Strom auf seinem Wege einen Körperquerschnitt, der kleiner ist als die Oberfläche der Elektroden, so werden an dieser Stelle die Stromlinien wie in einem Engpaß zusammengedrängt und erzeugen daselbst die stärkste Wärmewirkung (Abb. 164). Nimmt man z. B. in jede Hand eine Handelektrode, so tritt eine solche Zusammenschnürung der Kraftlinien in den Handgelenken und im distalen Teil des Unterarmes ein, weshalb

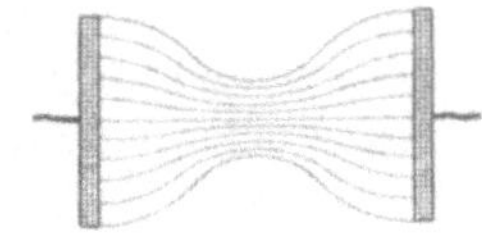

Abb. 164. Einengung der Strombahn.

man hier die stärkste Erwärmung verspürt. Ähnliches ist an den Sprunggelenken der Fall, wenn man beide Beine auf je eine Fußplatte stellt.

c) Die Dosierung des Stromes.

Wir haben kein Mittel, die in der Tiefe des Gewebes entstehende Temperatur am Lebenden unmittelbar zu messen. Wir müssen uns daher begnügen, die Erwärmung einerseits nach der Stromstärke, andererseits nach der Dauer der Durchströmung zu dosieren, entsprechend der Jouleschen Formel $W = 0{,}24\, i^2\, wt$, in der w als gegeben anzusehen ist, während i und t unserem Belieben überlassen sind.

Die Stromstärke. Die Stromstärke, die wir zur Diathermie verwenden, ist wesentlich größer als die bei jeder anderen Methode der Elektrotherapie, sie schwankt zwischen 100—3000 MA. Wichtig ist für die Dosierung, daß bei einer Vergrößerung der Stromstärke der Wärmeeffekt nicht in einem einfachen geraden, sondern in einem quadratischen Verhältnis mit der Stromstärke steigt, daß also z. B. eine Intensität von 1 A nicht doppelt soviel Wärme erzeugt als eine solche von 0,5 A, sondern viermal soviel. Dieses Verhältnis verdient deswegen Beachtung, weil wir bei andern elektrotherapeutischen Methoden, wenn wir die Stromdosis verdoppeln, nur mit einer Verdoppelung der Stromwirkung rechnen.

Die anwendbare Stromstärke wird durch folgende Faktoren bestimmt:

1. Die Elektrodengröße. Je größer die Elektrode ist, um so stärker kann im allgemeinen der Strom sein. Das Verhältnis Stromstärke (in MA) zu Elektrodengröße (in cm²) bezeichnen wir bekanntlich als Stromdichte. Während aber bei der Galvanisation und Faradisation dieser Quotient stets kleiner ist als 1 (echter Bruch), ist er für die Diathermie stets größer als 1 (unechter Bruch). Die Stromdichte ist für kleinere Elektroden verhältnismäßig höher als für größere, aus den gleichen Gründen, die wir bereits beim galvanischen und faradischen Strom erörtert haben (S. 57).

2. Das Temperaturgefühl. Da auch bei theoretisch richtiger Bemessung der Stromstärke durch irgendeinen üblen Zufall, wie durch das schlechte Anliegen einer Elektrode, eine Verbrennung zustande kommen kann, so ist die Kontrolle der fortschreitenden Erwärmung durch das Temperaturgefühl des Kranken nicht zu umgehen. Derselbe ist anzuweisen, jedes unangenehm werdende Hitzegefühl sofort zu melden. Bei Erkrankungen (Neuritis, Tabes), bei denen erfahrungsgemäß Störungen des Temperatursinnes vorkommen können, hat man sich durch eine Untersuchung von der Intaktheit desselben zu überzeugen und im Falle einer Störung die Durchwärmung mit entsprechender Vorsicht auszuführen.

3. Art der Erkrankung und des erkrankten Organes. Es ist ein prinzipieller Irrtum, anzunehmen, daß man die beste Wirkung am sichersten dann erzielt, wenn man möglichst stark durchwärmt. Wenn bei vielen Erkrankungen (chronischen Arthritiden, Gelenkversteifungen) auch eine möglichst ausgiebige Durchwärmung angezeigt sein mag, so gibt es doch auch andere (Angina pectoris, manche Neuralgien), bei denen eine solche maximale Durchwärmung unter Umständen nur Schaden bringen kann. Das Optimum der therapeutischen Wirkung fällt also keineswegs immer mit dem Maximum der Wärmedosis zusammen.

Auch die Art des erkrankten Organes spielt für die Dosierung eine Rolle. Temperaturmessungen im Mageninnern haben z. B. den interessanten Befund ergeben, daß man einen höheren Temperaturanstieg bei einer Stromstärke von 0,3 A als mit einer solchen von 2 A erzielt. Auf die biologische Erklärung dieser etwas paradoxen Erscheinung kann hier nicht eingegangen werden, wir wollen aus ihr nur den praktisch wichtigen Schluß ziehen, daß es bei Durchwärmungen der Organe der Brust- und Bauchhöhle zweckmäßig ist, eher kleinere Stromstärken, diese aber dafür etwas länger anzuwenden.

Die Behandlungsdauer ist der zweite Faktor der Dosierung. Sie wird durchschnittlich mit 20—30 Minuten bemessen. Eine kürzere Durchstrahlung wird nur selten eine ausreichende Wirkung ergeben. Dagegen würde man, wenn dies aus äußeren Gründen durchführbar wäre, durch eine Verlängerung dieser Zeit gewiß in manchen Fällen den Erfolg verbessern können.

2. Die allgemeine Anwendung.

Die Allgemeindiathermie erstrebt eine möglichst gleichmäßige Durchwärmung des gesamten Körpers, ohne daß es dabei zu einer lokalen Übererwärmung einzelner Teile kommen soll. Eine solche universelle Hyperthermie läßt sich dadurch erreichen, daß man die Körpermasse durch entsprechend verteilte Elektroden annähernd gleichmäßig von den Hochfrequenzströmen durchsetzen läßt. Die Zahl und die Verteilung der Elektroden kann hierbei eine verschiedene sein, doch müssen diese stets hinreichend groß sein, damit die örtliche Dichte des Stromes und dadurch die örtliche Erwärmung nicht zu stark wird.

Im folgenden sollen zwei Methoden der Allgemeindiathermie beschrieben werden. Wir wollen sie zur raschen Verständigung für später kurzweg als I. Methode und II. Methode unterscheiden.

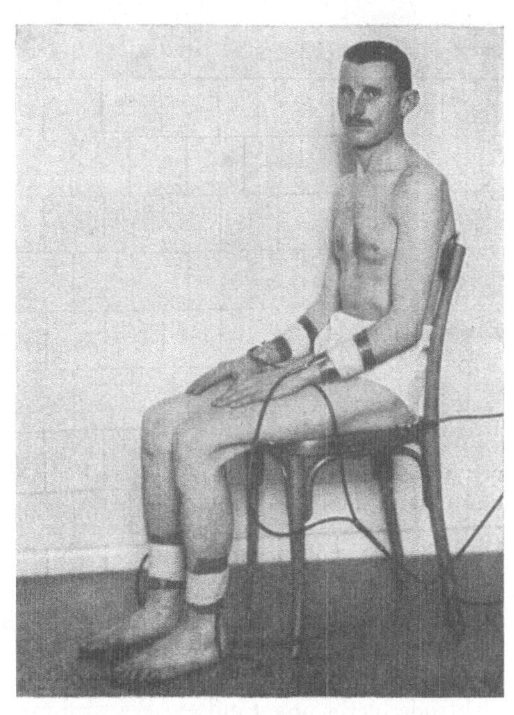

Abb. 165. Allgemeindiathermie I. Methode.

a) I. Methode.

Vier Bleielektroden zu 200 cm² werden fesselartig um die Unterarme und Unterschenkel gelegt und mittels Binden befestigt (Abb. 165). Zwei Doppelkabel verbinden sie mit dem einen Pol des Apparates. An

den zweiten Pol wird eine Rückenelektrode (300—400 cm²) angeschlossen, die durch eine Gesäßelektrode ersetzt werden kann,
wenn der Kranke sitzend behandelt werden soll. Die Stromstärke
schwankt zwischen 1,5—3,0 A, die Behandlungsdauer beträgt 20 bis
30 Minuten.

Will man eine möglichst gleichmäßige Durchwärmung erzielen, so
kann man sich zur allgemeinen Diathermie auch eines Verteilerwiderstandes bedienen, dessen Anwendung aus Abb. 166 ersichtlich ist.
Da infolge ihres kleineren Querschnittes die Erwärmung in den Armen
größer ist als in den Beinen, so wird man in den Stromkreis der letzteren etwas Widerstand einschalten, um diesen Unterschied auszugleichen.

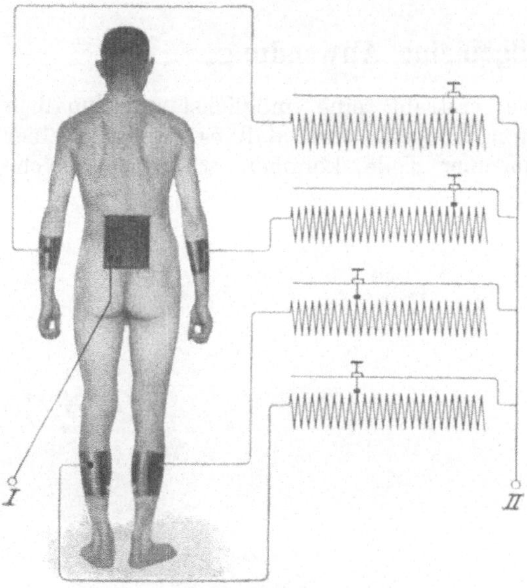

Die Allgemeindiather-
mie übt eine bedeutende Wirkung auf das Blut-
gefäßsystem aus (S. 175). Es empfiehlt sich daher,
bei den ersten Sitzungen, solange man die Reaktionsfähigkeit des Patienten nicht kennt, nur eine
geringe Stromstärke anzuwenden, um nicht durch
ein zu brüskes Vorgehen Kongestionen oder eine
Herzschwäche auszulösen. Hat man sich durch die
Kontrolle des Pulses und des Allgemeinbefindens

Abb. 166. Schaltungsschema zur Allgemeindiathermie
(I. Methode) mit Verteilerwiderstand.

des Patienten davon überzeugt, daß die Prozedur gut vertragen wird,
dann kann man bei den folgenden Sitzungen langsam mit der Stromstärke steigen.

Die beschriebene Methode kann man auch in folgender Weise modi-
fizieren. Man ersetzt die beiden Unterarmelektroden durch einen
Metallstab, welchen der Kranke in die Hände nimmt, an Stelle der beiden Unterschenkelelektroden verwendet man eine Metallplatte, auf
welche die bloßen Füße gestellt werden. Die Rücken- bzw. Gesäßelektrode bleibt unverändert. Sie wird mit dem einen Pol des Apparates
verbunden, während Hand- und Fußelektrode zusammen an den Gegenpol kommen (Abb. 167).

Bei dieser Anordnung muß der Strom die beiden Hand- und Fuß-
gelenke durchfließen. Das mag vielleicht als ein Nachteil erscheinen,
weil die Erwärmung dieser Gelenke dadurch etwas in den Vordergrund
tritt. Dieser scheinbare Nachteil aber kann zum Vorteil werden, wenn

die allgemeine Diathermie bei einer Polyarthritis progressiva ausgeführt wird, bei der die genannten Gelenke nicht selten in besonderem Maße ergriffen sind.

b) II. Methode.

Sie stellt technisch die einfachste Form der Allgemeindiathermie dar. Man legt den Kranken auf drei große Metallplatten aus Blei, Aluminium oder dergleichen, die ein Format von 30×40 cm haben und auf dem Behandlungsbett derart verteilt werden, daß eine derselben unter den Rücken in der Gegend der Schulterblätter, die zweite unter das Gesäß und die Oberschenkel und die dritte

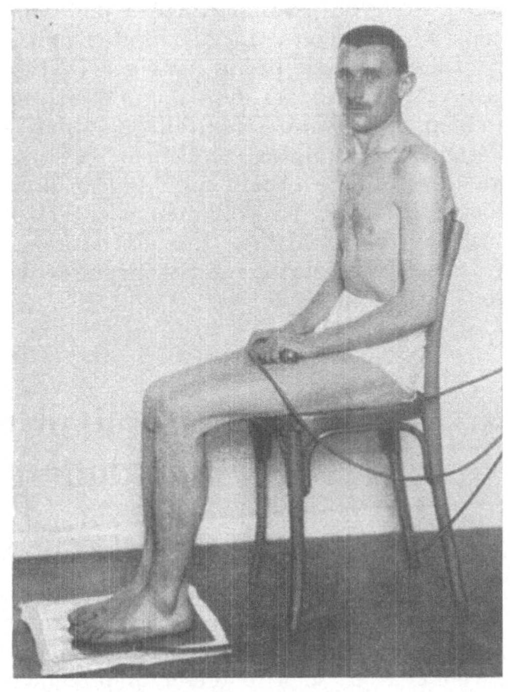

Abb. 167. Allgemeindiathermie (I. Methode modifiziert).

unter die Waden zu liegen kommt (Abb. 168). Die drei Elektroden sollen voneinander gleich weit abstehen. Man achte darauf, daß nicht zwei derselben einander zu nahe kommen, weil dies zu einer Über-

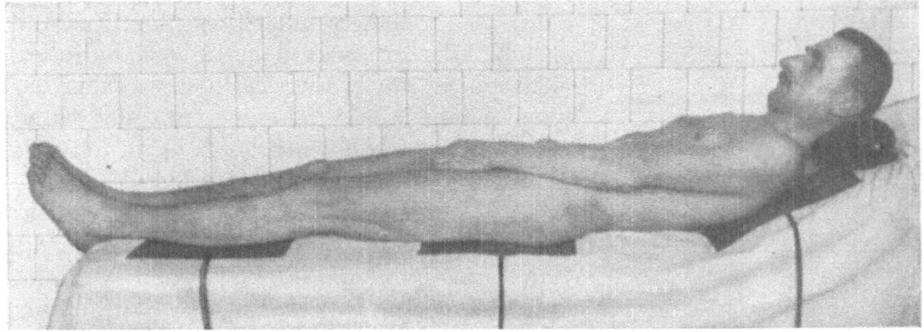

Abb. 168. Allgemeindiathermie (II. Methode) nach K o w a r s c h i k.

hitzung längs der nahegerückten Ränder Veranlassung geben würde. Nun schaltet man die mittlere Elektrode an den einen, die Rücken- und Wadenelektrode gemeinsam an den anderen Pol des Apparates an. Eine Stromstärke von 2,0—2,5 A ergibt eine gleichmäßige

Erwärmung des ganzen Körpers und läßt die in der Achselhöhle gemessene Temperatur in 20 Minuten um 0,4—0,8° C ansteigen.

Diese Methode der allgemeinen Diathermie hat vor der I. Methode den Vorteil, daß bei ihr das Anlegen und Befestigen der Elektroden an den Extremitäten entfällt und daß sie ohne Verwendung eines Verteilerwiderstandes ausführbar ist. Sie ersetzt das Kondensatorbett, wie es Schittenhelm zur Allgemeindiathermie angegeben hat, in ebenso einfacher wie vollkommener Weise und hat diesem gegenüber noch den ökonomischen Vorzug, daß sie zur Erreichung des gleichen Wärmeeffektes statt einer Stromstärke von 5—10 A nur eine solche von 2,0—2,5 A benötigt.

V. Die Behandlung mit der Influenzmaschine. Franklinisation.

Allgemeines.

Influenzelektrizität. Nähert man einem elektrisch geladenen Körper, etwa einer Metallkugel, die isoliert aufgestellt ist, einen Leiter, der gleichfalls isoliert ist, z. B. einen Metallzylinder, dessen Ecken abgerundet sind, so wird dieser ursprünglich unelektrische Leiter gleichfalls elektrisch (Abb. 169). Nehmen wir an, die Metallkugel wäre positiv geladen, so erweist sich das der Kugel zugekehrte Ende des Zylinders entgegengesetzt, also negativ, das von ihr abgekehrte Ende gleichnamig, also positiv elektrisch. Diese Erscheinung bezeichnet man als Influenz.

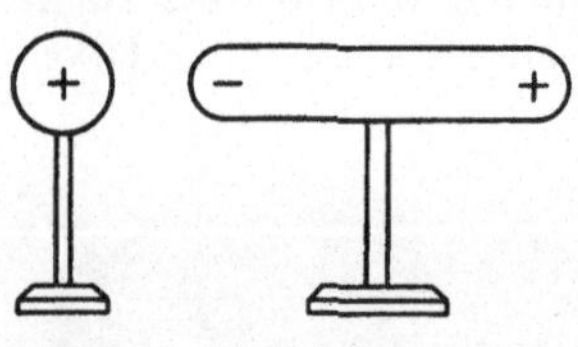
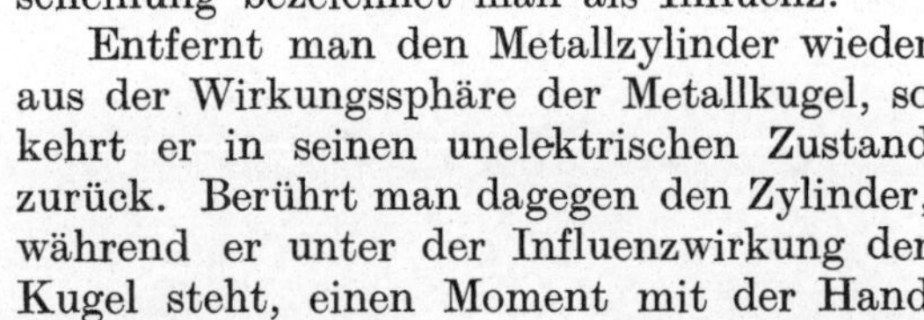

Abb. 169. Elektrische Influenz.

Entfernt man den Metallzylinder wieder aus der Wirkungssphäre der Metallkugel, so kehrt er in seinen unelektrischen Zustand zurück. Berührt man dagegen den Zylinder, während er unter der Influenzwirkung der Kugel steht, einen Moment mit der Hand oder setzt ihn in anderer Weise vorübergehend mit der Erde in leitende Verbindung und entfernt ihn erst dann aus der Nähe der Kugel, so bleibt er auch nachträglich noch elektrisch, und zwar negativ elektrisch. Durch die Berührung ist von den beiden Elektrizitäten die positive zur Erde abgeflossen (ungebundene Elektrizität), während die negative, die durch Influenz gebunden war, nach Aufhebung der Erdleitung sich über den Zylinder verbreitete.

Die Erscheinung der Influenz kann man somit benützen, um Körper mit Elektrizität zu laden. Habe ich einen einzigen elektrisch geladenen Körper, so kann ich mit ihm durch Influenz beliebig viele andere Körper elektrisieren oder ich kann denselben Körper, nachdem ich ihn elektrisiert und entladen habe, immer wieder von neuem aufladen. Die so gewonnene Elektrizität ist aber dabei keineswegs aus dem Nichts erzeugt. Ihr

Äquivalent ist die mechanische Arbeit, die ich leisten muß, um entgegengesetzt der Anziehung den influenzierten Körper von dem influenzierenden zu entfernen. Auf diesem Prinzip des Energieumsatzes beruht der Bau der Influenzmaschine.

Elektrische Ladung. Spitzenwirkung. Ist ein Körper elektrisch geladen, so befindet sich die Elektrizität, wie experimentell festgestellt wurde, nur an seiner Oberfläche, während sein Inneres unelektrisch ist. Die Verteilung der Ladung über die Oberfläche hängt von der Gestalt dieser ab. Ist die Oberfläche überall gleichmäßig gekrümmt wie bei einer Kugel, so ist auch die Dichte der Elektrizität an allen Stellen die gleiche. Ist die Krümmung der Oberfläche aber an verschiedenen Stellen eine verschiedene, so sammelt sich die Elektrizität an jenen Stellen am dichtesten an, an denen der Krümmungsradius am kleinsten ist, also besonders an Kanten, Ecken und Spitzen. Hier kann die Elektrizität eine solche Dichte und damit eine solche Spannung erreichen, daß sie den Widerstand der Luft überwindet und ausströmt. Soll ein Körper seine Ladung bewahren, dann muß er eine möglichst abgerundete Gestalt besitzen.

Bringe ich an dem oben erwähnten Metallzylinder eine Spitze an und nähere ich ihn sodann der positiv geladenen Metallkugel derart, daß die Spitze von dieser abgekehrt ist, so entweicht durch die Spitze die ungebundene positive Elektrizität in gleicher Weise, wie wenn ich den Zylinder mit der Hand berühre, und der Zylinder erweist sich nach der Entfernung aus dem Kraftfeld der Kugel als negativ geladen. Befindet sich die Spitze aber an dem der Kugel zugekehrten Ende, dann strömt durch sie die negative Elektrizität aus, neutralisiert einen Teil der positiven Elektrizität der Kugel, und der Zylinder ladet sich positiv. Es hat den Anschein, als ob die Spitze einen Teil der Kugelladung herübergesaugt hätte. Man spricht daher von einer Saugwirkung der Spitzen. Diese Erscheinungen sind für das Verständnis der Influenzmaschine von Bedeutung.

Die Influenzmaschine.

1. Der Bau der Influenzmaschine.

Geschichtliches. Zu medizinischen Zwecken werden ausschließlich Elektrisiermaschinen verwendet, welche die Elektrizität durch Influenz erzeugen, sogenannte Influenzmaschinen, da ihre Ergiebigkeit ungleich größer ist als die der früher gebrauchten Reibungselektrisiermaschinen.

Die Influenzmaschine wurde fast gleichzeitig von Töpler und Holtz (1864) erfunden, später von Wimshurst verbessert. Eine weitere Vervollkommnung der Wimshurstschen Maschine stellt die Starkstrom-Influenzmaschine von Wehrsen (Abb. 170) sowie die Kondensatormaschine von Wommelsdorf dar.

Die Wimshurst-Maschinen und ihre Verbesserungen sind selbsterregende Maschinen, d. h. sie liefern ohne weiteres Elektrizität, sobald man sie in Bewegung setzt. Das ist nicht der Fall bei einzelnen älteren

Modellen, denen vor jedem Gebrauch erst eine bestimmte Ladung erteilt werden muß, um sie zur Funktion zu bringen.

Die Scheiben der Maschine bestehen meist aus Hartgummi, seltener aus Glas. Hartgummischeiben haben den Vorzug größerer Festigkeit, sie sind weniger zerbrechlich und vertragen eine größere Umdrehungsgeschwindigkeit, mit der die Leistung der Maschine steigt.

Der einfachste Typ der Influenzmaschine besitzt zwei Scheiben, von denen die eine fest steht, die andere sich dreht, oder die auch beide, jedoch in entgegengesetztem Sinne rotieren. Größere Maschinen haben zwei, drei oder auch mehr solcher Scheibenpaare. In Amerika, wo die Franklinisation sich besonderer Pflege erfreut, werden selbst Maschinen mit 10 und 12 Scheiben verwendet.

Die Scheiben tragen an ihrer Peripherie eine Anzahl von Metalllamellen (Sektoren), die entweder auf die Oberfläche bloß aufgeklebt

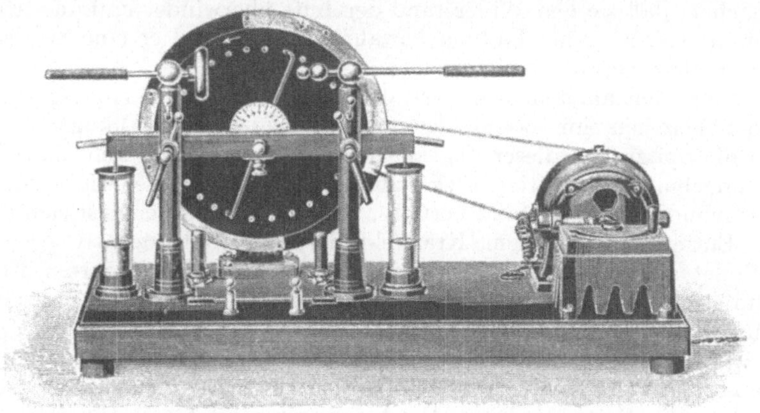

Abb. 170. Influenzmaschine von W e h r s e n.

oder, wie bei den neueren Maschinen, allseits in das Isoliermaterial eingelassen (einvulkanisiert) sind. In letzterem Fall wird durch eingeschraubte Metallknöpfe der äußere Kontakt mit ihnen hergestellt. In diesen Lamellen wird die Influenzelektrizität erregt.

Die Pole der Maschine werden durch die Konduktoren, auch Polkugeln genannt, dargestellt. Sie sind auf isolierenden Stützen befestigt und können mittels eines Handgriffes durch Verschieben oder Drehen um eine Achse einander mehr oder weniger genähert werden.

Welche von den beiden Kugeln beim Anlaufen der Maschine zum positiven oder negativen Pol wird, hängt von der zufälligen Restladung der Maschine ab. Dieses Wechseln der Polarität beim Gebrauch der Maschine ist ziemlich bedeutungslos, da die Pole unschwer voneinander zu unterscheiden sind und viele Maschinen auch willkürlich während ihres Ganges leicht umgepolt werden können. Dagegen muß verlangt werden — und das ist auch bei allen besseren Apparaten der Fall —, daß während des Betriebes selbst die Pole nicht umspringen.

Die Vorzeichen der Pole sind aus folgenden Merkmalen zu erkennen:

1. Werden die beiden Polkugeln einander so weit genähert, daß zwischen ihnen ein intensiver Ausgleich der Elektrizität, jedoch ohne Funkenbildung stattfindet, so läßt der negative Pol ein scharfes Sausen hören, was beim positiven Pol nicht der Fall ist.

2. Verbindet man den positiven Konduktor mit einer isoliert gehaltenen Spitze und stellt dieser die Hand gegenüber, so strömt aus der Spitze die positive Elektrizität in Form eines violetten Lichtbüschels aus. Wird die Spitze mit dem negativen Pol verbunden, so zeigt sich nur ein feiner Lichtpunkt (Abb. 171). Diese Lichterscheinungen sind besonders im Dunkeln deutlich. Eine Modifikation dieses Versuches ist der folgende.

3. Nähert man dem positiven Pol eine in der Hand gehaltene, also nicht isolierte Spitze, so tritt an dieser das negative Lichtbündel auf, da die aus der Spitze ausströmende Elektrizität influenziert ist und als solche das entgegengesetzte Vorzeichen aufweist. Umgekehrt erscheint an der Spitze das positive Lichtbüschel, wenn man sie dem negativen Pol gegenüber hält (Abb. 172).

4. Bringt man die beiden Konduktoren einander so nahe, daß zwischen ihnen keine isolierten Funken mehr auftreten, sondern ein kontinuierliches fadenförmiges Lichtband erscheint, so merkt man deutlich, daß die dem positiven Pol anliegende Hälfte dieses Bandes leuchtend weiß, die an den negativen Pol anschließende dagegen mattviolett ist (Abb. 173).

Der Antrieb der Maschine erfolgt entweder mittels Handkraft oder, was wesentlich bequemer ist, durch einen elektrischen Motor. Die Geschwindigkeit desselben soll durch einen Widerstand regulierbar sein, da es nicht immer notwendig ist, die Maschine mit maximaler Geschwindigkeit laufen zu lassen.

Die Leidener Flaschen, welche die meisten Influenzmaschinen besitzen, sind ein für die Elektrotherapie völlig überflüssiges Gerät, sie treten einzig und allein bei einer bestimmten Anwendungsform der Mortonströme (induzierte Mortonströme) in Tätigkeit.

Das Wirkungsprinzip der Maschine. Es ist hier nicht der Ort, eine ausführliche Darstellung der elektrischen Vorgänge zu geben, welche sich bei dem Betrieb der Influenzmaschine abspielen. Es muß diesbezüglich auf die Lehrbücher der Physik verwiesen werden. Folgendes nur sei zum allgemeinen Verständnis angedeutet.

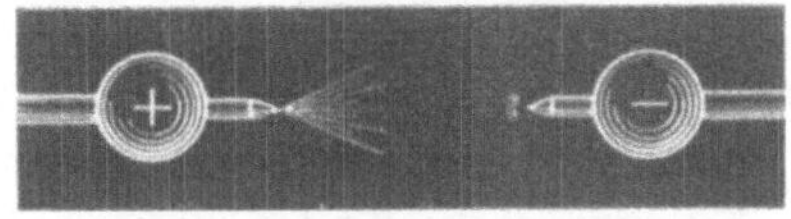

Abb. 171.

Abb. 172.

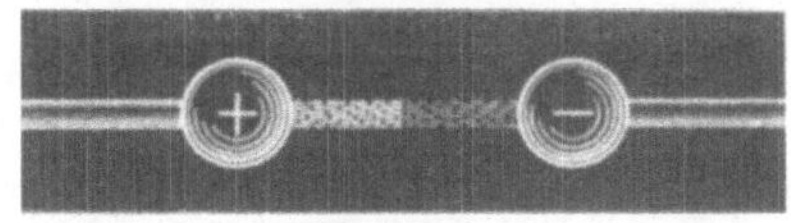

Abb. 173.

Die Erkennung der Pole an der Influenzmaschine.

Der Sektor a (Abb. 174), der von dem Gebrauch der Maschine noch etwas, wir wollen annehmen, positiv geladen sei, influenziert den an ihm vorbeirotierenden Sektor b. Die positive, also ungebundene Elektrizität wird abgestoßen und vereinigt sich ausgleichend mit der negativen Elektrizität eines diametral gegenüberliegenden Sektors d derselben Scheibe, in dem jeweilig der entgegengesetzte Influenzvorgang statthat. Dieser Ausgleich wird durch einen Metallarm vermittelt, den „Ausgleicher", der, einem Scheibendurchmesser entsprechend, an seinen Enden Pinsel trägt, welche über die Metallsektoren schleifen.

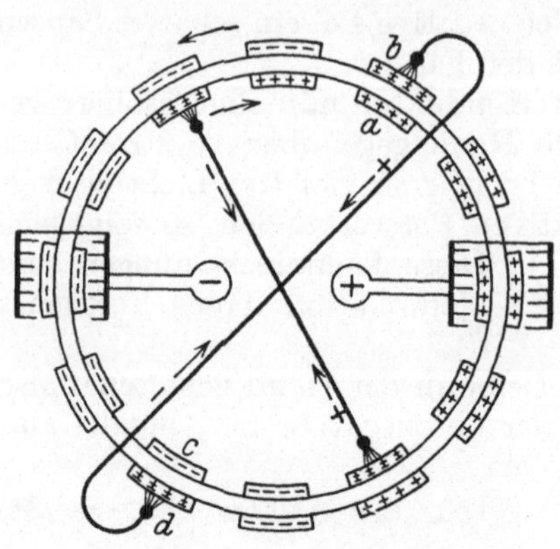

Abb. 174. Das Wirkungsprinzip der Influenzmaschine.

Die auf der Lamelle b zurückgebliebene negative Elektrizität wird, nachdem sich b von a entfernt hat, durch Spitzenkämme oder Pinsel abgesaugt, welche die Lamelle auf ihrem weiteren Wege passiert. Durch diese wird sie dem einen Konduktor der Maschine zugeführt, der sich dadurch negativ ladet. Der ihm gegenüberstehende zweite Konduktor sammelt die positive Elektrizität von der anderen Hälfte der Scheibe und ladet sich so entgegengesetzt.

2. Die Instandhaltung der Influenzmaschine.

Die Influenzmaschine ist ein nervöses Ding und bedarf, will man sie dauernd in Stimmung erhalten, der aufmerksamsten Pflege. Vor drei Schädlichkeiten ist sie insbesondere zu behüten: Feuchtigkeit, Staub und Licht.

Feuchtigkeit. Der Raum, in dem die Maschine zur Aufstellung kommt, soll trocken sein. Kellergeschosse, Baderäume sind hierfür vollkommen ungeeignet. Während trockene Luft ein guter Isolator ist, besitzt feuchte Luft eine ziemlich große Leitfähigkeit, sie entzieht daher der Maschine einen Teil ihrer Ladung durch direkte Ableitung. Dadurch kann der Wirkungsgrad der Maschine um ein beträchtliches herabgesetzt, ja selbst bis auf Null reduziert werden.

Ist die Luft zu feucht, so muß sie getrocknet werden. Im Winter geschieht dies am einfachsten durch genügende Heizung, doch ist darauf zu achten, daß die Influenzmaschine dem Ofen nicht zu nahe steht, da sich unter der strahlenden Wärme die Hartgummischeiben leicht verziehen. Ist der Apparat in einem geschlossenen Glaskasten untergebracht, so kann die Luft innerhalb dieses Kastens auch lokal getrocknet werden, indem man in demselben einige Schalen mit Chlorcalcium (Calcium chloratum)[1] in Stücken zur Aufstellung bringt. Man kann

---

[1] Nicht zu verwechseln mit Chlorkalk (Calcaria chlorata). Man hüte sich auch, pulverförmiges Chlorcalcium zu verwenden, da dieses, sowie die Maschine in Gang kommt, teils durch die Luftbewegung, teils durch Influenzwirkung zerstäuben und alle Teile verunreinigen würde.

zur Lufttrocknung auch einige Glühlampen im Kasten anbringen, doch muß man hierbei die direkte Bestrahlung der Scheiben durch ein Schutzblech hintanhalten.

Staub. Derselbe ist ebenso schädlich wie Feuchtigkeit, da er alle Teile der Maschine mit einer elektrisch leitenden Schicht überzieht, welche die Ausstrahlungen begünstigt. Um den Apparat vor Staub zu schützen, stellt man ihn in ein allseitig geschlossenes Glasgehäuse. Es ist selbstverständlich, daß die Maschine außerdem regelmäßig gereinigt werden muß.

Von Zeit zu Zeit, wenn ihre Wirkung nachläßt, ist sie ganz auseinander zu nehmen und einer gründlichen Reinigung zu unterziehen. Die Hartgummischeiben werden mit einem Brei aus absolutem Alkohol und Wienerkalk abgerieben und dann mit einem feinen Tuch gut nachgetrocknet, die Achsenlager werden geölt, verbrauchte Pinsel durch neue ersetzt. Man hüte sich aber bei dieser Reinigung, isolierende Teile, welche aus Glas bestehen, mit Alkohol zu benetzen, denn diese sind, um die Kondensation von Wasserdämpfen und die Bildung eines leitenden Wasserhäutchens an ihrer Oberfläche zu verhindern, meist mit einem Anstrich von Schellackfirnis versehen, der sich in Alkohol auflösen würde.

Licht. Auch gegen dieses, vor allem gegen grelles Sonnenlicht, ist die Influenzmaschine zu schützen, da unter dem Einfluß des Lichtes die Hartgummischeiben oberflächlich oxydieren, wobei sie einen schmutzig-gelben Ton annehmen.

3. Die Entladungen der Influenzmaschine.

Die statische Ladung. Zwischen beiden Konduktoren der Influenz-maschine herrscht eine Potentialdifferenz von sehr beträchtlicher Höhe. An dem einen Pol, dem positiven, besteht ein Überdruck, an dem anderen, dem negativen, ein ebenso großer Unterdruck.

Bringe ich irgendeinen Leiter, der gegen die Erde isoliert ist, sagen wir den menschlichen Körper, mit dem einen dieser Pole in Verbindung, so nimmt er das diesem Pole entsprechende positive oder negative Potential an. Die Elektrizität breitet sich über seine Oberfläche aus, um hier in einem Zustand der Ruhe zu verharren. Wir bezeichnen dies als elektrostatische Ladung[1]).

Die kontinuierliche oder Gleichstromentladung. Verbinden wir die entgegengesetzt geladenen Pole der Influenzmaschine durch einen Leiter von größerem Widerstand, etwa einen feuchten Wollfaden, so sucht sich die Potentialdifferenz auf diesem Wege auszugleichen. Es tritt ein Strom auf, der nach unserer konventionellen Anschauung vom positiven zum negativen Pol fließt. Da er diese Richtung nicht ändert, ist er ein Gleichstrom. Wird die Potentialdifferenz der Pole durch Drehen der Maschine andauernd auf gleicher Höhe erhalten, so hat dieser Strom auch stets die gleiche Spannung, er ist also ein konstanter Gleichstrom. Die ihn treibende elektromotorische Kraft

---

[1]) Stare! Elektrostatik heißt die Lehre von den elektrischen Kräften, wie Anziehung, Abstoßung, welche die ruhende Elektrizität, wir können auch sagen die ruhenden Elektronen, auf ihre Umgebung ausüben. Elektrodynamik heißt die Lehre von den Kräften, welche die in Bewegung befindlichen Elektronen, die elektrischen Ströme, erzeugen.

oder Spannung ist eine sehr hohe, sie kann mehr als 100 000 V erreichen, seine Stromstärke dagegen ist eine sehr geringe, sie beträgt nur Bruchteile eines Milliamperes.

Man hat diesen Strom — horribile dictu — statischen Gleichstrom genannt. Da Statik und Strom, Ruhe und Bewegung gegensätzliche Begriffe sind, die einander ausschließen, so ist eine solche Bezeichnung natürlich ein physikalischer Unsinn, der aber nichtsdestoweniger von einem Lehrbuch der Elektrotherapie in das andere übernommen wird.

Ein Ausgleich der Ladungen in Form einer kontinuierlichen Strömung von Pol zu Pol findet aber auch in gewissem Grade ohne leitende Verbindung der Konduktoren, schon durch die sie trennende Luftschicht hindurch statt. Die Spannungen der Influenzelektrizität sind so bedeutende, daß sie sich auch durch die Luft, die für gewöhnlich als Isolator gilt, einen Weg bahnen. Die Entladung durch die Luft, welche durch Anbringung von Spitzen an den Konduktoren noch erleichtert wird, ist mit Leuchterscheinungen verbunden (Glimmlichtentladung).

Setzen wir den einen Konduktor der Maschine mit der Erde, die bekanntlich das Potential 0 hat, in leitende Verbindung, so wird auch zwischen Konduktor und Erde eine Potentialdifferenz bestehen, die sich in einem hochgespannten Gleichstrom ausgleicht.

Die diskontinuierliche (disruptive) oder Wechselstromentladung. Diese erfolgt immer dann, wenn der Ausgleich der Konduktorladungen in Form von Funken zustande kommt. Wir haben gesehen (S. 71), daß der elektrische Funke aus einer Reihe von Schwingungen oder Oszillationen besteht, im Grunde genommen also einen Wechselstrom darstellt. Seine Dauer ist allerdings sehr kurz, sie beträgt nicht mehr als $^1/_{50\,000}$ Sekunde, unter Umständen aber noch viel weniger.

Ob die Entladung der Influenzmaschine durch die Luft eine kontinuierliche Glimmlicht- oder eine diskontinuierliche Funkenentladung ist, hängt von dem Abstand der beiden Polkugeln ab. Ist dieser gering, so gehen zahlreiche und kleine, ist er größer, so gehen seltenere, dafür aber größere Funken über, wächst die Entfernung der Pole über ein bestimmtes Maß, dann ist die Entladung eine kontinuierliche.

Das Messen und Regulieren der Entladungen.

Die Spannung, welche zwischen den beiden Konduktoren der Influenzmaschine herrscht, wird so wie bei den Funkeninduktoren durch die sogen. Schlagweite gemessen, das ist jene maximale Entfernung, bei der eben noch Funken übergehen. Hat man diese Entfernung festgestellt, so kann man aus einer Tabelle die zugehörige Spannung finden. Es entspricht einer

Schlagweite in cm (zwischen Kugeln von 1 cm Durchmesser):	Potentialdifferenz in Volt:
1	25 400
2	31 300
5	45 900
10	56 100
15	61 800

Die Höhe der erreichten Spannung hängt bei der Influenzmaschine von dem Durchmesser der Scheiben ab, mit dem sie ansteigend wächst. Sie wird aber auch um so größer, je staubfreier die Maschine und je trockener die Luft ist.

Für die Schlagweite der Funken ist überdies die Größe der Polkugeln maßgebend. Mit zunehmendem Durchmesser, d. h. also zunehmender Kapazität der Kugeln, wächst die Luftstrecke, welche von ihrer Ladung durchschlagen wird. Vergrößert man die Kapazität der Konduktorkugeln dadurch, daß man sie mit den Belegungen zweier Leidener Flaschen in Verbindung setzt, so steigt die Schlagweite um ein beträchtliches.

Das Regulieren der Spannung ist bei den meisten Influenzmaschinen nicht möglich und auch praktisch nicht notwendig.

Die Stromleistung. Ist die Maschine im Gang und hat sich auf den Polkugeln eine solche Elektrizitätsmenge angesammelt, daß jene Spannung erreicht ist, welche dem eben eingestellten Elektrodenabstand entspricht, so gleichen sich die entgegengesetzten Ladungen durch einen Funken aus. Die Konduktoren entladen sich, um sich alsbald von neuem zu laden. Jedem Funkenausgleich entspricht der Transport einer bestimmten Elektrizitätsmenge.

Elektrizitätsmengen messen wir in Coulomb oder dort, wo es sich wie in unserem Fall um sehr geringe Mengen handelt, in Mikro-Coulomb, d. s. Millionstel eines Coulombs. Die Messung geschieht durch die Meßflasche von Lane (1767), einem kleinen, sehr einfachen Apparat, über dessen Bau und Anwendung in den Lehrbüchern der Physik nachzulesen ist.

Berechnen wir die in einer bestimmten Zeit übergegangene Elektrizitätsmenge auf Sekunden, so haben wir die sogenannte Stromleistung der Maschine. Dieser Ausdruck ist der Stromstärke analog zu setzen, die wir definiert haben als diejenige Elektrizitätsmenge, welche in 1 Sekunde den Querschnitt eines Leiters passiert. Ihr Maß ist das Ampere. Statt zu sagen: Die Stromleistung der Influenzmaschine beträgt x Mikrocoulomb pro Sekunde, können wir auch sagen: Dieselbe ist gleich x Mikroampere (Millionstelampere), obwohl es sich bei der Funkenentladung nicht um ein kontinuierliches Strömen der Elektrizität handelt.

Die Stromleistung der Influenzmaschine ist an sich eine sehr niedrige. Sie beträgt bei den besten Maschinen, die für gewöhnlich elektromedizinisch verwendet werden, bei der Starkstrommaschine von Wehrsen 200—600 Mikroampere (0,2—0,6 Milliampere), nur bei den Riesenmaschinen von Wommelsdorf mit zehn rotierenden Scheiben erreicht sie 3000—4000 Mikroampere (3,0—4,0 Milliampere).

Die Stromleistung der Influenzmaschine ist abhängig von der Anzahl der Scheiben und ihrer Rotationsgeschwindigkeit. Sie läßt sich also regulieren durch Veränderung der Umdrehungsgeschwindigkeit (Regulierwiderstand), bei großen Mehrplattenmaschinen auch dadurch, daß man einzelne Scheiben durch Zurückziehen der Pinsel ausschaltet.

Die Elektroden.

Elektroden zur Bestrahlung. Zur Behandlung mit den Ausstrahlungen der Influenzmaschine dienen entweder einzelne nackte Metall-

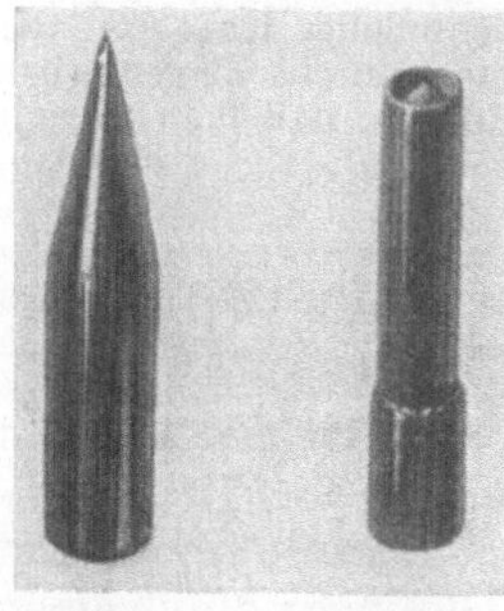

Abb. 175. Elektrode mit freier
und mit gedeckter Spitze.

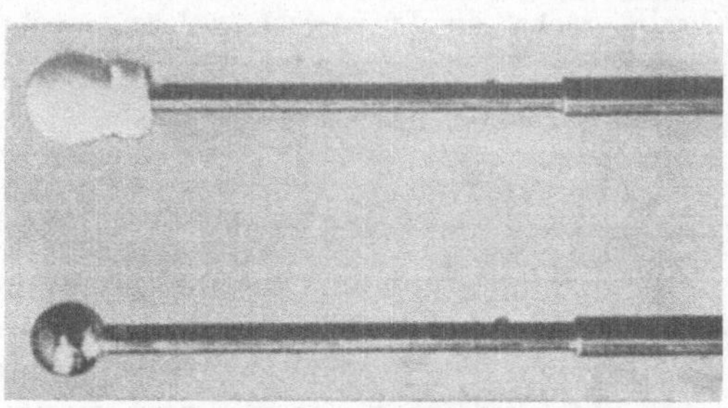

Abb. 177. Elektroden zur Funkenbehandlung, oben mit
hydrophiler Gaze umwickelt.

spitzen oder solche, die von einer Hartgummihülse umschlossen sind
(Abb. 175). Auch Elektroden mit mehreren Spitzen, die an einem
gemeinsamen Träger sitzen (Frank-
linsche Brause oder Kopfglocke),
finden Verwendung (Abb. 176),
ohne daß jedoch die Intensität
der Strahlung bei diesen eine
größere wäre als bei den einfachen
Spitzen.

**Elektroden zur Funkenbehand-
lung.** Diese bestehen aus einem kurzen Metallstab, der ein kugelförmiges
Ende trägt (Abb. 177). Sie stellen

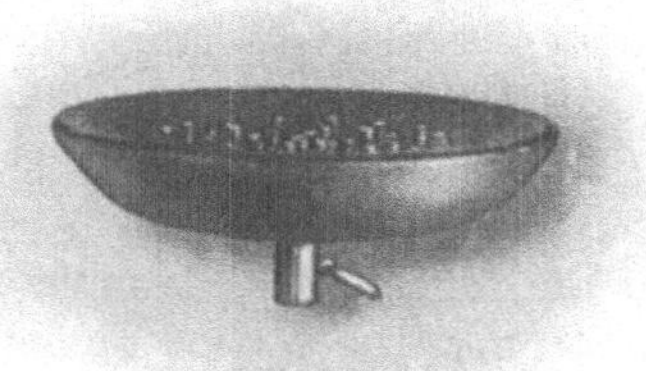

Abb. 176. Franklinsche Brause.

gleichsam kleine Polkugeln dar, welche, durch ein Kabel beweglich
gemacht, der Haut auf kurze Entfernung genähert werden können.

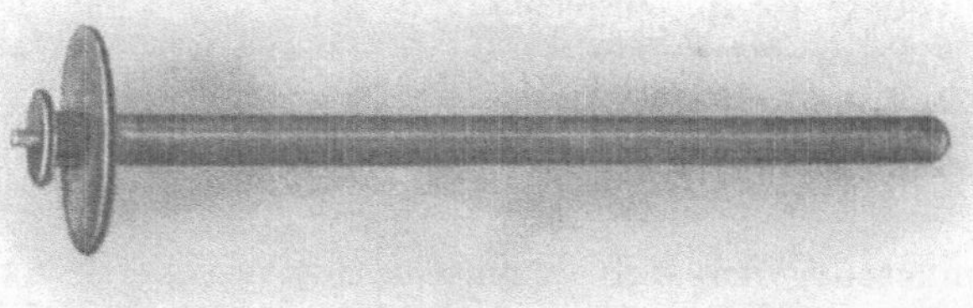

Abb. 178. Elektrodenhalter für Franklinisation.

Die Bestrahlungs- wie die Funkenelektroden werden auf langstie-
ligen Elektrodenbehältern aus Hartgummi befestigt (Abb. 178).

Die Anwendung der Influenzmaschine.

1. Die lokale Anwendung.

a) Die Bestrahlung.

Sie ist völlig analog der Behandlung mit Hochfrequenzeffluvien. Aus einer Elektrode, welche eine oder mehrere Metallspitzen trägt, läßt man auf die zu behandelnde Körperstelle die Ausstrahlungen der Influenzmaschine einwirken. Dabei gleicht sich die aus der Spitze strömende Elektrizität mit der entgegengesetzten Elektrizität, welche im Körper influenziert wird, in Form einer kontinuierlichen Strömung (Glimmlichtentladung) aus.

Bei der Bestrahlung werden die Konduktoren möglichst weit auseinandergezogen, um einen unmittelbaren Ausgleich der

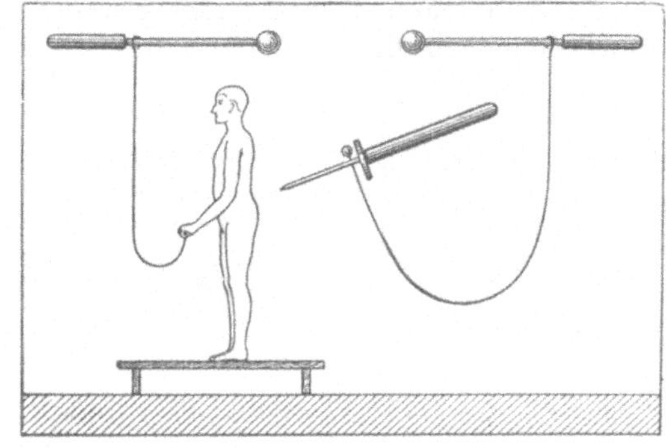

Abb. 179. 1. Schaltung: Patient und Elektrode isoliert.

Elektrizität zwischen ihnen hintanzuhalten. Dann werden Patient und Elektrode mit dem Apparat in einer der nachfolgenden Arten verbunden.

1. Man schließt die Patienten isoliert an den einen, die Elektrode isoliert an den zweiten Pol an (Abb. 179). Zu dem Behufe wird der Patient auf einen Isolierschemel gesetzt und durch eine Handelektrode oder eine Metallplatte, auf welche er die Füße stellt, mit dem einen Konduktor in Verbindung gebracht. Die Spitzenelektrode wird an einem isolierenden Handgriff befestigt und durch ein Kabel mit dem anderen Konduktor verbunden. Dann nähert man die Elektrode, die mit der Hand gehalten

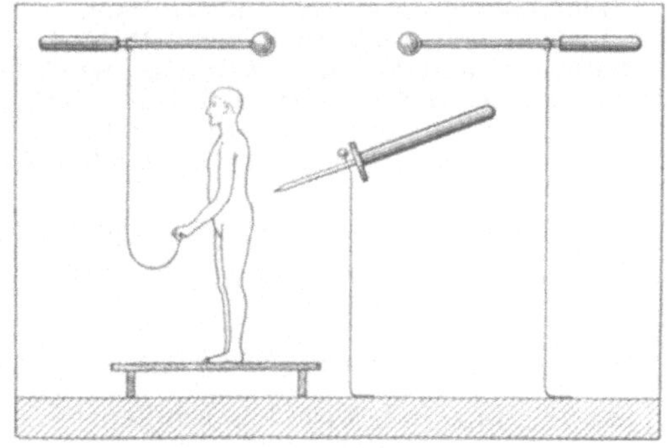

Abb. 180. 2. Schaltung: Patient isoliert, Elektrode geerdet.

oder an einem Stativ angebracht wird, so weit dem Körper, daß eine intensive Ausstrahlung eintritt, ohne daß es jedoch zum Funkenübergang kommt. An Stelle dieser Schaltung kann auch eine der nachfolgenden gewählt werden.

2. Man verbindet den durch einen Schemel isolierten Kranken mit dem einen Pol, während man den zweiten Pol sowie die Elektrode erdet (Abb. 180). Die Erdung des Poles geschieht durch eine metallische Verbindung desselben mit der Gas-, Wasser- oder Dampfleitung. Schließt man die Elektrode mittels Kabel an den geerdeten Pol, so ist sie gleichfalls geerdet. Man kann die Erdung der Elektrode aber auch dadurch erreichen, daß man das an ihr befestigte Kabel frei auf einem nicht isolierten Boden schleifen läßt. Nimmt man die Elektrode, statt sie an einem Handgriff zu halten, in die bloße Hand, so stellt der Körper des Arztes selbst die Erdleitung her.

3. Die einfachste und daher am meisten zu empfehlende Verbindung ist jedoch die, bei der man nur die Elektrode, durch einen Handgriff isoliert, an den einen Konduktor anschließt, den zweiten Konduktor dagegen und den Kranken erdet (Abb. 181). Der Kranke ist hinreichend geerdet, wenn man ihn statt auf einem Isolierschemel auf einem gewöhnlichen Stuhl Platz nehmen läßt.

Die Bestrahlungselektrode kann sowohl an den positiven wie an den negativen Pol angeschlossen

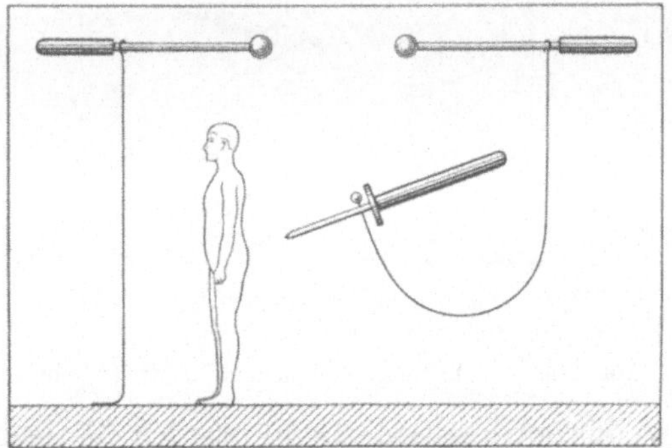

Abb. 181. 3. Schaltung: Patient geerdet, Elektrode isoliert.

werden. Die Behauptung Bordiers u. a., daß die Ausstrahlungen des negativen Pols wesentlich stärker seien und daher den Vorzug verdienten, kann ich nicht teilen.

Die Bestrahlung erzeugt auf der Haut, insbesondere wenn diese feucht ist, das Gefühl eines kühlenden Windes. Dieses Gefühl wird durch eine tatsächliche Luftströmung ausgelöst, den elektrischen Wind, der so stark sein kann, daß er eine Kerzenflamme zur Seite bläst. Dabei entwickelt sich gleichzeitig der auch bei der Hochfrequenzbestrahlung wahrnehmbare Geruch nach nitrosen Gasen (NO, NO_2), die sich unter dem Einfluß des nascierenden Ozons aus dem Stickstoff der Luft bilden (S. 78)[1].

Am häufigsten kommt die Bestrahlung in Form der Franklinschen Kopfdusche zur Anwendung (Abb. 182).

b) Die Funkenbehandlung.

Behandlung mit direkten Funken. Die Behandlung besteht darin, daß man aus einer Metallelektrode, welche an ihrem Ende eine kugelförmige Auftreibung besitzt, Funken auf die Haut überspringen läßt (Abb. 183). Die Ausführung gestaltet sich derart, daß man zunächst die Konduktoren der Influenzmaschine durch Zusammenschieben zur

---

[1] Im Banne des Zauberwortes Ozon hat ein Erfinder auch eine Elektrode konstruiert, welche diese giftigen Gase in konzentrierter Form einzuatmen gestattet.

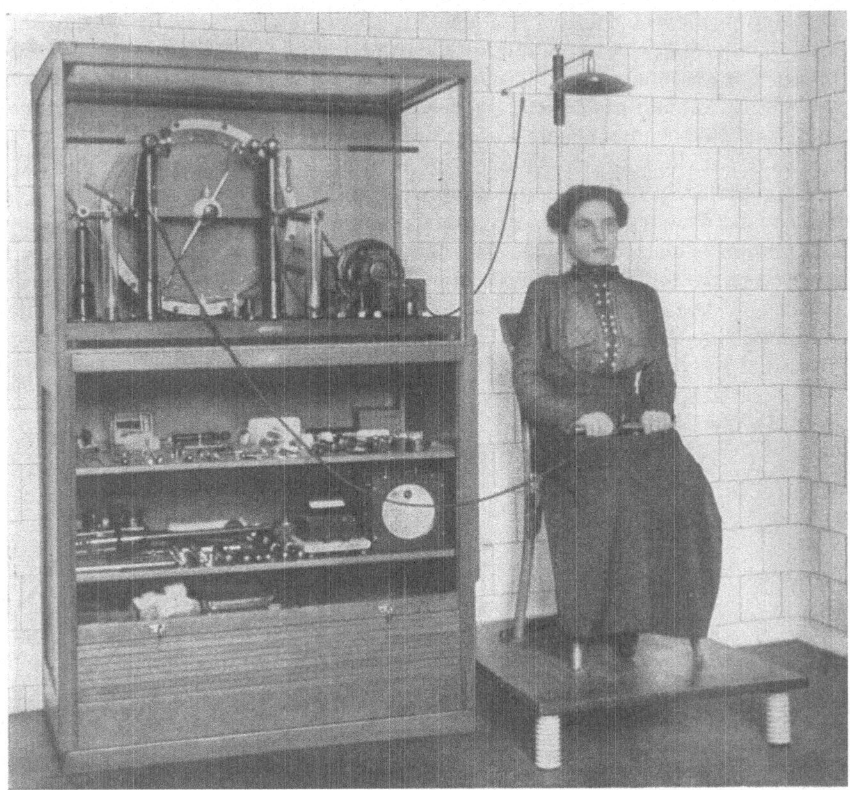

Abb. 182. Die Bestrahlung mit der Franklinschen Kopfdusche.

gegenseitigen Berührung bringt, also kurzschließt (im Gegensatz zur Spitzenbestrahlung, wo sie maximal auseinandergezogen werden).

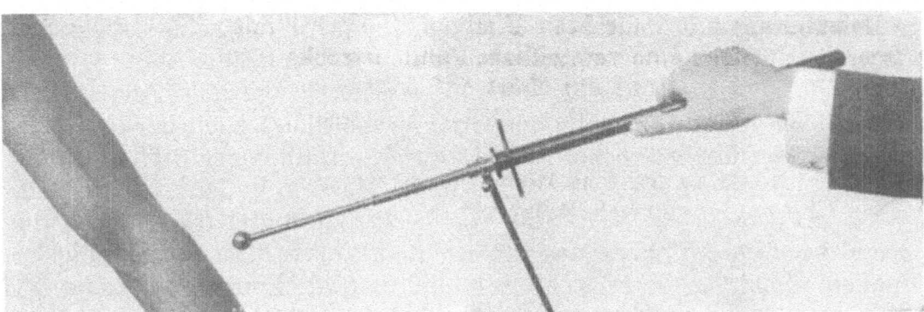

Abb. 183. Behandlung mit direkten Funken.

Dann werden der Patient und die Elektrode an die Pole des Apparates nach einer jener drei Methoden angeschlossen, welche wir im vorigen Absatz kennengelernt haben. Ist die Elektrode der Haut auf geringe

Entfernung genähert und die Maschine in Gang gesetzt, so werden die Polkugeln langsam voneinander entfernt. Es beginnt ein Funkenspiel einerseits zwischen ihnen, andererseits zwischen Elektrode und Haut, wobei die Funken um so kräftiger werden, je mehr der Abstand zwischen den Konduktoren wächst.

Die Entkleidung des Patienten ist für die Behandlung nicht unbedingt nötig, da die Funken auch durch die Kleider hindurchschlagen. Ja, es ist in vielen Fällen sogar zweckmäßig, die Haut mit einem Trikot oder einem sonstigen enganliegenden Kleidungsstück bedeckt zu lassen, über das man mit der Elektrode streicht. Die Dicke des Stoffes bestimmt dann den Abstand der Elektrode von der Haut und gewährleistet eine gleichmäßige Berieselung derselben mit Funken. Noch einfacher und zweckmäßiger habe ich es gefunden, die Elektrodenkugel selbst mit einer porösen Stoffschicht, etwa einer 16fachen Lage hydrophiler Gaze, zu umhüllen (Abb. 177).

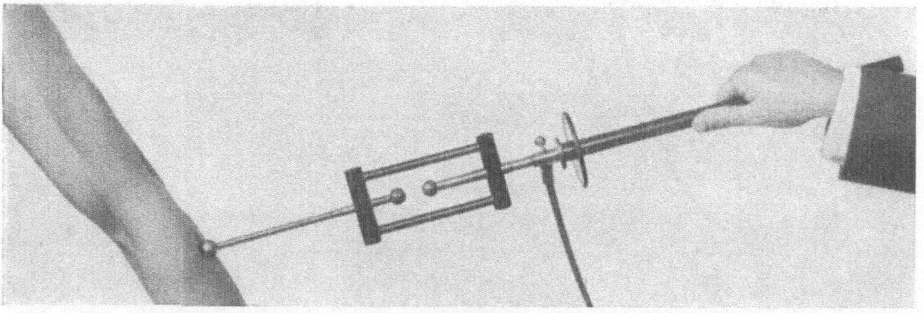

Abb. 184.   Behandlung mit indirekten Funken.

Man hat diese Form der Funkenbehandlung als elektrische Massage bezeichnet, eine Bezeichnung, die von einigen Autoren mit ebensowenig Berechtigung für die Faradisation mit der Rolle, von anderen wieder für die Faradisation mit der Hand als Elektrode gebraucht wird.

Behandlung mit indirekten Funken. Sie wird mit einer Elektrode ausgeführt, welche eine verstellbare Funkenstrecke trägt (Abb. 184). Die Elektrode wird fest auf die Haut aufgesetzt, so daß der Funke nicht zwischen Haut und Elektrode, sondern zwischen den Kugeln der zwischengeschalteten Funkenstrecke spielt. Dadurch entfällt der sensible Hautreiz und es tritt der motorische Reiz auf die Muskeln in den Vordergrund.

Im übrigen ist die Schaltung von Elektrode und Patient genau die gleiche wie bei der Behandlung mit direkten Funken. Die Regulierung der Funkenintensität geschieht dadurch, daß man die Funkenstrecke an der Influenzmaschine und gleichsinnig damit die parallel geschaltete Funkenstrecke an der Elektrode auf größere oder geringere Schlagweite einstellt.

Die Behandlung mit Mortonströmen oder Behandlung mit Wellenstrom (wave current) möge hier nur flüchtig erwähnt werden. Sie erfreut sich in Amerika einer besonderen Beliebtheit, entspricht aber keinem therapeutischen Bedürfnis. Das Wesentliche der Behandlung besteht darin, daß zwischen den Konduktoren der Maschine Funken spielen, während der Patient durch eine fest aufsitzende Elektrode mit dem einen Pol in Verbindung steht. Bei jedem Funken durchzucken einige Hochfrequenzimpulse den Körper. Es ist also diese Art der Behandlung nichts anderes als eine primitive Form der Hochfrequenztherapie, die wir heute bei der so hoch entwickelten Technik dieser Methode wohl leicht entbehren können.

Die allgemeine Anwendung.

Die statische Ladung.

Diese, früher auch als elektrisches Bad bezeichnete Behandlung (S. 62), ist eine antiquierte und völlig überflüssige Methode. Hierbei befindet sich der Patient auf einem Isolierschemel. Durch eine Handelektrode oder eine Fußplatte steht er in leitender Verbindung mit dem positiven oder negativen Pol, wonach man eine positive oder negative Aufladung unterscheidet. Der zweite Pol der Maschine wird zur Erde abgeleitet.

Die elektrische Ladung des Körpers erkennt man daran, daß man aus ihm bei Annäherung der Hand oder eines Metallgegenstandes Funken ziehen kann und daß die Haare des Patienten, welche sich gleichnamig laden und daher abstoßen, sich sträuben.

Übersicht über die gebräuchlichsten elektrotherapeutischen Apparate und ihre Betriebsmöglichkeiten.

I. Apparate für Galvanisation.

A. Bei Fehlen eines zentralen Anschlusses:
  1. Batterie aus 30—40 Leclanché-, Trocken- oder Chromsäureelementen (S. 15).
  2. Batterie aus 25 Akkumulatorzellen mit einer Kapazität von 4—5 Amperestunden (S. 17).

B. Bei Vorhandensein eines zentralen Anschlusses
  a) an Gleichstrom:
  1. Direkter Anschluß an den Straßenstrom unter Vorschaltung eines Glühlampen- oder Drahtwiderstandes, der die Spannung des Netzes auf 50—60 V herabmindert (S. 19).
  2. Indirekter oder erdschlußfreier Anschluß mit Hilfe eines rotierenden Umformers, bestehend aus Gleichstrommotor und Gleichstromdynamo (S. 21).
  b) an Wechselstrom:
  Rotierender Umformer, bestehend aus Wechselstrommotor und Gleichstromdynamo (S. 22).

II. Apparate für Faradisation.

A. Bei Fehlen eines zentralen Anschlusses:
  Induktionsapparat (Schlitteninduktorium) mit Hammerunterbrecher, gespeist von 3 Elementen oder 2 Akkumulatorzellen. Liefert gewöhnlichen faradischen Strom (S. 39).

B. **Bei Vorhandensein eines zentralen Anschlusses**
  a) **an Gleichstrom:**
    1. Induktionsapparat mit Hammerunterbrecher, der unter Vorschaltung eines Glühlampen- oder Drahtwiderstandes von der zentralen Leitung gespeist wird (S. 40).
    2. Rotierender Gleichstrom-Wechselstromumformer (Einankertype). Liefert Sinusstrom (S. 49).
  b) **an Wechselstrom:**
    1. Direkter Anschluß an den Straßenstrom unter Vorschaltung eines Glühlampen- oder Drahtwiderstandes, der die Spannung des Netzes auf 50—60 V herabmindert. Ergibt Sinusstrom.
    2. Indirekter Anschluß mit Hilfe eines ruhenden Spannungstransformators, der die Spannung des Netzes auf 50—60 V umformt. Ergibt Sinusstrom (S. 48).

III. Apparate für Arsonvalisation.

A. **Bei Fehlen eines zentralen Anschlusses:**

Funkeninduktor mit Unterbrecher, betrieben von 6 Akkumulatorzellen mit einer Kapazität von 40—50 Amperestunden.

B. **Bei Vorhandensein eines zentralen Anschlusses**
  a) **an Gleichstrom:**
    1. Funkeninduktor mit Quecksilber- oder Gasunterbrecher (S. 76).
    2. Inviktus oder ein ähnlicher kleiner Hochfrequenzapparat. Nur für lokale Arsonvalisation geeignet (S. 82).
  b) **an Wechselstrom:**
    1. Funkeninduktor, der ohne Unterbrecher direkt vom Wechselstrom der Zentrale gespeist wird (S. 76).
    2. Eisengeschlossener Spannungstransformator (S. 76).
    3. Anschluß an einen Diathermieapparat mit Hilfe eines Zusatzinstrumentariums (S. 102).
    4. Inviktus oder ein ähnlicher kleiner Hochfrequenzapparat. Nur für lokale Arsonvalisation geeignet (S. 82).

IV. Apparate für Diathermie.

Diathermieapparate erfordern stets den Anschluß an ein zentrales Wechselstromnetz. Ist Gleichstrom vorhanden, so ist ein Gleichstrom-Wechselstromumformer nötig. Nur die kleinen Diathermieapparate (wie Urodiatherm) für urologische und kosmetische Zwecke werden auch zum direkten Anschluß an Gleichstrom gebaut.

Bei Bestellung eines elektromedizinischen Anschlußapparates ist stets die Art des vorhandenen Stromes (Gleichstrom oder Wechselstrom) und die Spannung desselben (Voltzahl) anzugeben. Drehstrom ist für den Anschluß gleichbedeutend mit Wechselstrom.

Dritter Teil

Die physiologischen Grundlagen der Elektrotherapie.

I. Der menschliche Körper als Leiter der Elektrizität.

Der Körperwiderstand und seine Komponenten.

Der Widerstand des Körperganzen. Wir unterscheiden Leiter erster Klasse, die vornehmlich durch die Metalle repräsentiert werden, und Leiter zweiter Klasse oder elektrolytische Leiter, zu denen die Flüssigkeiten, soweit sie den Strom leiten, vor allem die wässerigen Lösungen von Salzen, Säuren und Basen zählen. Da der menschliche Körper keine metallischen Bestandteile aufweist, sondern seine Leitfähigkeit ausschließlich dem hohen Wassergehalt seiner Gewebe verdankt, so ist kein Zweifel, daß er den elektrolytischen Leitern zuzuzählen ist. Allerdings ist der menschliche Organismus nicht einer homogenen Elektrolytlösung, etwa einer physiologischen Kochsalzlösung gleichzusetzen, sondern er ist ein Leiter von höchst kompliziertem chemisch-strukturellen Aufbau, besser gesagt, ein höchst verwickeltes System der verschiedenartigsten Leiter.

Die ihn zusammensetzenden Teile und Gewebe besitzen ein außerordentlich verschiedenes Leitvermögen für den elektrischen Strom oder sie haben, wenn wir uns sozusagen reziprok ausdrücken wollen, einen außerordentlich verschiedenen Leitungswiderstand. Der eigentliche Träger der Stromleitung im Körper ist die Gewebsflüssigkeit, das Blut und die Lymphe. Diese enthalten eine Reihe von anorganischen wie organischen Stoffen in Lösung, die zum Teil elektrolytisch dissoziiert, d. h. in Ionen gespalten sind. Die Ionen sind es, welche den Elektrizitätstransport vermitteln.

Da das reine Serum den besten Elektrizitätsleiter im menschlichen Körper darstellt, so wird ein Gewebe im allgemeinen um so besser den Strom leiten, je mehr es von diesem Serum enthält. Umgekehrt sind die am wenigsten wasserhaltigen Gewebe, Haare, Nägel, die verhornte Epidermis die schlechtesten Stromleiter. Betrachten wir von diesem Gesichtspunkt aus den elektrischen Widerstand der einzelnen Gewebe.

Der Widerstand der einzelnen Gewebe. Die Haut ist bekanntlich ein sehr schlechter Elektrizitätsleiter. Ihr Widerstand wird im wesentlichen durch die Epidermis bedingt, mit deren Dicke er steigt und sinkt.

Er erreicht seinen größten Grad an Stellen, wo die Epidermis wie an der schwieligen Hand eines Arbeiters in mehrfacher Lage verhornt ist. Entfernt man die Oberhaut, wie man dies versuchsweise durch Blasenpflaster am Lebenden oder durch Maceration an der Leiche getan hat, so sinkt der Hautwiderstand um ein beträchtliches. Das gleiche sehen wir durch die tägliche therapeutische Erfahrung bestätigt, daß der Strom dort, wo die Epidermis irgendwie abgehoben oder verletzt ist, bald eine unerträgliche Dichte und Schmerzhaftigkeit erreicht.

Das Leitvermögen, das die Haut besitzt, verdankt sie ausschließlich dem Umstand, daß sie überall von Drüsenausführungsgängen durchsiebt ist, wobei weniger die Talgdrüsen mit ihrem öligen Sekret als vielmehr die Schweißdrüsen mit ihrem wässerigen, stark salzhaltigen Sekret für die Stromführung in Betracht kommen. Da der Stromweg sich somit auf die Hautkanäle reduziert und der Querschnitt dieser im Verhältnis zu der gesamten Hautoberfläche ein sehr geringer ist, so wird der hohe Widerstand der Haut verständlich.

Das Leitvermögen der Haut wird, abgesehen von der Dicke der Epidermis, wesentlich beeinflußt durch ihren Feuchtigkeitsgehalt. Je größer dieser, um so besser auch das Leitvermögen. Es wird daher durch Anfeuchten und Waschen der Haut, durch Umschläge und Bäder erhöht. In gleichem Sinne wirkt die Durchtränkung mit Schweiß, wobei die Hyperämie, welche die Schweißsekretion in der Regel begleitet, die Wirkung unterstützt.

Das Unterhautzellgewebe zeigt eine seinem Blutgefäßreichtum entsprechende Leitfähigkeit.

Das Fettgewebe ist im allgemeinen ein schlechter Leiter, da es zahlreiche Fetttröpfchen enthält und das Fett als solches, das will sagen, in reinem Zustand, überhaupt nicht leitet. Es wird in der Elektrotechnik sogar als Isolationsmaterial (Öltransformatoren) verwendet.

Der Muskel ist dafür ein um so besserer Leiter, ja einer der besten Leiter des Körpers überhaupt. Sein Wassergehalt beträgt durchschnittlich 72—75%. Die Leitfähigkeit des Muskels ist in der Richtung seiner Fasern eine größere als quer zu dieser. Daß das straffe Gewebe der Sehnen und Fascien ein ungleich geringeres Leitvermögen besitzt als das Muskelgewebe, ist wohl selbstverständlich.

Die peripheren Nerven sind ein wenig leitfähiges Gewebe, was sich einerseits aus ihrem geringen Reichtum an Blutgefäßen, andererseits aus ihrem hohen Gehalt an fettartigen Substanzen (Lipoiden) erklärt.

Die nervösen Zentralorgane, Gehirn und Rückenmark, bieten dem Strom infolge ihres hohen Wasser- bzw. Blutgehaltes einen geringeren Widerstand als die peripheren Nerven. Leider kommt diese höhere Leitfähigkeit praktisch dadurch nicht zur Geltung, daß Gehirn und Rückenmark von einer schlechtleitenden Knochenmasse, dem knöchernen Schädel bzw. der Wirbelsäule, eingeschlossen werden, welche dem Strom den Zutritt zu diesen Organen erschwert. Immerhin ist erwiesen, daß bei den therapeutisch zur Anwendung kommenden Stromstärken physiologisch wirksame Stromanteile die zentrale Nervenmasse durchqueren.

Die Knochen haben einen sehr bedeutenden Leitungswiderstand, und zwar einen um so größeren, je kompakter ihre Substanz ist.

Die inneren Organe besitzen ein in weiten Grenzen wechselndes Leitvermögen, das, abgesehen von ihrem Blutreichtum, bei der Lunge wesentlich von ihrem Luftgehalt, bei der Leber von dem Bindegewebsreichtum, bei dem Darm von seinem Inhalt bestimmt wird.

Wollten wir die einzelnen Gewebe nach der Größe ihres Leitvermögens in eine Reihe ordnen, so würde diese ungefähr ihrem Wassergehalt parallel gehen. Wir hätten in absteigender Linie: Muskel (72 bis 75), Gehirn (68), Fettgewebe (14), periphere Nerven, Haut, Knochen (5—16)[1].

Der menschliche Körper setzt sich also aus einer Reihe der verschiedenartigsten Leiter zusammen. Dazu kommt noch, daß diese in sehr komplizierter Weise angeordnet sind. Teilweise sind sie in Reihe, teilweise parallel zueinander geschaltet, sie werden also von einem Strom, der den Körper durchsetzt, bald hintereinander, bald nebeneinander durchflossen. Diese Kombination von Reihen- und Parallelschaltung verwirrt noch weiter die schon durch die Verschiedenheit der Widerstände komplizierten Leitungsverhältnisse.

Die physikalischen Größen, von denen der Widerstand abhängt.

Wie wir bereits im vorigen Abschnitt gesehen haben, ist der Widerstand der Gewebe keineswegs eine konstante Größe. Er ist nicht nur bei verschiedenen Individuen ein verschiedener, sondern ist auch bei ein und demselben Individuum zu verschiedenen Zeiten verschieden. Vornehmlich ist es der Widerstand der Haut, der infolge der Epidermisdicke, des wechselnden Feuchtigkeits- und Blutgehaltes den größten Veränderungen unterworfen ist. Neben diesen physiologischen Bedingungen, welche den Widerstand des menschlichen Körpers beeinflussen, gibt es aber noch eine Reihe physikalischer Größen, welche mitbestimmend sind für das Ergebnis jeder Widerstandsmessung, und diese wollen wir nun der Reihe nach besprechen.

Spezifischer Widerstand, Länge und Querschnitt des Leiters. Wollen wir die Messung eines Widerstandes ausführen, dann müssen wir uns zunächst daran erinnern, daß der Widerstand jedes Leiters abhängig ist von seinem spezifischen Widerstand (σ), von seiner Länge (l) und von seinem Querschnitt (q) nach der Formel:

$$w = \sigma \frac{l}{q}.$$

1. **Spezifischer Widerstand** ist der Widerstand einer Substanz in Ohm ausgedrückt, den diese in Form eines Würfels von 1 cm Seitenlänge dem Strom bietet (S. 10). Bei der außerordentlichen Labilität

---

[1] Die in Klammer stehenden Zahlen bedeuten den Wassergehalt in Prozenten nach Herrmann.

des Widerstandes, die den einzelnen Geweben schon physiologischerweise zukommt, ist es wohl kaum möglich, von einem spezifischen Widerstand derselben zu sprechen und diesen zahlenmäßig festzulegen. Die darauf gerichteten Untersuchungen haben ganz widersprechende Ergebnisse zutage gefördert, auf deren Wiedergabe hier verzichtet werden kann. Um so weniger kann natürlich von einem spezifischen Widerstand des Körperganzen die Rede sein.

2. Die Länge des Leiters. Der Widerstand wird um so mehr wachsen, je länger die durchflossene Körperstrecke ist. Es wird also nicht gleichgültig sein, ob wir den Widerstand von der Hand bis zur Schulter oder von einer Hand zur anderen messen. Während aber sonst der Widerstand eines Leiters in einem direkten oder geraden Verhältnis mit der Länge wächst, d. h. bei doppelter Länge auch doppelt so groß ist, ist das beim menschlichen Körper nicht der Fall. Wohl nimmt der Widerstand mit dem Abstand der Elektroden voneinander zu, aber nicht in demselben Maße, sondern in einem geringeren. Das wird dadurch bedingt, daß der Hauptwiderstand des menschlichen Körpers in der Haut liegt, daß dieser Hauptwiderstand in jedem Fall mitgemessen wird und daß ihm gegenüber die größere oder kleinere Strecke des durchflossenen Körperinnern nicht entscheidend ins Gewicht fällt.

3. Der Querschnitt des Leiters. Für diesen ist vor allem der Querschnitt der von Strom durchsetzten Hautpartie maßgebend, da diese den wesentlichsten Anteil des gesamten Widerstandes ausmacht. Der Hautquerschnitt aber ist identisch mit der Oberfläche der Meßelektroden. Mit wachsender Größe dieser sinkt also der Widerstand, aber wieder nicht in gleichem Maße, wie dies sonst für homogene Leiter gilt.

Die Art des Meßstromes. Der Widerstand ist ferner abhängig von der Art des Stromes, welchen wir zur Messung verwenden. Er erscheint größer, wenn wir die Messung mit Gleichstrom vornehmen, kleiner, wenn wir uns hierzu des Wechselstromes bedienen. Dieser Unterschied in dem Messungsergebnis hat seinen Grund darin, daß der menschliche Körper nicht einen einfachen Ohmschen Widerstand vorstellt, sondern daß er ein Leiter ist, der einerseits die Fähigkeit der Polarisation, andererseits eine gewisse Kapazität besitzt.

Der größere Widerstand des Körpers gegen Gleichstrom ist allerdings nur ein scheinbarer, er wird dadurch vorgetäuscht, daß der Gleichstrom in dem von ihm durchflossenen Gewebe elektromotorische Kräfte weckt, deren Richtung seiner eigenen Richtung entgegengesetzt ist. Dadurch wird die elektromotorische Kraft des Meßstromes geschwächt und in demselben Maße auch seine Stromstärke vermindert. Der Effekt ist also derselbe, als ob der Widerstand des Gewebes ein größerer geworden wäre. Denn nach dem Ohmschen Gesetz ($i = e : w$) können wir die Stromstärke ebenso vermindern, wenn wir e verkleinern, als wenn wir w vergrößern.

Die Erscheinung, daß ein Gleichstrom in einem elektrolytischen Leiter elektromotorische Gegenkräfte erzeugt, bezeichnen wir als Polarisation. Sie ist uns ja schon von den galvanischen Elementen her bekannt. Ein aus verdünnter Schwefelsäure, einer Kupfer- und einer Zinkplatte bestehendes Element (Volta-Element) büßt sehr bald seine ursprüngliche elektromotorische Kraft ein, da an seinen Elektroden infolge der Polarisation eine elektromotorische Gegenspannung auftritt. Daß auch das tierische Gewebe polarisierbar ist, ist zwar schon seit Peltier (1834) bekannt, die bei der Durchströmung entstehenden Gegenkräfte wurden aber bisher immer als gering eingeschätzt, erst Gildemeister[1]) hat gezeigt, daß sie eine bedeutende Größe erreichen können und bei der Widerstandsmessung mit Gleichstrom von entscheidender Bedeutung sind. Sie sind die Ursache dafür, daß der Widerstand des menschlichen Körpers gegenüber Gleichstrom (scheinbar!) größer ist als gegen Wechselstrom.

Die Polarisation des menschlichen Körpers hat ihren Sitz vornehmlich in der Haut und dürfte durch Konzentrationsänderungen der Elektrolyten zustande kommen, die nach der Theorie von Nernst der elektrische Strom an den Zellmembranen erzeugt. Auf diese Weise entsteht eine Konzentrationskette, deren Spannung derjenigen des Meßstromes entgegengesetzt gerichtet ist. Der Mechanismus der Polarisation ist also ganz der gleiche, wie er bei der Ladung von Akkumulatoren wirksam ist.

Auch bei den Wechselströmen niederer Frequenz kommen durch die einzelnen Halbwellen noch Konzentrationsänderungen an den Zellwänden zustande, wenn sie auch nicht jenen Grad erreichen wie beim Gleichstrom. Mit zunehmender Frequenz des Stromes aber werden diese Ionenverschiebungen immer kleiner, wie Nernst theoretisch begründet hat (S. 154). Das ist nach Gildemeister auch der Grund, daß bei höherer Frequenz des Wechselstromes die Polarisation des Gewebes und damit auch die dem Strom entgegenwirkende Polarisationsspannung eine kleinere wird, mit anderen Worten gesagt, daß der Widerstand, den der Strom im Gewebe findet, kleiner wird. Und dieser Widerstand wird um so kleiner, je höher die Frequenz des Stromes ist. Bei Hochfrequenzströmen, die keine Ionenverschiebungen, also keine Konzentrationsänderungen mehr setzen, ist die Polarisation gleich Null. Der Widerstand gegen Hochfrequenzströme ist also dem eigentlichen, wirklichen Widerstand des menschlichen Körpers gleichzusetzen. Nach Gildemeister läßt sich der wirkliche Widerstand des menschlichen Körpers nur mit Hochfrequenzströmen messen. Er ist viel kleiner, als die Messungen mit Gleichstrom oder niederfrequentem Wechselstrom ergeben[2]).

Elektromotorische Gegenkräfte entstehen aber nicht nur im Gewebe, sondern auch an den Elektroden selbst, und zwar an der Grenzschicht zwischen metallischem und elektrolytischem Leiter. Auch sie fälschen das Resultat der Messung, und es ist daher, um ihren Einfluß auszuschalten, bei allen Widerstandsmessungen notwendig, „un-

---

[1]) Pflügers Arch. f. d. ges. Physiol. Bd. 149, S. 389. 1912. — Derselbe, Pflügers Arch. f. d. ges. Physiol. Bd. 195, Heft 1/2, S. 112 u. a. O. 1922. — David, E.: Pflügers Arch. f. d. ges. Physiol. Bd. 195, Heft 1/2, S. 101. 1922.
[2]) Pflügers Arch. f. d. ges. Physiol. Bd. 176, Heft 1/2, S. 84. 1919.

polarisierbare" Elektroden zu verwenden (siehe die Lehrbücher der Physiologie).

Die Spannung des Meßstromes. Mißt man den Widerstand des Körpers mit Gleichstrom oder mit niederfrequentem Wechselstrom, so wird man die auffallende Beobachtung machen, daß man um so niedrigere Werte erhält, je höher die Spannung der Stromquelle ist, die man zur Messung verwendet. Schon den alten Elektrotherapeuten war es aufgefallen, daß die Stromstärke nicht in demselben Maße steigt wie die angelegte Spannung, wie man ja nach dem Ohmschen Gesetz erwarten müßte, sondern in einem höheren. Watteville gibt dafür in seinem Lehrbuch folgendes Beispiel: Leitet man durch einen Körperteil einen Strom von bestimmter Spannung, sagen wir einen Strom von 3 Leclanchéelementen, so ergibt dies in einem gegebenen Fall eine Stromstärke von 2 MA. Nehmen wir nun statt 3 jetzt 6, dann 9, dann 12 Elemente, so müßten wir einen Anstieg der Stromstärke nach dem Ohmschen Gesetz von 2 auf 4, 6 und 8 MA erwarten. Statt dessen erhalten wir einen Ausschlag von 5, 8,5 und 11,8 MA. Der menschliche Körper scheint also als Leiter dem Ohmschen Gesetz nicht zu gehorchen. Die Stromstärke steigt nicht proportional der angelegten Spannung, sondern in einem höheren

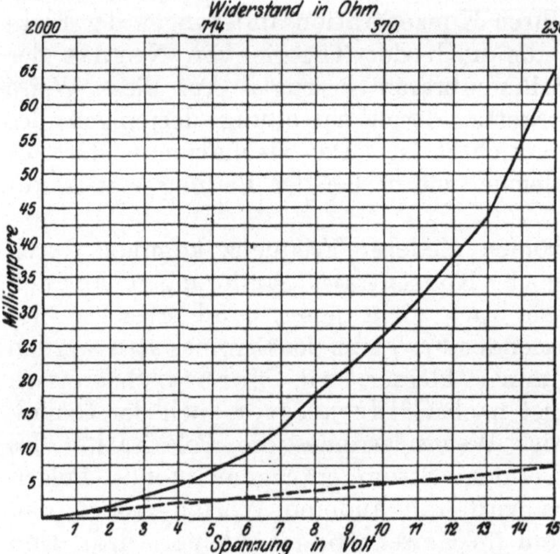

Abb. 185. Der Widerstand des menschlichen Körpers sinkt bei Erhöhung der Spannung. Die Kurve wurde aufgenommen bei einer Quergalvanisation des Beines (s. S. 233).

Grad. Das ist nur möglich, wenn gleichzeitig der Widerstand sinkt. Verfolgt man diese Beobachtung messend, so ergibt sich, daß der Widerstand um so kleiner zu werden scheint, je größer die verwendete Meßspannung ist.

Um dieses Verhältnis klar zu veranschaulichen, kann man die Spannung als eine Funktion der Stromstärke darstellen. Eine solche Kurve heißt Charakteristik des Leiters. Oder man kann umgekehrt die Stromstärke als Kurve in ihrer Abhängigkeit von der Spannung zeichnen, wie dies in Abb. 185 nach einer meiner Messungen geschehen ist. Man sieht das unverhältnismäßig steile Ansteigen der Stromstärke, das durch das rapide Sinken des Widerstandes von 2000 auf 230 Ohm bedingt wird. Bliebe der Widerstand unverändert, so würde der Strom dem Ohmschen Gesetze folgend geradlinig entsprechend der punktierten Linie ansteigen.

Der menschliche Körper zählt also zu den Leitern, deren Widerstand sich mit der Höhe der angelegten Spannung bzw. der Größe des durchfließenden Stromes ändert. Das rührt daher, daß diese Leiter durch den Strom selbst eine Änderung ihrer physikalisch-chemischen Konstitution erfahren, die auch zu einer Änderung ihres elektrischen Widerstandes führen.

Die Zeitdauer der Durchströmung. Der Widerstand des menschlichen Körpers ist abgesehen von der Art des Meßstromes und dessen Spannung noch von einem dritten Faktor abhängig, das ist der Zeitdauer der Durchströmung, und zwar nimmt er mit dieser bis zu einer bestimmten unteren Grenze ab. Jedem Elektrotherapeuten ist es bekannt, daß vornehmlich bei der Galvanisation, in viel geringerem Maße auch bei der Faradisation, die zu Beginn der Behandlung eingestellte Stromstärke in den ersten Minuten von selbst steigt, ohne daß an dem Apparat irgend etwas reguliert wird. Auch dies ist nur mit einer Abnahme des Widerstandes zu erklären, die nach H. Munck auf „kataphoretischer" Einführung von Wasser in die Haut an der Anode, nach E. Remak auf der durch den Strom bedingten Erweiterung der Hautgefäße und besseren Durchblutung der Haut beruhen sollte. Leduc lehnt diese Erklärungen ab, nach ihm wird die Erscheinung durch Einwanderung von Ionen aus der Elektrodenflüssigkeit in die Haut bedingt, wodurch das Leitvermögen derselben verbessert wird. Leduc zeigte, daß man durch Einführung verschiedener Ionen, wie von Ka-, Na-Ionen mit Hilfe des galvanischen Stromes den Widerstand der Haut bedeutend herabsetzen kann und daß diese Herabsetzung des Widerstandes je nach der Art der eingeführten Ionen zeitlich in einer ganz charakteristischen Kurve verläuft.

Eine andere Erklärung für das Absinken des Widerstandes mit der Durchströmungszeit gibt Gildemeister. Nach den oben gegebenen Auseinandersetzungen kommt es beim Stromdurchgang zu Konzentrationsänderungen und Anhäufung von Ionen an den Zellmembranen, welche nach Gildemeister die Ursache der polarisatorischen Gegenkräfte bilden. Für die zarten Membranen wird es aber nicht gleichgültig sein, daß sie von einer bisher ungewohnten Lösung bespült werden, und sie werden bei längerer Dauer einer größeren Konzentrationsänderung Schaden leiden, ihre Halbdurchlässigkeit verlieren und sozusagen von dem Strom durchschlagen werden. Damit nehmen dann auch die Konzentrationsdifferenz und die elektromotorischen Gegenkräfte der Polarisation ab, mit anderen Worten: der Widerstand sinkt und die Stromstärke steigt. Auch die von Leduc gefundene Tatsache, daß die Widerstandsabnahme in einer für die jeweilige Elektrodenflüssigkeit charakteristischen Weise erfolgt, kann mit dieser Annahme wohl in Einklang gebracht werden.

Stabilisierungswiderstände. Die spontanen Änderungen des Widerstandes, wie sie namentlich bei der Galvanisation auftreten, sind in vielen Fällen, besonders bei der Behandlung am Kopf, sehr unangenehm, da sie, will man die Stromstärke konstant erhalten, ein fortwährendes Nachregulieren erforderlich machen. Um den Einfluß der Widerstandsschwankungen auf die Stromstärke zu verringern, hat man sog. Stabilisierungswiderstände empfohlen. Das sind Drahtwiderstände in der Größe von 8—10 000 Ω, welche in Reihe mit dem Patienten geschaltet werden.

Beträgt der Körperwiderstand anfangs etwa 2000 Ω und sinkt er im Verlauf der Behandlung auf 1000 Ω, so beträgt der Widerstandsabfall 50%. Wird aber der Widerstand im Stromkreis künstlich auf 10 000 Ω erhöht, so bedeutet der gleiche Abfall von 1000 Ω jetzt nur mehr eine Änderung von 10%.

Die Messung des Körperwiderstandes.

Eine ausführliche Besprechung der Meßmethoden würde an dieser Stelle zu weit führen, es können daher nur die Grundlagen derselben in Kürze dargelegt werden[1]).

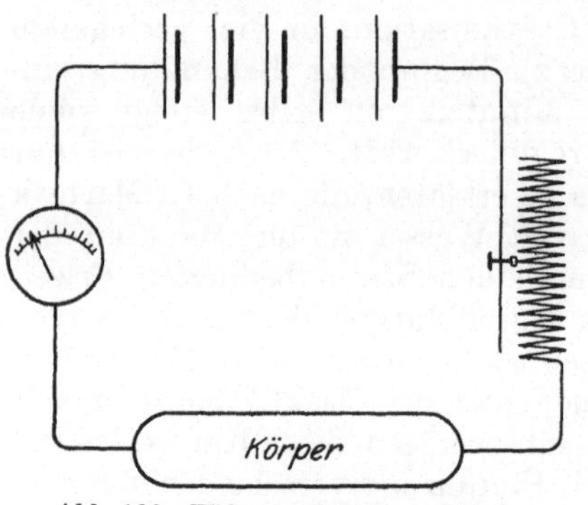

Abb. 186. Widerstandsmessung durch Substitution.

Die Berechnung des Widerstandes aus Spannung und Stromstärke. Nach dem Ohmschen Gesetz ($w = e : i$) läßt sich der Widerstand eines Leiters jederzeit dadurch berechnen, daß man die Voltzahl der angelegten Spannung durch die Amperezahl der dabei auftretenden Stromstärke dividiert. Man muß also einerseits die Stromstärke messen durch ein in denselben Kreis eingeschaltetes Amperemeter, andererseits die Spannung an den beiden Punkten, wo der Strom in den zu messenden Widerstand eintritt und dort, wo er ihn wieder verläßt (nicht die Spannung an den Polen der Stromquelle!). Da das Voltmeter bei dieser Schaltung parallel zu dem

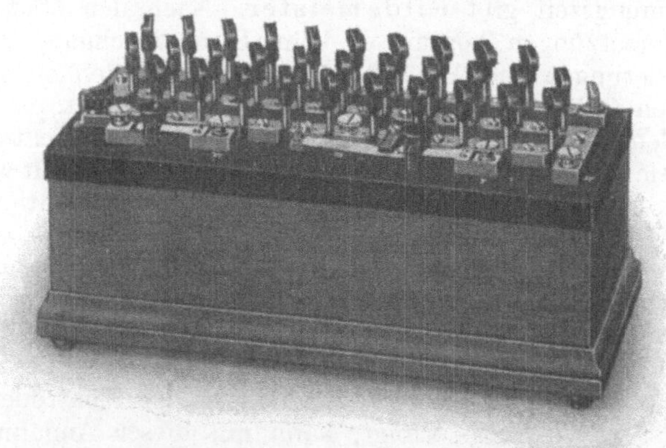

Abb. 187. Universalwiderstand (Siemens & Halske).

Hauptstromkreis (Körperstromkreis) liegt und so einen Teil des Stromes ableitet, muß es einen hohen Widerstand besitzen, damit der durch das Instrument fließende Anteil des Stromes gegenüber dem Hauptstrom

---

[1]) Bezüglich des Näheren verweise ich auf Eversheim, P., Angewandte Elektrizitätslehre, Berlin, Julius Springer 1916; und die Lehrbücher der Elektrotechnik.

vernachlässigt werden kann. Andernfalls muß er in Rechnung gezogen werden. In der Regel wird man in den Körperstromkreis (in ähnlicher Weise, wie dies in Abb. 186 ersichtlich ist) noch einen Regulierwiderstand einschalten, um den durch den Körper fließenden Strom nach Wunsch einstellen zu können.

Arbeitet man stets mit einer gleichen und bekannten Spannung, so kann man auf das Voltmeter verzichten und das verwendete Galvanometer direkt nach Ohm eichen, so daß man an diesem unmittelbar die Größe des jeweiligen Widerstandes ablesen kann. Nach diesem Prinzip gebaute Instrumente heißen Ohmmeter.

Die Messung durch Substitution. Der zu messende Körperwiderstand wird mittels entsprechender Elektroden in den Kreis einer konstanten Stromquelle (Batterie, Anschlußapparat) geschaltet. Die Stärke des durchgehenden Stromes muß durch ein in Reihe geschaltetes Galvanometer meßbar und durch einen Widerstand regulierbar sein (Abb. 186).

Mittels des letzteren wird die Stromstärke auf eine leicht ablesbare Höhe, etwa 1 MA, eingestellt. Hierauf wird der Stromkreis ohne irgendwelche Veränderung unterbrochen und an Stelle des Körperwiderstandes ein Meßwiderstand (Abb. 187) in Form eines Stöpseloder Kurbelrheostaten eingeschaltet.

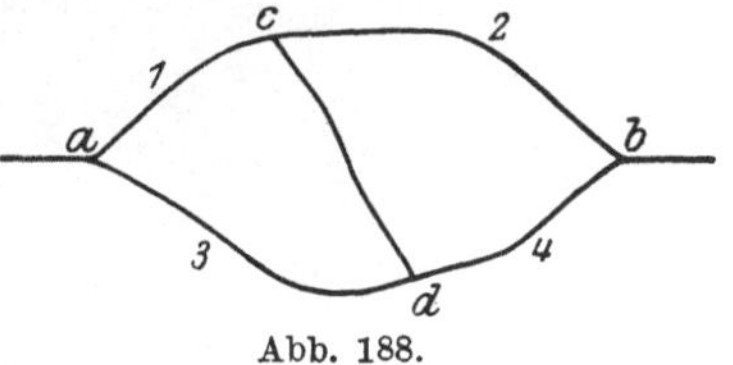
Abb. 188.

Nach neuerlicher Schließung des Kreises wird der Widerstand durch Stöpseln oder Drehen der Kurbel so lange verändert, bis das Milliamperemeter wieder genau einen Strom von 1 MA anzeigt. Der substituierte Widerstand, der einfach abgelesen wird, ist gleich dem Körperwiderstand.

Die Messung mittels der Wheatstoneschen Brücke. Sie beruht auf folgendem Prinzip. Teile ich einen Stromweg auf eine bestimmte Strecke seines Verlaufes in zwei Teile, so wird sich der Strom auf diese beiden Wege nach Maßgabe ihres Widerstandes verteilen (Abb. 188). Da in dem Trennungspunkt a ein höheres Potential herrschen muß als in dem Vereinigungspunkt b, wenn in dieser Richtung ein Strom fließen soll, so findet längs beider Wege von a nach b hin ein Abfall des Potentiales statt. Es wird sich für jeden Punkt der einen Leitung ein Punkt auf der anderen Leitung finden lassen, welcher das gleiche Potential hat. Verbindet man zwei solche Punkte, z. B. c und d leitend miteinander, so wird in dieser Verbindung kein Strom fließen, weil ja zwischen c und d kein Potentialunterschied besteht. Ein in diese „Brücke" eingeschaltetes Galvanometer wird keinen Ausschlag geben.

Bezeichnen wir die Widerstände der einzelnen Teilstrecken mit w und dem entsprechenden Index, so ergibt sich aus den Kirchhoffschen Regeln, daß die Brücke dann stromlos ist, wenn

$$w_1 : w_2 = w_3 : w_4 .$$

Wählen wir w_3 und w_4 gleich groß, dann müssen natürlich w_1 und w_2 ebenfalls gleich groß sein. Schalte ich unter dieser Voraussetzung an Stelle von w_1 den unbekannten Körperwiderstand, an Stelle von w_2 den Meßwiderstand ein, so brauche ich den letzteren nur so lange zu ändern, bis das Galvanometer in der Brücke keinen Ausschlag mehr gibt. Es zeigt mir dann der Meßwiderstand den gesuchten Körperwiderstand an.

Zur Messung von Widerständen mit der Wheatstoneschen Brücke haben Kohlrausch (Abb. 189) und andere geeignete Apparate angegeben.

Zur Messung des Körperwiderstandes nach einer dieser Methoden kann man sowohl Gleichstrom wie Wechselstrom verwenden. Benützen wir Gleichstrom, dann müssen wir eingedenk sein, daß elektrolytische Leiter wie der menschliche Körper durch einen solchen Strom eine Veränderung ihrer chemischen Konstitution erleiden. Der Gleichstrom schafft eine Polarisationsspannung, die der Spannung des Meßstromes entgegenwirkt und so den Widerstand größer erscheinen

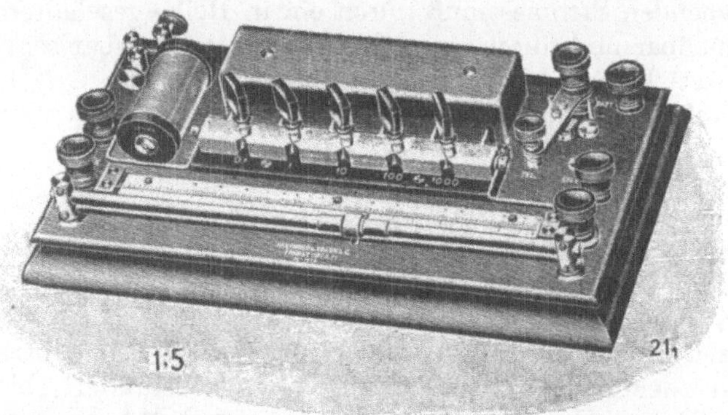

Abb. 189.   Meßbrücke nach Kohlrausch (Hartmann & Braun).

läßt. Wir messen also nicht den wirklichen, sondern nur einen scheinbaren Widerstand. Die Größe dieses scheinbaren Widerstandes hängt weiterhin nicht nur von der angelegten Spannung, sondern auch von der Zeitdauer der Durchströmung ab. Alle diese Verhältnisse wurden ja bereits im vorigen Abschnitt einzeln auseinandergesetzt. Sie bewirken es, daß man bei der Messung eines bestimmten Widerstandes mit Gleichstrom je nach der Art der Messung ganz verschiedene Werte erhalten kann.

Das war die Veranlassung, daß man an Stelle des Gleichstromes den Wechselstrom niederer Frequenz vorgeschlagen hat. Auch bei diesem noch machen sich die erwähnten Einflüsse geltend, wenn auch nicht in so bedeutendem Maße. Dafür treten beim Wechselstrom zwei neue Faktoren auf, die das Resultat der Messung beeinflussen können. Der eine ist die Selbstinduktion, der andere die Kapazität, die in dem Meßkreis oder in dem zu messenden Widerstand selbst möglicherweise vorhanden sind. Während eine Selbstinduktion den Widerstand scheinbar erhöht, wird er durch eine vorhandene Kapazität herabgesetzt, und zwar in beiden Fällen um so mehr, je höher die Frequenz des Wechselstromes ist. Es muß also auch auf diese Dinge geachtet werden.

Wollen wir uns des Wechselstromes bedienen und dabei die Wheatstonesche Methode verwenden, so ist das gewöhnliche Galvanometer als Nullinstrument nicht mehr brauchbar, da es auf einen Wechselstrom nicht reagiert. An seine Stelle tritt in diesem Fall ein Telephon, das ein Geräusch vernehmen läßt, solange ein Wechselstrom durch die Brücke fließt. Leider ist bei der Messung von Körperwiderständen das Telephon nicht stromfrei zu bekommen, ja nicht einmal ein deutliches Tonminimum zu erzielen. Das Minimum ist infolge der Phasenverschiebung des Stromes gegenüber der Spannung breit und verwaschen und läßt eine genaue Widerstandsbestimmung nicht zu. Diese wird erst möglich, wenn man die Phasenverschiebung durch Einschaltung einer Selbstinduktionsspule in den Stromkreis kompensiert.

Diese kurzen Bemerkungen sollen nur andeutungsweise die ungeheuren Schwierigkeiten aufzeigen, denen wir bei der Messung von Körperwiderständen begegnen. Überblicken wir die große Zahl der Faktoren, welche das Resultat der Messung entscheidend beeinflussen — Elektrodengröße, Elektrodenabstand, Polarisation des Gewebes, Polarisation der Elektroden, Art der Elektrodenflüssigkeit, Art des Meßstromes, Gleich- oder Wechselstrom, bei letzterem auch die Frequenz desselben, Größe der Meßspannung, Zeitdauer der Durchströmung, Selbstinduktion, Kapazität —, dann müssen wir wohl sagen, daß alle Messungen, welche diese Bedingungen nicht genau präzisieren, völlig wertlos sind. Und das gilt wohl von den meisten der bisher gemachten Untersuchungen.

Die diagnostische Bedeutung des Körperwiderstandes.

Die Veränderungen des Körperwiderstandes unter dem Einfluß physiologischer Faktoren wie der Schweißsekretion, der Blutzirkulation, legten die Frage nahe, ob nicht auch unter pathologischen Verhältnissen charakteristische Veränderungen des Widerstandes zustande kämen, und in der Tat hat man auch bei verschiedenen Krankheiten eine solche Veränderung des Leitungswiderstandes entweder im Sinne einer Erhöhung oder einer Erniedrigung desselben feststellen können.

Erhöhung des Widerstandes. Vigouroux berichtete zuerst (1879), daß bei der Hysterie der Widerstand des Körpers ein abnorm hoher sei. Charcot bestätigte diese Beobachtung. Später wollten andere Autoren eine ähnliche Widerstandserhöhung bei der Epilepsie, Melancholie, traumatischen Neurosen, beim Diabetes und anderen Erkrankungen gefunden haben.

Eine lokale Veränderung des Widerstandes kann man nicht selten bei hemiplegischen poliomyelitischen u. a. Lähmungen konstatieren. Hier zeigen die gelähmten Körperpartien im Vergleich zu den gesunden meist einen erhöhten Widerstand. Es erklärt sich diese Erscheinung aus einer Herabsetzung der Blutzirkulation.

Auch die Erhöhung des Widerstandes bei der Sklerodermie und kachektischen Zuständen ist ohne weiteres verständlich.

Verminderung des Widerstandes. Im Gegensatz zu diesen Erkrankungen stellte man bei anderen einen abnorm niedrigen Körperwiderstand fest. Zu diesen zählt, wie gleichfalls von Vigouroux (1888) zuerst mitgeteilt wurde, in erster Linie der Morbus Basedowii. Die Erklärung dieses Verhalten suchten die einen in einer Erweiterung der Blutgefäße (Vigouroux, Silva), die anderen in einer Vermehrung der Schweißsekretion (Eulenburg, Leube).

Der diagnostische Wert der Widerstandsveränderungen ist im allgemeinen ein sehr beschränkter, da die Erhöhung bzw. die Verminderung für die erwähnten Krankheitsformen keineswegs pathognomonisch ist. Es gibt, wie alle Autoren zugeben, zweifellos Fälle von Hysterie, bei denen der Widerstand, statt erhöht zu sein, erniedrigt ist, und umgekehrt Basedowkranke, bei denen der Widerstand, entgegengesetzt der Regel erhöht ist. Dazu kommt, daß eine richtige Bestimmung des Widerstandes eine außerordentliche physikalische Exaktheit erfordert, daher sehr mühevoll und zeitraubend ist. Diese Verhältnisse bedingen es, daß solche Messungen wohl wissenschaftlich interessant sind, aber keine praktisch diagnostische Bedeutung haben.

II. Die chemisch-physikalischen Wirkungen des elektrischen Stromes.

Allgemeines.

Der menschliche Körper als Elektrolyt. Die chemisch-physikalischen Wirkungen, welche der elektrische Strom im menschlichen Körper erzeugt, können im Prinzip keine anderen sein als die, welche er auch sonst in einem elektrolytischen Leiter auslöst, nur mit dem Unterschied, daß die ungemein komplizierte chemische Struktur des Organismus gegenüber einem gewöhnlichen Elektrolyten die Vorgänge ganz außerordentlich verwickelt. Aus der großen Reihe der Erscheinungen, die sich hier summieren und in der verschiedensten Weise gegenseitig beeinflussen, vermögen wir heute nur wenige Hauptlinien herauszulesen. Sie bilden die Basis für das Verständnis der physiologischen Wirkungen des elektrischen Stromes, und sie allein können uns die Erkenntnis seiner therapeutischen Wirksamkeit vermitteln.

Die Wanderung von Stoffteilchen in einem Stromgefälle. Der Strom in einer wässerigen Lösung besteht bekanntlich darin, daß gewisse Teilchen der gelösten Substanz, Ionen genannt, in dem Lösungsmittel wandern. Eine solche Ionenwanderung findet auch im menschlichen Körper statt. Hier sind es vornehmlich die verschiedenen Salze, Säuren und Basen, die im Blut, der Lymphe und den sonstigen Gewebsflüssigkeiten in Ionen gespalten, eine Wanderung ausführen.

Neben den Ionen gibt es aber noch eine andere Gruppe von Körpern, welche durch den elektrischen Strom eine Verschiebung erfahren. Es sind dies die biologisch so hochbedeutsamen Kolloide, die Eiweißkörper, Globuline, Albumine usw., die Kohlehydrate und Lipoide, die eigentlichen Träger aller Lebenserscheinungen. Wir werden ihre Wanderung nicht geringer einzuschätzen haben als die der Ionen. Schließlich werden auch noch größere Stoffpartikelchen und Wassermoleküle selbst durch die elektromotorische Kraft mobilisiert.

Wir werden also der Reihe nach zu besprechen haben:

1. die Wanderung der Ionen,
2. die Wanderung anderer Teilchen, die wir, um sie von der Ionenwanderung (Iontophorese) zu unterscheiden, insgesamt mit dem Namen Elektrophorese belegen wollen.

Zu diesen anderen Teilchen zählen wir: a) die Kolloide; b) größere suspendierte Partikelchen; c) Wasserteilchen.

Die Folgen der Wanderung. Die Ortsveränderung der Ionen, der Kolloide und sonstigen Körper zieht gewisse Folgen nach sich, die teils chemischer, teils physikalischer Natur sind. Die chemischen Vorgänge spielen sich entweder auf dem Stromweg selbst, also innerhalb des Elektrolyten, ab oder an der Grenzschicht zwischen Elektrolyt und den metallischen Elektroden. In ersterem Fall nennen wir die Veränderungen intrapolare, sie bestehen vornehmlich in einer Neubildung chemischer Substanzen, mit anderen Worten in einer Änderung der chemischen

Gewebskonstitution. Im zweiten Fall sprechen wir von polaren Veränderungen, deren hauptsächlichste die Zersetzung des Elektrolyten (Elektrolyse) ist.

Anschließend an die chemischen Wirkungen des Stromes wollen wir einige theoretische Betrachtungen (Theorie von W. Nernst und W. Ostwald) anstellen, die uns eine Erklärung der Reizwirkung der Elektrizität auf Nerven und Muskeln geben sollen.

Schließlich sei noch der physikalischen Stromwirkungen gedacht, deren wichtigste die Wärmebildung auf dem Stromwege ist.

Die Wanderung der Ionen.

1. Der Zerfall der Moleküle in Ionen.

Was sind Ionen? Svante Arrhenius (1887) fand bei seinen Untersuchungen, daß zwischen der elektrolytischen Leitfähigkeit einer Substanz einerseits und zwischen dem osmotischen Druck, welchen diese Substanz in einer wässerigen Lösung zeigt, der Siedepunktserhöhung und der Gefrierpunktserniedrigung dieser Lösung andererseits ein gewisser Parallelismus besteht, und zwar in dem Sinne, daß diese letzteren drei Größen eine um so stärkere Abweichung von der Norm zeigen, je größer die elektrolytische Leitfähigkeit des Stoffes ist. Bei Lösungen, welche den Strom nicht leiten, ist ein solches Abweichen von der Norm nicht zu konstatieren.

Diese auf rein experimentellem Weg gefundenen Tatsachen ließen sich im Zusammenhalt mit anderen bereits bekannten Erscheinungen am besten durch die Annahme erklären, daß die Moleküle der leitfähigen Substanz nicht als Ganzes in Lösung gehen, sondern sich bei ihrer Lösung spalten. Diese Spaltung erfolgt derart, daß z. B. ein Chlornatriummolekül im Wasser in ein Natriumatom und in ein Chloratom zerfällt. Die Spaltstücke laden sich aber gleichzeitig elektrisch, und zwar das Natriumatom positiv, das Chloratom negativ. Da das Kochsalzmolekül als solches elektrisch neutral ist, so nehmen wir an, daß die Ladung seiner Spaltstücke dadurch zustande kommt, daß bei der Lösung des Molekülverbandes das Natriumatom eines seiner (negativen) Elektronen an das Chloratom abtritt, wodurch letzteres einen Überschuß an negativer Ladung erhält, während das Natriumatom selbst infolge des Verlustes an einem Elektron elektrisch positive Eigenschaften annimmt.

Dieser Zerfallsprozeß heißt elektrolytische Dissoziation und tritt bereits bei der Lösung ein, er erfolgt nicht erst unter der Einwirkung des elektrischen Stromes, wie man früher annahm. Die elektrisch geladenen Spaltstücke heißen Ionen[1]), und zwar heißt das positiv geladene Ion, das unter der Einwirkung der elektromotorischen Kraft zum negativen Pol, zur Kathode wandert, Kation[2]), das negativ geladene Ion, das zum positiven Pol oder zur Anode wandert, heißt Anion.

---

[1]) ἰόν das Partizip praes. von ἰέναι.
[2]) Man schreibt Kathode (κατα-ὀδος) und Kation (κατα-ἰόν).

Die Ionen unterscheiden sich in ihrem Verhalten wesentlich von den gewöhnlichen Atomen. Während freie Natriumatome das Wasser zersetzen und Wasserstoff entwickeln, verhalten sich die Natriumionen vollkommen inaktiv. Während freie Chloratome das Wasser gelb färben und sich durch den bekannten Chlorgeruch verraten, ist das bei den Chlorionen nicht der Fall. Es rührt dies daher, daß Natrium- und Chlorionen eine elektrische Ladung besitzen, welche ihre gewöhnlichen Eigenschaften maskiert, während Natrium- und Chloratome elektrisch neutral sind.

Die Arten der Ionen. Der Zerfall der Moleküle in Ionen findet nach bestimmten Gesetzen statt, die wir für die Salze, die Säuren und Basen etwas näher betrachten wollen, da ja vor allem diese drei chemischen Gruppen für die Leitung im menschlichen Körper in Betracht kommen.

1. Salze. Die Ionen der Salze findet man, wenn man von ihrer chemischen Formel das Metall oder metallartige Radikal (z. B. NH_4) abzieht. Das Metall oder sein Vertreter ladet sich positiv und wird dadurch zum Kation, der übrigbleibende Rest wird negativ und bildet das Anion:

$$\begin{array}{lll}
\text{Molekül} & \text{Kation} & \text{Anion} \\
 & + & - \\
NaCl & = Na & + Cl \\
KJ & = K & + J \\
KMnO_4 & = K & + MnO_4 \\
CaCl_2 & = Ca & + 2\,Cl \\
NaC_7H_5O_3 & = Na & + C_7H_5O_3
\end{array}$$

(Na — Salicylat)

Jeder chemischen Valenz eines Ions entspricht die Ladung eines Elektrons, mit anderen Worten: ein einwertiges Ion (Na, K) ladet sich mit einem Elektron, ein zweiwertiges Ion mit zwei Elektronen usw.

2. Säuren. Die Säuren zerfallen in analoger Weise wie ihre Salze, wie die nachfolgenden Beispiele zeigen:

$$\begin{array}{lll}
\text{Molekül} & \text{Kation} & \text{Anion} \\
 & + & - \\
HCl & = H & + Cl \\
HNO_3 & = H & + NO_3 \\
HC_7H_5O_3 & = H & + C_7H_5O_3
\end{array}$$

(Salicylsäure)

Allen Säuren ist somit das H-Ion, also das Kation, gemeinsam. Dieses ist der Träger der sauren Eigenschaften.

3. Basen. Diese kann man auffassen als die Verbindung eines Metalles mit der Hydroxylgruppe OH, also gleichsam als das Metallsalz des Hydroxyl-Ions. Dementsprechend dissoziieren sie auch:

$$\begin{array}{lll}
\text{Molekül} & \text{Kation} & \text{Anion} \\
 & + & - \\
NaOH & = Na & + OH \\
NH_4(OH) & = NH_4 & + OH \\
Ca(OH)_2 & = Ca & + 2\,(OH)
\end{array}$$

Alle Basen haben das gleiche Anion OH, das für ihre basischen Eigenschaften charakteristisch ist.

Die Zahl der Ionen, welche in einer Lösung vorhanden sind, bestimmt die Leitfähigkeit derselben. Die Leitfähigkeit ist um so größer oder, was dasselbe ist, der Leitungswiderstand ist um so geringer, je größer die Zahl der in ihr enthaltenen Ionen ist.

Bei der Lösung eines Salzes, einer Säure oder Base im Wasser zerfallen keineswegs alle Moleküle des betreffenden Stoffes in Ionen, ein Teil derselben bleibt ungespalten, so daß wir in einer solchen Lösung drei verschiedene Arten von Partikelchen haben: 1. Nicht dissoziierte, elektrisch neutrale Moleküle; 2. elektrisch positive Ionen (Kationen); 3. elektrisch negative Ionen (Anionen). Die Summe aller elektrisch positiven Ladungen ist hierbei immer gleich der Summe der elektrisch negativen Ladungen.

Die Zahl der Moleküle, welche in einer Lösung zerfallen, hängt einerseits von der Art des Stoffes, andererseits von dessen Konzentration ab. Nicht alle Stoffe dissoziieren in gleichem Maße. Von praktischer Bedeutung ist es, daß die Salze der Alkalien und Erdalkalien eine besonders starke Dissoziationsfähigkeit besitzen.

Der Konzentrationsgrad des Elektrolyten ist insofern von Einfluß, als bei steigender Konzentration die absolute Zahl der Ionen wächst, bei abnehmender Konzentration sinkt. Trotzdem aber ist die Zahl der Moleküle, welche zerfallen, im Vergleich zu denen, welche ungespalten bleiben, in verdünnten Lösungen eine relativ größere als in konzentrierten Lösungen. Bei starker Verdünnung sind fast alle Moleküle dissoziiert.

2. Die Wanderung der Ionen im elektrischen Strom.

Die Bewegung der Ionen bei verschiedenen Stromformen. Legen wir an einen elektrolytischen Leiter Elektroden an und verbinden diese mit den Polen einer Gleichstromquelle, so setzen sich die Ionen, getrieben von der elektromotorischen Kraft, in Bewegung. Die positiv geladenen werden nach statischen Gesetzen vom positiven Pol abgestoßen, vom negativen Pol angezogen, sie wandern daher zur Kathode (Kationen). Die negativ geladenen Ionen werden vom negativen Pol abgestoßen, dagegen vom positiven Pol angezogen, sie ziehen daher zur Anode (Anionen). Die Ionen bewegen sich dabei zwischen den Flüssigkeitsmolekülen hindurch, nicht mit denselben. Ihre Wanderung ist keineswegs eine Folge oder eine Begleiterscheinung des elektrischen Stromes, sondern sie ist der Strom selbst.

Wie wir sehen, marschieren die Ionen, getrennt in die beiden Gruppen der Anionen und Kationen, gleichzeitig in entgegengesetzter Richtung aneinander vorbei. Wir haben es also mit zwei Strömen zu tun, einem Anionenstrom und einem Kationenstrom, die einander entgegenfließen. Konventionell sind wir überein gekommen, die Richtung des elektrischen Stromes nach der Richtung des Kationenstromes zu bezeichnen, der vom positiven zum negativen Pol fließt.

Sind die Ionen an den Elektroden angelangt, so verlieren sie ihre Ladung und werden zu neutralen Atomen mit den uns von der Chemie her bekannten Eigenschaften. Dieser Entladungsvorgang heißt Elektrolyse. Er ist von der Ionenwanderung, wie sie im Innern der Flüssigkeit vor sich geht, prinzipiell zu unterscheiden. Wir wollen ihn später eingehender betrachten.

Ist die Richtung der elektromotorischen Kraft andauernd die gleiche, so bleibt auch die Bewegungsrichtung der Ionen andauernd dieselbe. Dies trifft für den Gleichstrom zu. Dabei kann wieder die Geschwindigkeit der Ionen eine gleichförmige sein (konstanter Gleichstrom), sie kann rhythmisch langsamer und schneller werden (pulsierender Gleichstrom) oder sie kann, zeitweilig aussetzend, ruckweise erfolgen (unterbrochener Gleichstrom), entsprechend dem Verhalten der elektromotorischen Kraft (S. 13).

Bei einem Wechselstrom wechselt die Richtung der Spannung fortwährend, demgemäß muß sich auch die Richtung der Ionenbewegung ändern. Sie ist keine progressiv fortschreitende wie beim Gleichstrom, sondern eine hin und her gehende, eine pendelnde oder schwingende. Die Raschheit des Richtungswechsels hängt von der Frequenz des Stromes ab.

Die Geschwindigkeit der Ionenbewegung. Nicht alle Ionen wandern mit gleicher Geschwindigkeit, diese ist je nach dem Charakter der Ionen verschieden. Es gibt schwerfällige und leicht bewegliche Ionen. Das beweglichste von allen ist das H-Ion. Nachfolgend einige Geschwindigkeiten in wässeriger Lösung bei einer treibenden Kraft von 1 V Spannungsdifferenz auf 1 cm des Weges (Arrhenius).

H . . .	0,03250 mm in 1 Sekunde, d. i.	58,500 mm in 30 Minuten
OH . . .	0,01780 ,, ,, 1 ,,	,, ,, 32,040 ,, ,, 30 ,,
J . . .	0,00685 ,, ,, 1 ,,	,, ,, 12,330 ,, ,, 30 ,,
Cl . . .	0,00678 ,, ,, 1 ,,	,, ,, 12,204 ,, ,, 30 ,,
K . . .	0,00670 ,, ,, 1 ,,	,, ,, 12,068 ,, ,, 30 ,,
Na . . .	0,00451 ,, ,, 1 ,,	,, ,, 8,118 ,, ,, 30 ,,

Wir ersehen daraus, daß (z. B. in einer Chlorwasserstofflösung) das Kation H mehr als viermal so schnell wandert als das Anion Cl.

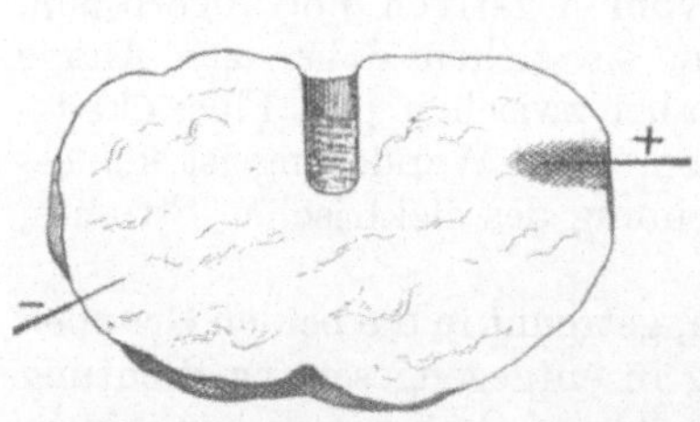

Abb. 190. Nachweis der Ionenwanderung nach Schatzky.

Die Geschwindigkeit der Bewegung wird im allgemeinen um so größer, je größer die treibende elektromotorische Kraft oder Spannung ist, sie wird um so kleiner, je größer die Konzentration der Flüssigkeit ist. Auch durch Zusatz indifferenter Substanzen (Gelatine) zur Lösung wird sie erniedrigt. Sie wird im menschlichen Körper eine niedrigere sein als in wässeriger Lösung.

Der experimentelle Nachweis der Ionenwanderung ist leicht zu erbringen. Das ganze Kapitel der Iontophorese ist ein Beweis hierfür. Hier sei nur ein ebenso einfacher wie instruktiver Schulversuch von Schatzky angeführt (Abb. 190).

Man schneidet in eine Kartoffel eine Höhlung, die man mit Jodkaliumlösung ausfüllt. Dann sticht man an zwei Punkten je eine Platinnadel als Elektrode ein, die man an eine Gleichstromquelle anschließt. Führt man den Strom eine Zeitlang durch und macht dann einen Querschnitt durch die Kartoffel in der Ebene der Elektroden und der Aushöhlung, so findet man das Parenchym um die Anode dunkelblau verfärbt. Diese Verfärbung rührt von dem Jod her, das, nachdem es als Anion die Kartoffel durchquert, an der Anode sich entladen und als freies Jod die spezifische Jodstärkereaktion geliefert hat. Der Stromweg selbst, den die Ionen gewandert sind, ist nicht gefärbt, ebensowenig wie die Umgebung der Kathode, an der die Kaliumionen freigeworden sind.

3. Die Einführung körperfremder Ionen. Iontophorese[1]).

Das Prinzip der Einführung. Auf dem Umstand, daß die Ionen mit dem Strom wandern, beruht die Möglichkeit, körperfremde Ionen durch die Haut hindurch mit dem Strom in den Körper einzuführen. Schon bei jeder gewöhnlichen Galvanisation mit feuchten Elektroden werden dem Körper exogene, aus der Elektrodenflüssigkeit stammende Ionen einverleibt. Lege ich an die Haut zwei mit Kochsalzlösung getränkte Elektroden an, so repräsentieren diese je eine Elektrolytlösung, welche freie Natrium- und Chlorionen enthält. Es ergeben sich beim Stromdurchgang folgende Verhältnisse (Abb. 191).

Die Natriumionen, die sich an der Anode finden, streben,

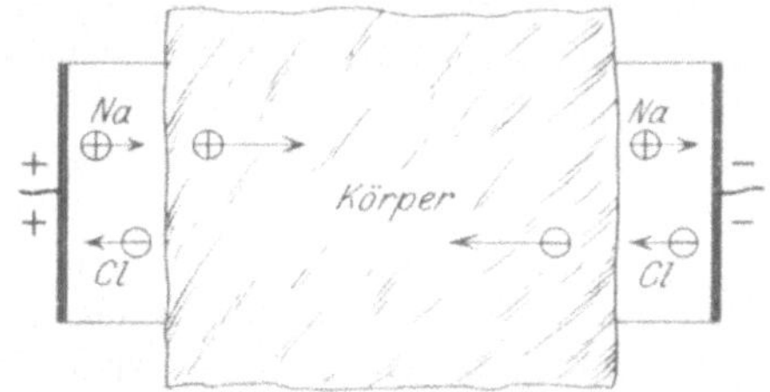

Abb. 191. Iontophorese.

weil sie positiv geladen sind, zur Kathode. Diese können sie nur auf dem Weg durch den Körper hindurch erreichen. Sie dringen also in die Haut ein. Die Natriumionen an der Kathode wandern in gleicher Richtung vom Körper weg, sind also für diesen bedeutungslos.

Wie steht es nun mit den Chlorionen? Diese sind negativ geladen, suchen also zum positiven Pol oder zur Anode zu gelangen. Die Chlorionen werden also an der Kathode in den Körper eindringen, an der Anode sich aber von ihm abwenden.

Wir können daraus das allgemeine Gesetz ableiten: Die Anionen dringen von der Kathode, die Kationen von der Anode aus in den Körper ein. Oder in einer anderen Form, die sich dem Gedächtnis vielleicht noch besser einprägt: Die positiven Ionen wandern vom positiven Pol, die negativen Ionen vom negativen Pol in den Körper ein.

---

[1]) Weiteres über Iontophorese siehe bei Frankenhäuser: Die physikalischen Grundlagen und die Technik der Elektrotherapie. Physikalische Therapie in Einzeldarstellungen, Heft 7. Stuttgart: Enke 1906; und Leduc: Die Ionen- oder elektrolytische Therapie. Zwanglose Abhandlungen aus dem Gebiet der Elektrotherapie und Radiologie Heft 3. Leipzig: Joh. Ambr. Barth 1905; und Bredig: Physikalische Chemie und Elektromedizin in Boruttau-Manns Handbuch der ges. Anwendungen d. Elektrizität I. Verlag von W. Klinkhardt 1909.

Man hat die perkutane Einführung körperfremder Ionen mit Hilfe des elektrischen Stromes als therapeutisches Verfahren empfohlen und Iontophorese genannt.

Die Technik der Einführung. Zur Ausführung der Iontophorese benötigt man eine Gleichstromquelle und zwei gleich große oder auch ungleich große Plattenelektroden, welche mit einer vielfachen Lage hydrophiler Gaze oder einer entsprechend dicken Schicht von chemisch reiner Watte bzw. Filtrierpapier unterlegt werden. Eine dieser Elektroden wird mit der therapeutisch wirksamen Ionenlösung beschickt, die andere mit einer indifferenten, etwa physiologischer Kochsalzlösung, angefeuchtet.

Bei der Schließung des Stromkreises hat man vor allem auf die Polarität der Elektroden zu achten. Man gibt der therapeutisch aktiven Elektrode jenes Vorzeichen, das mit dem Vorzeichen der einzuführenden Ionen gleichnamig ist. Will man z. B. das Salicylsäureradikal, dessen Ladung eine negative ist, durch die Haut einbringen, dann muß man die mit einer Lösung von Salicylsäure oder salicylsaurem Natrium durchtränkte Elektrode negativ, also zur Kathode machen. Will man Chininionen, die elektrisch positiv sind, perkutan einführen, dann wird man eine Elektrode mit einer Chininlösung imbibieren und diese Elektrode zum positiven Pol oder zur Anode machen.

Die Dosierung der Wirkung, welche je nach der Aktivität der Ionen eine verschiedene ist, wird nach der Stromstärke und der Zeitdauer der Sitzung bemessen. Sie wird für die einzelnen Indikationen im speziellen Teil fallweise angegeben werden.

Man hat zur Iontophorese auch besondere Elektroden in Gefäßform empfohlen, die mit der zu verwendenden Lösung gefüllt werden. Auch das Vierzellenbad hat man für diesen Zweck angepriesen. Spezialelektroden sind überflüssig, weil sie die Technik unnötig komplizieren, das Vierzellenbad bedingt überdies eine Vergeudung von medikamentöser Lösung.

Die örtliche Wirkung körperfremder Ionen. Die Wirkungen perkutan eingeführter Ionen sind teils örtliche oder Hautwirkungen, teils allgemeine oder Blutwirkungen. Ob diese oder jene Wirkung zustande kommt, hängt von der Natur der Ionen ab. Werden die Ionen bereits bei ihrem Durchtritt durch die Haut chemisch gebunden, so ergeben sich Hautveränderungen, wirken dagegen die Ionen auf die Haut selbst nicht chemisch ein, so haben sie die Möglichkeit, durch diese hindurch bis in die Blutbahn zu gelangen und Allgemeinwirkungen zu entfalten.

Lokal wirken fast alle Metallionen, indem sie mit den Eiweißkörpern der Haut eine Bindung eingehen, die in einer mehr oder weniger tiefen Verschorfung zum Ausdruck kommt. So setzen die Erdalkalien Calcium, Strontium, Barium einen anfangs rein weißen Schorf, der später schwärzlich wird. Ähnliche Veränderungen macht das Zink. Chrom erzeugt eine rötliche Verätzung mit lebhafter peripherer Kongestion.

Eine Ausnahmestellung nehmen nur die Ionen der Alkalimetalle Kalium, Natrium ein, welche die Haut, ohne sie anzugreifen, passieren nnd so in größerer Menge ins Blut gelangen können.

In ähnlicher Weise ätzend wie die meisten Metalle wirkt auch das H-Ion, das allen Säuren eigen ist, bei seiner Einführung von der Anode aus.

Das für sämtliche Basen charakteristische OH-Ion zeigt gleichfalls stark kaustische Eigenschaften, natürlich von der Kathode aus.

Die allgemeine Wirkung körperfremder Ionen. Allgemeine Wirkungen entfalten die Halogene und die meisten Alkaloide. So läßt sich Jod bereits nach wenigen Minuten im Speichel und Harn nachweisen, wenn man eine mit Jodkalium oder Jodnatrium getränkte Elektrode als Kathode verwendet.

Eine typische Strychninwirkung läßt sich erzielen, wenn man das Alkaloid Strychnin, das in der Verbindung von Strychninum nitricum als Metallsubstitut elektrisch positiv ist, unter die Anode bringt. Dieselbe Lösung unter der Kathode bleibt unwirksam.

Leduc hat dies in einem sehr schönen Versuch gezeigt (Abb. 192). Man schaltet zwei Kaninchen hintereinander in einen galvanischen

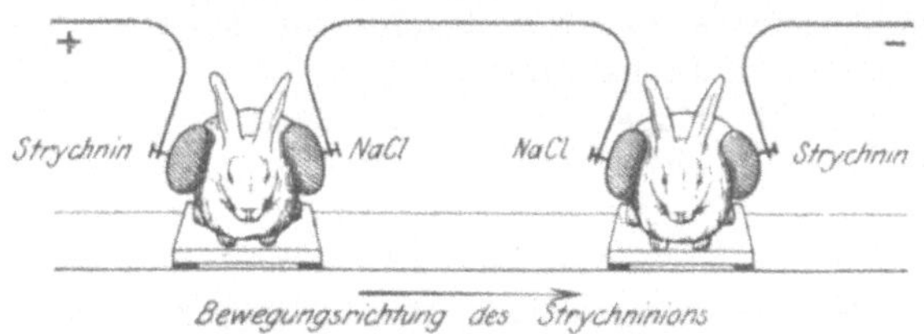

Abb. 192. Der Versuch von Leduc.
Das Kaninchen links geht zugrunde, das rechts bleibt am Leben.

Stromkreis, indem man jedem Tier auf die sorgfältig rasierten Flanken eine mit Strychninlösung und eine mit Kochsalzlösung durchfeuchtete Elektrode auflegt, und zwar in der Weise, daß die Strychninelektrode in dem einen Fall Anode, in dem zweiten Fall Kathode ist. Da die Strychninionen von der Anode zur Kathode gehen, so werden sie nur bei dem ersten Tier in den Körper gelangen können, bei dem zweiten dagegen von ihm fortwandern. Jenes Kaninchen geht unter den Erscheinungen der Strychninvergiftung zugrunde, dieses bleibt unversehrt.

Ein ähnlicher Versuch läßt sich mit einer Cyankaliumlösung (KCN) anstellen. Nur ist zu beachten, daß das wirksame Ion, also das Cyanion (CN), im Gegensatz zum Strychninion elektrisch negativ ist. Es wird also nur von der Kathode aus eine Vergiftung bedingen.

Manche Ionen lassen zunächst nur eine lokale Wirkung erkennen, zu der sich aber bei fortgesetzter Einführung auch Allgemeinsymptome hinzugesellen. So erhält man durch die Iontophorese von Adrenalin zunächst eine starke lokale Hautanämie, weiterhin aber treten infolge der Aufnahme des Adrenalins in den Blutkreislauf Schwindel, Schwäche in den Beinen und Zittern auf (Selbstversuch von Bouchet).

Das Morphiumion erzeugt beim Menschen neben einem papulösen Exanthem an der Applikationsstelle in genügender Dosis narkotische Erscheinungen.

Die Wanderung anderer Teilchen.

1. Die Wanderung der Kolloide.

Was sind Kolloide? Kolloide (von colla Leim) sind in einer Flüssigkeit wie Wasser, Alkohol u. dgl. gleichmäßig dispergierte Stoffteilchen, deren Durchmesser eine Größe von $\frac{1}{1\,000\,000}$ bis $\frac{1}{10\,000}$ mm hat. Solche Partikelchen sind nur mehr ultramikroskopisch erkennbar, sie gehen durch gewöhnliche Papierfilter anstandslos hindurch, dagegen nicht mehr durch tierische Membranen.

Derartige Suspensionen in Flüssigkeiten hat man als kolloidale oder unechte Lösungen von den echten oder molekularen Lösungen, wie sie z. B. eine Chlornatriumlösung darstellt, unterschieden. Dem Wesen nach besteht aber zwischen beiden kein prinzipieller Unterschied. Er liegt einzig und allein in der Größe der im Lösungsmittel dispergierten Teilchen. Diese sind bei den echten Lösungen kleiner, ihr Durchmesser liegt unterhalb der Grenze von $\frac{1}{1\,000\,000}$ mm. Sie sind daher auch mikroskopisch nicht mehr sichtbar und gehen infolge ihrer geringen Größe durch tierische Membranen hindurch.

Aber auch nach der anderen Seite, gegen die grob mechanischen Suspensionen irgendwelcher Stoffe in einer Flüssigkeit, lassen sich die kolloidalen Lösungen nicht scharf abgrenzen. Der Übergang ist auch hier ein fließender. Von mechanischen Gemengen sprechen wir dann, wenn der Durchmesser der aufgeschwemmten Teilchen die Größe von $\frac{1}{10\,000}$ mm überschreitet.

Wir haben also eine ununterbrochene, kontinuierliche Folge von den molekularen oder echten Lösungen über die kolloidalen oder unechten Lösungen bis zu den grob mechanischen Verteilungen von Stoffen in einer Flüssigkeit. Die Grenzen, die wir setzen, sind künstliche:

1. Molekulare oder echte Lösungen: Größe der suspendierten Teilchen unter $\frac{1}{1\,000\,000}$ mm. Gehen durch Papierfilter und Membranen hindurch, sind mikroskopisch unsichtbar.

2. Kolloidale oder unechte Lösungen: Größe der Teilchen $\frac{1}{1\,000\,000}$ mm bis $\frac{1}{10\,000}$ mm. Gehen durch Papierfilter hindurch, dagegen nicht durch tierische Membranen. Sind nur ultramikroskopisch sichtbar.

3. Mechanische Gemenge: Größe der Teilchen über $\frac{1}{10\,000}$ mm. Gehen nicht mehr durch Papierfilter oder tierische Membrane hindurch. Sind mikroskopisch sichtbar.

Für die Wesenseinheit dieser drei verschiedenen Dispersionsformen spricht auch die Tatsache, daß, um nur ein Beispiel von vielen zu nennen, z. B. Gold in molekularer Lösung durch Aneinanderlagerung seiner Moleküle (Kondensationsverfahren) sich in eine kolloidale Goldlösung überführen läßt und daß umgekehrt eine kolloidale Lösung aus einer mechanischen Aufschwemmung von Goldteilchen sich herstellen läßt, wenn man diese in bestimmter Weise (Dispersionsverfahren) unterteilt.

Arten der Kolloide. In ihrer äußeren Form gleichen die kolloiden Dispersionen häufig vollkommen einer molekularen Lösung, in anderen

Fällen haben sie, wie Kieselsäure oder Leim in Wasser, eine mehr halbfeste Konsistenz und Verschiebungselastizität. Wir nennen sie dann Gallerten oder Gelee.

Die Kolloide können sowohl anorganischer als organischer Natur sein. Als anorganische Kolloide können auftreten die Schwermetalle (Gold, Silber, Platin), die Hydroxyde von Metallen (Ferrihydroxyd, Aluminiumhydroxyd), Metallsulfide (Schwefelarsen, Schwefelantimon). Weitaus wichtiger für die Biologie im allgemeinen wie für unsere Betrachtungen im besonderen sind aber die organischen Kolloide, da alle Lebensvorgänge an sie gebunden erscheinen. Wir unterscheiden sie zweckmäßig in drei Gruppen:

1. Eiweißkörper: Albumin, Globulin, Hämoglobin, Myosin u. a.;
2. Kohlenhydrate: Lecithin, Gummi, Stärke, Cellulose;
3. Lipoide.

Die Wanderung der Kolloide im elektrischen Strom. Auch die Kolloide zeigen im elektrischen Felde eine Bewegung, indem sie entweder zur Anode oder zur Kathode wandern. Wir bezeichnen diese Wanderung, um sie von der Wanderung der Ionen zu unterscheiden, als Elektrophorese. Wie erklären wir uns dieselbe?

Im elektrischen Feld können natürlich nur jene Partikelchen eine Verschiebung erfahren, die eine elektrische Ladung aufweisen, denn nur diese stellt einen Angriffspunkt für die elektrische Kraft dar. Die eigentlichen Träger der elektrischen Ladungen sind die Ionen. Alle übrigen in einem Lösungsmittel verteilten Körper, seien sie kolloider oder grobmechanischer Natur, sind an sich neutral. Sie können aber eine elektrische Ladung dadurch erhalten, daß sich ihnen Ionen anlagern. Solche Moleküle oder Molekülaggregate, die durch Adsorption von Ionen positiv oder negativ elektrisch werden, heißen Molionen. Werden die Ionen durch eine elektromotorische Kraft in Bewegung versetzt, dann führen sie die mit ihnen verbundenen Molekülkomplexe auf ihrer Wanderung mit, sie gleichsam ins Schlepptau nehmend.

Ob die kolloiden Teilchen zur Anode oder Kathode wandern, hängt davon ab, ob sich ihnen Anionen oder Kationen adsorbiert haben. Während manche Kolloide sich vorwiegend mit Anionen verbinden, zeigen andere eine größere Affinität zu Kationen. Die Wanderungsrichtung der Kolloide ist übrigens keine absolut unveränderliche. Durch Zusatz geringerer Mengen einer Säure oder eines Alkalis zur Lösung können sie umgeladen und dadurch ihre Wanderungsrichtung umgekehrt werden.

Die Bedeutung der Kolloidwanderung. Die Verschiebung der Kolloide in einem Potentialgefälle fand bisher in der Elektrotherapie so gut wie keine Beachtung. Man begnügte sich damit, die physiologischen und therapeutischen Wirkungen des Stromes, insbesondere des galvanischen Stromes, ausschließlich als eine Folge der Ionenwanderung aufzufassen. Wohl mit Unrecht. Ich glaube vielmehr, daß der Elektrophorese der Kolloide ein ganz wesentlicher Anteil an der chemischen Stromwirkung zukommt.

Alle biologischen Vorgänge spielen sich an kolloiden Substanzen ab, alle Lebenserscheinungen sind an solche gebunden. Es kann daher eine Verschiebung dieser Teilchen und wenn sie auch nur innerhalb der Zelle selbst erfolgt, physiologisch nicht gleichgültig sein. Sie muß mindestens die gleiche Bedeutung haben wie die Verschiebung irgendwelcher Chlor- oder Natriumionen. Wenn man dagegen einwendet, daß die Ortsveränderung der Kolloide mit Rücksicht auf ihre große Masse und die dadurch bedingte Trägheit eine wesentlich geringere sei als die der Ionen, so wird dieser Unterschied durch die überragende Bedeutung, welche die Kolloide für alle Lebensprozesse haben, wieder ausgeglichen.

2. Die Wanderung grob mechanischer Suspensionen.

In gleicher Weise wie die Kolloide wandern auch größere in Flüssigkeiten suspendierte Teilchen mit dem Strom. Die Ursache ihrer Bewegung liegt gleichfalls in einer Adsorption von Ionen, die sich den Teilchen anlagern, zum Teil in sie diffundieren und ihnen so eine positive oder negative Ladung erteilen.

So wandern im Stromgefälle fein verteilte Partikelchen von Kohle, Schwefel, Ton, Stärkekörnchen usw. Ganz ähnlich verhalten sich die Suspensionen von Fetttröpfchen oder feinsten Gasbläschen in Wasser. Ihre Bewegung erfolgt in der Regel gegen die Anode.

Biologisch interessant ist es, daß man eine Elektrophorese nicht nur an toten Teilchen, sondern auch an lebenden Pflanzen- und Tierzellen beobachten kann. So konnte man eine solche konstatieren an Hefezellen, an verschiedenen Infusorien, besonders Paramaecium, an Bakterien, Blutkörperchen, Spermatozoen. Man hat diese Erscheinung hier auch als Galvanotropismus bezeichnet.

3. Die Wanderung von Flüssigkeitsteilchen durch Diaphragmen.

Experimenteller Nachweis. Die Wanderung von Flüssigkeitsteilchen durch Diaphragmen ist seit langem unter dem Namen der Kataphorese bekannt. Füllt man ein Gefäß, welches durch ein poröses Tondiaphragma in zwei Teile geteilt ist (Abb. 193), mit einer schwachen Kochsalzlösung, senkt in jede der beiden Hälften eine Elektrode ein und schickt einen Strom unter nicht zu geringer Spannung durch die Lösung, so beobachtet man, daß die Flüssigkeit durch die Poren des Diaphragmas hindurch aus der einen Gefäßhälfte in die andere tritt. Bei wässerigen Flüssigkeiten erfolgt die Bewegung in der Regel von der Anode zur Kathode, was durch ein Sinken des Niveaus im Anodenraum und ein Steigen desselben im Kathodenraum erkennbar wird.

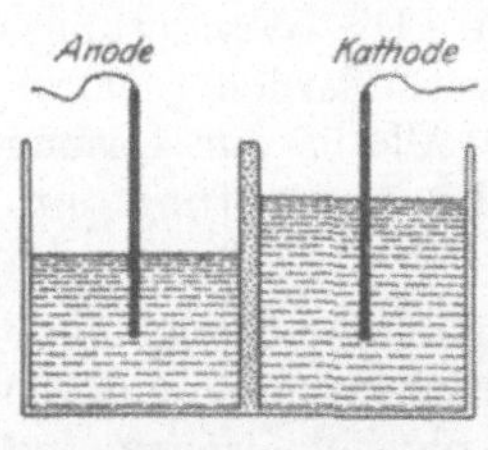

Abb. 193. Die Kataphorese.

Die Verschiebung der Wasserteilchen hat wie die der Kolloide und der mechanischen Suspensionen ihren Grund in einer Adsorption von

Ionen. In der Regel sind es Kationen, welche sich den Wassermolekülen angliedern, weshalb diese unter der Einwirkung einer elektromotorischen Kraft durch die Poren der Tonwand hindurch zur Kathode wandern. Man hat die Erscheinung darum als Kataphorese bezeichnet, ein Name, der aber deshalb nicht zutreffend ist, weil unter Umständen die Flüssigkeitsteilchen auch von der Kathode zur Anode wandern können. Es erscheint daher am zweckmäßigsten, die Bewegung der Wassermoleküle in einem Potentialgefälle unter dem nichts voraussetzenden Namen der Elektrophorese zu subsummieren.

Kataphorese und Iontophorese. Die Kataphorese, richtig Elektrophorese des Wassers wird in der medizinischen Literatur fortwährend mit der Iontophorese oder Ionenwanderung verwechselt, obwohl beide Erscheinungen doch prinzipiell verschieden sind. Bei der Iontophorese handelt es sich ausschließlich um eine Bewegung von Teilchen des gelösten Stoffes (Ionen) durch das ruhende Lösungsmittel, bei der Elektrophorese dagegen wandert der gelöste Stoff (die adsorbierten Ionen) zugleich mit dem Lösungsmittel.

Wenn auch beide Vorgänge in Wirklichkeit meist nebeneinander auftreten, so spielt doch die Elektrophorese von Flüssigkeitsteilchen neben der Iontophorese in der Elektrotherapie eine ganz untergeordnete Rolle. Die Möglichkeit, mit Hilfe des elektrischen Stromes durch die Haut hindurch therapeutisch wirksame Medikamente in den Körper einzuführen, beruht so gut wie ausschließlich auf der Iontophorese und nicht auf der Elektrophorese (Kataphorese). Für viele Beweise nur einer: Eine Lösung von Cyankalium (KCN) wirkt nur giftig von der Kathode aus, weil das toxische Cyanion (CN) eben elektrisch negativ und daher nur sozusagen anaphoretisch in den Körper eindringen kann. Würde die Kataphorese das Cyankalium in den Organismus einführen, dann könnte die Lösung nur unter der Anode wirksam sein, was aber erwiesenermaßen nicht der Fall ist[1]).

Die chemischen Veränderungen auf dem Stromweg.

Die Veränderungen an Elektrolyten in Reihenschaltung. In einer einfachen homogenen Salzlösung finden auf dem Stromweg selbst keine chemischen Veränderungen statt. Solche aber lassen sich nachweisen, wenn wir verschiedenartige Elektrolyte hintereinander in Reihe schalten und durch sie einen Strom schicken. Es findet dann an der Grenze der Lösungen ein Austausch von Ionen statt, der zur Bildung neuer chemischer Verbindungen führt. Wir werden das Ergebnis am leichtesten an der Hand des nachfolgenden Schemas erkennen:

Vor Stromdurchgang:

| + | Na Na Na | Li Li Li Li | K K K K | Na Na Na | — |
| + | Cl Cl Cl | Br Br Br Br | J J J J | Cl Cl Cl | — |

---

[1]) Die Diskussion, ob Kataphorese oder Iontophorese Medikamente in den Körper einbringen, sollte endlich einmal geschlossen werden. Die Darstellung des Gegenstandes, wie sie in dem Boruttau - Mannschen Handbuch der Elektromedizin von P. Meißner gegeben wird, ist ein Anachronismus.

Nach Stromdurchgang:

+	Na Na	Na Li Li Li	Li K K K	K Na Na Na —
+	Cl Cl Cl Br	Br Br Br J	J J J Cl	Cl Cl —

Wie man sieht, finden sich nach Stromdurchgang zu beiden Seiten der Grenzlinien völlig neue chemische Verbindungen.

Die Veränderungen im menschlichen Körper. Als eine Reihenschaltung verschiedener Elektrolyte können wir auch den menschlichen Körper ansehen. Jede einzelne Zelle desselben stellt ja schon eine Lösung der verschiedenartigsten Stoffe dar. Infolge des Stromdurchganges kommt es nun zu einer Wanderung der in den Zellen gelösten Stoffe einerseits in der Richtung der Anode, andererseits in der Richtung der Kathode. Diese kulissenartige Verschiebung bedingt eine Umlagerung, eine Umgruppierung der Atome und Atomkomplexe, die nicht ohne Einfluß auf die chemische Konstitution des Gewebes bleibt.

Sehen wir im obigen Beispiel die durch die vertikalen Striche getrennten Ionengruppen als die Repräsentanten verschiedener Gewebe an, so erkennen wir, daß nach dem Durchgang des Stromes jedes Gewebe neue Ionen enthält, die früher in demselben nicht vorhanden waren, mit anderen Worten, daß das chemische Gefüge des Gewebes durch den Strom geändert wurde.

Der chemische Aufbau des menschlichen Körpers ist natürlich ein viel zu komplizierter, als daß wir auch nur annähernd einen Einblick hätten, welcher Art die Verbindungen sind, die auf diese Weise entstehen. Wir müssen uns mit der prinzipiellen Erkenntnis der Tatsache begnügen, uns aber gleichzeitig vor Augen halten, von welch weittragender biologischer Bedeutung dieselbe ist: Der elektrische Strom vermag die Gewebe chemisch umzubauen. Auf diesem Wege liegt zweifellos eine jener Brücken, die uns von den chemisch-physikalischen Wirkungen des elektrischen Stromes hinüberführen zum Verständnis seiner physiologisch-therapeutischen Wirkungen.

Die chemischen Veränderungen an den Elektroden.
Die Elektrolyse.

Allgemeines. Während die Leiter erster Klasse, die Metalle, durch den elektrischen Strom keine Änderung ihrer chemischen Natur erfahren, erleiden die Leiter zweiter Klasse, vornehmlich die flüssigen Leiter, stets eine Zersetzung. Sie heißen daher auch Elektrolyte, der Zersetzungsvorgang Elektrolyse. Derselbe spielt sich ausschließlich an den Elektroden, also an der Grenzfläche zwischen Flüssigkeit und der metallischen Zuleitung ab. Im Innern der Flüssigkeit ist eine Zersetzung nicht wahrnehmbar.

Die Elektrolyse kommt dadurch zustande, daß die Ionen auf ihrer Wanderung an den Elektroden angelangt, ihre elektrische Ladung verlieren und als neutrale Atome auf das Lösungsmittel einwirken. Die Vorgänge, welche sich hierbei an der Anode und Kathode abspielen, sind verschiedene. Wir wollen sie im folgenden getrennt betrachten. Wir nehmen hierbei an, daß wir zwei metallische Elektroden unmittelbar der Haut auflegen. Als Träger des Stromes wollen wir die dissoziierten Chlornatriummoleküle ansehen.

Vorgänge an der Kathode. Zur Kathode wandern die positiven Ionen des Wasserstoffs und der Metalle, in unserem Fall also das Natriumion. Hier angekommen, nimmt jedes Natriumion eines von den negativen Elektronen auf, die ihm aus dem metallischen Schließungsbogen entgegenwandern, und wird so zu einem neutralen Natriumatom. Als solches wirkt es in seiner bekannten Art zersetzend auf das Wasser nach der Formel:

$$Na + H_2O = NaOH + H.$$

Der sich entwickelnde Wasserstoff entweicht in Form von Gasbläschen, das gebildete Natriumhydroxyd geht in Lösung, wobei es in ein positives Na-Ion und in ein negatives OH-Ion dissoziiert. Letzteres wird von dem negativen Pol, der Kathode, abgestoßen und von dieser weg in den Körper getrieben. Infolge seiner ätzenden Eigenschaften erzeugt es auf der Haut einen Schorf, der weich, halb flüssig, von feinsten Gasbläschen durchsetzt ist.

Vorgänge an der Anode. Zur Anode gelangen die negativen Säurereste und die Halogene, also das Chlorion unserer Chlornatriumlösung. An der Elektrode gibt jedes Chlorion sein überschüssiges Elektron, dem es seine negative Ladung verdankt, ab und wird zum neutralen Chloratom. Während die freigewordenen Elektronen im metallischen Leitungskreis nunmehr allein ihren Weg gehen, wirkt das Chlor in statu nascendi auf das Wasser nach der Gleichung:

$$2\,Cl + H_2O = 2\,HCl + O.$$

Der gebildete Sauerstoff entweicht als Gas, der Chlorwasserstoff zerfällt dagegen im Wasser in ein positives H-Ion und in ein negatives Cl-Ion. Das H-Ion wendet sich von der Anode weg gegen die Haut, auf der es gleich dem OH-Ion eine Verätzung, jedoch mit einem mehr trockenen, an der Elektrode haftenden Schorf erzeugt.

Dies ist der Vorgang, wenn die Anode aus einem Metall besteht, das von dem entstehenden Chlor nicht angegriffen wird, z. B. Gold oder Platin. Besteht die Elektrode jedoch aus einem angreifbaren Metall, z. B. Zink, dann geht das Chlor mit diesem eine Verbindung ein, aus der das betreffende Chlorsalz resultiert.

$$2\,Cl + Zn = ZnCl_2 \;(\text{Chlorzink}).$$

An Stelle des H-Ion dringt jetzt das Zn-Ion in den Körper ein, das wie die meisten Schwermetalle auf die Haut zerstörend wirkt. Fassen wir zusammen, so ergibt sich:

An der Kathode: Wasserstoffabscheidung und Alkalibildung.

An der Anode: Sauerstoffabscheidung und Säurebildung.

Die Bedeutung der Elektrolyse. Die Ätzwirkung, welche bei der Elektrolyse an den metallisch blanken Elektroden auftritt, wird dazu verwertet, um pathologische Gebilde der Haut oder Schleimhaut wie Angiome, Papillome, Warzen, überzählige Haare u. dgl. zu zerstören, worüber auf S. 209 und im speziellen Teil noch näheres ausgeführt werden soll.

In der Elektrotherapie engeren Sinnes, d. h. soweit sie nicht chirurgischen Zwecken dient, ist die Elektrolyse nur eine höchst lästige Nebenerscheinung, deren Wirkung auf den Körper unter allen Umständen vermieden werden muß. Wir verwenden daher zur Galvanisation, bei der die Elektrolyse ja vorzüglich in Erscheinung tritt, nie blanke Metallelektroden, sondern solche mit feuchter Zwischenlage, um dadurch die Grenzschicht zwischen Elektrolyt und Metall, an der sich die Zersetzung abspielt, von dem Körper abzurücken. Natürlich muß die Zwischenschicht genügende Dicke besitzen, damit die Zersetzungsprodukte weder durch Diffusion noch durch Iontophorese an die Haut herankommen können.

Elektrodenlose Elektrolyse. Wir haben betont, daß die elektrolytischen Prozesse sich nur an den Elektroden abspielen. Unter besonderen Verhältnissen, wie in dem Fall, daß sich innerhalb der Flüssigkeit ein Tondiaphragma befindet, kann es unter Umständen an den Poren des Diaphragmas zur Entladung der Ionen, also zu einer Elektrolyse mit ihren Folgen wie Säure-, Alkalibildung usw. kommen. Man hat dies als elektrodenlose Elektrolyse oder als Elektrostenolyse bezeichnet. Da im menschlichen Körper infolge der zahlreichen semipermeablen Membranen zum Teil analoge Verhältnisse bestehen, so ist eine Elektrolyse ähnlicher Art auch im Körperinnern nicht ausgeschlossen. Ihre Heranziehung zur Erklärung der Nerven- und Muskelreizung ist sehr naheliegend. Wir müssen uns an dieser Stelle begnügen, ein Streiflicht auf diese Frage geworfen zu haben.

Die Spannungserscheinungen an Grenzschichten.

1. Die Theorie von W. Nernst[1]).

Physikalische Grundlagen. Die Theorie von W. Nernst zur Erklärung der Nerven- und Muskelreizung beruht auf der Tatsache, daß die gleichen Ionen in verschiedenen Lösungsmitteln mit verschiedener Geschwindigkeit wandern, offenbar aus dem Grund, weil die Reibungswiderstände, welche sich ihrer Bewegung entgegensetzen, in verschiedenen Lösungsmitteln verschiedene sind.

Nehmen wir an, wir hätten zwei solche Lösungsmittel A und B, welche beide das gleiche Salz gelöst enthalten, aber von solcher Beschaffenheit sind, daß sie sich nicht miteinander mengen, wenn wir sie in einem U-Rohr in der in Abb. 194 ersichtlichen Weise übereinander schichten. Schicken wir nun einen Strom durch beide Flüssigkeiten,

---

[1]) W. Nernst, Zur Theorie des elektrischen Reizes. Berlin, Julius Springer 1909, und derselbe in Boruttau-Manns Handbuch d. ges. med. Anwendungen der Elektrizität Bd. 1, S. 252. Leipzig, W. Klinkhardt 1909.

so wird es an den Grenzflächen zu Konzentrationsänderungen des Elektrolyten kommen.

Bewegen sich gewisse Ionen in dem Lösungsmittel A rascher als in dem Lösungsmittel B und ist ihre Bewegungsrichtung die des Pfeiles, so wird es an der Grenzfläche $g_1 g_1$ zu einer Verdichtung der Ionen, also zu einer Konzentrationserhöhung kommen, da die Ionen rascher zur Grenzfläche hin, als von ihr weg wandern. An der Grenzfläche $g_2 g_2$ wird das Gegenteil eintreten, nämlich eine Verminderung der Ionenzahl oder eine Konzentrationsherabsetzung, da die Ionen in dem Medium B sich langsamer gegen die Grenzfläche hin bewegen, als sie in dem Medium A von ihr forteilen.

Diese Konzentrationsänderungen hat W. Nernst in einem sehr schönen Versuch auch dem freien Auge ersichtlich gemacht, indem er als Lösungsmittel einerseits Wasser, andererseits mit Wasser gesättigtes Phenol und als Elektrolyt KJ_3 (eine annähernd gesättigte Lösung von J und JK) nahm. Es zeigte sich dann bei Durchleitung eines Stromes an der einen Grenzfläche ein Dunklerwerden der Braunfärbung, an der anderen eine Aufhellung derselben.

Physiologische Bestätigung. Nach der Anschauung von W. Nernst haben wir es im organischen Gewebe mit zweierlei Lösungsmitteln zu tun, einerseits mit einem wässerigen Lösungsmittel, der Gewebsflüssigkeit, andererseits mit dem Protoplasma. An der Grenze dieser beiden kommt es zu Konzentrationsänderungen, welche als das reizauslösende Moment anzusehen sind. Diese Konzentrationsänderungen wachsen mit der Stärke des Stromes in einem geraden Verhältnis. Ihnen entgegen wirkt die Diffusion, welche sie wieder auszugleichen sucht. Da alle diese Verhältnisse exakt

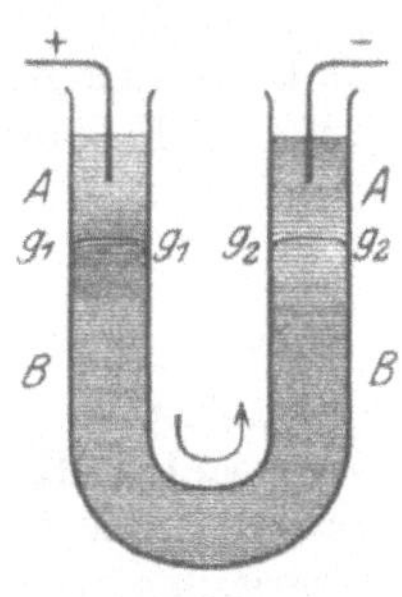

Abb. 194.

berechenbar sind, so müßten auch die elektrischen Reizerscheinungen einer mathematischen Analyseg zugänglich sein und die Richtigkeit der Anschauung Nernsts damit experimentell erwiesen werden können. Nernst und seine Mitarbeiter haben in einer großen Zahl von Versuchen eine ziemlich gute Übereinstimmung der theoretisch geforderten mit den experimentellen Resultaten gefunden.

Eine Reihe von lang bekannten physiologischen Tatsachen findet durch die Nernstsche Theorie eine zwanglose Erklärung. So zunächst das Grundgesetz von Dubois-Reymond, daß der Reiz einer Stromesschwankung auf einen motorischen Nerv um so stärker ist, je größer die Veränderung der Stromstärke in einem bestimmten Zeitteil ist. Es erzeugt daher das plötzliche Aus- und Einschalten eines Gleichstromes eine Muskelzuckung, während das Aus- und Einschleichen desselben Stromes wirkungslos bleibt. Eine bestimmte Elektrizitätsverschiebung ergibt eben eine um so größere Konzentrationsänderung, je rascher sie erfolgt, denn um so weniger kommt die ausgleichende Wirkung der Diffusion zur Geltung. Die gleiche Überlegung führt zum Verständnis der Erscheinung, daß die steil verlaufenden Öffnungsschwankungen des faradischen Stromes physiologisch wirksamer sind als die flach verlaufenden Schließungsschwankungen.

Die Reizwirkung von Wechselströmen. Bei Wechselströmen wird die Konzentrationsdifferenz, welche eine Halbwelle schafft, genau neutralisiert durch die nächstfolgende Halbwelle, welche in entgegengesetzter Richtung verläuft. Soll ein Wechselstrom daher einen Reiz setzen, dann muß die von einer einzelnen Halbwelle verursachte Konzentrationsänderung bereits eine solche Größe haben, daß sie die Reizschwelle überschreitet, mit anderen Worten, die Intensität einer solchen Welle muß eine genügend große sein.

Die Intensität oder Stromstärke eines Wechselstromes wird bestimmt durch die Elektrizitätsmenge, welche in einer Sekunde einen Leiterquerschnitt passiert. Diese Elektrizitätsmenge wird hierbei von so viel Halbwellen getragen, als sie der Wechselstrom in einer Sekunde eben aufweist. Je größer diese Zahl, um so kleiner ist der Bruchteil, welcher auf eine Halbwelle entfällt. Da aber die Wirkung jedes Stromimpulses von der durch ihn erzeugten Konzentrationsänderung und diese wieder von der verschobenen Elektrizitätsmenge abhängig ist, so ist ohne weiteres klar, daß mit steigender Wechselzahl die Reizwirkung sinken muß. Sie ist nach Nernst umgekehrt proportional der Quadratwurzel aus der Frequenz:

$$\text{Reizwirkung} = \frac{i\,(\text{Intensität})}{\sqrt{n\,(\text{Frequenz})}}\,.$$

Erreicht die Frequenz des Stromes eine bestimmte Höhe, etwa $1/_2$ Million pro Sekunde, dann ist die von einer einzelnen Halbwelle verursachte Konzentrationsdifferenz zu gering, um die Reizschwelle zu erreichen. Daher sind Hochfrequenzströme, wie wir sie zur Diathermie verwenden, für sensible und motorische Nerven reizlos.

2. Die Theorie von W. Ostwald.

Diese beruht auf den charakteristischen Eigenschaften semipermeabler oder halbdurchlässiger Membranen. Wir verstehen darunter gewisse pflanzliche oder tierische Membranen, welche nicht für alle in einer Lösung befindlichen Stoffe die gleiche Durchgängigkeit besitzen.

Haben wir z. B. reines Wasser und eine Lösung von Chlorkalium durch eine solche Membrane voneinander getrennt, so findet ein Ausgleich der beiden Flüssigkeiten in der Weise statt, daß von der einen Seite Wassermoleküle in die Chlorkaliumlösung, von der anderen Seite Chlorkaliummoleküle in das Wasser diffundieren, und zwar so lange, bis die Flüssigkeiten zu beiden Seiten der Membrane völlig gleichartig geworden sind.

Anders, wenn wir reines Wasser durch eine semipermeable Membran gegen eine Lösung von Kaliumsulfat (K_2SO_4), Rohrzucker oder Kolloide abschließen. Die Scheidewand erweist sich wohl für das Wasser durchgängig, nicht aber für die im Wasser gelöste Substanz. Ostwald zeigte, daß die Undurchlässigkeit für bestimmte Moleküle darauf beruht, daß gewisse Ionen die Lücken der Membran nicht passieren können.

Die Membran wirkt als Ionensieb. So ergab sich, um bei obigem Beispiel zu bleiben, daß wohl die K-Ionen durch das Filter hindurchgehen, nicht aber die SO_4-Ionen.

Die halbdurchlässigen Membranen spielen im Haushalt der organischen Natur eine außerordentlich wichtige Rolle, da fast alle Zellen von solchen Membranen umschlossen sind. Sie ermöglichen einerseits den Austausch gewisser chemischer Stoffe, während sie andererseits die Zelle gegenüber anderen Stoffen abschließen und so den ihr eigentümlichen Charakter wahren. Da wir auch im menschlichen Körper Millionen und Milliarden solcher Ionenfilter haben, so werden wir ihren Einfluß auf die elektrische Fortbewegung der Ionen sicherlich in Rechnung ziehen müssen.

Wie gestalten sich nun die Verhältnisse, wenn ein elektrischer Strom verschiedene Lösungen passiert, die durch semipermeable Membranen voneinander getrennt sind? An jede dieser Grenzschichten wandern von der einen Seite positive Kationen, von der anderen Seite negative Anionen heran. Nicht allen Ionen gelingt es, das Hindernis zu überwinden, einige gehen hindurch, andere aber müssen Halt machen, stauen sich und bleiben vor dem Hindernis liegen.

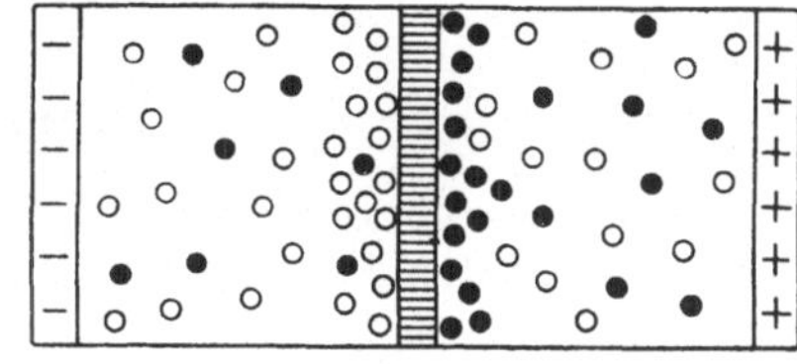

Abb. 195.

Auf der einen Seite sind es positive, auf der anderen Seite negative Ionen, welche sich der Membrane anlagern und sie so entgegengesetzt aufladen (Abb. 195).

Diese Anordnung erinnert lebhaft an einen Kondensator. Die dadurch zustande kommende Potentialdifferenz sieht Ostwald als das reizauslösende Moment an.

Die Wärmewirkungen des elektrischen Stromes.

Die Bewegung der Ionen in einem Stromgefälle geschieht nicht ohne Widerstand. Es kommt zu wiederholten Zusammenstößen einerseits zwischen den Ionen untereinander, andererseits zwischen den Ionen und den neutralen Atomen. Dabei wird ein Teil der kinetischen Energie, welche die Ionen der elektromotorischen Kraft verdanken, in Wärme umgewandelt. Auf Grund dieser Vorstellungen hat man die Wärme als Reibungs- oder Widerstandswärme bezeichnet oder auch als Joulesche Wärme, nach dem Physiker Joule, der die Bedingungen ihrer Entstehung näher studierte und sie in dem nach ihm benannten Gesetz zusammenfaßte. Wir haben dieses Gesetz bereits in dem Abschnitt über Diathermie kennengelernt (S. 94).

Die gebildete Stromwärme ist außer von dem Leitungswiderstand wesentlich von der Stromstärke abhängig. Obwohl ja bei jedem Stromdurchgang sich ein Teil der elektrischen Energie in kalorische Energie

umsetzt, wird die Erwärmung des Leiters jedoch nur dann eine praktisch
bedeutsame, wenn die Stromstärke eine genügend große ist. Die Stärke
des Stromes, den wir zur Galvanisation und Faradisation verwenden,
ist viel zu gering, um eine merkliche Erwärmung des durchströmten
Gewebes zu bewirken. Die erzeugte Wärme spielt also hier keine praktische Rolle. Anders bei den Hochfrequenzströmen. Bei der Arsonvalisation, insbesondere aber bei der Diathermie ist die verwendete Stromstärke und damit die Erwärmung eine so bedeutende, daß sie, wenn
auch nicht als der alleinige, so doch als der therapeutisch wichtigste
Faktor angesehen werden kann.

III. Die physiologischen Wirkungen am gesunden Menschen.

Allgemeines.

Begriff der physiologischen Wirkung. Geht ein elektrischer Strom
durch einen toten Leiter, z. B. eine Salzlösung, so sind die Wirkungen,
welche er in dieser hervorbringt, ausschließlich chemisch-physikalische.
Durchfließt er aber einen lebenden Organismus, so können wir wohl
im wesentlichen die gleichen chemisch-physikalischen Wirkungen
beobachten, wir konstatieren aber außerdem gewisse Erscheinungen
wie Muskelzuckungen u. dgl., die wir als spezifische Lebensäußerungen
des Organismus auf den elektrischen Strom auffassen müssen. Diese
ausschließlich dem lebenden Protoplasma zukommenden Reaktionen
heißen wir physiologische Wirkungen.

Sie sind sozusagen die biologischen Konsequenzen der chemisch-
physikalischen Veränderungen, welche der Strom im lebenden Gewebe
setzt. Da wir uns nach unserer heutigen Naturanschauung keine Lebens-
tätigkeit ohne irgendwelche biochemische Vorgänge, welche ihr zugrunde
liegen, vorstellen können, so müssen wir die chemisch-physikalischen
als die primären, die physiologischen als die sekundären Stromwirkungen
ansehen. Die ersteren bilden im Sinne der Erhaltung der Energie das
Äquivalent der letzteren[1]).

Physiologische Wirkungen im engeren und weiteren Sinn. Die physiologischen Reaktionen können wir unterscheiden in solche, die unserer
Beobachtung unmittelbar zugänglich sind, wie die Bewegung eines
Muskels bei Reizung seines Nervens und zweitens in solche, die, wenn
auch nicht unmittelbar wahrzunehmen, doch aus gewissen Änderungen
im funktionellen Verhalten der Organe erschlossen werden müssen.
Eine solche Wirkung wäre der schmerzstillende Einfluß des Stromes.

---

[1]) Es verrät daher einen ganz auffallenden Mangel an naturwissenschaftlichem
Denken, wenn einzelne Autoren die Möglichkeit „rein physiologischer" Wirkungen
beweisen wollen, für deren Zustandekommen sie einen Zusammenhang mit chemisch-physikalischen Stromwirkungen ablehnen.

Die letztere Art von Wirkungen, die man früher als katalytische (R. Remak) bezeichnete, beruhen offenbar auf Veränderungen im Chemismus der Gewebe, über die wir noch keine näheren Kenntnisse besitzen.

Da nur die erste Gruppe der Wirkungen, die grobsinnlichen, messend verfolgt werden können, haben bisher ausschließlich diese das Interesse der Physiologen in Anspruch genommen und man hat sich daran gewöhnt, sie kurzweg als physiologische zu bezeichnen, obwohl es ja außer allem Zweifel steht, daß die „nutritiven" Reize, welche der Strom setzt, die geänderten Ernährungsverhältnisse, welche er schafft, ganz ebenso biologische Wirkungen sind, die für den Therapeuten von mindest gleich großer Bedeutung sind, wie die unmittelbar wahrnehmbaren Reizeffekte.

Wenn wir im folgenden, den antiquierten Standpunkt wahrend, nur die physiologischen Wirkungen im engeren Sinn besprechen, so tun wir dies mit der bewußten Einschränkung, daß wir dabei einen großen, und vielleicht den therapeutisch wichtigsten Teil der Stromwirkungen überhaupt nicht berühren.

Die Wirkung auf die motorischen Nerven und Muskeln.

1. Der Gleichstrom.

a) Die erregende Wirkung.

Allgemeines. Der Gleichstrom wirkt auf den motorischen Nerv bzw. den Muskel entweder als Reiz, dessen Erfolg eine Kontraktion ist, oder er wirkt verändernd auf die Erregbarkeit, den Tonus des Nerven, indem er dessen Reizfähigkeit erhöht oder herabsetzt. Erstere Wirkung kommt vor allem den Stromesschwankungen (Öffnung, Schließung) zu, letztere dem konstant fließenden Strom.

Die Reizwirkung des elektrischen Stromes auf motorische Nerven und Muskel ist von allen physiologischen Wirkungen am längsten bekannt und am besten studiert. Sie war es ja gerade, welche Galvani zur Entdeckung der strömenden Elektrizität führte.

Der Reizerfolg, das ist die Muskelkontraktion, ist im wesentlichen der gleiche, ob man die Elektroden an den Nervenstamm (indirekte Reizung) oder unmittelbar an den von ihm versorgten Muskel (direkte Reizung) anlegt. Wir können daher die Wirkung des Stromes auf die Bewegungsnerven und die Muskeln gemeinsam abhandeln.

Das allgemeine Erregungsgesetz von Dubois-Reymond. Dubois-Reymond (1843) stellte fest, daß der motorische Nerv und der Muskel nicht durch das andauernde Hindurchfließen eines Stromes von konstanter Spannung, sondern nur durch Schwankungen desselben, das sind Veränderungen seiner Intensität, erregt werden. Die Erregung ist um so stärker, je größer die Änderung der Stromstärke (i) in einem gegebenen Zeitteil (t) ist oder je kürzer die Zeit ist, in der eine Änderung bestimmter Größe erfolgt. Mathematisch ausgedrückt:

$$\text{Erregung} = \text{konst.} \; \frac{i}{t}.$$

Es wird daher eine Stromschwankung der Form *a* stärker erregend wirken als eine solche der Form *b*, obwohl beide zu ihrem Ablauf die gleiche Zeit benötigen (Abb. 196). Es wird eine Spannungsänderung der Form *b* stärker reizend wirken als eine der Form *c*, obwohl sich beide bis zum gleichen Maximum erheben. Aus demselben Grund wird ein galvanischer Strom keine Muskelzuckung auslösen, wenn er ganz langsam von Null bis zu seiner maximalen Höhe gebracht wird und ebensowenig, wenn er von dieser wieder allmählich auf Null reduziert wird, dagegen wird ein Strom (vielleicht schon von geringerer Intensität) erregend wirken, wenn er plötzlich geschlossen oder geöffnet wird.

Das Gesetz von Dubois - Reymond hat auch heute noch seine allgemeine Gültigkeit, wenn im besonderen auch Ausnahmen von demselben gefunden wurden (A. Fick, Hoorweg, Gildemeister u. a.).

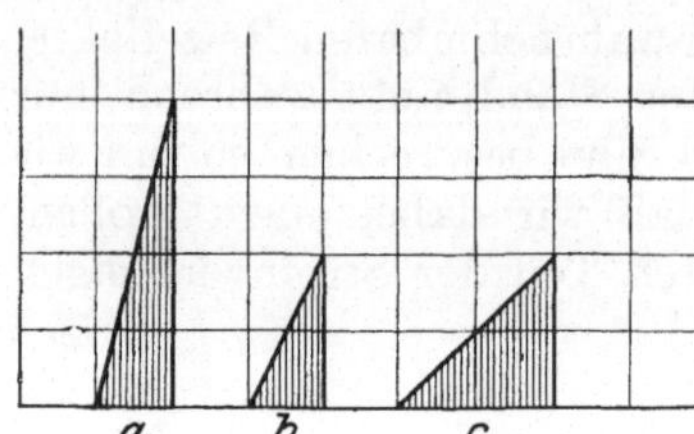

Abb. 196. Erregungsgesetz von Dubois-Reymond.

Das Pflügersche Zuckungsgesetz. Pflüger hat durch seine Untersuchungen am Nerv-Muskelpräparat des Frosches gezeigt, daß für die Erregungsgröße des motorischen Nerven maßgebend ist: 1. die Art der Stromschwankung (Öffnung oder Schließung); 2. die Stromstärke; 3. die Richtung, in welcher der Strom den motorischen Nerv durchfließt.

Das sich daraus ergebende Pflügersche Zuckungsgesetz läßt sich am lebenden Menschen nicht verifizieren, da es vor allem nicht möglich ist, wie am physiologischen Präparat zwei Elektroden an einen isolierten Nervenstamm anzulegen. Wir gehen darum auf das bekannte Gesetz von Pflüger, das in allen Lehrbüchern der Physiologie ausführlich behandelt wird, hier nicht näher ein.

Wenn wir einen motorischen Nerv am Lebenden reizen, so geschieht dies in der Weise, daß wir eine kleinere (aktive) Elektrode auf den Stamm des betreffenden Nerven dort, wo er der Reizung am zugänglichsten ist, aufsetzen, während wir gleichzeitig eine zweite größere (inaktive) Elektrode an eine entfernte Körperstelle, z. B. den Rücken, bringen (Näheres S. 184). Für die Reizung kommt dann ausschließlich die aktive Elektrode in Betracht. Wir untersuchen so die polare Wirkung der Anode und Kathode, beobachten ihren Reizerfolg bei Öffnung und Schließung, bei schwächeren und stärkeren Strömen. Auf diese Weise kommen wir zur Aufstellung eines Gesetzes, das wir als das polare Zuckungsgesetz bezeichnen.

Das polare Zuckungsgesetz spiegelt im wesentlichen das Pflügersche Zuckungsgesetz wider.

1. Lassen wir einen Strom von Null langsam ansteigen, während wir ihn gleichzeitig rhythmisch unterbrechen, so konstatieren wir die erste sichtbare Muskelzuckung bei Schließung des Stromes, während die Kathode auf dem Nerven ruht (Kathodenschließungszuckung — KSZ). Bei gleicher Stromstärke gibt die Öffnung der

Kathode ebenso wie die Schließung und Öffnung der Anode keine Reaktion.

2. Erhöhen wir fortschreitend die Stromstärke, so wird die KSZ lebhafter, und wir bemerken in einem bestimmten Moment auch eine geringe Zuckung bei Schließung der Anode (ASZ). Die Anodenöffnungszuckung (AOZ) tritt in der Regel etwas später auf. Doch kann es vorkommen, daß die AOZ vor der ASZ erscheint. Für bestimmte Nerven und Muskeln ist das sogar die Regel. Es hängt dies ausschließlich von den örtlichen anatomischen Verhältnissen und dem dadurch bedingten Verlauf der Stromlinien ab.

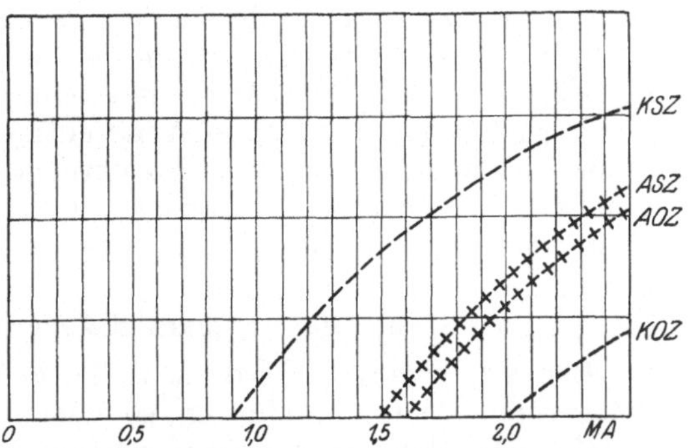

Abb. 197. Das polare Zuckungsgesetz.

3. Steigern wir die Stromstärke noch weiter, so wird die KSZ bereits tetanisch (KSTe), d. h. sie überdauert den Moment der Schließung um einige Zeit, ja sie hält unter Umständen während der ganzen Schließungsdauer an. Die ASZ und die AOZ werden stärker, und gleichzeitig tritt als letzte Reaktion eine schwache Kathodenöffnungszuckung (KOZ) auf.

Das polare Zuckungsgesetz läßt sich also zusammenfassen:

1. Schwache Ströme . . . . KSZ   —   —   —
2. Mittelstarke Ströme . . . . . . KSZ   ASZ   AOZ   —
3. Starke Ströme . . . . KSTe   ASZ   AOZ   KOZ

Die normale Reizfähigkeit des Muskels (ebenso wie eine eventuelle pathologische) läßt sich auch graphisch darstellen (Abb. 197).

Die Form der normalen Zuckung ist myographisch in Abb. 198 wiedergegeben. Man kann an ihr drei Phasen unterscheiden:

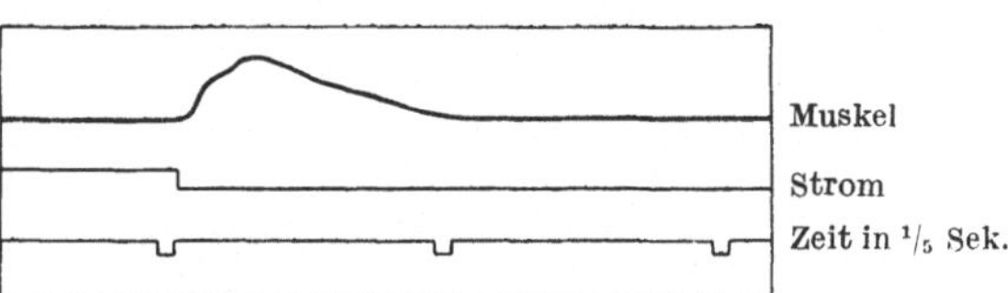

Abb. 198. Kurve der galvanischen Muskelzuckung.

1. das Stadium der Latenz, Dauer 0,003 bis 0,004 Sek.,

2. das Stadium der ansteigenden Energie, Dauer 0,05 Sek.,

3. das Stadium der abnehmenden Energie, Dauer 0,10 Sek.

Die Gesamtdauer einer Muskelzuckung ist so kurz, daß sie in der Tat „blitzartig" erscheint, wie man charakteristisch zu sagen pflegt.

Das Verhalten des Muskels an sich. Es ist heute außer Zweifel, daß die Muskelfaser eine selbständige, von der Nervenfaser unabhängige Erregungsfähigkeit besitzt. Wir sind jedoch nicht in der Lage, diese direkte Erregungsfähigkeit unter physiologischen Verhältnissen zu untersuchen. Legen wir die Elektroden auch an den Muskel selbst an, so erfolgt die Kontraktion doch stets durch Vermittlung der intramuskulären Nervenfasern. Es ist also auch diese Reizung im Grunde genommen eine indirekte oder Nervenreizung.

Ist der motorische Nerv aus irgendeinem Grunde bereits bis in seine Endverzweigungen degeneriert, so spricht wohl der Muskel noch allein auf den elektrischen Strom an, da jedoch bei der Degeneration der Nervenfasern stets auch die Muskelfasern mitdegenerieren, so kann das Verhalten eines auf diese Weise entnervten Muskels nicht als physiologisch angesehen werden. Im übrigen befolgt der gesunde Muskel, wenn wir ihn von seinem motorischen Punkt aus prüfen, in ganz gleicher Weise das polare Zuckungsgesetz wie sein Nerv.

b) Die erregbarkeitsändernde Wirkung.

Der Elektrotonus. Wird ein isolierter motorischer Nerv von einem konstanten Strom durchflossen, so entsteht zu beiden Seiten der Anode eine Zone herabgesetzter, zu beiden Seiten der Kathode eine Zone erhöhter Erregbarkeit. Diesen Zustand veränderter Erregbarkeit bezeichnet man als Elektrotonus, wobei man die Wirkung der Anode als Anelektrotonus von der Wirkung der Kathode, dem Katelektrotonus, unterscheidet.

Der Elektrotonus tritt bei Stromschluß augenblicklich mit einer Latenzzeit von höchstens 0,00007 Sekunden auf und währt die ganze Schließungsdauer. Nach Öffnung des Stromes besteht für einige Zeit gleichfalls eine Änderung der Erregbarkeit, jedoch in entgegengesetztem Sinne. In der Gegend des früheren Anelektrotonus ist die Erregbarkeit erhöht, in der Gegend des früheren Katelektrotonus herabgesetzt.

Man hat sich durch viele Jahre mit größtem Eifer bemüht, diese von Pflüger am Froschmuskelpräparat gefundene Polarisation des Nerven auch am lebenden Menschen nachzuweisen, kam aber dabei zu den widersprechendsten Resultaten. Erst Waller und Watteville scheinen auch am motorischen Nerv des Menschen eine Zustandsänderung gefunden zu haben, die man unter gewissen hypothetischen Voraussetzungen als Elektrotonus deuten kann.

Wir besitzen bisher keine befriedigende Erklärung für den Elektrotonus. Die Anschauung Bethes, der den Elektrotonus durch eine Wanderung der Ionen der Fibrillensäure zur Kathode erklärt, ist unhaltbar. Eine Erscheinung, die bereits in Hunderttausendsteln einer Sekunde auftritt, kann unmöglich auf Verschiebung und Anhäufung von Ionen an einer bestimmten Stelle zurückgeführt werden, wenn man die außerordentlich geringe Geschwindigkeit der Ionen bedenkt (S. 144). Noch primitiver ist der Erklärungsversuch von Schatzky, der den Anelektrotonus auf den oxydierenden Einfluß des Sauerstoffs an der Anode, den Katelektrotonus auf die reduzierende Wirkung des Wasserstoffs an der Kathode zurückführt.

2. Der Wechselstrom.

Wechselstrom niederer Frequenz. Wir können einen Wechselstrom auffassen als eine Folge von Reizen, wobei jede Halbwelle einem einzelnen Reiz entspricht. Wird ein Nerv oder Muskel von zwei Reizen getroffen, die so rasch aufeinanderfolgen, daß der zweite Reiz bereits einsetzt, ehe noch die vom ersten ausgelöste Kontraktion abgelaufen ist, so kommt es nicht zu einer Erschlaffung des Muskels, sondern zu einer Superposition der Reizwirkung.

Trifft der zweite Reiz den Muskel in der Phase III, im Stadium der sinkenden Energie, so fällt die Kontraktionskurve nicht auf Null

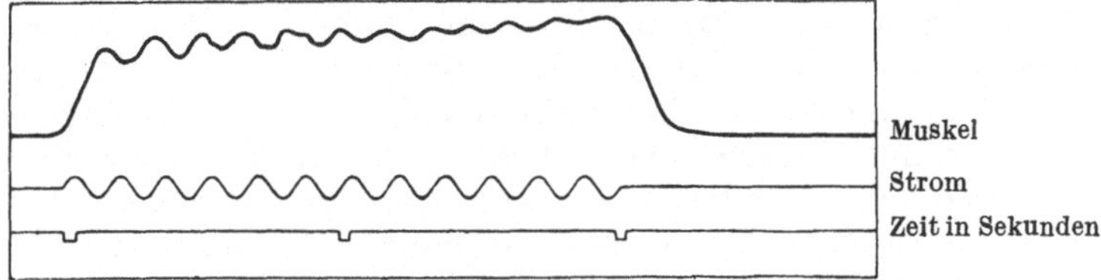

Abb. 199. Kurve des unvollkommenen Tetanus.

ab, sondern zeigt einen neuerlichen Anstieg. Folgen einander solche Reize in geeigneten Abständen, etwa 12—15 in der Sekunde, so ergibt dies eine Kurvenform, wie sie Abb. 199 darstellt. Der Muskel zeigt ein klonisches Zittern, ein Flattern, das man als unvollkommenen Tetanus bezeichnet.

Ist die Reizfolge eine noch raschere, wie sie etwa durch einen faradischen Strom von 20—30 Unterbrechungen in der Sekunde gegeben

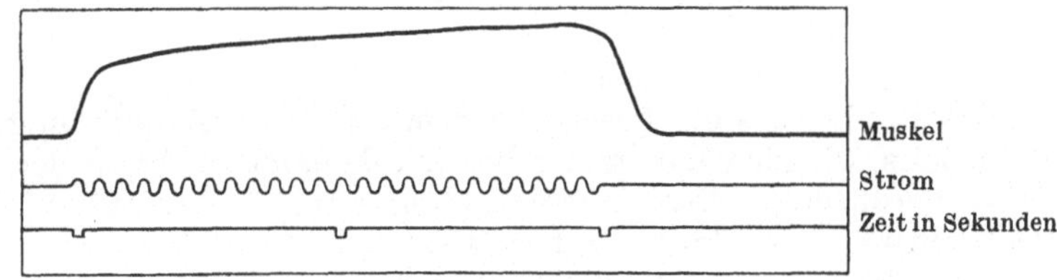

Abb. 200. Kurve des vollkommenen Tetanus.

wird, so fällt jeder neue Reiz bereits in den aufsteigenden Kurvenschenkel (Phase I). Das Ergebnis ist ein vollkommener Tetanus (Abb. 200).

Wechselstrom hoher Frequenz. Damit eine Summation der Reizwirkungen erfolge, darf die Reizfolge auch keine zu rasche sein. Wächst ihre Frequenz über 2000—3000 pro Sekunde, so wird der Tetanus immer schwächer und erlischt schließlich ganz. Für Wechselströme mit einer Periodenzahl von einigen 100 000—1 000 000 (Diathermieströme) erweist sich der Muskel vollkommen unerregbar (die Erklärung hierfür S. 156).

Die Wirkung auf die sensiblen Nerven.

1. Der Gleichstrom.

Veränderungen der Stromstärke. Die sensiblen Nerven reagieren gegen den elektrischen Strom mit Gefühlsempfindungen. Auch diese folgen dem allgemeinen Erregungsgesetz, das von Dubois - Reymond — und dies sei ausdrücklich betont — zunächst nur für die motorischen Nerven aufgestellt wurde, d. h. die sensiblen Nerven werden vornehmlich durch Veränderungen der Stromintensität erregt, wobei die Erregung der Intensitätsänderung direkt, der Zeit ihres Ablaufes umgekehrt proportional ist. Dementsprechend wird der galvanische Strom insbesondere bei einer plötzlichen Schließung und Öffnung oder bei einer plötzlichen Verstärkung oder Schwächung empfunden.

Wie spezifisch gerade Veränderungen der Stromstärke wirken, illustriert in charakteristischer Weise die tägliche Erfahrung, daß Patienten, welche längere Zeit von einem konstanten Strom durchflossen wurden, häufig in dem Moment, wo man den Strom ganz langsam abzuschalten beginnt, die Empfindung haben, als ob er verstärkt würde.

Konstante Stromstärke. Wenn die sensiblen Nerven auch das dauernde Hindurchfließen eines galvanischen Stromes empfinden, so scheint dies einen Unterschied gegenüber den motorischen Nerven zu bedeuten. Dieser Unterschied ist jedoch kein prinzipieller, da der konstante Strom in hinreichender Intensität (wie wir sie therapeutisch nicht verwerten) auch tetanisierend auf die Muskeln wirkt. Er ist vielmehr nur ein quantitativer, indem die Reizschwelle für die sensiblen Nerven tiefer liegt als für die motorischen.

Im übrigen wird die Stromempfindung bei längerer Durchströmung immer geringer, es tritt eine Gewöhnung an den Strom ein, so daß nach einiger Zeit wesentlich höhere Stromstärken vertragen werden als anfangs. Wendet man aber dann die Stromrichtung, so steigt die Empfindlichkeit bedeutend und eine früher erträgliche Stromstärke erscheint jetzt unerträglich.

Das Fühlen des elektrischen Stromes ist eine Empfindungsqualität sui generis, die sich mit keiner der uns bekannten Arten der Empfindung, Berührungs-, Schmerzempfindung usw., deckt. Wie wir aus der Beobachtung von Kranken her wissen, können diese Empfindungsformen schwer gestört sein, während die Empfindung für den elektrischen Strom eine vollkommen normale ist und umgekehrt.

2. Der Wechselstrom.

Faradischer und sinusförmiger Wechselstrom. Will man die Gefühlsempfindungen, die ein faradischer und ein sinusförmiger Wechselstrom auslösen, miteinander vergleichen, so ist für einen solchen Vergleich selbstverständliche Voraussetzung, daß beide Stromformen einerseits in gleicher effektiver Stromstärke und andererseits mit gleicher Unterbrechungszahl (Frequenz) angewendet werden. Tut man dies, indem man einen faradischen und ein zweites Mal einen Sinusstrom (z. B. in einer Stromstärke von 1 MA und einer Periodenzahl von 25) mittels Griffelektroden von Hand zu Hand leitet, so konstatiert man, daß der Sinusstrom ungleich schwächer empfunden wird als der faradische. Da Stromstärke und Frequenz in beiden Fällen gleich sind, so kann dieser Unterschied nur auf den verschiedenen Verlauf der Spannungskurven zurückgeführt werden, die beim faradischen aus einzelnen steilen Zacken, beim Sinusstrom aus einer gleichmäßig an- und abschwellenden Wellenlinie besteht (Grundgesetz von Dubois-Reymond).

Den Einfluß des Spannungsverlaufes kann man sehr schön am Leducschen Strom studieren. Mittels des Leducschen Unterbrechers lassen sich durch Verstellen der Bürsten leicht zwei pulsierende Gleichströme darstellen. wie sie durch Abb. 201 wiedergegeben werden. Bei beiden ist die Stromstärke (0,5 MA) dieselbe, was durch den gleichen Flächeninhalt der schraffierten Teile zum Ausdruck kommt, ebenso die Zahl der Unterbrechungen (100 pro Sek.). Ein Unterschied besteht nur darin, daß die Stromschlußdauer bei Strom I doppelt so groß ist als bei Strom II. Um trotzdem die gleiche effektive Stromstärke (Flächeninhalt) zu erhalten, müssen die Stromstöße bei Strom II eine doppelt so hohe Spannung (20 Volt) haben als bei Strom I (10 Volt). Man überzeugt sich leicht, daß Strom II viel stärker empfunden wird als Strom I (Kowarschik).

Die Gefühlsempfindungen, welche der sinusförmige und der faradische und weiterhin der galvanische Strom auslösen, sind qualitativ durchaus verschieden. Ich habe mich durch Versuche an mir selbst und an zahlreichen anderen Personen überzeugen können, daß es in kürzester Zeit gelingt, diese drei Stromformen dem Gefühl nach voneinander zu unterscheiden.

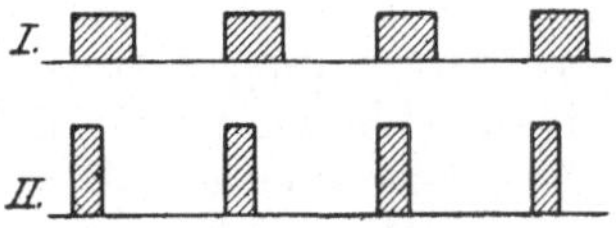

Abb. 201.

Daß die Art der Anwendung (große oder kleine Elektroden, stabile oder labile Behandlung) für die Stromempfindung von ausschlaggebender Bedeutung ist, erscheint wohl selbstverständlich.

Wechselstrom hoher Frequenz. In gleicher Weise, wie die Reizwirkung von Wechselströmen auf motorische Nerven sinkt, wenn ihre Periodenzahl 2000—3000 übersteigt, wird auch ihr sensibler Effekt bei dem Überschreiten dieser Grenze immer geringer und wird schließlich Null, wenn die Frequenz die Höhe von einigen 100 000 erreicht. Solche Ströme, deren vollendetsten Typ der Diathermiestrom darstellt, erzeugen lediglich das Gefühl der Wärme. Natürlich gilt das nur, wenn wir den Hochfrequenzstrom mittels Kontaktelektroden anwenden, aber nicht, wenn wir ihn in Funkenform auf die Haut einwirken lassen.

Die Wirkung auf die vasomotorischen Nerven.

1. Der Gleichstrom.

Der Gleichstrom erzeugt nach einer rasch vorübergehenden Verengerung eine reaktive Erweiterung der Hautgefäße, die sich in einer Rötung der Haut entsprechend den Auflagestellen der Elektroden kundgibt. Dabei ist die Rötung an der Anode eine mehr hellrote, arterielle, die an der Kathode hat einen leicht venösen Farbenton. Bei stärkeren Strömen oder gesteigerter Erregbarkeit des Gefäßsystems kann sich die Hyperämie auch über die Berührungsstellen der Elektroden hinaus erstrecken. Die Hautreaktion ist ausgesprochener, wenn man destilliertes Wasser, weniger deutlich, wenn man Kochsalzlösung zum Anfeuchten der Elektroden verwendet.

Die Hyperämie ist von einer lokalen Temperaturerhöhung, meist auch von einem subjektiven Wärmegefühl begleitet und überdauert die Applikation oft stundenlang. E. Freund hat gefunden, daß die Gefäßreaktion, nachdem sie schon vollkommen verschwunden ist, nach einigen Stunden ganz spontan wieder erscheinen kann. Er hat diese Erscheinung als Spätreaktion bezeichnet[1]).

2. Der Wechselstrom.

Wechselstrom niederer Frequenz. Auch der faradische und der sinusförmige Wechselstrom wirken gefäßerweiternd, wenn auch nicht in dem Maße wie der galvanische Strom. Der Grad der erzeugten Hyperämie hängt wesentlich von der Technik der Anwendung ab. Er ist ein höherer, wenn wir den Strom mittels eines Metallpinsels als wenn wir ihn mittels feuchter Elektroden anwenden.

Wechselstrom hoher Frequenz. Hochfrequenzströme zeigen bei ihrer Anwendung mittels Kontaktelektroden — und hierzu verwenden wir ausschließlich den Diathermiestrom — keine direkte Reizwirkung auf die Gefäßnerven, ebensowenig wie auf die motorischen und sensiblen Nerven. Wenn wir bei der Diathermie eine Hauthyperämie beobachten, so ist diese keine unmittelbare, sondern nur eine mittelbare Stromwirkung, veranlaßt durch die erzeugte Wärme.

Ich habe schon vor langer Zeit darauf hingewiesen, daß diese Hyperämie meist eine recht bescheidene ist, so daß häufig der Kontrast zwischen der geringen Rötung und der intensiven Erwärmung der Haut auffällt. Die Gefäßerweiterung kommt nicht annähernd jener gleich, wie sie durch andere Wärmeprozeduren, z. B. ein Heißluftbad, erzeugt wird oder wie sie durch andere Ströme, etwa den galvanischen oder faradischen, ausgelöst wird.

Dafür scheint die hyperämisierende Tiefenwirkung der Diathermie eine größere zu sein als die anderer Methoden. Man kann sie bei der Durchwärmung des Beckens in der Blase durch das Cystoskop, in der Scheide durch den Vaginalspiegel, bei Durchwärmung des Auges durch den Augenspiegel direkt beobachten.

Daß die Hochfrequenzfunken in ihrer verschiedenen Anwendungsform einen intensiven Vasomotorenreiz darstellen, ist bekannt.

Die Wirkung auf die sympathischen Nerven.

Die Wirkung des elektrischen Stromes auf das sympathische Nervensystem wird in der Literatur vielfach erörtert, sie muß daher hier kurz berührt werden. Die Angaben über eine Beeinflussung der sympathischen Nerven durch den elektrischen Strom sind durchaus widersprechende, was wohl darauf zurückzuführen ist, daß es am lebenden Menschen nicht wie im Tierexperiment möglich ist, einzelne Zweige des so komplizierten sympathischen Nervennetzes isoliert zu reizen.

Die „Galvanisation des Halssympathicus", wie sie durch R. Remak in die Therapie eingeführt wurde, ist weiter nichts als ein frommer Wunsch. Es besteht kein Zweifel, daß bei jedem Versuch, den Sympathicus am Hals durch den Strom

---

[1]) Zeitschr. f. physik. u. diätet. Therapie Bd. 25. 1921.

zu erreichen, gleichzeitig der benachbarte Vagus, die großen Halsgefäße, die cervicalen und brachialen Nervengeflechte usw. von Stromschleifen getroffen und gereizt werden. Wir haben es also mit einem förmlichen Chaos von Reizwirkungen zu tun, und es ist eine durch nichts begründete Willkür, hier von einer Galvanisation des Sympathicus zu sprechen.

Wir kennen bisher keine einzige Wirkung des Stromes, die wir als reine Sympathicuswirkung ansprechen können, und wir müssen uns daher bescheiden, diesen Absatz mit einem Ignoramus zu schließen.

Die Wirkung auf das Zentralnervensystem.

Die lokale Wirkung. Fritsch und Hitzig haben in klassischen Untersuchungen gezeigt, daß durch die elektrische Reizung der bloßgelegten Hirnrinde am Tier von den sogenannten motorischen Zentren aus verschiedene Muskelgruppen des Körpers isoliert in Kontraktion versetzt werden können. Analoge Versuche haben dies auch für den Menschen bestätigt. Dagegen ist es bisher nicht gelungen, bei unverletztem Schädel ähnliche Wirkungen zu erzielen. Zwar ist es durch die Untersuchungen von Erb, Ziemssen u. a. sichergestellt, daß bei Anlegung der Elektroden an die Kopfhaut auch das Gehirn vom Strom durchsetzt wird, doch kommt es hierbei, offenbar infolge der Streuung der

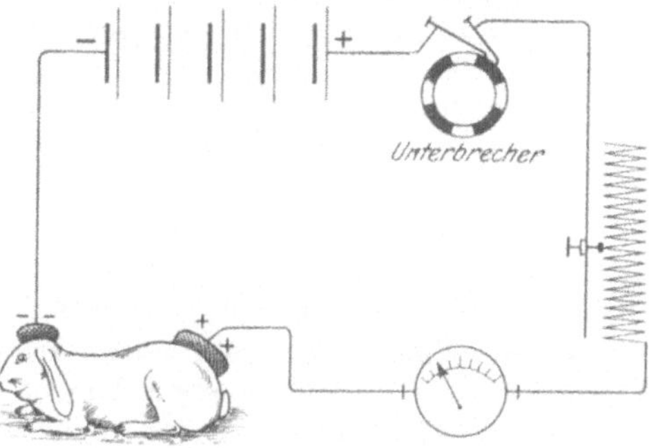

Abb. 202. Die elektrische Narkose von Leduc.

Stromlinien im Schädelinnern, nur zu diffusen Reizerscheinungen, besonders an den Sinnesorganen, Schwindel, Kopfschmerzen und Übelkeit, dagegen nicht zu einem motorischen Reizeffekt. Die Angabe Leducs (1908), der bei Reizung mit einem unterbrochenen Gleichstrom solche Effekte gesehen haben will, bedarf noch der Bestätigung.

Die allgemeine Wirkung (die elektrische Narkose). Im Gegensatz zu den örtlichen lassen sich allgemeine Reizerfolge bei der elektrischen Durchströmung des Zentralnervensystems leicht auslösen. Leduc hat im Tierversuch (1903) gezeigt, daß zu einer solchen diffusen Erregung des Gehirns ein etwa 100 mal in der Sekunde unterbrochener Gleichstrom besonders geeignet ist.

Die Versuchsanordnung ist hierbei folgende (Abb. 202). Einem Kaninchen wird auf die rasierte Rückenhaut eine größere, auf den Schädel eine kleinere Elektrode aufgelegt, die erstere mit dem positiven, die letztere mit dem negativen Pol einer konstanten Stromquelle verbunden. Ein in Reihe geschalteter Unterbrecher zerhackt den Strom in der von Leduc angegebenen Weise (S. 32). Eine in demselben Kreis befindliche Reguliervorrichtung erlaubt, die Stärke dieses pulsierenden Gleichstromes zu regulieren, ein Milliamperemeter, sie abzulesen.

Schaltet man nun den Strom ein und läßt ihn ganz langsam ansteigen, so streckt sich das Tier, fällt dann zur Seite und verharrt ganz ruhig in einem schlafähnlichen

Zustand, in dem es selbst gegen schmerzhafte äußere Eingriffe unempfindlich erscheint. Respiration und Zirkulation sind dabei kaum verändert. Dieser Zustand, den Leduc als elektrischen Schlaf oder elektrische Narkose bezeichnet, kann durch Stunden ohne Schaden für das Tier unterhalten werden. Schaltet man den Strom wieder langsam aus, so ist das Kaninchen frisch und munter wie zuvor.

Das Experiment gelingt nur, wenn man den Strom zu Beginn des Versuches ganz allmählich an und zum Schluß ebenso allmählich wieder abschwellen läßt. Jede brüske Stromschwankung beim Ein- oder Ausschalten löst sofort epileptiforme Krämpfe aus. Dies legt die Vermutung nahe, daß es sich nicht, wie Leduc annimmt, um eine Lähmung oder Ausschaltung der höheren nervösen Zentren, um einen Schlaf oder eine Narkose handelt, was nach unseren heutigen Anschauungen auch kaum verständlich wäre, sondern um eine so starke Übererregung der corticalen und subcorticalen Zentren, daß jede Assoziationserregung gegenüber der exogenen Erregung unterschwellig bleibt, in ähnlicher Weise, wie wir dies für die Bewußtlosigkeit der genuinen Epilepsie annehmen (Wertheim - Salomonson).

Leduc hat die elektrische Narkose an sich selbst zu erproben versucht. Die Schilderung, die er von diesem Versuch gibt, hat trotz ihrer optimistischen Verfärbung bisher niemanden verleiten können, Ähnliches am lebenden Menschen zu wiederholen. Und das mit Recht!

Die Wirkung auf die Sinnesorgane.

Die elektrische Reizung der Sinnesorgane ergibt physiologisch sehr interessante Resultate, ist aber therapeutisch von geringer Bedeutung und soll daher hier nur ganz kurz besprochen werden. Vorwiegend ist es der galvanische Strom, auf dessen Öffnung und Schließung die Sinnesorgane mit spezifischen Empfindungen reagieren. In geringerem Grade sprechen die Sinnesorgane auf den Wechselstrom an.

Der Gesichtssinn ist sehr leicht erregbar. Legt man eine kleinere Elektrode auf die geschlossenen Augenlider, eine etwas größere auf den Nacken, so erhält man bei der Schließung und Öffnung eines Gleichstromes, dessen Stärke nur Bruchteile eines Milliamperes beträgt, schon deutliche Lichterscheinungen (Phosphene). Das sonst dunkle Gesichtsfeld wird bei den Stromschwankungen wie durch ein Wetterleuchten aufgehellt. Bisweilen, doch keineswegs immer, ist die Lichterscheinung gleichzeitig farbig. Die Färbung ist dann nicht selten nach Anode und Kathode verschieden und dies unter Umständen so deutlich, daß die Versuchsperson danach die beiden Pole mit Sicherheit unterscheiden kann.

Es ist eine jedem Elektrotherapeuten bekannte Erfahrung, daß man bei Untersuchung und Behandlung am Schädel, ja selbst am Hals, öfters unbeabsichtigte Lichtreflexe durch abirrende Stromschleifen erhält, ein Beweis, wie außerordentlich groß die elektrische Erregbarkeit des Nervus opticus ist.

Der Gehörsinn. Ungleich schwerer gelingt es, den Gehörnerv auf elektrische Reize zum Ansprechen zu bringen, wohl deshalb, weil er, tief im Schädelinnern gelegen, dem Strom weniger leicht erreichbar ist. Die dadurch nötig werdenden höheren Stromstärken führen durch Streuung der Stromlinien leicht zu Nebenerscheinungen wie Reizung des Auges, des Nervus trigeminus, Nervus facialis, Nervus vestibularis usw. wodurch das Experiment erschwert wird.

Die Reizung des Gehörnerven gelingt am besten, wenn man eine kleinere Elektrode an den Tragus, eine größere auf den Nacken setzt (Erb). Man bekommt dann beim Schließen und Öffnen eines konstanten Stromes Gehörsempfindungen, die von Gesunden als Pfeifen, Sausen oder Zischen beschrieben werden. Dieselben treten am leichtesten bei Schließung der am Ohr liegenden Kathode auf. Bei Erkrankungen ist die Erregbarkeit gegen den galvanischen Strom häufig außerordentlich gesteigert.

Der Raumsinn. Es ist heute kein Zweifel, daß der dem Nervus acusticus benachbarte Nervus vestibularis und dessen Endausbreitungen in den Bogengängen und den Vorhofsäckchen als eigenes Sinnesorgan

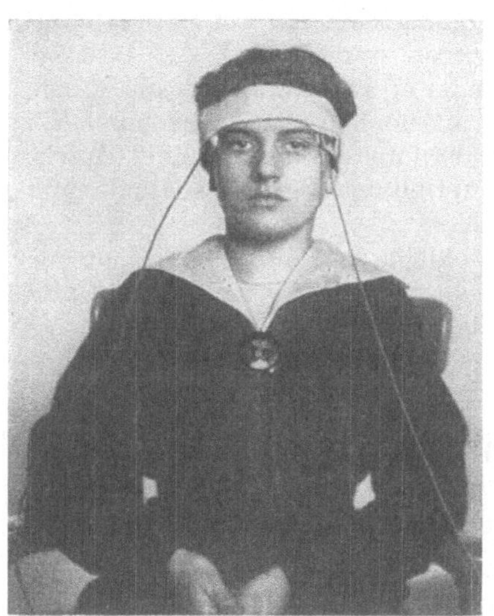
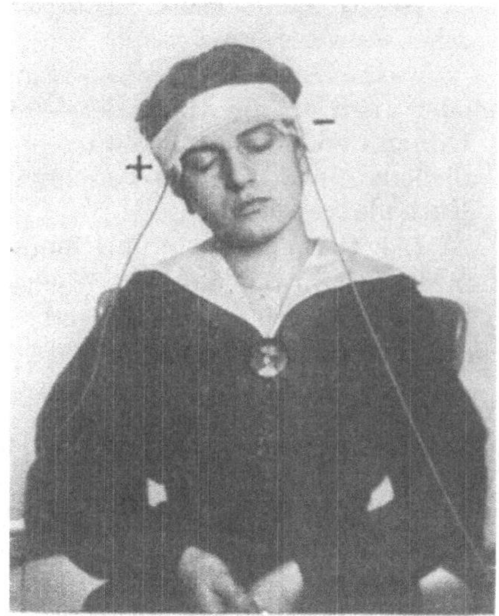

Abb. 203.   Der galvanische Schwindel.   Abb. 204.

der Orientierung des Körpers im Raume dienen. Die bei seiner Reizung auftretenden Erscheinungen sind seit langem als „galvanischer Schwindel" bekannt.

Derselbe läßt sich am leichtesten auslösen, wenn man einen konstanten Strom quer durch den Schädel leitet, indem man zwei gleichgroße Elektroden an die beiden Warzenfortsätze oder an die Schläfen anlegt (Abb. 203). Das Experiment gelingt dagegen sehr schwer oder gar nicht bei sagittaler Durchleitung des Stromes von der Stirne zum Nacken.

Die Erscheinungen, welche unter Einwirkung eines konstanten Stromes auftreten, sind bei geringer Stromstärke (1—3 MA) bloß subjektive. Die Versuchspersonen haben das Gefühl des Schwindels, das sich bis zum Übelsein steigern kann. Erhöht man die Stromstärke, so gesellen sich auch objektive Symptome hinzu. Der Untersuchte bekommt immer deutlicher die Empfindung, nach der Seite der Kathode hin zu fallen und sucht diesen Fall zu verhüten, indem er den Kopf, dann auch den Oberkörper gegen die Anode neigt (Abb. 204). Gleichzeitig beobachtet man einen horizontalen Nystagmus der Augäpfel nach der entgegengesetzten Seite, also der Kathode, nach welcher Seite auch die Blickrichtung eingestellt wird (Hitzig 1871). Diese Erscheinungen werden ruckweise verstärkt, wenn man den galvanischen Strom plötzlich ein- oder ausschaltet.

Einen ähnlichen Symptomenkomplex beobachtet man auch bei Tieren (Tauben). Der Umstand, daß er bei Cocainisierung oder Zerstörung des Labyrinthes ausbleibt und daß er auch bei labyrinthlosen Taubstummen fehlt (Pollak 1893), beweist, daß er nicht durch Reizung des Groß- oder Kleinhirns, wie man früher annahm, sondern ausschließlich durch Reizung des Vestibularapparates zustande kommt.

Der Geschmacksinn. Daß die Geschmacksnerven auf den galvanischen Strom in spezifischer Weise reagieren, war bereits Volta bekannt (galvanischer Geschmack). Legt man zwei Elektroden an die Zunge oder auch an die Haut der Wangen an, so hat man nicht nur beim Öffnen und Schließen des Stromes, sondern auch während seines Durchfließens eine deutliche Geschmacksempfindung, die nach Anode und Kathode verschieden ist.

Der Geruchsinn. Führt man eine kleine olivenförmige Elektrode in die mit physiologischer Kochsalzlösung gefüllte Nasenhöhle ein und legt eine indifferente Elektrode an die Stirn, so kann man schon bei Stromstärken von 0,1—0,2 MA Geruchsempfindungen auslösen.

Die Wirkung auf den Blutkreislauf und den Stoffwechsel.

1. Der Gleichstrom und der Wechselstrom niederer Frequenz.

Eine merkliche Beeinflussung des Blutkreislaufes und des Stoffwechsels können wir nur von solchen Prozeduren erwarten, bei denen der ganze Körper oder doch der größte Teil desselben unter die Einwirkung des Stromes gebracht wird. Wir haben es im folgenden daher fast ausschließlich mit Allgemeinbehandlungen zu tun.

a) Das Vierzellenbad.

Die peripheren Gefäße. Den Einfluß des Vierzellenbades auf die peripheren Gefäße hat man plethysmographisch untersucht (Steffens). Bringt man die Versuchsperson in ein Vierzellenbad, an dem man die eine Armwanne durch einen Plethysmographen ersetzt hat, und behandelt sie mit Gleichstrom in der Stärke von 2—12 MA oder einem faradischen Strom, der annähernd gleich stark empfunden wird, so beobachtet man nach dem Einschalten ein schnelles und ziemlich tiefes Absinken des Armvolumens. Nach wenigen Minuten — die Zeit ist individuell verschieden — gleicht sich die Volumsverminderung wieder bis zur Norm aus, nur in wenigen Fällen bleibt sie während der ganzen Behandlungsdauer bestehen.

Steffens nimmt an, daß die anfängliche Abnahme des Armvolumens durch Kompression der intramuskulären Gefäße infolge der ausgelösten Muskelkontraktionen zustande kommt. Dies scheint mir unwahrscheinlich, denn einerseits lösen galvanische Ströme von wenigen Milliampere im Vierzellenbad keine Muskelkontraktionen aus, andererseits ist der bald folgende Ausgleich des Volumens mit dieser Erklärung nicht vereinbar. Viel näherliegender wäre es, die primäre Verengerung und die ihr folgende Erweiterung der Gefäße in Analogie mit der Reaktion der Hautgefäße als eine direkte Stromwirkung auf die Vasomotoren aufzufassen.

Die Pulsfrequenz wird in der überwiegenden Mehrzahl der Fälle um 4—12 Schläge in der Minute herabgesetzt, und zwar in gleicher Weise durch galvanische wie faradische Bäder (Steffens).

Der Blutdruck zeigt in etwa 50% ein Absinken, in 10—20% einen Anstieg, in dem Rest der Fälle bleibt er unverändert. Die Bewegungen des Blutdruckes erfolgen unabhängig von den Volumsschwankungen der Extremitäten (Steffens).

Das Blutbild. An dieser Stelle möge, wenn auch nicht streng hierher gehörig, der Einfluß des elektrischen Stromes auf pathologische Leukocytenbilder beschrieben werden. Dieser Einfluß kommt in gleicher Weise dem galvanischen wie dem faradischen und sinusförmigen Wechselstrom zu, und zwar nicht nur in Form des Vierzellenbades, sondern auch bei seiner Anwendung mittels Elektroden. Ströme der erwähnten Art bewirken in minimaler Intensität und in kürzester Zeit eine ganz außerordentliche Verminderung der Zahl der weißen Blutkörperchen bei Zuständen, bei denen diese pathologisch vermehrt sind, wie vor allem bei der Leukämie.

Veraguth und Seyderhelm[1]), denen wir diese Beobachtung verdanken, konnten wahre Leukocytenstürze bei Patienten mit solchen Erkrankungen herbeiführen, wenn sie dieselben 15 Minuten lang mit einem galvanischen Strom von nur 5 MA behandelten, wobei die Stromzufuhr durch große, auf den Bauch, den Rücken und die Oberschenkel aufgelegte Elektroden erfolgte. Die Zahl der Leukocyten sank in dieser kurzen Zeit, um eine zahlenmäßige Vorstellung zu geben, z. B. von 99 000 auf 62 000, also um 37 000 pro Kubikmillimeter. Die Verminderung betraf sowohl die Polymorphkernigen wie die Myelocyten. Eine Erklärung für diese empirisch gefundene Tatsache ist bisher nicht gegeben worden.

b) Das elektrische Vollbad.

Allgemeines. Die Untersuchungen über den Einfluß des elektrischen Vollbades auf das Herz und den Blutkreislauf sind außerordentlich zahlreich. Leider sind die Ergebnisse dieser Untersuchungen so widersprechende, daß wir keineswegs über ein klares Bild verfügen. Das wird verständlich, wenn wir bedenken, wie groß die Zahl der Komponenten ist, welche die Wirkung eines elektrischen Bades beeinflussen. Zunächst sind es eine elektrische und eine thermische Komponente, die in Betracht kommen. Die elektrische setzt sich wieder zusammen aus der Art des Stromes, seiner Stärke und Dauer, der Methode seiner Applikation (Elektrodenanordnung usw.), die thermische ist durch die Temperatur des Wassers bestimmt. Wir wissen, daß durch kalte oder

---

[1]) Münch. med. Wochenschr. 1913, Nr. 40, und 1914, Nr. 6.

warme Bäder allein der Blutkreislauf in mächtiger Weise verändert werden kann. Wollen wir also die Temperaturwirkung ausschalten, so dürfen wir für das elektrische Bad nur eine indifferente Wassertemperatur (34—36° C) wählen. Als weitere Komponenten müssen die individuelle Reaktionsfähigkeit des Patienten, die Art seiner Erkrankung, psychische Momente u. dgl. in Rechnung gestellt werden. Mit der Zahl und Größe all dieser so verschiedenen Einflüsse wird auch das sich aus ihnen ergebende Resultat schwanken.

Die Pulsfrequenz wird nach den Angaben fast aller Autoren herabgesetzt.

Der Blutdruck. Das Verhalten desselben scheint kein konstantes zu sein. Während einzelne Untersucher (Franze) eine regelmäßige Erhöhung desselben gesehen haben wollen, konnten andere (Vries, Reilingh, Strubell) in der überwiegenden Anzahl ihrer Beobachtungen ein Sinken desselben feststellen, wieder andere (Hornung) nehmen eine vermittelnde Stellung ein, indem sie behaupten, daß ein Anstieg des Blutdruckes nur bei pathologisch zu niedrigem, ein Absinken desselben nur bei zu hohem Blutdruck vorkommt. Die Wirkung des elektrischen Bades auf den Blutdruck wäre also eine regulierende.

Die Herzgröße. Die sensationellen Behauptungen Smiths und Hornungs, daß Herzvergrößerungen sich unter dem Einfluß elektrischer Bäder in kürzester Zeit rückbilden, haben einer Nachprüfung nicht standgehalten. Nur in seltenen Fällen kann man deutliche Verkleinerungen konstatieren (Franze, Strubell).

Das Elektrokardiogramm wird durch elektrische Bäder in günstigem Sinne beeinflußt. Strubell konnte eine Erhöhung der F-Zacke nachweisen, wo diese erniedrigt war. Eine Herabsetzung derselben war nur in jenen Fällen zu beobachten, wo, wie bei den Thyreotoxikosen, eine pathologische Erhöhung bestand[1]).

<h3 style="text-align:center">c) Die elektrische Muskelgymnastik (Bergonisation).</h3>

Das Muskelsystem. In gleicher Weise wie durch aktive Muskelübungen wird auch durch die Elektrogymnastik die Muskulatur gekräftigt, was anatomisch in einer Volumszunahme, funktionell in einer Erhöhung ihrer Leistungsfähigkeit zum Ausdruck kommt. Neben der physiologischen Betätigung ist die elektrische Gymnastik das vollkommenste Mittel, dieses Ziel zu erreichen.

Das Gefäßsystem. Es ist eine bekannte Tatsache, daß die Durchblutung des Muskels bei der Arbeit eine erheblich, bis 5 mal größere ist als in der Ruhe. Während aber bei der aktiven Muskeltätigkeit diese erhöhte Blutversorgung eine Steigerung der Herzaktion unter gleichzeitiger Erhöhung des Blutdruckes zur Folge hat, ist das bei der elektrischen Muskelgymnastik nicht der Fall. Diese ist im Gegenteil eine herzschonende Prozedur.

Bei jeder elektrisch ausgelösten Kontraktion des Muskels wird das in seinen zahlreichen Capillaren enthaltene Blut wie aus einem Schwamm

---

[1]) Strubell, Das Wechselstrombad. Verlag Steinkopff. 1913.

ausgepreßt und in der Richtung des Blutstromes weiter geschoben. Bei dem Nachlassen der Kontraktion wird in die jetzt unter negativem Druck stehenden Gefäße neues Blut angesaugt, um bei der nächsten Zusammenziehung in gleicher Weise weiterbefördert zu werden. Der Muskel unterstützt durch diese Saug- und Pumparbeit den Umlauf des Blutes in mächtiger Weise. Er wirkt gleichsam als peripheres Herz, das durch seine Mitarbeit das zentrale Herz entlastet.

Das Nervensystem. Um eine willkürliche Muskelbewegung auszuführen, muß auch das Zentralnervensystem eine Arbeit leisten, die darin besteht, daß in der Großhirnrinde ein Willensimpuls ausgelöst und an die Peripherie gesandt wird. Bei andauernder Muskelarbeit muß also auch das Nervensystem andauernd tätig sein, und diese Tätigkeit ist es vor allem, die das Gefühl der Ermüdung schafft. Je größer die Willensanstrengung, desto leichter tritt auch Ermüdung ein.

Da bei der Elektrogymnastik die Muskelbewegungen nicht durch endogene Nervenenergie, sondern durch exogene elektrische Energie ausgelöst werden und somit unabhängig vom Willen zustande kommen, entfällt auch die Nervenarbeit und damit die Nervenermüdung. Diesem Umstand ist es zuzuschreiben, daß selbst langdauernde elektrische Muskelübungen nicht das Gefühl der Ermüdung erzeugen, sondern im Gegenteil ein Gefühl der Erfrischung und Kräftigung hinterlassen. Letztere Tatsache läßt darauf schließen, daß durch die rhythmische Faradisation eine Anregung des Muskeltonus zustande kommt.

Zusatzweise sei bemerkt, daß die erwähnte klinische Tatsache in schärfster Weise der Anschauung widerspricht, die Ermüdung des Muskels sei eine Folge der bei seiner Tätigkeit entstehenden sauren Stoffwechselprodukte (Monophosphat, Milchsäure).

Der Stoffwechsel. Jede Muskeltätigkeit bedeutet eine Arbeitsleistung, die ihr Äquivalent in einem gewissen Calorienverbrauch findet. Die Arbeitsleistung bei der Elektrogymnastik wurde von Bergonié und seinen Anhängern als eine ganz außerordentlich große eingeschätzt und der dadurch bedingte Stoffumsatz dementsprechend hoch gewertet. Auf dieser bedeutenden Vermehrung des Stoffwechsels sollte ja der Wert der Methode als Entfettungskur beruhen.

Durig und Liebesny[1]) haben den bei der elektrischen Gymnastik stattfindenden Calorienverbrauch nach dem Verfahren von Zuntz-Geppert respiratorisch gemessen. Ihre Versuche ergaben, daß die während des Bergonisierens geleistete Arbeit selbst bei maximaler Belastung (120 kg) und maximal erträglicher Stromstärke eine sehr geringe ist. Die höchsten in ihren Versuchen erzielten Leistungen entsprachen, umgerechnet auf Geharbeit, einem Gehen auf ebenem Weg mit einer Geschwindigkeit von $\frac{1}{2}$ Stunde pro Kilometer. Beträgt daher die Dauer der Behandlung eine Stunde, so kommt dies einem in dieser Zeit zurückgelegten Weg von 2 km gleich. Weitere Messungen stellten fest, daß die rhythmische Faradisation auch keine merkliche Nachwirkung im Sinne einer Erhöhung des Grundumsatzes zur Folge hat. Eine Viertelstunde nach der Behandlung war die Höhe der Verbrennungsvorgänge die gleiche wie vor der Sitzung.

---

[1]) Wien. med. Wochenschr. 1914, Nr. 1 und 2.

2. Der Wechselstrom hoher Frequenz.

a) Die Arsonvalisation.

(Autokonduktion — Kondensatorbett.)

Der Blutdruck. Die Frage, in welcher Weise die Arsonvalströme, insbesondere in Form der Autokonduktion, den Blutdruck beeinflussen, ist seit langem und auch heute noch Gegenstand lebhafter Diskussion. Moutier war der erste, der, gestützt auf eine Reihe klinischer Beobachtungen, die Mitteilung machte, daß man bei der Behandlung im Käfig den Blutdruck bei Personen, bei denen derselbe erhöht ist, also insbesondere bei Arteriosklerotikern, herabsetzen könne. Anschließend an diese Mitteilung ist eine Flut von Arbeiten über diesen Gegenstand erschienen, in denen es an Widersprüchen nicht mangelt. Zahlreiche französische Autoren bestätigten die Behauptungen Moutiers im vollen Umfang (Doumier, Le Gendre, Gay), während andere, vorwiegend deutsche (Cohn, Baedeker), aber auch französische Untersucher (Widal, Babinski, Larat) den Einfluß der Autokonduktion auf den Blutdruck vollkommen leugneten.

Um diese Streitfrage einer endgültigen Lösung zuzuführen, unternahmen Bergonié, Broca und Ferrié Experimente großen Stils (1907). Sie arbeiteten mit Spannungen von 100 000—110 000 V, die Maximalintensität jedes Wellenzuges betrug zirka 500 A. Das Ergebnis der Untersuchungen, die unter den strengsten Vorsichtsmaßnahmen ausgeführt wurden, war ein negatives. Von 39 Messungen ergaben nur 4 eine Herabsetzung des Blutdruckes, 21 zeigten keine Veränderung, 10 ergaben eine Erhöhung, 3 blieben unentschieden.

Diese Widersprüche, in denen Forscher gleichen Ranges und gleicher Glaubwürdigkeit einander gegenüberstehen, lassen sich wohl nur dadurch erklären, daß die Bedingungen, unter denen ihre Untersuchungsresultate zustande kamen, durchaus verschiedene waren. Einerseits wird das Krankenmaterial, das sie untersuchten, verschieden gewesen sein, andererseits aber auch die physikalischen Größen, die sie anwendeten (Stromstärke, Spannung, Frequenz). Die Frage, in welcher Weise die Autokonduktion auf den Blutdruck wirkt, hat heute an Aktualität verloren, da die Methode neben der allgemeinen Diathermie, mit der man im wesentlichen die gleiche Wirkung, nur in ungleich größerer Intensität erzielen kann, bereits historisch zu werden beginnt.

Körpertemperatur und Stoffwechsel. Arsonval hat am Menschen, Bordier und Lecomte haben am Kaninchen eine vermehrte Wärmeabgabe bei der Behandlung im Solenoid gefunden. Auch der respiratorische Stoffwechsel soll nach Arsonval gesteigert sein, indem die Sauerstoffaufnahme wie die Kohlensäureabgabe erhöht sind.

Wie wir wissen, werden bei der Autokonduktion im Körperinnern Wirbelströme erzeugt, die sich im Wege einer Energietransformation in Wärme umsetzen. Es entsteht die Frage, ob diese Wärmemenge hinreichend groß ist, um zu einer Temperaturerhöhung des Körpers und einer dadurch bedingten Vermehrung seines Stoffwechsels führen

zu können. Bedenkt man, daß der induzierende Strom für gewöhnlich
1—2 A nicht überschreitet und daß das Induktionsvermögen des
menschlichen Körpers ein äußerst geringes ist, so erscheint dies wohl
ganz und gar unwahrscheinlich.

Der erhöhte respiratorische Gasaustausch sowie die vermehrte Wärmeabgabe,
welche die erwähnten Autoren erwiesen zu haben glaubten, waren die Veranlassung,
daß der Arsonvalisation eine bedeutende Beeinflussung des gesamten Stoffwechsels
zugeschrieben wurde. Unter dem Banne dieser Vorstellung berichteten verschiedene
Forscher über Beobachtungen, die im gleichen Sinne zu sprechen schienen. So fand
man eine Vermehrung der täglichen Harnmenge, eine Vermehrung des Harnstick-
stoffes, der Harnsäure, der Phosphate, der Sulfate, der Chloride, eine Erhöhung
der Toxizität des Harns ...

b) Die Diathermie.

Die peripheren Gefäße. Eine der am raschesten auftretenden Wirkungen der Allgemeindiathermie ist die Erweiterung der peripheren
Gefäße. Schon nach $^1/_2$—1 Minute, ehe noch überhaupt eine Temperaturerhöhung bemerkbar ist, läßt sich dieselbe plethysmographisch
nachweisen (Schittenhelm). Sie ist ziemlich beträchtlich und verschwindet langsam nach Aussetzen des Stromes. Der Zweck der Gefäßerweiterung ist offenbar der, durch eine Verschiebung des Blutes an
die Hautoberfläche eine vermehrte Wärmeabgabe durch Leitung
und Strahlung herbeizuführen, um dadurch einer Überhitzung des
Körpers vorzubeugen. Zweifellos ist auch das allgemeine Wärmegefühl, das viele Kranke schon bei lokalen Durchwärmungen empfinden, auf die reflektorische Erweiterung der Hautgefäße zurückzuführen.

Die Pulsfrequenz und die Respiration. Die Zahl der Herzschläge
wird bei der Erwärmung des Körpers erfahrungsgemäß erhöht. Diese
Erhöhung ist bei der Allgemeindiathermie unerwartet gering. Ich
habe sie sogar wiederholt bei einer Steigerung der axillaren Temperatur
um 1,0—1,5 ° C vollkommen fehlen sehen. Auch bei der direkten Durchwärmung des Herzens (Elektrodengröße 200 cm², Stromstärke 1,0
bis 1,5 A) steigt die Pulsfrequenz nur unbedeutend.

Ähnliches gilt für die Respiration. Die Frequenz und Tiefe derselben wird durch die Allgemeindiathermie nur in mäßigen Grenzen,
und auch dies nicht regelmäßig, gesteigert.

Der Blutdruck. Die Angaben über die Wirkung der Diathermie auf
den Blutdruck sind sehr widersprechende. Es sind dies dieselben
Widersprüche, denen wir bereits in der gleichen Frage bei den elek-
trischen Bädern und der Arsonvalisation begegnet sind. Auch ihre
Erklärung ist dieselbe. Es ist einerseits die verschiedene Methode
(Art der Durchwärmung, Stromstärke, Zeitdauer), andererseits die
Individualität des Kranken und der Krankheit, welche diese Differenzen
schaffen.

Schittenhelm fand bei der Behandlung am Kondensatorbett
ein regelmäßiges Ansteigen des Blutdruckes, das gleiche sah Bergonié
bei der Allgemeindiathermie mittels Kontaktelektroden. Im Gegen-

satz zu diesen Angaben konstatierten andere Untersucher, und diese sind in der Mehrzahl, ein Absinken des Blutdruckes bei verschiedenen Formen der Durchwärmung (Braunwarth und Fischer, Laqueur u. a.).

Die Körpertemperatur. Eine Erhöhung der allgemeinen Körpertemperatur läßt sich in der Regel schon bei örtlichen Durchwärmungen feststellen. So ergibt, um ein Beispiel anzuführen, die Diathermie eines Kniegelenkes (Elektroden 100 cm², 1 A, 20 Minuten) eine durchschnittliche Steigerung der Achselhöhlentemperatur um 0,2° C.

Die Einwirkung auf die allgemeine Blutwärme wächst mit der Masse des durchwärmten Gewebes, mit der angewandten Stromstärke und der Zeitdauer der Durchwärmung. Durch jene Methoden, die wir bei der Allgemeindiathermie beschrieben haben, lassen sich leicht Temperatursteigerungen um ein und mehr Grad Celsius erzielen. Solche Temperaturerhöhungen sind meist von profusen Schweißausbrüchen begleitet, wodurch es nach eigenen Beobachtungen in einer Sitzung zu einem Wasserverlust bis zu 500 g kommen kann.

Versuche an Kaninchen und Hunden ergaben, daß man, ohne eine lokale Überhitzung zu erzeugen, die allgemeine Blutwärme so weit in die Höhe treiben kann, daß die Tiere an der Hyperthermie zugrunde gehen.

Der Stoffwechsel. Bekanntlich wird durch jede Erhöhung der Körpertemperatur der chemische Umsatz, der Stoffwechsel, gesteigert, was in einer Vermehrung des aufgenommenen Sauerstoffes und in einer äquivalenten Vermehrung der ausgeschiedenen Kohlensäure seinen Ausdruck findet. Nach den grundlegenden Untersuchungen Pflügers beträgt die Steigerung des respiratorischen Stoffwechsels für eine Temperaturerhöhung um 1° C 8—10% des normalen Umsatzes.

Die Untersuchungen von Durig und Grau[1]) ergaben, daß auch die diathermische Erwärmung des Körpers eine Steigerung des chemischen Umsatzes erzielt, die genau dem Pflügerschen Gesetz entspricht. Irgendeine spezifische Wirkung der elektrischen Wärme war nicht festzustellen.

Damit ist auch die überraschende Mitteilung Réchous und Bergoniés[2]), die bei der allgemeinen Diathermie eine Verminderung des respiratorischen Stoffwechsels gefunden haben wollten, als widerlegt anzusehen. Diese Forscher erklärten ihre paradoxen Untersuchungsresultate durch die Annahme, daß der Körper in demselben Maß seine Eigenproduktion an Wärme vermindere, als ihm solche durch die Diathermie zugeführt wird. Sie zogen daraus die etwas phantasievolle Schlußfolgerung, daß es infolgedessen möglich wäre, durch die von außen zugeführte elektrische Energie (Ration d'appoint) die chemische Energie des Lebensprozesses zu ersetzen. Klinische Beobachtungen, die bei körperlich herabgekommenen Patienten eine beträchtliche Steigerung des Körpergewichtes durch die Zuführung diathermischer Wärme ergaben, sollten diese Annahme stützen.

---

[1]) Biochem. Zeitschr. Bd. 48, S. 480. 1913
[2]) Arch. d'électricité méd. 1913, Nr. 353

IV. Die physiologischen Wirkungen am kranken Menschen. Elektrodiagnose.

Wesen und Wert der elektrischen Untersuchung.

Die physiologischen Reaktionen, welche der elektrische Strom am gesunden Menschen auslöst, erfahren bei Erkrankungen nicht selten eine Veränderung. Diese Veränderung ist dann oft charakteristisch, ja pathognomonisch für die betreffende Erkrankung, so daß wir sie diagnostisch verwerten können. Mit der Feststellung und klinischen Verwertung dieser pathologischen Reaktionen befaßt sich die Elektrodiagnostik. Weitaus die größte Bedeutung besitzt dieselbe für

die motorischen Nerven und Muskeln. Aus ihrem elektrischen Verhalten vermögen wir nicht selten einerseits den Grad der Erkrankung zu beurteilen, andererseits den Ort derselben festzustellen, indem wir entscheiden, ob die ihr zugrunde liegenden Veränderungen im peripheren oder im zentralen Neuron ihren Sitz haben. Auch prognostisch wird uns die Untersuchung

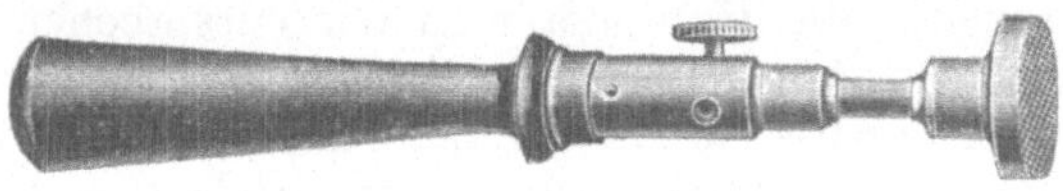

Abb. 205.   Untersuchungselektrode von Erb zur Prüfung der faradocutanen Sensibilität.

öfters über den voraussichtlichen Verlauf und die Dauer des Leidens Aufschluß geben. Schließlich können wir auch therapeutische Anhaltspunkte gewinnen durch die Feststellung, für welche Stromform der Muskel erregungsfähig geblieben ist.

Die sensiblen Nerven. Eine geringere Rolle spielt die Elektrodiagnostik bei der Untersuchung der sensiblen Nerven, für welche wir in der Regel den faradischen Strom verwenden. Dieser gibt uns die Möglichkeit, die Erregbarkeit der Hautnerven zahlenmäßig festzulegen, dadurch, daß wir bestimmen, bei welchem Rollenabstand die erste sensible Stromempfindung, bei welchem Rollenabstand die erste Schmerzempfindung auftritt. Diese Methode der Sensibilitätsprüfung ist insbesondere von Erb ausgebildet worden, der dafür auch eine eigene Elektrode angegeben hat (Abb. 205). Eine solche Untersuchung ist aber einerseits etwas umständlich, andererseits liefert sie kein vergleichbares Ergebnis, weil der Rollenabstand, wie schon auf S. 51 auseinandergesetzt wurde, bei der Verschiedenheit der verwendeten Apparate kein Vergleichsmaß darstellt, so daß die von dem einen Forscher gefundenen Zahlen für einen anderen nicht verwertbar sind.

Diesen Fehler sucht Ebbecke dadurch zu beheben, daß er zur Messung der Schwellenwerte an Stelle des Rollenabstandes die absolute Stromstärke verwendete, die er mit Hilfe eines ballistischen Galvanometers bestimmte[1]). Damit ist die Methode wohl exakter, gleichzeitig

---

[1]) Verhandlungen des 34. Kongresses d. Deutschen Gesellschaft f. innere Medizin in Wiesbaden 1922.

aber noch komplizierter geworden, so daß sie für klinische Zwecke kaum
mehr in Betracht kommt. Im übrigen aber hat sie wie die ältere Methode
von Erb den großen Fehler, daß die durch sie gefundene „faradocutane
Sensibilität" mit keiner der uns bekannten Empfindungsqualitäten
identisch ist, daß sie eine Empfindungsqualität eigener Art darstellt,
aus deren Verhalten sich weder auf das Verhalten der Berührungs-
empfindung noch auf das der Schmerzempfindung ein Rückschluß
ziehen läßt. Letztere können vollkommen normal sein, während die
Empfindung für den elektrischen Strom gestört ist oder umgekehrt.
Diese Verhältnisse bedingen es, daß die elektrische Prüfung der sensiblen
Nerven keine allgemeine Verbreitung gefunden hat.

Die vasomotorischen Nerven. Neuerdings hat M. Kahane auch
das Verhalten der vasomotorischen Nerven für diagnostische Zwecke
zu verwerten gesucht. Er gibt an, daß die Gefäße bestimmter Hautstellen eine erhöhte Erregbarkeit gegenüber dem galvanischen Strom
zeigen, wenn in den Organen, welche unter diesen Hautstellen liegen,
sich ein Prozeß entzündlich-irritativer Natur abspielt. So sind bei der
Apicitis die Hautgefäße in der entsprechenden Supraclaviculargrube,
bei der Appendicitis die in der rechten Unterbauchgegend, bei der
Cholecystitis die Hautgefäße entsprechend dem rechten Rippenbogen
abnorm erregbar. Diese Erregbarkeit soll nach Angabe Kahanes
auf jene Hautstellen beschränkt sein, welche der Projektion des
betreffenden Organes auf die Hautoberfläche entsprechen, worauf
ihr diagnostischer Wert für die Lokalisation des Krankheitsherdes
beruht.

Die Prüfung der Reaktion erfolgt in der Weise, daß man mit einer
spitzen Elektrode, die mit der Anode des galvanischen Apparates verbunden ist, mehrmals rasch hintereinander die Haut betupft. Besteht
eine Übererregbarkeit der Vasomotoren, so zeigt sich diese in dem
Auftreten eines roten Fleckes entsprechend der Berührungsstelle, und
zwar schon bei einer Stromstärke, welche auf der gesunden Seite eine
solche Reaktion noch nicht auslöst. Häufig besteht neben der Übererregbarkeit der vasomotorischen auch eine solche der sensiblen Nerven,
so daß gleichzeitig auch die Schmerzempfindung, welche der elektrische Strom auslöst, auf der kranken Seite eine stärkere ist als auf
der gesunden. Kahane[1]) hat dieses Verfahren als Galvanopalpation
bezeichnet.

Die Sinnesorgane. Daß bei einer Optikusatrophie, bei einer Retinitis
pigmentosa und anderen Erkrankungen des Auges die elektrische
Erregbarkeit des Sehnerves herabgesetzt ist, mag ja vielleicht interessant sein, für die Diagnose dieser Erkrankungen ist das aber ganz
belanglos.

Ganz ähnlich steht die Sache bei den Erkrankungen des Ohres.
Zur Prüfung der akustischen Funktionen kommt der elektrische Strom
überhaupt nicht in Betracht, zur Untersuchung der Vestibularreaktion

---

[1]) M. Kahane, Elektrodiagnostik und Elektrotherapie. Berlin-Wien:
Urban u. Schwarzenberg 1922.

wird er nur von ganz einzelnen Forschern angewendet, die große Mehrzahl der Ohrenärzte mißt der elektrischen Untersuchung des Vestibularapparates keinen Wert bei und wendet sie daher auch nicht an. Wir Elektrotherapeuten müssen daraus wohl die Lehre ziehen, daß die elektrische Prüfung zur richtigen Diagnose eines Ohrenleidens überflüssig ist.

Der Leitungswiderstand. Über seine diagnostische Bedeutung wurde bereits gesprochen (S. 139). Erwägen wir die Umständlichkeit seiner Messung und die enorme Unsicherheit des Befundes, so müssen wir seiner Untersuchung wohl jeden praktischen Wert absprechen.

Es bleibt somit im wesentlichen nur die elektrische Untersuchung der motorischen Nerven und Muskeln, auf die wir uns im folgenden beschränken. Wir wollen dabei nur diejenigen Erscheinungen berücksichtigen, die einen wirklich diagnostischen Wert haben und all die zahllos beschriebenen Abnormitäten, die klinisch ganz bedeutungslos sind, außer acht lassen. Gerade in der Elektrodiagnostik ist eine Unsumme von Arbeitskraft und Mühe vergeudet worden zur Erforschung von Dingen der allerunbedeutendsten Art, von Dingen, die niemand anderen jemals interessiert haben als den Untersucher selbst. Wenn man die Bände durchblättert, in denen all diese Wissenschaft aufgestapelt ist, so muß man Moebius recht geben, wenn er sagt: „Wie gut wäre es, wenn die Untersucher all diesen Fleiß, dessen Erzeugnis ungenießbar ist, auf andere Dinge verwendet hätten."

Die Ziele der Untersuchung.

1. Allgemeines.

Direkte und indirekte Reizung. Die elektrische Untersuchung hat die Aufgabe, die Erregbarkeit des Muskels zu prüfen: 1. bei der Reizung vom Nerv aus (indirekte Reizung); 2. bei der Reizung des Muskels selbst (direkte Reizung).

Setzen wir eine Elektrode auf einen Nervenstamm, z. B. auf den Nervus radialis an seiner Umschlagstelle am Oberarm, so beobachten wir bei Einwirkung eines Stromes eine Kontraktion aller Supinatoren und Extensoren am Vorderarm, es kommt zu einer Massenreizung. Setzen wir die Elektrode dagegen auf einen einzelnen Muskel, sagen wir den Supinator longus, so wird nur dieser allein sich kontrahieren. Die Kontraktion im letzteren Fall ist aber nicht etwa die Folge einer unmittelbaren Reizung der Muskelfasern, auch sie kommt auf dem Umweg durch den Nerv, durch die Reizung seiner intramuskulären Verzweigungen zustande. Sie ist also im Grunde genommen gleichfalls eine indirekte Reizung. Wenn die Bezeichnung direkte und indirekte Reizung somit auch nicht vollkommen exakt ist, so ist sie doch wegen der Möglichkeit einer bequemen und raschen Verständigung gerechtfertigt.

Die motorischen Punkte. Nerv und Muskel sind nicht an allen Stellen ihres Verlaufes der elektrischen Reizung gleich gut zugänglich.

Es gibt gewisse Hautstellen, von denen aus es am leichtesten gelingt, die Muskeln, sei es direkt, sei es indirekt, zum Ansprechen zu bringen. Diese Stellen heißen motorische Punkte oder Reizpunkte.

Für die Nerven sind sie dort gelegen, wo der Stamm derselben der Hautoberfläche am nächsten kommt. Für die Muskeln dort, wo das sie versorgende Nervenästchen in dieselben eintritt. Die Lage dieser Punkte wurde zuerst von Duchenne in sorgfältigen Untersuchungen festgelegt, später von Ziemssen, Erb u. a. nachgeprüft. Ihre Kenntnis ist eine unbedingte Voraussetzung jeder elektrischen Untersuchung (s. die Tafeln am Ende des Buches).

Wenn die Angaben verschiedener Autoren über die Lage der motorischen Punkte nicht immer ganz übereinstimmen, so liegt dies darin, daß infolge anatomischer Varianten die Verzweigungen der Nerven und ihrer Eintrittspforten in die Muskeln nicht bei allen Menschen völlig gleich gelegen sind, ja daß selbst bei ein und demselben Menschen nicht selten Asymmetrien zwischen beiden Körperhälften bestehen.

Die Arten der Erregbarkeitsänderung. Die normale physiologische Reaktion des Muskels gegen den elektrischen Strom kann bei Erkrankungen in dreifacher Weise geändert sein.

1. Quantitativ, wenn die Erregbarkeit gegenüber der Norm erhöht, wenn sie herabgesetzt oder (als Grenzfall) erloschen ist. Diese Veränderung kann sich auf den faradischen oder den galvanischen Strom allein oder auf beide Stromarten gleichzeitig beziehen.

2. Qualitativ ist die Reaktion dann geändert, wenn die normale Zuckungsform, die blitzartig ist, einen trägen oder sonstwie andersartigen Charakter aufweist oder wenn die Zuckungsfolge des polaren Zuckungsgesetzes sich verschoben hat. Diese Veränderungen können den faradischen oder den galvanischen Strom allein oder beide Stromarten gleichzeitig betreffen.

3. Quantitativ-qualitativ sind die Veränderungen dann, wenn neben einer Erhöhung oder Herabsetzung der Erregbarkeit gleichzeitig die Zuckungsform oder die Zuckungsfolge von der Norm abweicht.

2. Die quantitativen Veränderungen der Erregbarkeit.

Das Messen der Erregbarkeit. Die Erregbarkeit eines Nerven oder Muskels beurteilen wir nach der Stromstärke, welche notwendig ist, um bei Reizung von dem motorischen Punkt aus eine eben sichtbare Muskelzuckung, eine sogenannte Minimalzuckung auszulösen.

Die Erregbarkeit ist erhöht, wenn der Muskel bereits auf kleinere Stromstärken reagiert als ein normaler; die Erregbarkeit ist herabgesetzt, wenn wesentlich größere Stromstärken nötig sind, um ihn zu einer minimalen Kontraktion zu bringen; sie ist erloschen, wenn auch die größten anwendbaren Stromintensitäten eine solche Muskelzuckung nicht mehr erzeugen können.

Zur Prüfung verwenden wir den galvanischen und den faradischen Strom. Die Stromstärke des ersteren messen wir mit dem Galvanometer, zur Messung des faradischen Stromes fehlt uns leider ein geeignetes Instrument und wir stehen hier dem bereits im technischen Teil besprochenen Schwierigkeiten gegenüber. Statt die Stromstärke, welche das Wesentliche wäre, zu bestimmen, müssen wir uns begnügen, die angewendete Spannung nach der Größe des Rollenabstandes oder der Stellung des Spannungsreglers abzuschätzen.

Von den zahlreichen Fehlerquellen, welche sich daraus ergeben, möchte ich hier nur auf eine einzige aufmerksam machen. Wir finden nicht selten, daß der Rollenabstand, der auf der einen Seite eine Muskelzuckung ergibt, eine solche auf der kranken Seite nicht auslöst. Es wäre nun ein grober Irrtum, daraus ohne weiteres auf eine Herabsetzung der motorischen Erregbarkeit der erkrankten Muskeln zu schließen. Die Erklärung für diese Differenz liegt sehr häufig darin, daß auf der kranken Seite infolge der veränderten Zirkulation der Leitungswiderstand erhöht ist, so daß die gleiche Spannung (Rollenabstand) hier eine geringere Stromstärke zur Folge hat. Der Reizerfolg hängt aber nicht von der Spannung, sondern von der Stromstärke ab.

Es hat allerdings auch nicht an Autoren gefehlt, welche die Anschauung vertraten, daß nicht die Stromstärke ein Maß für die Erregbarkeit sei, sondern die Spannung, bei welcher die erste Zuckung sichtbar wird. So hat P. Dubois darauf aufmerksam gemacht, daß die Zusammenziehung des Muskels in jenem Zeitabschnitt auftritt, in welchem der galvanische Strom seine Stärke ändert, also bei Schluß des Stromes dann, wenn er von Null bis zu seinem konstanten Dauerwert ansteigt, bei der Öffnung in jener Zeit, in der er von seiner konstanten Höhe auf Null absinkt. Es kann also auch die Dauerstromstärke, die wir gewöhnlich messen, nicht das richtige Maß für die Erregbarkeit sein. Dubois empfahl daher, an Stelle des Galvanometers ein Voltmeter zu verwenden und die Schwellwerte für die Reizung nicht in Milliampere, sondern in Volt auszudrücken. Man erhielte auf diese Weise viel konstantere Resultate. Es war vornehmlich L. Hoorweg, welcher dieser Anschauung widersprach und ihre Fehler aufdeckte. Sie vermochte sich nicht durchzusetzen, so daß wir auch heute noch die Schwellenstromstärke und nicht die Schwellenspannung als Maß für die Erregbarkeit der motorischen Nerven und Muskeln benützen.

Aus dem Gesagten ist zur Genüge zu ersehen, welche Nachteile der elektrodiagnostischen Untersuchung mit dem galvanischen und dem faradischen Strom anhaften. Sie waren die Veranlassung, daß verschiedene Autoren an Stelle dieser Stromarten Kondensatorentladungen zur Muskel- und Nervenprüfung empfahlen. Die Grundlage dieses Verfahrens wollen wir gemeinsam mit der Technik desselben auf S. 188 besprechen.

Die normale Erregbarkeit. Um von einer pathologischen Erhöhung oder Verminderung der Erregbarkeit sprechen zu können, müssen wir zuerst wissen, wie groß die Stromstärke ist, die an einem normalen Muskel eine Zuckung auslöst. Sie ist für die einzelnen Nerven und Muskeln sehr verschieden. Um sie festzustellen, bedienen wir uns in der Praxis vornehmlich der folgenden zwei Methoden.

1. Vergleich mit der gesunden Seite. Dieser ist natürlich nur dort zulässig, wo die Erkrankung einseitig ist. In diesem Fall bestimmen wir zuerst die Stromgröße für den zu untersuchenden Nerv oder Muskel auf der gesunden Seite. Wir sehen sie als den physiologischen Normalwert an, um dann unter ganz denselben Bedingungen

die kranke Seite zu untersuchen und festzustellen, ob die hier gefundene Stromstärke für die Minimalzuckung über oder unter dem Normalwert liegt. Da schon physiologischerweise Unterschiede in der Erregungsfähigkeit auf beiden Körperseiten bestehen, die für den galvanischen Strom 1 MA und darüber erreichen können, so dürfen nur wesentliche Differenzen der gefundenen Werte als krankhaft angesehen werden.

2. Vergleich mit einem anderen gesunden Individuum. Derselbe kommt dort in Betracht, wo die Erkrankung doppelseitig ist. Die Fehlergrenzen dieser Methode sind begreiflicherweise noch weitere als die der ersten, da ja die Erregbarkeit von Individuum zu Individuum beträchtlich schwankt. Um einen brauchbaren Vergleichswert zu erhalten, müßte man zahlreiche Personen untersuchen und aus den gefundenen Stromstärken einen physiologischen Durchschnittswert berechnen. Stintzing u. a. haben solche Untersuchungen für die einzelnen Nerven und Muskeln angestellt.

Erregbarkeitswerte in Milliampere bei Kathodenschließung:

Nerv	Mittel- und Grenzwerte	Elektrode cm²	Muskel	Mittel- u. Grenzwerte	Elektrode cm²
N. facialis	1,0 —1,75—2,5	3	M. cucullaris	1,6	12
N. accessorius . .	0,10—0,27—0,44	3	M. deltoideus	1,2—2,0	12
N. musculocutan .	0,04—0,17—0,28	3	M. pectoralis major .	0,4	6
N. medianus . . .	0,3 —0,9 —1,5	3	M. extensor digit. com. .	0,6—3,0	3
N. ulnaris oben .	0,2 —0,55—0,9	3	M. extensor pollic. brev.	1,5—3,5	3
N. radialis . . .	0,9 —1,8 —2,7	3	M. flexor digit. subl.. .	0,3—1,5	3
N. femoralis . .	0,4 —1,5 —1,7	3	M. flexor carpi ulnaris.	0,9—2,5	3
N. peroneus . . .	0,2 —1,1 —2,0	3	M. rectus femoris . . .	1,6—6,0	20
N. tibialis . . .	0,4 —1,45—2,5	3	M. vastus medialis . .	0,3—1,3	20
N. thoracicus ant.	0,09—1,75—3,4	3	M. tibialis anterior . .	1,8—5,0	12

Aus den angegebenen Grenzwerten ist ersichtlich, in welch weiten Grenzen schon unter physiologischen Verhältnissen die Erregbarkeit schwankt, wodurch naturgemäß die Beurteilung jedes gefundenen Resultates erschwert wird.

Bei Verwertung solcher Tabellen ist stets darauf zu achten, daß man auch die gleiche von dem Autor benützte Elektrodengröße verwendet, da ja nicht die absolute, sondern die relative Stromstärke (Stromdichte) für den Reizeffekt maßgebend ist.

Noch ungünstiger liegen die Verhältnisse bei der Prüfung mit dem faradischen Strom, da wir für diesen eines absoluten Maßes entbehren. Zwar haben verschiedene Autoren auch für die faradische Erregbarkeit Mittelwerte in Rollenabständen angegeben. Das sind aber Angaben, mit denen niemand anderer etwas anfangen kann (S. 51). Im Falle einer doppelseitigen Erkrankung bleibt nichts anderes übrig, als den physiologischen Reizwert für den betreffenden Nerv oder Muskel an einem oder mehreren gesunden Individuen in empirischen Skalenteilen für den eigenen Apparat festzustellen.

3. Die qualitativen Veränderungen der Erregbarkeit.

Zuckungsform. Die Zuckungsform ist verschieden bei Reizung mit dem galvanischen und dem faradischen Strom. Die galvanische Zuckung ist „blitzartig", ihre Dauer beträgt durchschnittlich 0,15 Sekunden. Sie wird ausgelöst durch die Schwankungen des Stromes, welche bei seiner Schließung und Öffnung zustande kommen. Während der Dauer der konstanten Durchströmung bleibt der Muskel in Ruhe, wenigstens bei mittleren Stromstärken (Abb. 206).

Der faradische Strom besteht aus einer Summe von Stromschwankungen. Die durch ihn hervorgerufene Kontraktion tritt zwar blitzartig auf, bleibt aber während der ganzen Dauer des Stromschlusses

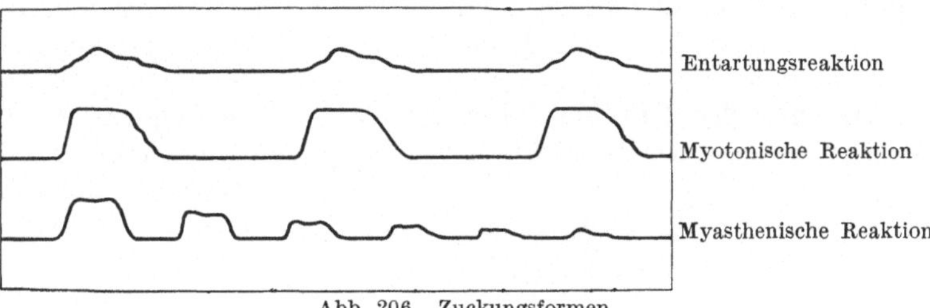

Abb. 206. Zuckungsformen.

tetanisch bestehen, um erst mit der Öffnung wieder plötzlich zu verschwinden (Abb. 206).

Diese normale Zuckungsform wird bei Erkrankungen häufig geändert, sie wird langsamer, träge, „wurmförmig" (Abb. 206). Dieser Formveränderung kommt diagnostisch eine außerordentliche Bedeutung zu, sie ist das Hauptsymptom der später zu beschreibenden Entartungsreaktion.

Träge Zuckungen treten in der Regel nur bei der Prüfung mit dem galvanischen Strom auf. Remak hat jedoch gezeigt, daß sie in Ausnahmefällen auch bei Reizung mit dem faradischen Strom festgestellt werden können (faradische Entartungsreaktion). Zu bemerken ist, daß unter Umständen auch an gesunden Muskeln träge Zuckungen vorkommen. Das ist der Fall bei der Abkühlung und wird am häufigsten an den kleinen Hand- und Fußmuskeln beobachtet (Abkühlungsreaktion). Durch die Erwärmung wird der Zuckungscharakter wieder normal.

Die Zuckung, welche der galvanische Strom auslöst, ist in manchen Fällen nicht allein träge, sondern noch in der Weise verändert, daß sie einen tonischen Charakter zeigt, das heißt, daß sie nach dem Stromschluß nicht langsam wieder abklingt, sondern während der ganzen Zeit des Stromschlusses anhält. Diese zuerst von Erb beobachtete Erscheinung heißt galvanotonische Reaktion.

Zuckungsfolge. Das polare Zuckungsgesetz ergibt beim gesunden Menschen nachstehende Reihenfolge im Auftreten der Zuckungen:

$$KSZ > ASZ > AOZ > KOZ.$$

Es tritt also die KSZ bei geringerer Stromstärke auf als die ASZ oder die AOZ. Die normale Zuckungsfolge erfährt bei Erkrankungen häufig dadurch eine Verschiebung, daß die ASZ bereits bei gleicher Stromstärke sichtbar wird wie die KSZ (ASZ = KSZ) oder daß die ASZ selbst früher auftritt als die KSZ (ASZ > KSZ), was man als Umkehrung der Zuckungsformel (Reaktion von Erb) bezeichnet.

Die Ausführung der Untersuchung.

1. Die Vorbereitung zur Untersuchung.

Vorbedingungen. Die elektrodiagnostische Untersuchung ist durchaus keine leichte Sache. Sie erfordert eine nicht unbedeutende Geschicklichkeit, die nur durch Übung erworben werden kann; sie erfordert ein hinreichendes Maß von Wissen und Erfahrung, um das Resultat der Prüfung diagnostisch auch richtig einzuschätzen; sie erfordert vor allem Zeit, um die Untersuchung mit Sorgfalt ausführen zu können. Sind diese Voraussetzungen nicht erfüllt, dann ist das Ergebnis der Arbeit zweifelhaft oder gänzlich wertlos. Als oberster Grundsatz muß gelten, alle Untersuchungen nach ein und derselben Methode auszuführen, um sich in der Technik dieser die größtmöglichste Sicherheit zu erwerben.

Lagerung des Kranken. Der Patient soll so bequem als möglich gelagert werden, am besten in Rückenlage, weil in dieser die Muskeln am vollkommensten entspannt werden und gleichzeitig die inaktive Elektrode, auf die sich der Patient legt, ohne jede Muskelanstrengung fixiert werden kann. Die

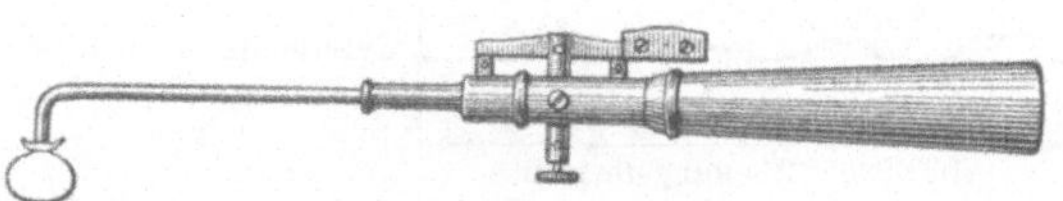

Abb. 207.   Untersuchungselektrode mit Unterbrechervorrichtung.

sitzende Stellung ist nur für die Untersuchung der Gesichts- oder der Rückenmuskeln zu empfehlen. Die vollkommene Erschlaffung der Muskulatur ist sehr wichtig, damit man bei der Reizung die leiseste Muskelzuckung sofort wahrnimmt. Aus gleichem Grunde ist auch eine gute Beleuchtung erforderlich.

Die Untersuchungsmethoden. Man macht die elektrische Untersuchung heute fast ausschließlich nach der unipolaren Methode, wobei eine kleinere aktive Elektrode auf den motorischen Punkt, eine größere inaktive Elektrode auf eine entfernte Körperstelle aufgesetzt wird. Als aktive Elektrode benützt man am besten eine Knopfelektrode, die rechtwinklig gebogen und mit einer Unterbrechervorrichtung versehen ist (Abb. 207). Sie soll eine Kontaktfläche von 3 cm² haben (Normalelektrode von Stintzing). Die von Erb angegebene Normalelektrode von 10 cm² Querschnitt ist für viele Muskeln zu groß, die von Hoorweg empfohlene von 1 cm² für die meisten Muskeln zu klein und, da sie den Strom zu sehr verdichtet, überflüssigerweise schmerzhaft. Dagegen kann sie für die kleinen Muskeln des Gesichtes wohl Verwendung finden.

Als inaktive Elektrode dient eine größere Platte (100—200 cm²), die auf die Mitte des Rückens oder der Brust aufgesetzt wird. Ganz unverständlich ist für diesen Zweck die Empfehlung gewisser Nackenelektroden, welche die Bestimmung haben, unter die Kleider des Patienten geschoben zu werden. Sie durchnässen diese in gründlichster Weise.

In seltenen Fällen greift man auch heute noch zur bipolaren Untersuchungs-methode, wie sie seinerzeit von Duchenne geübt wurde. Dabei werden zwei kleine olivenförmige Elektroden, welche mit je einem Pol des Apparates verbunden sind, dicht nebeneinander in der Gegend des motorischen Punktes aufgesetzt. Dieser Technik bedient man sich dann, wenn die Erregbarkeit der zu untersuchenden Muskeln bereits so stark gesunken ist, daß man bei der unipolaren Untersuchung infolge der abirrenden Stromschleifen schon Zusammenziehungen in den gesunden Muskeln erhält, ohne daß eine solche in dem kranken Muskel sichtbar wird. Um das Abirren der Stromlinien und damit diese unerwünschten Kontraktionen, welche die Wahrnehmung einer Zuckung in dem kranken Muskel erschweren, zu vermeiden, setzt man beide Untersuchungselektroden ganz nahe an den motorischen Punkt, um so den Strom möglichst auf diesen zu konzentrieren.

Veranlaßt durch die Untersuchungen von Perthes (S. 193) hat Erlacher eine neue Methode der unmittelbaren Prüfung empfohlen[1]). Er sticht in den gelähmten Muskel quer durch die Haut zwei feine Nähnadeln ein, die er in geeigneter Weise mit den beiden Leitschnüren eines faradischen Apparates verbindet. (Die Methode eignet sich nur zur Prüfung mit dem faradischen Strom.) Es zeigte sich dabei, daß manche anscheinend unerregbaren Muskeln auf diese Weise noch zur Kontraktion gebracht werden konnten. Auch war die zu motorischem Erfolg notwendige Stromstärke wesentlich kleiner als bei der gewöhnlichen percutanen Prüfung und dieser Erfolg wurde bereits durch die Bewegungen der Nadeln wahrnehmbar, selbst dann, wenn die Kontraktion keine so starke war, daß sie durch die Haut hindurch als „Minimalzuckung" hätte wahrgenommen werden können.

Der Untersuchungsplan. Eine vollkommene Untersuchung einer motorischen Störung wird nach folgendem Schema vorgenommen:

A. Prüfung mit dem faradischen Strom:
  1. des Nerven:
    a) gesunde Seite;   b) kranke Seite.
  2. des Muskels:
    a) gesunde Seite;   b) kranke Seite.

B. Prüfung mit dem galvanischen Strom:
  1. des Nerven:
    a) gesunde Seite;   b) kranke Seite.
  2. des Muskels:
    a) gesunde Seite;   b) kranke Seite.

Wir wollen an einem typischen Beispiel, etwa einer traumatischen linksseitigen Radialislähmung, den Gang einer solchen Untersuchung verfolgen.

2. Die Prüfung mit dem faradischen Strom.

1. Der Nerv. Wir beginnen die Prüfung mit dem faradischen Strom, um die Widerstandsverhältnisse nicht von vornherein zu verändern (S. 134). Um ein Vergleichsmaß für die Erregbarkeit zu erhalten, prüfen wir zuerst die gesunde Seite, indem wir die Reizelektrode an der Umschlagstelle des Radialis am Oberarm aufsetzen, wobei wir darauf achten, daß sie auch mit der ganzen Fläche, nicht nur mit einer

---

[1]) Münch. med. Wochenschr. 1919, Nr. 47.

Kante, Kontakt hat. Während die rechte Hand die Elektrode hält und mit dem Daumen den Stromkreis abwechselnd schließt und öffnet, liegt die linke Hand am Spannungsregler, den sie ganz langsam und gleichmäßig vorwärts bewegt, bis jene Spannung erreicht ist, bei der eben eine Zuckung in den Streckern des Vorderarmes sichtbar wird.

Hat man etwa durch ein zu rasches Ansteigen diesen Punkt überschritten und statt der Minimalzuckung eine wesentlich stärkere Zuckung erhalten, dann muß die Spannung wieder so weit vermindert werden, bis die Zuckung an die Grenze der Sichtbarkeit herabgedrückt wird. Hierbei steht der Zeiger in unserem Fall auf Teilstrich 7 der empirischen Skala. Statt den Spannungsregler selbst zu betätigen, kann man die Bedienung des Apparates auch einem Assistenten überlassen.

Hat man so den faradischen Schwellenwert ermittelt, so taste man mit der Elektrode vorsichtig die nächste Umgebung der Prüfungsstelle ab, um sich zu überzeugen, daß die Elektrode auch wirklich auf dem motorischen Punkt saß, das heist, daß man nicht von einem anderen Punkt aus eine stärkere Muskelzuckung erhält. Ist das nicht der Fall, dann kann man die Stelle der größten Erregbarkeit mit einem Hautstift kennzeichnen, um sie für die spätere galvanische Prüfung sofort wieder zu finden. Das Resultat der Prüfung wird protokolliert:

N. rad. rechts farad.: Strich 7.

Hierauf schreitet man, ohne an der Stellung des Spannungsreglers irgend etwas zu ändern, zur Prüfung der kranken Seite. Die Elektrode wird auf den Stamm des linken Nervus radialis an genau symmetrischer Stelle aufgesetzt und der Strom von bereits eingestellter Spannung abwechselnd geöffnet und geschlossen. Im Radialisgebiet ist hierbei keine Zuckung zu bemerken. Der Strom wird daher langsam verstärkt, er wird schmerzafter, nun treten Zuckungen im Biceps und anderen Muskeln auf, die durch abirrende Stromschleifen ausgelöst werden. Der Strom ist schließlich kaum mehr erträglich, ohne daß die gelähmten Muskeln irgendwie reagieren. Man notiert:

N. rad. links farad.: erloschen.

2. Der Muskel. Wir wählen zur Untersuchung einen der gelähmten Muskel, z. B. den Extensor digitorum communis. Um seinen physiologischen Schwellenwert zu finden, untersuchen wir zuerst die gesunde Seite in der eben beschriebenen Weise. Wir konstatieren eine gerade wahrnehmbare Zuckung, wenn der Zeiger des Spannungsreglers auf Teilstrich 7,5 steht. Das Resultat lautet:

M. ext. dig. comm. rechts farad.: Strich 7,5.

Die direkte Reizung des gemeinsamen Fingerstreckers auf der kranken Seite ergibt ebenso wie die indirekte Reizung vom Nerven aus, auch bei stärksten Strömen, keine Zuckung.

M. ext. dig. comm. links farad.: erloschen.

3. Die Prüfung mit dem galvanischen Strom.

1. Der Nerv. Da die erste Zuckung normalerweise von der Kathode ausgelöst wird, so beginnt man die Prüfung mit dieser. Der Stromwender soll hierbei auf „Normal" stehen. Um sich über die Polarität der Elektroden rasch zu orientieren, ist es zweckmäßig, verschiedenfarbige Leitschnüre zu verwenden.

Wieder wird zuerst der Nerv auf der gesunden Seite untersucht, um einen physiologischen Vergleichswert zu erhalten. Man setzt die Kathode auf den Nervenstamm, während man die Spannung ganz langsam erhöht. In einem bestimmten Moment beobachtet man bei der Schließung die erste Zuckung. Wir achten auf die Form derselben: sie ist blitzartig. Um die Stromstärke, bei der die Zuckung eintritt, ablesen zu können, halten wir den Strom für einen Moment geschlossen. Die Ablesung ergibt: 1,8 MA.

Nun öffnen wir den Leitungskreis durch Druck auf den Elektrodentaster, wenden den Strom, ohne die Elektrode abzuheben oder sonstwie an der Einstellung des Apparates irgend etwas zu ändern. Die Reizelektrode ist damit zur Anode geworden. Wenn wir nun den Stromkreis schließen, so erhalten wir bei gleicher Stromstärke von 1,8 MA keine Zuckung, das will sagen, die KSZ ist größer als die ASZ. Wollen wir uns mit dieser Feststellung nicht begnügen, sondern den absoluten Wert der ASZ zahlenmäßig festlegen, so müssen wir den Strom so weit verstärken, bis wir bei der Schließung eine Zuckung bemerken. Dieselbe tritt bei 2,5 MA ein. Das Ergebnis der Untersuchung lautet demnach:

N. rad. rechts galv.: KSZ 1,8 MA $>$ ASZ (2,5 MA) blitzartig.

Bei der Prüfung des Nervus radialis auf der kranken Seite konstatieren wir, daß weder mit der Kathode noch mit der Anode auch bei maximaler Stromstärke eine Muskelzuckung auszulösen ist:

N. rad. links galv.: erloschen.

2. Der Muskel. Die Prüfung des M. extensor digit. comm. auf der gesunden Seite ergibt das physiologische Verhalten:

M. ext. dig. comm. rechts galv.: KSZ 2,0 MA $>$ ASZ (2,8 MA) blitzartig.

Nun schreiten wir zur Untersuchung der kranken Seite. Wir setzen die Kathode auf den motorischen Muskelpunkt und erhöhen langsam die Spannung von Null ansteigend. Bei jeder Schließung schlägt der Zeiger des Galvanometers etwas mehr aus und jetzt bemerken wir die erste Zuckung. Das Galvanometer zeigt 0,8 MA. Die KSZ tritt also bereits bei geringerer Stromstärke auf als auf der gesunden Seite (2,0 MA). Da die Differenz eine ziemlich beträchtliche ist, müssen wir sie als pathologisch ansehen. Gleichzeitig ist die Form der Zuckung anders geworden. Diese ist nicht mehr blitzartig, sondern träge, wurmförmig.

Um das Verhalten des Muskels gegen die Anode zu prüfen, wenden wir den Strom bei geöffnetem Kreis, ohne den Spannungsregler zurückzustellen. Wir schließen wieder und konstatieren, daß die mit der Anode erhaltene Schließungszuckung wesentlich größer ist als die von der Kathode ausgelöste. Wollen wir den Schwellenwert der ASZ erfahren, so müssen wir mit der Spannung so weit herabgehen, daß die Zuckung an die Grenze der Sichtbarkeit gelangt. Das ist der Fall bei 0,6 MA. Die ASZ ist ebenso träge wie die KSZ:

M. ext. dig. comm. links galv.: KSZ 0,8 MA < ASZ (0,6 MA) träge.

Um das Resultat unserer elektrischen Untersuchung bequem zu übersehen, können wir es in einem Protokoll folgender Form zusammenstellen:

Name des Patienten:　　　　Datum:　　　　Elektrode: 3 cm².

Nerv oder Muskel	rechts		links	
	farad.	galv.	farad.	galv.
N. radialis . . .	Strich 7	KSZ 1,8 MA > ASZ (2,5 MA) blitzartig	erloschen	erloschen
M. extensor digit. commun. . . .	Strich 7,5	KSZ 2,0 MA > ASZ (2,8 MA) blitzartig	erloschen	KSZ 0,8 MA < ASZ (0,6 MA) träge

4. Die Prüfung mit Kondensatorentladungen.

Das Wesen der Methode. Die Reizwirkung, welche die Entladung eines Kondensators auf einen motorischen Nerv oder Muskel ausübt, hängt von zwei Faktoren ab, einerseits von der Kapazität des Kondensators, das heißt von der Elektrizitätsmenge, welche er zu fassen vermag, andererseits von dem Druck oder der Spannung, unter welcher diese Elektrizitätsmenge steht und mit der sie sich in den Körper entladet. Man hat also zwei Möglichkeiten, um die Reizschwelle, das ist die Minimalzuckung, festzustellen: die eine besteht darin, daß man einen

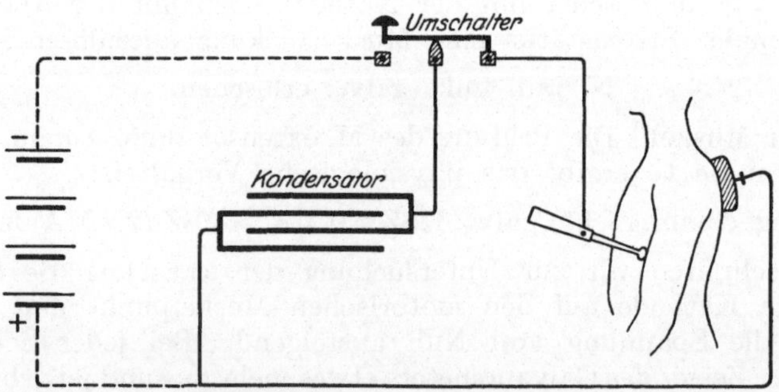

Abb. 208. Schaltbild für die Untersuchung mit Kondensatorentladungen.

Kondensator von bestimmter Kapazität unter immer mehr ansteigender Spannung ladet, bis bei einer bestimmten Größe derselben der erste Reizerfolg sichtbar wird. Wir wollen diese Prüfungsform als Methode mit veränderbarer Spannung bezeichnen. Die zweite Möglichkeit aber ist dadurch gegeben, daß wir eine Reihe von Kondensatoren mit abgestufter Kapazität verwenden, alle auf ganz die gleiche Spannung laden und nun der Reihe nach prüfend jene Kapazität suchen, welche zuerst eine Minimalzuckung ergibt. Wir nennen diese Untersuchungstechnik Methode mit veränderbarer Kapazität. Im ersten Fall drücken wir das

Ergebnis der Untersuchung in der gefundenen Spannung, also in Volt aus, im zweiten Fall in der Größe der festgestellten Kapazität. Die Einheit dieser ist das Farad (F), ein Maß, das aber für unsere Zwecke viel zu groß ist, weshalb wir in der Elektrodiagnostik nur mit dem millionsten Teil dieser Einheit, dem Mikrofarad (MF), rechnen. Die Kondensatormethode wurde in Österreich besonders von Zanietowsky, in Frankreich von Doumer und Cluzet ausgebildet und empfohlen.

Die Methode mit veränderbarer Spannung. Da sich zur Prüfung ein einziger Kondensator nicht für alle Fälle als ausreichend erwiesen hat, so ist man übereingekommen, vier Kondensatoren in der Größe von 0,01—0,1—1,0 und 10 MF hierfür zu wählen. Am gebräuchlichsten sind Plattenkondensatoren mit einer Belegung von Stanniol und einem Dielektrikum aus paraffiniertem Papier. Diese werden, um sie aufzuladen, an eine Gleichstromquelle (Batterie aus Elementen oder Akkumulatoren, Gleichstrom einer Zentrale) angeschlossen. Die Spannung ihrer Ladung kann durch einen Spannungsregler nach Wunsch eingestellt und an einem Voltmeter abgelesen werden. Ist das geschehen, so werden die Belegungen des Kondensators durch einen Umschalter (Morsetaster oder Wippe) von der Stromquelle gelöst und mit den beiden Untersuchungselektroden verbunden, die dem Körper des Patienten aufliegen, wodurch die Entladung erfolgt (Abb. 208). Durch abwechselndes Laden und Entladen, wobei man die Spannung immer etwas mehr steigert, ermittelt man jene Voltzahl, bei der die erste Zuckung auftritt. Sie beträgt z. B. bei einer Kapazität von 1 MF für den Nerv. radialis 24—25, für den Nerv. peroneus 23, für den Musc. extensor digit. comm. 15.

Die Methode mit veränderbarer Kapazität. Sie wurde zuerst von Cluzet beschrieben[1]). Man benötigt zu ihrer Ausführung eine größere Zahl von Kondensatoren mit abgestufter Kapazität. Sie sind am zweckmäßigsten in einem Kasten untergebracht, ähnlich den Widerständen, die man zur Widerstandsmessung verwendet (S. 136). Durch Stöpsel oder Hebel lassen sich, so wie bei einem Gewichtssatz, Kondensatoren verschiedener Größe miteinander verbinden, so daß man sich Kapazitäten in einer kontinuierlichen Reihe von 0,005—10 MF herstellen kann. Ein Voltmeter ist an den Apparaten nicht vorhanden, da die Kondensatoren ja stets mit einer Stromquelle von gleicher Spannung aufgeladen werden. Am besten ist der Anschluß an ein Gleichstromnetz von 110 Volt. Die Technik der Untersuchung ist im übrigen die gleiche wie bei der ersten Methode. Durch abwechselnde Ladung und Entladung von Kondensatoren verschiedener Größe wird jene Kapazität ausfindig gemacht, bei der die erste wahrnehmbare Zuckung auftritt. Für normale Nerven und Muskeln liegt der Schwellenreiz nahe bei 0,02 MF, bei vorhandener Degeneration sind wesentlich größere Kapazitäten notwendig.

Vor- und Nachteile der Kondensatormethoden. Die Kondensatormethoden haben gegenüber den älteren Untersuchungsmethoden zweifellos gewisse Vorteile, deren wichtigster der ist, daß die mit ihnen gefundenen Schwellenwerte für normale Nerven und Muskeln viel konstanter sind, das will sagen, nicht in so weiten Grenzen schwanken wie bei der Prüfung mit dem galvanischen oder faradischen Strom. Dadurch wird es viel leichter möglich, schon kleine Abweichungen von dem normalen als pathologisch anzusprechen. Neben anderen Vorzügen, die aber für den Praktiker von geringerer Bedeutung sind, hat die Methode aber auch einen entschiedenen Nachteil, nämlich den, daß zu ihrer Ausführung ein besonderes, kostspieliges Instrumentarium erforderlich ist, wodurch der an sich umständliche elektrodiagnostische Apparat noch weiter kompliziert wird. Das ist wohl auch der Grund, daß die Kondensatormethode trotz der intensiven Propaganda, welche einzelne Autoren seit Jahren für sie betreiben, bisher keine Verbreitung gefunden hat und wahrscheinlich auch nicht finden wird, so begrüßenswert an sich das Streben nach immer größerer Exaktheit in der Untersuchungstechnik ist[2]).

---

[1]) Lyon méd. 26. XI. 1914.

[2]) Näheres über die Kondensatormethoden findet man bei P. Dubois: Untersuchungen über die physiologischen Wirkungen der Kondensatorentladungen. Bern 1888. — Zanietowsky: Die Kondensatormethode. Leipzig 1907. (Mit ausführlichem Literaturverzeichnis.) — Boruttau - Mann: Handbuch der gesamten medizinischen Anwendungen der Elektrizität II, 2. Leipzig: Jul. Klinkhardt 1911. — Zimmern et Perol: Electrodiagnostic de guerre. Masson & Cie. 1917.

Das Ergebnis der Untersuchung.

1. Die quantitativen Veränderungen.

a) Erhöhung der Erregbarkeit

zeigen die folgenden Erkrankungen:

1. Die Tetanie. Die Erhöhung der Erregbarkeit besteht meist gegen beide Stromarten, ausnahmsweise gegen den galvanischen allein. Die KSZ tritt bei ungewöhnlich niedrigen Werten auf und geht, wenn man die Stromstärke steigert, sehr bald in den KSTe über (Erbsches Symptom). Aber auch die KOZ ist viel leichter auslösbar, und Mann und Thiemich halten diese Erscheinung, insbesondere bei der Kindertetanie, für noch charakteristischer (Mann-Thiemichsche Reaktion). Näheres s. S. 257.

2. Andere Erkrankungen, bei denen eine erhöhte motorische Erregbarkeit besteht, die sich in einer Steigerung der Sehnenreflexe (Klonus), einer Hypertonie der Muskulatur mit Neigung zu Spasmen kundgibt. Das ist der Fall bei frischen Hemiplegien, bei spastischer Spinalparalyse, bei amyotrophischer Lateralsklerose, multipler Sklerose, Myelitis.

Natürlich findet sich die elektrische Übererregbarkeit auch dort, wo sich die Hypertonie bis zu wirklichen Krämpfen steigert, so bei den verschiedenen Berufskrämpfen (Schreib-, Telegraphisten-, Klavierspielerkrampf), bei der Hemichorea und der Chorea minor. Der wichtigste Fall, die Tetanie, wurde bereits oben besprochen. Erwähnt mag werden, daß die elektrische Reizbarkeit auch während der Gravidität erhöht ist.

b) Herabsetzung der Erregbarkeit.

Diese kommt viel häufiger vor als die Erhöhung und kann bis zum völligen Erlöschen der Muskelerregbarkeit gehen. Eine einfache quantitative Herabsetzung findet sich bei:

1. Erkrankung des Muskels. Zunächst bei der einfachen, nicht degenerativen Atrophie desselben, sei sie durch Inaktivität bedingt, sei sie arthrogenen Ursprungs. Die Herabsetzung der elektrischen Erregbarkeit vervollständigt hier nur den Symptomenkomplex, der durch die Volumsverminderung des Muskels, durch die Herabsetzung seines Tonus und der Sehnenreflexe gegeben ist.

Eine größere Bedeutung gewinnt das rein quantitative Absinken der Reizbarkeit für die Erkennung der myopathischen progressiven Muskelatrophien zum Unterschied von der spinalen progressiven Muskelatrophie, die in der Regel mit Entartungsreaktion einhergeht. Der Grad der elektrischen Untererregbarkeit hängt bei den Muskeldystrophien von der Zahl der degenerierten Muskelfasern ab. Solange die Mehrzahl der Fasern noch intakt ist, kann die Erregbarkeit selbst normal bleiben, ist aber der größte Teil derselben bereits untergegangen, so kann der Muskel seine Erregbarkeit für den elektrischen Strom auch vollkommen einbüßen.

2. Erkrankung des zentralen motorischen Neurons. Sind die motorischen Zentren der Hirnrinde oder die von ihnen ausgehenden Nervenfasern geschädigt und gleichzeitig das periphere motorische Neuron unversehrt, dann sind die Veränderungen der Erregbarkeit, falls solche vorhanden sind, rein quantitative. Ob die Schädigung durch Verletzungen, Blutungen, Erweichungen, Entzündungsherde oder Tumoren zustande kommt, ist hierbei gleichgültig.

Die Reizbarkeit kann dabei vermehrt oder vermindert sein. Während bei frischen Hemiplegien mit gesteigerten Sehnenreflexen die elektrische Erregbarkeit häufig erhöht ist, ist sie in älteren Fällen, die mit Muskelatrophien einhergehen, nicht selten herabgesetzt. Analoge Verhältnisse finden wir dort, wo die Leitungsunterbrechung ihren Sitz in der Pyramidenbahn hat (Myelitis, Paralysis spastica spinalis). Neben vollkommen normalem Verhalten findet sich einerseits gesteigerte, andererseits herabgesetzte Erregbarkeit.

3. Erkrankung des peripheren motorischen Neurons. Während es als Regel gilt, daß bei allen Erkrankungen, die mit einer Degeneration des peripheren motorischen Neurons einhergehen, quantitativ-qualitative Veränderungen in Form der Entartungsreaktion auftreten, können in Ausnahmefällen die qualitativen Veränderungen fehlen und nur eine einfache Herabsetzung der elektrischen Erregbarkeit vorhanden sein. Das kommt vor bei Prozessen, die einen chronischen, ganz langsam von Faser zu Faser fortschreitenden Verlauf zeigen, z. B. bei chronischer Poliomyelitis, spinaler progressiver Muskelatrophie, amyotrophischer Lateralsklerose, progressiver Bulbärparalyse, toxischer Neuritis (Blei, Alkohol).

Das Fehlen der Entartungsreaktion trotz des Zerfalls der peripheren Neurone können wir uns damit erklären, daß neben einer Minderzahl degenerierter eine überwiegende Majorität gesunder Nervenfasern vorhanden ist, deren Reaktion die pathologische Reaktion der kranken Fasern überdeckt und deren Verhalten somit für das Resultat der Prüfung ausschlaggebend ist, während gleichzeitig die völlig untergegangenen, sklerosierten Fasern für das Ergebnis der Untersuchung nicht mehr in Frage kommen. Das Resultat ist somit eine Abschwächung der Gesamtwirkung.

2. Die qualitativen Veränderungen.

a) Die myotonische Reaktion.

Die myotonische Reaktion (MyR) findet sich bei der Myotonia congenita (Thomsenscher Krankheit). Die Erkrankung ist charakterisiert durch eine eigentümliche Muskelsteifigkeit bei willkürlichen Bewegungen, die dadurch bedingt wird, daß die Muskelkontraktionen den Willensimpuls eine Zeitlang überdauern. Die gleiche Nachdauer der Kontraktion zeigt der Muskel auch bei mechanischer Reizung (Beklopfen) und ebenso bei elektrischer Reizung. Der Kontraktionswulst bleibt auch nach Öffnen des Stromes 5—10—20 Sekunden bestehen. Die Erscheinung ist am deutlichsten bei direkter Reizung des

Muskels mit dem faradischen, weniger mit dem galvanischen Strom. Bei indirekter Reizung vom Nerv aus verhält sich der Muskel meist normal. Neben dem charakteristischen Ablauf der Reaktion findet sich aber in der Regel gleichzeitig auch eine quantitative Erhöhung der Erregbarkeit.

Die MyR ist von der verlangsamten Zuckung bei der EaR nicht schwer zu unterscheiden. Sie setzt plötzlich mit einem Ruck ein, bleibt

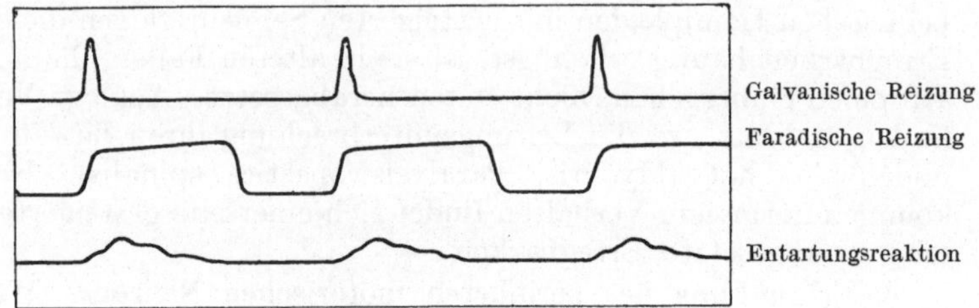

Abb. 209. Zuckungsformen.

als Tetanus bestehen, um sich nach längerer Zeit zu lösen (Abb. 209). Die träge Zuckung der EaR schleicht ganz langsam bis zum Höhepunkt, um ebenso langsam wieder abzuklingen (Abb. 209).

b) Die myasthenische Reaktion.

Die myasthenische Reaktion (MyaR), die gleichsam das Gegenstück zur myotonischen Reaktion darstellt, ist charakteristisch für die Myasthenia gravis pseudoparalytica. Die Krankheit ist klinisch gekennzeichnet durch eine abnorme Erschöpfbarkeit der willkürlichen Körpermuskulatur. Wird eine Willensbewegung mehrmals hintereinander wiederholt, so wird sie bei jeder Wiederholung kraftloser, schwächer und kann schließlich trotz intensivster Anstrengung überhaupt nicht mehr ausgeführt werden. Nach kurzer Ruhe erholt sich der Muskel, und das Spiel kann von neuem beginnen. Das gleiche Verhalten zeigt der Muskel auch für den elektrischen, besonders für den faradischen Reiz (Abb. 209).

3. Die quantitativ-qualitativen Veränderungen.
Die Entartungsreaktion[1]).

a) Der Symptomenkomplex der Entartungsreaktion.

Totale und partielle Entartungsreaktion. Von den quantitativqualitativen Veränderungen interessiert uns ausschließlich jener Symptomenkomplex, den Erb (1868) als Entartungsreaktion (EaR) beschrieben hat. Die Entartungsreaktion ist die pièce de résistance der

---

[1]) Auf die Theorien von Wiener, Strümpell-Jamin, E. Remak, Dubois u. a., welche die EaR zu erklären versuchen, kann hier nicht näher eingegangen werden. Siehe darüber E. Reiss: Die elektrische Entartungsreaktion. Berlin: Julius Springer. 1911. — Über die Theorie von Achelis u. Gildemeister. Deutsches Archiv f. klin. Med. Bd. 177. 1915.

ganzen Elektrodiagnostik und in ihrer vollen Ausbildung durch die folgenden pathologischen Veränderungen charakterisiert:

1. Quantitative Veränderungen:
   a) herabgesetzte oder erloschene faradische und galvanische Erregbarkeit des Nerven,
   b) herabgesetzte oder erloschene faradische Erregbarkeit des Muskels,
   c) gesteigerte oder herabgesetzte galvanische Erregbarkeit des Muskels;
2. Qualitative Veränderungen:
   a) Trägheit der galvanischen Muskelzuckung,
   b) Veränderungen der normalen Zuckungsfolge, indem die ASZ bei gleicher oder bereits geringerer Stromstärke eintritt als die KSZ,
   c) Verschiebung des erregbarsten Muskelpunktes gegen das distale Muskelende hin.

Dem Grade nach können wir eine vollkommene oder totale und eine unvollkommene oder partielle Entartungsreaktion unterscheiden, deren Symptome aus der folgenden Gegenüberstellung ersichtlich sind:

<table>
<tr><td colspan="3">Totale EaR.</td><td colspan="3">Partielle EaR.</td></tr>
<tr><td></td><td>farad. Erregbarkeit</td><td>galv. Erregbarkeit</td><td></td><td>farad. Erregbarkeit</td><td>galv. Erregbarkeit</td></tr>
<tr><td>Nerv</td><td>erloschen</td><td>erloschen</td><td>Nerv</td><td>herabgesetzt</td><td>herabgesetzt</td></tr>
<tr><td>Muskel</td><td>erloschen</td><td>träge Zuckung ASZ $\gtrless$ KSZ</td><td>Muskel</td><td>herabgesetzt</td><td>träge Zuckung ASZ $\gtrless$ KSZ</td></tr>
</table>

Die Erregbarkeit der Muskeln gegen den faradischen Strom, die wir bei der totalen Entartungsreaktion finden, ist keine absolute. Perthes[1]) konnte anläßlich von Operationen an Kriegsverletzten feststellen, daß die bloßgelegten Muskeln, auch wenn sie bei der klinischen Untersuchung totale EaR. zeigten, faradisch erregbar waren. Diese Erregbarkeit ist weit über ein Jahr nach der vollkommenen Durchtrennung des Nerven nachweisbar. Der Widerspruch zwischen klinischem Befund und der unmittelbaren Prüfung des Muskels erklärt sich wohl damit, daß nach der Nervenausschaltung Ströme von erheblich größerer Intensität zur Erregung notwendig sind, als sie die Stromschleifen bieten, welche bei der percutanen Reizung den in der Tiefe liegenden Nerven erreichen. Im Gegensatz zu dem Muskel ist aber der von seinem trophischen Zentrum getrennte Nerv bereits nach wenigen Tagen auch für die unmittelbare faradische Reizung unerregbar.

Babinski, Delherm und Jarkowski haben übrigens gezeigt, daß auch bei der gewöhnlichen percutanen Untersuchung trotz bestehender totaler Entartungsreaktion unter gewissen Bedingungen eine faradische Erregbarkeit der Muskeln wieder beobachtet werden kann. Leitet man nämlich, während man faradisch reizt, gleichzeitig einen galvanischen Strom durch die Muskeln, so sprechen diese bisweilen auf den faradischen Reiz an, während sie ohne galvanische Durchströmung das nicht tun (latente faradische Erregbarkeit). An einem Nerven jedoch, der seine faradische Erregbarkeit verloren hat, gelang es bisher niemals, diese auf solche Weise wieder in Erscheinung zu bringen. Die latente faradische Erregbarkeit kennzeichnet einen Grad der Degeneration, der zwischen partieller und totaler Entartungsreaktion liegt.

---

[1]) Münch. med. Wochenschr. 1919, Nr. 36.

b) Die diagnostische Bedeutung der Entartungsreaktion.

Die Entartungsreaktion gibt uns Aufschluß einerseits über den Ort, andererseits über die Art der vorliegenden Schädigung des motorischen Systems.

Der Ort der Schädigung. Bei Vorhandensein der EaR haben wir den Sitz der Läsion im peripheren motorischen Neuron zu suchen, also in den Vorderhörnern, in den vorderen Wurzeln oder deren Fortsetzungen, den motorischen Nerven. Da die Kerne der Hirnnerven in der Medulla oblongata anatomisch den Vorderhörnern des Rückenmarks entsprechen, so findet sich auch bei Erkrankung derselben und der von ihnen ausgehenden Nervenfasern EaR. Dagegen tritt dieselbe nicht auf, wenn das zentrale motorische Neuron, die Hirnrinde und die corticospinale Leitungsbahn, oder wenn der Muskel selbst Sitz der Erkrankung ist. Einzelne Ausnahmen können an der allgemeinen Gültigkeit dieses Gesetzes nichts ändern.

Die Art der Schädigung. Die EaR beweist eine schwere Schädigung des peripheren Neurons, die wir als degenerative Atrophie oder kurzweg als Degeneration oder Entartung bezeichnen. Werden die motorischen Zellen im Vorderhorn durch irgendeinen Krankheitsprozeß zerstört, so ist auch der von ihnen ausgehende Nervenfortsatz in seiner ganzen Länge dem Untergang geweiht. Wird nicht die Ganglienzelle selbst, sondern die aus ihr entspringende Nervenfaser an irgendeiner Stelle ihres Verlaufes von einer Schädigung betroffen, die ihre Kontinuität unterbricht, so verfällt der distale, von seinem trophischen Zentrum, der Zelle, getrennte Anteil der degenerativen Atrophie. Die Markumhüllung geht verloren, der Achsenzylinder zerfällt, und an Stelle der Nervenfaser tritt interstitielles Bindegewebe.

Gleichzeitig aber, und das ist von großer Bedeutung, erleidet auch der von dem Nerven versorgte Muskel eine schwere anatomische Veränderung, eine Atrophie, die wir im Gegensatz zur einfachen oder Inaktivitätsatrophie als degenerative Atrophie bezeichnen. Während bei der Inaktivitätsatrophie die Muskelsubstanz nur in ihrem Volumen reduziert wird, im übrigen aber ihre charakteristischen Eigenschaften behält, findet bei der degenerativen Atrophie ein Zerfall der Muskelfasern statt, der sich durch Verschmälerung, Verlust der Querstreifung, Kernwucherung u. dgl. kundgibt und mit einer Umwandlung der Muskelfaser in Bindegewebe endet.

An diese Veränderungen ist nach unserer heutigen Erkenntnis (trotz der Einwände von Strümpell, Jamin u. a.) das Auftreten der EaR gebunden. Die partielle EaR läßt uns auf einen geringeren, die totale auf einen höheren Grad der Degeneration schließen.

c) Das Vorkommen der Entartungsreaktion.

Entartungsreaktion, teils in partieller, teils in totaler Ausbildung beobachten wir bei Verletzungen oder Erkrankungen des peripheren motorischen Neurons. Dabei kann die Läsion sitzen: 1. in den Vorderhörnern oder den ihnen gleichwertigen Kernen der Hirnnerven, 2. in den vorderen Wurzeln, 3. in den peripheren Nerven.

1. Erkrankungen der Vorderhörner. Hier finden wir Entartungsreaktion bei der Poliomyelitis acuta, subacuta und chronica, am häufigsten bei der akuten spinalen Kinderlähmung (Poliomyelitis acuta infantum), dagegen niemals bei der zentralen Kinderlähmung.

Weiter tritt EaR auf bei der spinalen progressiven Muskelatrophie (zum Unterschied von den myopathischen Formen der Muskelatrophie) und der ihr analogen Erkrankung im Gebiete der Hirnnerven der progressiven Bulbärparalyse.

EaR findet sich ferner bei der amyotrophischen (soll heißen myatrophischen) Lateralsklerose, bei der neben dem peripheren gleichzeitig das zentrale motorische Neuron erkrankt ist.

Natürlich können alle lokal umschriebenen Erkrankungen des Zentralnervensystems, die in das Gebiet der grauen Vorderhörner oder der Hirnnervenkerne übergreifen, zu EaR führen, so Myelitis, Syringomyelie, Erweichungs- und Blutungsherde, Tumoren u. dgl. Daß bei Prozessen mit sehr chronischem Verlauf (Poliomyelitis chronica, chronischer Bulbärparalyse usw.) an Stelle der EaR eine einfache quantitative Herabsetzung der Erregbarkeit auftreten kann, wurde bereits erwähnt (S. 191).

Der positive Befund einer EaR spricht mit Sicherheit für das Ergriffensein des peripheren motorischen Neurons, dagegen läßt das Fehlen der EaR niemals eine solche Erkrankung ausschließen.

2. Erkrankungen der vorderen Wurzeln. Diese treten meist sekundär auf im Anschluß an Erkrankungen der Rückenmarkshäute (Meningitis luetica) oder als Folge von Erkrankungen der Wirbel (Caries, Tumoren). Primär werden die vorderen Wurzeln meist nur durch Verletzungen geschädigt.

3. Erkrankungen der peripheren Nerven ergeben in nachstehenden Formen EaR.

Neuritis traumatica infolge Verletzungen durch Schuß, Stich, Schnitt oder Quetschung. Hierher gehören die Drucklähmungen, die durch Tumoren, Callusmassen u. dgl. erzeugt werden, ferner die Schlaflähmungen.

Neuritis toxica, verursacht durch chronische Alkohol- oder Bleivergiftung, die Lähmungen im Anschluß an Äther- oder Salvarsaninjektionen.

Neuritis infectiosa nach Typhus, Influenza, Diphtherie.

Neuritis rheumatica, d. h. Nervenentzündungen unbekannter Ätiologie, die einzelne (Mononeuritis) oder mehrere Nervenstämme gleichzeitig (Polyneuritis) ergreifen.

d) Der Verlauf der Entartungsreaktion.

Wir können sowohl bei der totalen wie bei der partiellen EaR drei Stadien unterscheiden: 1. das Initial- oder Anfangsstadium, in dem sich die Symptome der EaR langsam entwickeln; 2. das Stadium ihrer vollen Ausbildung; 3. das Endstadium, das wieder zwei verschiedene Ausgänge haben kann, einen günstigen, in dem unter Rückbildung der pathologischen Symptome die normale Nervmuskelfunktion wiederhergestellt wird, oder einen ungünstigen, in dem unter fortschreitender Entartung der Nerv und der Muskel endgültig dem Untergang verfallen.

Die totale Entartungsreaktion. 1. Das Anfangsstadium. Wird ein Nerv traumatisch durch eine Stich- oder Schußverletzung geschädigt, so treten die Veränderungen der elektrischen Erregbarkeit nicht sofort in Erscheinung, die Erregbarkeit bleibt zunächst normal. Erst nach etwa 5—7 Tagen bemerken wir ein einfaches quantitatives Absinken der Reaktion bei indirekter wie bei direkter Reizung, und zwar in gleicher Weise für den faradischen wie für den galvanischen Strom. Mitunter geht diesem Abfallen der Erregbarkeit eine kürzere, meist nur zwei bis drei Tage dauernde Steigerung derselben voraus.

2. Das Höhestadium. Im Verlauf der zweiten Woche sinkt die Erregbarkeit des Nerven für den faradischen wie für den galvanischen Strom noch weiter, um schließlich zu erlöschen. Etwas anders verhält sich der Muskel. Zwar sinkt auch seine Erregbarkeit für den faradischen Strom bis auf Null, im Gegensatz hierzu steigt jedoch seine Anspruchsfähigkeit auf den galvanischen Strom, er wird galvanisch übererregbar.

Gleichzeitig treten Veränderungen in der Form der Zuckung auf, sie wird träge, wurmförmig. Diese Änderung im Ablauf der Zuckung beruht auf degenerativen Vorgängen in der Muskelfaser, sie ist das sicherste und wichtigste Zeichen der EaR. Sehr häufig, jedoch nicht immer, verschiebt sich auch die Reihenfolge der Zuckungen, wie sie durch das polare Zuckungsgesetz für den gesunden Muskel festgelegt ist, indem die ASZ bei gleicher oder selbst geringerer Stromstärke auftritt als die KSZ (Umkehrung der Zuckungsformel). Auch bekommt man die stärkste Reaktion häufig nicht mehr von dem motorischen Muskelpunkt, sondern von einem Punkt, der näher dem distalen Ende des Muskels gelegen ist (Verschiebung des motorischen Punktes).

Handelt es sich um eine traumatische Schädigung des Nerven, so ist der Symptomenkomplex der EaR meist schon am Ende der zweiten Woche voll ausgebildet. Die Dauer des Höhestadiums, d. h. die Zeit, in der diese Symptome unverändert bestehen bleiben, ist außerordentlich verschieden. In leichteren Fällen dauert es 2—5 Wochen, ehe sich die Anzeichen einer Rückbildung zeigen. In schweren Fällen kann der Zustand aber auch 10—20—30 Wochen und darüber unverändert bleiben, bevor sich das Endstadium anschließt, das entweder zu einer vollen Restitution oder zum Untergang des Muskels führt.

3a. Das Endstadium mit günstigem Ausgang. Tritt eine Regeneration ein, so kehrt langsam die Erregbarkeit des Nerven für den faradischen und den galvanischen Strom wieder, auch der Muskel spricht wieder auf den faradischen Strom an. Gleichzeitig sinkt seine galvanische Übererregbarkeit langsam zur Norm, ja anfänglich bisweilen unter diese ab (Abb. 210).

Hand in Hand mit den quantitativen nehmen auch die qualitativen Abweichungen der Reaktion wieder ihr physiologisches Gepräge an. Die Muskelzuckung erweist sich weniger träge, wenn sie auch noch verlangsamt ist. Die KSZ gewinnt wieder ihr Übergewicht über die ASZ, und der motorische Punkt rückt schrittweise an seine normale Stelle zurück. Meist dauert es jedoch viele Wochen, bis alles wieder normal geworden ist.

Die aktive oder willkürliche Muskelbewegung geht nicht immer parallel mit dem Verhalten der elektrischen Erregbarkeit. Wird der Nerv von einem Trauma getroffen, so tritt die Lähmung meist momentan

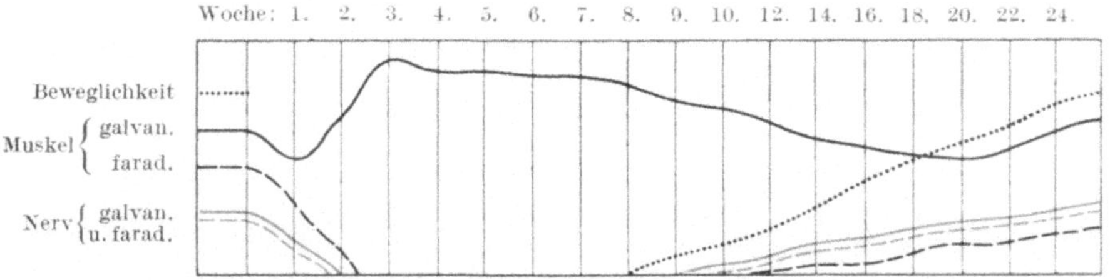

Abb. 210. Totale Entartungsreaktion mit günstigem Ausgang.

ein, während die Erscheinungen der EaR nachfolgend 1—2 Wochen zu ihrer Entwicklung brauchen. Umgekehrt kann bei einem chronisch degenerativen Krankheitsprozeß die EaR bereits zu einer Zeit auftreten, wo die Muskeln noch willkürlich beweglich sind. Die gleiche Unabhängigkeit der elektrischen und der willkürlichen Muskelbeweglichkeit zeigt sich auch bei der Regeneration des Nerven. In der Regel folgt der Muskel schon dem Willensimpuls, während noch die Symptome der EaR bestehen.

3b. Das Endstadium mit ungünstigem Ausgang. Stellen sich die normalen Verhältnisse nicht wieder her, so bleiben die faradische und die galvanische Nervenerregbarkeit und die faradische

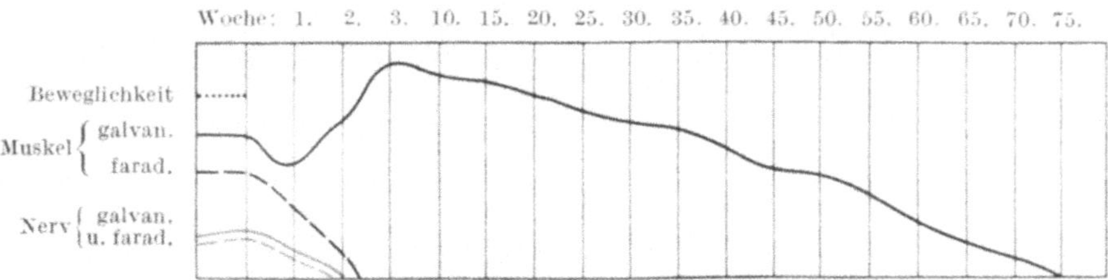

Abb. 211. Totale Entartungsreaktion mit ungünstigem Ausgang.

Muskelerregbarkeit dauernd erloschen. Die galvanische Übererregbarkeit des Muskels sinkt nach Monaten ganz langsam zur Norm ab und weiterhin unter diese. Trotzdem aber, und das ist wichtig zur Unterscheidung von den prognostisch günstigen Fällen, wird die Muskelzuckung nicht rascher, im Gegenteil, sie wird noch langsamer und träger. Auch die abnorme Zuckungsfolge bleibt bestehen. Die KSZ verschwindet allmählich gänzlich, die ASZ wird immer schwieriger und schließlich gar nicht mehr auslösbar. Die contractile Substanz des Muskels ist vollkommen untergegangen (Abb. 211).

Die partielle Entartungsreaktion. 1. Das Anfangsstadium ist gleich dem der totalen EaR, so daß zu dieser Zeit noch nicht entschieden werden kann, ob sich die Reaktion vollkommen oder unvollkommen ausbilden wird.

2. Das Höhestadium. Die faradische und galvanische Nervenerregbarkeit sowie die faradische Muskelerregbarkeit nehmen bis zu einem bestimmten Grade ab, ohne jedoch, wie bei der totalen EaR,

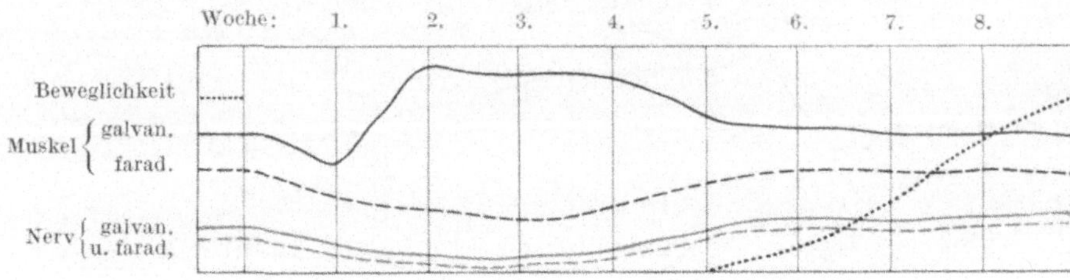

Abb. 212. Partielle Entartungsreaktion mit günstigem Ausgang.

vollkommen zu erlöschen. Bisweilen bleibt die Erregbarkeit sogar normal.

Die qualitativen Veränderungen gleichen dagegen vollkommen denen der totalen EaR. Wieder erscheint als Hauptsymptom die Zuckungsträgheit. Daneben findet sich häufig ein Gleichwerden oder Überwiegen der ASZ über die KSZ und eine Verschiebung des motorischen Punktes gegen das distale Muskelende hin. Diese Erscheinungen bestehen in der Regel kürzere Zeit als bei vollkommener Ausbildung der EaR. Es dauert etwa 6—12 Wochen, ehe sich eine Wendung zum Besseren oder Schlechteren geltend macht.

3a. Das Endstadium mit günstigem Ausgang kennzeichnet sich dadurch, daß sich die pathologischen Abweichungen der Reaktion

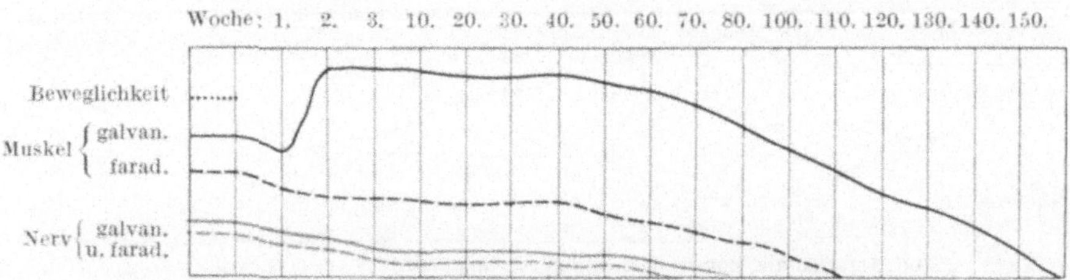

Abb. 213. Partielle Entartungsreaktion mit ungünstigem Ausgang.

wieder langsam zur Norm zurückbilden in der bereits bei der totalen EaR beschriebenen Weise (Abb. 212).

3b. Das Endstadium mit ungünstigem Ausgang. Findet man eine partielle EaR, so ist das nicht immer eine Gewähr für die vollständige Wiederherstellung der Muskelfunktion, ebensowenig wie die totale EaR uns den definitiven Untergang des Muskels voraussagt. Bei vielen chronisch progressiven Prozessen, wie der spinalen progressiven Muskelatrophie, der Bulbärparalyse u. a., ist die partielle EaR

meist nur das Vorstadium der totalen, in die sie mit fortschreitender
Erkrankung übergeht. Die EaR kann in ihrer unvollkommenen Ausbildung durch Wochen, ja durch Monate unverändert bestehen, bis
sich langsam ein weiteres Absinken der Erregbarkeit bemerkbar macht,
das in kontinuierlichem Übergang zum Erlöschen derselben, d. h. zur
totalen EaR führt. Der Übergang dieser zur vollständigen Muskel-
degeneration wurde bereits beschrieben (Abb. 213).

e) Die prognostische Bedeutung der Entartungsreaktion.

Diese ist in erster Linie verschieden nach der Art des Leidens, bei
der wir sie beobachten. Ihre Bedeutung ist naturgemäß eine andere bei
einer rheumatischen Lähmung als bei einer Lähmung infolge spinaler
progressiver Muskelatrophie. Bei ein und demselben Leiden gibt sie
uns jedoch sehr häufig Aufschlüsse über die Schwere bzw. die Dauer
der Erkrankung. Ein typisches Beispiel hierfür ist die rheumatische
Facialislähmung. Wir können nach dem elektrischen Verhalten, das
wir Ende der ersten oder anfangs der zweiten Woche erheben, drei
Grade der Krankheit unterscheiden, deren Prognose eine sehr verschiedene ist.

1. Eine leichte Form, wenn das elektrische Verhalten des Nerven
keine Veränderungen zeigt. Ihre Dauer beträgt etwa 2—3 Wochen.

2. Eine mittelschwere Form, wenn eine partielle EaR nachweisbar
ist. Die Lähmung dauert etwa 6—12 Wochen.

3. Eine schwere Form, wenn totale EaR eingetreten ist. Eine
Heilung ist nicht vor 6—12 Monaten zu erwarten.

Ähnlich wertvolle Dienste leistet uns die elektrische Prüfung für
die Prognose der akut auftretenden spinalen Kinderlähmung. Untersuchen wir nach Ablauf des fieberhaften Stadiums die gelähmten
Muskeln, so werden wir an ihnen ein verschiedenes Verhalten wahr-
nehmen. Ein Teil derselben zeigt normale elektrische Erregbarkeit,
ein anderer Teil partielle oder totale EaR. Während wir im ersten
Fall eine Wiederherstellung der Muskelfunktion erhoffen dürfen, wird
die Hoffnung um so geringer, je schwerer die Veränderungen der elektrischen Erregbarkeit sind.

Auch für die Beurteilung einer traumatischen Lähmung spielt die
Elektrodiagnose eine wichtige Rolle. Findet sich bei dieser eine partielle
EaR, so ist die Prognose auf Wiederherstellung der Leistungsfähigkeit
günstig und eine konservative Behandlung angezeigt. Ist dagegen
totale EaR vorhanden, so wird es von dem weiteren Verlauf abhängen,
ob zu einer Operation geschritten werden soll oder nicht.

Vierter Teil

Die therapeutischen Anzeigen der Elektrotherapie.

I. Die therapeutische Bedeutung der einzelnen Stromformen.

Der galvanische Strom.

Die stabile Galvanisation, worunter wir die Anwendung des konstanten Gleichstromes mit unbeweglich angelegten Elektroden verstehen, wirkt auf die sensiblen Nerven ausgesprochen beruhigend, schmerzstillend. Sie findet also ihre wichtigste Anzeige in der Behandlung von Schmerzen, teils solchen peripherer Natur, wie sie der Neuritis, Neuralgie und Myalgie zukommen, teils solchen zentralen Ursprungs, wie sie die Tabes und andere Erkrankungen des Zentralnervensystems begleiten. Diese beruhigende Wirkung machen wir uns ferner zunutze bei den funktionellen Störungen, die als Kopfschmerzen, Magen-, Darm-, Blasenbeschwerden dem Bilde der Neurasthenie angehören.

Über die Ursachen der schmerzstillenden Wirkung der Galvanisation, die schon frühzeitig empirisch erkannt wurde und für die man später in dem Anelektrotonus eine Erklärung gefunden zu haben glaubte, soll später noch ausführlicher gesprochen werden (S. 221).

Anders als auf die sensiblen wirkt der konstante Gleichstrom auf die motorischen Nerven. Er hat auf diese, wie die therapeutische Erfahrung als auch das Experiment lehren, einen tonisierenden, also einen erregbarkeitssteigernden Einfluß (S. 210). Die Behandlung mit dem galvanischen Strom ist daher eines der wichtigsten Mittel unserer Lähmungstherapie.

Es muß daher als paradox erscheinen, wenn der galvanische Strom andererseits zur Bekämpfung von Muskelkrämpfen und Spasmen (Tic, Beschäftigungsneurosen) empfohlen wird. Diesen offensichtlichen Widerspruch suchte man dadurch plausibel zu machen, daß man der Kathode eine erregende, der Anode eine beruhigende Wirkung auf den Muskel zuschrieb. Diese „beruhigende", in unserem Fall hieße das also krampflösende Wirkung, müßte meiner Ansicht nach erst bewiesen werden. Der galvanische Strom ist für mich ein Agens, das auf den Muskel ausnahmslos tonussteigernd und nie tonusherabsetzend wirkt. Die Empfehlung der Galvanisation zur Behandlung von Muskelkrämpfen erscheint mir daher widersinnig. Bei diesen Empfehlungen hat man allerdings stets den Eindruck, daß sie in einer gewissen Verlegenheit, in Ermangelung von etwas Besserem und nie aus voller Überzeugung heraus geschehen. Die Erfolge sind auch nicht darnach angetan, uns diese Überzeugung zu verschaffen.

Ebenso wie auf die Muskelnerven wirkt der galvanische Strom auch auf die Gefäßnerven erregend. Er erzeugt eine Erweiterung der kleinen und kleinsten Gefäße, eine arterielle Hyperämie. Diese nützen wir therapeutisch aus, wo es gilt, die Zirkulation anzuregen, also bei der peripheren Arteriosklerose, bei der Gefäßlähmung, bei der Erfrierung.

Die labile Galvanisation. Die analgesierende Wirkung des Gleichstromes kommt nur dann zur vollen Geltung, wenn seine Anwendung unter Vermeidung jeder Stromschwankung und jeder überflüssigen sensiblen Reizung geschieht. Dies ist nicht der Fall bei der labilen Galvanisation, bei welcher der Strom mittels einer beweglichen Elektrode appliziert wird. Hier kommt es infolge der wechselnden Kontaktfläche zu fortwährenden Widerstandsänderungen, somit zu fortwährenden Schwankungen der Stromintensität, wodurch die Reizwirkung in den Vordergrund, die sedative dagegen in den Hintergrund tritt. Zur Behandlung von Neuralgien, Myalgien und ähnlichen Schmerzen ist daher die labile Galvanisation ein ungeeignetes Verfahren. Wollen wir bei diesen Erkrankungen einen Hautreiz im Sinne der Ableitung oder Derivation setzen, dann wenden wir uns zweckmäßiger an die lokale Faradisation oder noch besser an die Arsonvalisation. Auch als motorischer Reiz scheint mir die labile Galvanisation entbehrlich zu sein.

Der unterbrochene Gleichstrom. Wir müssen hier einzelne oder durch größere Intervalle getrennte Stromunterbrechungen von dem in rascher Folge unterbrochenen Gleichstrom, dem Leducschen Strom, unterscheiden. Einzelne Stromstöße, wie sie durch die plötzliche Schließung oder Öffnung einer Gleichstromquelle zustande kommen, sind ein ausgesprochener Muskelreiz und finden in der Elektrodiagnostik eine ausgedehnte Verwendung. Therapeutisch kommen sie in Frage, wenn es gilt, Muskeln zur Kontraktion zu bringen, die infolge totaler Entartungsreaktion auf den faradischen Strom nicht mehr ansprechen. Eine noch kräftigere Muskelerregung erzielen wir, wenn wir Stromöffnung und Stromschließung miteinander in einer plötzlichen Stromwendung (Voltasche Alternative) kombinieren.

Der Leducstrom, ein etwa 100 mal in der Sekunde unterbrochener Gleichstrom, steht in seiner physiologischen und therapeutischen Wirkung dem faradischen (sinusförmigen) Strom am nächsten. Er wirkt wie dieser erregend auf die motorischen Nerven und Muskeln und wird daher bei Lähmungen verwendet, wo er sich in manchen Fällen dem Wechselstrom überlegen zeigt. Diesem gegenüber hat er auch den praktischen Vorzug, mit einem gewöhnlichen Galvanometer meßbar zu sein.

Die Behauptung Leducs, daß man mit dem unterbrochenen Gleichstrom auch die motorischen Rindenzentren bei unverletztem Schädel isoliert reizen könnte, was bisher mit keiner anderen Stromform möglich war, müßte noch bewiesen werden. Ebenso zweifelhaft ist die anästhesierende Wirkung, welche der gleiche Autor seinem Strom bei der Einwirkung auf die peripheren Nerven zuschreibt. Die mit dem Leducschen Strom erzeugte elektrische Narkose ist ein physiologisch interessantes Experiment, therapeutisch aber ganz bedeutungslos.

Die Iontophorese, die Einführung von Arzneistoffen durch die Haut mit Hilfe des galvanischen Stromes, hat bisher keine praktische Bedeutung zu erlangen vermocht. Das ist verständlich. Will man Ionen (J, Hg) in den Blutkreislauf einbringen und Allgemeinwirkungen hervorrufen, so fehlt es meist an einem hinreichenden Grund, dies durch Iontophorese zu tun, da man ja die gleiche Wirkung viel einfacher erzielt, wenn man neben der Galvanisation das Medikament intern verabfolgt. Dazu kommt, daß die Iontophorese eine genaue Dosierung unmöglich macht und stets mit einer Verschwendung von Arzneimaterial verbunden ist.

Auch lokale Hautwirkungen lassen sich meist auf einfachere Weise als durch Iontophorese erreichen. So wird man der galvanischen Einverleibung von Cocain oder Eucain zum Zwecke der Anästhesierung die subcutane Injektion dieser Mittel vorziehen, man wird, statt einen ableitenden Hautreiz durch Iontophorese zu setzen, dies weniger umständlich durch Auflegen eines Pflasters, einer Salbe oder durch die Anwendung des Hochfrequenzpinsels besorgen.

Am meisten Berechtigung scheint mir die Iontophorese bei der Behandlung von Haut- und Schleimhauterkrankungen zu haben, da sie es gestattet, Heilmittel in beliebig tiefe Schichten der Haut oder Schleimhaut einzuführen, diese gleichsam mit Ionen zu durchtränken, was durch das einfache Aufstreichen einer Lösung oder Salbe nicht immer in genügendem Maß erreichbar ist. Und in dieser Erkenntnis wird die Iontophorese in der Dermatologie auch öfters angewendet, worüber auf S. 300 noch Näheres ausgeführt werden soll.

Die Elektrolyse. Bei dieser verwerten wir die Ätzwirkung, welche der Gleichstrom bei Anwendung metallisch blanker Elektroden an seinen Polen erzeugt, um pathologische Gebilde zu zerstören. Als Elektroden dienen uns dabei meist Nadeln, welche in der Regel mit dem negativen Pol der Stromquelle verbunden und in die betreffenden Gewebe eingestochen werden. Das sich hierbei an der Nadelspitze ausscheidende Alkali (S. 153) bringt die Zellen zur Quellung und zum Absterben. Diese Technik findet zahlreiche Anwendungsmöglichkeiten bei Hautkrankheiten. Naevi, Angiome, Warzen, Sommersprossen u. dgl. können auf diese Weise beseitigt werden. Die häufigste Verwendung findet die Elektrolyse zur Entfernung überzähliger Haare. Auch in der Rhino- und Laryngologie wird sie gebraucht, wenn Wucherungen der Schleimhaut zerstört werden sollen.

Die elektrolytische Behandlung strikturierender Narben der Speiseröhre und Harnröhre, wie sie in Frankreich geübt wird, ist bei uns wenig gebräuchlich. Auch die Methode von Apostoli zur Behandlung chronisch entzündlicher Erkrankungen und Blutungen der Uterusschleimhaut, wobei eine Elektrode in die Uterushöhle eingeführt wird, hat sich in Deutschland wenig eingebürgert. Da die Elektrolyse eine chirurgische Methode darstellt und daher nicht mehr in den engeren Rahmen der Elektrotherapie gehört, sollen im speziellen Teil nur einige ihrer wichtigsten Heilanzeigen besprochen werden[1]).

Der faradische (sinusförmige) Strom.

Die stabile Faradisation. Der faradische Strom wirkt schon in geringer Stärke erregend auf die sensiblen Nerven, er erzeugt auf der Haut in nicht zu großer Dichte ein prickelndes, nicht unangenehmes Gefühl. Dieser sensible Reiz spielt eine wesentliche Rolle in den elektrischen Bädern, die bei Herz- und Gefäßerkrankungen zur Anwendung kommen, indem er (gleich den Gasbläschen im Kohlensäurebad) auf reflektorischem Wege die Herzarbeit, Blutverteilung und den Blutdruck beeinflußt. Sicherlich verdanken die elektrischen Bäder diesem diffusen Hautreiz auch einen Teil ihrer anregenden Wirkung bei Tabes, Neurasthenie und anderen Nervenleiden.

In gleicher Weise wie die sensiblen erregt der faradische Strom auch die motorischen Nerven, was bei kleinen Stromstärken in einer den Muskeltonus erhöhenden, bei größeren in einer tetanisierenden Wirkung zum Ausdruck kommt. Der faradische Strom konkurriert daher mit dem galvanischen in der Lähmungsbehandlung und findet weiterhin überall dort eine Anzeige, wo der Muskeltonus gehoben werden soll (Magen-Darmatonie, atonische Obstipation).

Die labile Faradisation. Der sensible Reizeffekt wird stärker, wenn man an Stelle der stabilen Faradisation mit großen feuchten Elektroden die labile mit dem Pinsel oder der Rolle anwendet, denn einerseits wird infolge der Verkleinerung der Berührungsfläche die Stromdichte konzentrierter, andererseits wird infolge des wechselnden Kontaktes die Stromstärke fortlaufend verändert. Es ist daher die Faradisation mit einer beweglichen Elektrode zur Erzeugung eines Hautreizes, wie wir ihn z. B. als Derivans benützen, sehr gut geeignet. In diesem Sinne bedienen wir uns derselben bei Neuralgien, Myalgien und ähnlichen Schmerzen sowie zur Beseitigung gewisser funktioneller Störungen bei der Neurasthenie und Hysterie.

Viel weniger brauchbar ist die labile Faradisation zur Einwirkung auf die Muskeln, denn wollen wir auf diese tonisierend oder kontraktionserregend wirken, so soll das unter Vermeidung jeder überflüssigen sensiblen Reizung geschehen. Eine Methode wie die Faradisation mit der Rolle, welche eine maximale Konzentration der Stromlinien in der Haut bedingt und dadurch vornehmlich auf die in ihr gelegenen Empfindungsnerven wirkt, ist daher für die Behandlung der Muskeln nicht geeignet. Wir können sie bei dieser um so eher entbehren, als wir in dem zerhackten und schwellenden faradischen Strom ein ungleich besseres Mittel besitzen, Kontraktionen hervorzurufen. Wollen wir

---

[1]) Bezüglich der anderen verweise ich auf Nogier: Elektrotherapie. Verlag von Baillière et Fils, 2. Auflage, Paris 1917, und Boruttau - Manns Handbuch d. ges. med. Anwendungen d. Elektrizität Bd. 2, 2.

aber bloß die Erregbarkeit steigern, den Tonus erhöhen, dann wenden wir zweckmäßiger große feuchte Elektroden an. Wir werden durch sie bei geringerer Hautreizung eine viel intensivere Durchströmung der Muskulatur erhalten (Abb. 214). Die labile Faradisation ist somit zur Behandlung von Lähmungen vollkommen entbehrlich.

Im Gegensatz dazu müssen wir leider feststellen, daß die Faradisation mit der Rolle, die elektrische Massage, wie man dieses Verfahren prätentiös nennt, nicht allein für Lähmungen, sondern auch für jede andere Art von Erkrankungen die beliebteste elektrische Behandlungsmethode ist. Sie ist für die zahllosen elektrotherapeutischen Dilettanten das Um und Auf ihrer therapeutischen Technik, sie ist für sie sozusagen die Elektrotherapie katexochen. Eine Nachfrage bei meinen Patienten, die mit der Angabe zu mir kamen, daß sie schon „elektrisiert" worden seien, ergab, daß dieses Elektrisieren in etwa 95% der Fälle in einer Behandlung mit der faradischen Rolle bestand. Und da wundern wir uns, daß die Elektrotherapie jedes Ansehen in den Augen ernstdenkender Ärzte verloren hat?

Die rhythmische Faradisation mit zerhacktem oder schwellendem Strom, die man auch kurzweg als Elektrogymnastik bezeichnet, ist die wichtigste Methode der Behandlung von Muskellähmungen und Atrophien. Von ihren besonderen Anzeigen wird noch später die Rede sein (S. 215).

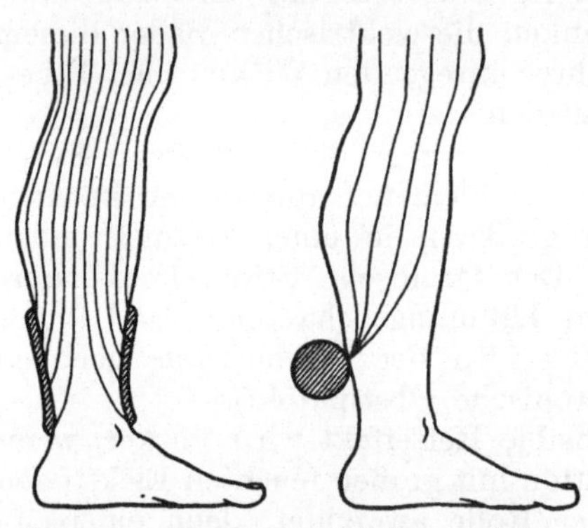

Abb. 214. Eine große zirkulär angelegte Plattenelektrode ergibt die größte Stromdichte in der Muskulatur, die Rollenelektrode in der Haut.

Der galvano-faradische Strom. Die Wirksamkeit des faradischen Stromes auf den Muskel kann gesteigert werden, wenn man ihn mit dem galvanischen Strom kombiniert, wie Babinski, Delherm und Jarkowski experimentell nachgewiesen haben (S. 210). Der galvanische Strom hat daher überall dort eine Berechtigung, wo der faradische für sich allein nicht mehr hinreicht, den gewünschten motorischen Effekt zu erzielen. Das ist der Fall bei manchen Lähmungsformen, bei denen die Erregbarkeit des Muskels gegen den faradischen Strom gesunken ist oder dort, wo schon physiologischerweise, wie bei den glatten Muskeln des Magens, des Darms, der Blase, die faradische Erregbarkeit eine sehr geringe ist.

Faradischer Strom oder Sinusstrom? Als der Sinusstrom anfangs der neunziger Jahre des vorigen Jahrhunderts in die Medizin eingeführt wurde, hatte er bald zahlreiche Lobredner. Man fand, daß er weniger stark reizend wirke, daher in größerer Intensität anwendbar wäre, daß er „tiefer" (?) gehe als der faradische Strom und noch manch andere Vorteile vor diesem habe. Diese Sympathie, deren sich der Sinusstrom 25 Jahre lang erfreute, hat sich nun seit kurzem in eine heftige Gegnerschaft verwandelt. Veranlaßt durch einige Todesfälle, welche man dem Sinusstrom zur Last legte, wurde ein veritabler Feldzug gegen ihn eröffnet, an dem sich auch solche Autoren beteiligten, die bis dahin die Vorzüge des Sinusstromes priesen.

Es ist hier nicht der Ort, den Streit in seiner ganzen Breite, in seinem Für und Wider aufzurollen[1]). Aller Wahrscheinlichkeit nach handelt es sich um Todesfälle durch Schockwirkung bei hierzu disponierten Personen (Status thymico-lymphaticus), die in den meisten Fällen wohl durch unsachgemäße Anwendung des Stromes (Methode von Kaufmann) veranlaßt wurden. Die Forderung, den Sinusstrom darum aus der Elektrotherapie zu entfernen, scheint mir viel zu weitgehend. Das hieße, das Kind mit dem Bade ausgießen.

Daß man mit dem elektrischen Strom jemanden töten kann, ist ebenso bekannt, wie daß man das mit einem Messer, mit Morphium, Digitalis, Strychnin oder einem anderen „Gift" machen kann. Wird darum der Chirurg auf das Messer, der Internist auf seine Medikamente verzichten? Das, was man vernünftigerweise fordern wird, ist, daß der Chirurg mit seinem Messer umzugehen weiß, daß der Internist die Dosierung und die Anwendungsform seiner Mittel kennt. Soll die Elektrotherapie die einzige Disziplin sein, zu der man keine fachmännischen Kenntnisse braucht? Viel gefährlicher als der Sinusstrom ist der Arzt, der ihn nicht anzuwenden versteht — und der müßte zuerst beseitigt werden.

Ohne so weit zu gehen, den Sinusstrom vollkommen abzulehnen, möchte ich doch glauben, daß sich für die meisten Zwecke der Elektrotherapie und Elektrodiagnostik der gewöhnliche faradische Strom besser eignet, natürlich unter der Voraussetzung, daß er von guter Qualität ist (vgl. hierzu S. 45). Bergonié hat gezeigt, daß sich die kräftigsten Muskelkontraktionen bei gleichzeitig geringster sensibler Reizung durch den faradischen Strom gewisser Induktionsspulen erzeugen lassen und daß daher dieser Strom zur Auslösung motorischer Effekte am geeignetsten ist. Andererseits erweist sich der faradische Strom dem Sinusstrom auch dort überlegen, wo die Absicht besteht, die sensiblen Nerven zu reizen. Soll der sensible Reiz gegenüber dem motorischen in den Vordergrund treten, dann wird man einen faradischen Strom von besonders steiler Kurvenform, mit anderen Worten, einen solchen von besonders hoher Spannung (courant de tension) nehmen. Einen solchen erhält man, wenn man eine Sekundärrolle mit sehr zahlreichen Windungen verwendet (s. S. 41).

Der Arsonvalstrom.

Die örtliche Arsonvalisation, das ist die Behandlung mit den Ausstrahlungen oder Funken eines Teslaschen oder Oudinschen Transformators, stellt zunächst einen sensiblen und vasomotorischen Haut-

---

[1]) Ich verweise diesbezüglich auf die Arbeit von Christen: Deutsche med. Wochenschr. 1917, Nr. 49, der in sachlicher Darlegung die meist übertriebenen, nicht immer von physikalischem Verständnis getragenen Angriffe auf das berechtigte Maß zurückführt.

reiz dar. Als Reizmethode hat die Arsonvalisation die gleichen Anzeigen wie die Faradisation mit dem Pinsel, der Bürste oder der Rolle und findet daher ihre Anwendung bei Neuralgien, Myalgien und Schmerzen anderer Art. Sie hat jedoch gegenüber der lokalen Faradisation wesentliche Vorteile. Vor allem ist sie in viel feinerem Maße abstufbar, modulationsfähiger, indem sie von dem feinsten, kaum fühlbaren Hauch der Effluvien bis zu dem krachenden, schmerzhaften Funken des Hochfrequenzpinsels alle Grade der Reizwirkung ermöglicht. Dabei ist die durch die hochgespannten Entladungen verursachte Empfindung bei gleicher Reizgröße weniger unangenehm als die stechende Sensation, welche der faradische Strom, mit dem Pinsel oder der Bürste verabfolgt, auslöst.

Aber auch dort, wo ein Hautreiz gar nicht oder nur ganz untergeordnet in Frage kommt wie bei der Behandlung mit den Spitzenausstrahlungen oder den stabil aufgesetzten Kondensatorelektroden, vermag die örtliche Arsonvalisation ganz ausgesprochene Wirkungen zu erzielen. Jeder, der die Hochfrequenzströme in dieser Form angewendet hat, wird den Eindruck gewonnen haben, daß ihnen eine spezifisch schmerzstillende Wirkung innewohnt, die weder durch das Schlagwort „Ableitung" noch auch durch die meist ganz geringfügige Wärmewirkung erklärt werden kann.

Dieser schmerzlindernde Einfluß verschafft der Arsonvalisation Heilanzeigen bei den verschiedensten Nerven- und Muskelschmerzen. So leistet sie bei nervösem Kopfschmerz, Interkostalneuralgien, Meralgien, Tarsalgien und Achillodynien gute Dienste. Manche derartige Leiden, die sich durch andere Heilmethoden vollkommen unbeeinflußbar zeigten, sind durch die lokale Anwendung der Arsonvalströme gebessert oder geheilt worden. Auch bei den lanzinierenden Schmerzen und Krisen der Tabiker erweist sich die Hochfrequenzbehandlung öfters symptomatisch wirksam.

Eine besondere Anzeige findet die örtliche Arsonvalisation bei gewissen Herzleiden. Es sind einerseits solche, bei denen sensible Sensationen wie Herzschmerz oder Herzdruck bestehen, andererseits aber hat sich die Behandlung mit der stabil aufgesetzten Kondensatorelektrode auch dort bewährt, wo es gilt, den Herzmuskel zu kräftigen, also bei Erkrankungen des Myokards, seien sie durch Arteriosklerose oder durch andere Schädigungen bedingt.

Weiterhin wirken die lokal angewendeten Arsonvalströme auch juckreizmildernd, was ihre Empfehlung bei Pruritus cutaneus, Pruritus ani und Hämorrhoiden veranlaßt hat. Die Fünkchen aus Kondensatorelektroden wirken auch anregend auf die Epithelisierung kleiner Haut- und Schleimhautdefekte, weshalb sie erfolgreich bei schlecht heilenden Wunden, Fissura ani und dgl. Anwendung finden.

Die allgemeine Arsonvalisation. Der Autokonduktion im Solenoid und der Behandlung auf dem Kondensatorbett hat man eine Reihe außerordentlicher Wirkungen auf den Stoffwechsel zugeschrieben. Sie sollten nach Arsonval und seiner Schule den respiratorischen Gaswechsel steigern, die Urinmenge vermehren, den Stickstoffumsatz fördern usw., was zur Empfehlung der Arsonvalisation bei Diabetes, Gicht und anderen Stoffwechselerkrankungen Veranlassung gab. Die experimentelle Basis dieser Anzeigen scheint mir aber eine ganz unzureichende zu sein, da die Angaben der französischen Autoren bisher von anderer Seite nicht bestätigt wurden.

Auch ist es vom physikalischen Standpunkt nicht verständlich, welche Stromwirkungen denn diese Beeinflussung des Stoffwechsels zustande bringen sollten. Bei der Autokonduktion haben wir es mit einer induktiven Ladung (Erzeugung von Wirbelströmen), bei der Kondensatorbettbehandlung mit einer kapazitiven Ladung des menschlichen Körpers zu tun. Der biologische Effekt ist in beiden Fällen der gleiche: der Ladestrom setzt sich im Körper in Wärme um. Bei dem verhältnismäßig kleinen elektrischen Energieaufwand und dem schlechten Induktionsvermögen organischen Gewebes kann diese Erwärmung nur eine ganz geringfügige sein, gewiß keine solche, daß sie den Wärmehaushalt und damit den Stoffwechsel in merklicher Weise beeinflussen könnte.

Die zweite Wirkung der allgemeinen Arsonvalisation sollte in einer Herabsetzung des pathologisch erhöhten Blutdruckes bestehen. Die Frage der Blutdruckwirkung der Hochfrequenzströme ist bis zum Überdruß diskutiert worden, ohne bisher endgültig gelöst zu sein. Die Möglichkeit einer solchen Wirkung soll jedoch nicht geleugnet werden. Der Reflexapparat des Gefäßsystems ist ein so sensibler Mechanismus, daß er möglicherweise schon auf die das Solenoid durchflutenden elektromagnetischen Wellen anspricht. Sicherlich ist diese Wirkung aber von den verschiedensten physikalischen und physiologischen Größen abhängig und keine konstante.

Daraus erklärt sich auch, daß sich in diesem Punkt die Ansichten der verschiedenen Forscher, wie wir bereits auf S. 174 dargelegt haben, auch heute noch schroff gegenüberstehen. Während die einen die Autokonduktion im Käfig für ein wunderbares Mittel bei den verschiedensten Formen der Hypertonie halten, haben andere von ihr nur Mißerfolge gesehen. Unter den deutschen Autoren ist es insbesondere A. Laqueur, der ihre Wirksamkeit auf den pathologisch erhöhten Blutdruck vertritt und sie bei der Präsklerose, der Arteriosklerose, bei Aortenaneurysmen, klimakterischen Blutdrucksteigerungen, Basedowscher Krankheit, soweit sie mit Hypertension einhergeht, empfiehlt.

Endlich hat man der allgemeinen Arsonvalisation eine beruhigende und schlafmachende Wirkung zugeschrieben, weshalb man sie bei funktionellen Neurosen, insbesondere bei der Neurasthenie und nervöser Schlaflosigkeit empfahl. Da gerade bei diesen Erkrankungen der psychische Einfluß der Behandlung schwer abgeschätzt werden kann, so ist es natürlich außerordentlich schwierig, zu sagen, welcher Heilwert den Hochfrequenzströmen als solchen zukommt.

Fragen wir uns zum Schlusse, welcher therapeutische Wert der allgemeinen Arsonvalisation im Rahmen der Elektrotherapie von heute gebührt, so können wir, das Vorstehende zusammenfassend, sagen: Die Hochfrequenzströme, welche wir im Solenoid oder auf dem Kondensatorbett im Körper induzieren, können in diesem kaum eine andere Wirkung entfalten als die Hochfrequenzströme, welche wir direkt durch ihn leiten. Da wir jetzt in der Diathermie ein Mittel besitzen, das uns gestattet, beliebig große Quantitäten von Hochfrequenzenergie dem Organismus unmittelbar einzuverleiben, so ist damit jedes andere Verfahren, welches das gleiche Ziel auf einem Umweg und mit unzulänglichen Mitteln anstrebt, überflüssig geworden. Wir können daher die Autokonduktion wie die Kondensatorbettbehandlung als durch die Diathermie entbehrlich gewordene Methoden betrachten.

Der Diathermiestrom.

Die örtliche Diathermie. Dem Diathermiestrom kommt vor allem eine beruhigende und schmerzstillende Wirkung zu, über deren Zustandekommen noch später gesprochen werden soll (S. 224). Aus ihr resultiert die Anwendung der Diathermie bei schmerzhaften Erkrankungen der verschiedensten Art. Zu diesen zählen die Neuritis und die Neuralgie, nicht zu vergessen der Eingeweideneuralgie (Angina pectoris, Dyspragia angiosclerotica intermittens), ferner Erkrankungen des Zentralnervensystems, wie die Tabes mit ihren zahlreichen Schmerzensbildern. Hervorragend günstig wirkt die Diathermie auch bei funktionellen Störungen, die auf einer gesteigerten sensiblen Erregbarkeit beruhen, so bei nervösen Herz-, Magen- und Darmschmerzen.

In gleicher Weise wie auf die sensiblen äußert sich der beruhigende Einfluß der elektrischen Durchwärmung auch auf motorische Reizerscheinungen. Die Wärme setzt den Muskeltonus herab, sie wirkt krampflösend, verlangsamend auf die Peristaltik, eine uralte empirische Erfahrung, die neuerdings auch durch das Tierexperiment bestätigt wurde. Durch die erregbarkeitsvermindernde Wirkung auf die Muskelzellen nimmt die Diathermie eine Sonderstellung allen anderen Stromformen gegenüber ein, welche, soweit sie den Muskel überhaupt beeinflussen, nur erregend oder erregbarkeitssteigernd wirken. Es ist die Diathermie daher die einzige elektrische Methode, welche eine Berechtigung bei Muskelspasmen und Contracturen hat. In diesem Sinne verwenden wir sie bei Kardio- und Pylorospasmus, bei spastischen Zuständen des Darmes, bei Hypertonie der Blasenmuskulatur usw.

Mit diesem beruhigenden Einfluß auf sensible und motorische Nerven vergesellschaftet sich eine hyperämisierende und resorptionsbefördernde Wirkung, welche ja bekanntermaßen der Wärme als solcher eigen ist. Sie macht die Diathermie zu einem Heilmittel bei verschiedenen subakuten und chronischen Entzündungen, bei denen durch Besserung der Blut- und Lymphbewegung der Heilungsprozeß angeregt, Exsudate zur Aufsaugung gebracht werden sollen. Diese Absicht verfolgen wir, wenn wir die Diathermie bei chronischen Gelenkserkrankungen, bei Peri- und Parametritis, Prostatitis, Mittelohrentzündungen u. dgl. anwenden, bei welcher Anwendung uns gleichzeitig ihre spezifisch schmerzstillende Komponente zugute kommt. Eine Besserung der Zirkulation suchen wir auch mit der elektrischen Durchwärmung bei Gefäßlähmungen und Erfrierungen zu erreichen.

Gegenanzeigen. Die gesteigerte Durchblutung, welche wir durch den Diathermiestrom hervorrufen, ergibt aber gleichzeitig gewisse Gegenanzeigen. Zu diesen zählen zunächst Blutungen oder Neigung zu solchen. Man wird daher Durchwärmungen der Lunge bei der Gefahr einer Hämoptöe, Durchwärmungen des Magens und Darms bei Ulcus, solche des weiblichen Genitales bei Metrorhagien und in der Zeit der Menses unterlassen. Als Kontraindikationen kommen ferner phlegmonöse Prozesse, Eiterungen und Abscesse in Betracht. Die Durchwärmung solcher Entzündungsherde bedingt meist eine Vergrößerung der Schmerzen, eine Erhöhung der Körpertemperatur und legt überdies die Gefahr einer Verschleppung der Eiterungserreger nahe.

Die allgemeine Diathermie beruht auf den gleichen physiologischen Wirkungen wie die örtliche Behandlung und kommt dort zur Anwendung, wo die Ausbreitung der Krankheitserscheinungen auf den ganzen oder fast den ganzen Körper dies erfordert. Wir werden uns ihres beruhigenden Einflusses bedienen bei allgemeiner nervöser Übererregbarkeit, Schlaflosigkeit, Tetanie, bei diffusen tabischen oder arteriosklerotischen Schmerzen. Die Durchwärmung soll hier nur eine ganz leichte sein, sie soll keine Überhitzung, sondern nur eine mäßige, angenehm empfundene Hauthyperämie hinterlassen. Mit dieser ist in der Regel infolge der Verminderung der peripheren Widerstände ein Absinken des Blutdruckes verbunden, was die Diathermie auch zur Behandlung pathologischer Blutdrucksteigerungen geeignet erscheinen läßt.

Stärkere Durchwärmungen führen zu einer universellen Erhöhung der Körpertemperatur, die bis zum profusen Schweißausbruch geführt werden kann und mit einer Steigerung des Stoffwechsels verbunden ist. Solche Durchwärmungen finden bei chronischer Polyarthritis und Polyneuritis ihre Anzeige.

Die Entladungen der Influenzmaschine.

Die örtliche Franklinisation. Die Indikationen für Spitzenausstrahlungen und Funkenentladungen der Influenzmaschine decken sich im wesentlichen mit denen für die Hochfrequenzeffluvien und Funken. Dort, wo wir zwischen beiden die Wahl haben, werden wir den letzteren den Vorzug geben wegen der schon früher betonten außerordentlich feinen Abstufungsmöglichkeit ihrer Reizwirkung.

Die allgemeine Franklinisation. Von der allgemeinen Franklinisation in Form der elektrischen Aufladung wollte man hervorragende, zum Teil ganz phantastische Wirkungen gesehen haben, so eine Erhöhung der Frequenz und der Spannung des Pulses, eine Erhöhung der Körpertemperatur, eine Vermehrung des respiratorischen Gasaustausches und des gesamten Stoffwechsels, Steigerung der Muskelkraft, Besserung des Schlafes und Appetites, Vermehrung der Harnmenge usw. Nüchterne Kritiker konnten diese Beobachtungen nicht bestätigen, auch ist es nicht klar, auf welchem physikalischen oder chemischen Wege solche Wunderwirkungen zustande kommen sollten.

Hat man bei Kranken, meist handelt es sich um solche mit nervösen Störungen, einen günstigen Einfluß bei der Behandlung mit der Influenzmaschine gesehen, und das mag sicherlich vorkommen, so wird man wohl gut tun, diesen „Erfolg" mit einiger Zurückhaltung zu beurteilen, denn erstens kommen auch spontane Besserungen von Krankheiten vor und zweitens darf man den psychischen Einfluß des Arztes nicht unterschätzen. An einen solchen ist um so mehr zu denken, wenn derartige Heilerfolge nur von einzelnen Auserwählten erzielt werden und die große Zahl der Nachprüfer zu einem negativen Ergebnis kommt.

Die Influenzmaschine ist meiner Ansicht nach ein für die Elektrotherapie entbehrliches Gerät. Ihre lokale Anwendung ist zwar öfters von Nutzen, sie kann aber sicherlich durch andere Methoden, vor allem die lokale Arsonvalisation, vollwertig ersetzt werden; ihre allgemeine Anwendung ist aber stets überflüssig.

II. Die Erkrankungen der peripheren Nerven. Die Lähmung.

Die Grundlagen der elektrischen Lähmungsbehandlung.

Die erregende Wirkung des elektrischen Stromes auf den Muskel legte frühzeitig den Gedanken nahe, die Elektrizität auch als Heilmittel bei Lähmungen zu verwenden. Die Berechtigung dieser Verwendung ist nicht nur durch zahllose therapeutische Erfolge, sondern auch durch das Tierexperiment erwiesen worden. Der günstige Einfluß bei Lähmungen stützt sich, soweit wir dies heute erkennen, auf folgende Wirkungen des Stromes: 1. die erregbarkeitssteigernde Wirkung, 2. die kontraktionserregende Wirkung, 3. die vasomotorische und trophische Wirkung.

1. Die erregbarkeitssteigernde Wirkung.

Vorübergehende Wirkungen des Stromes. Die Erregbarkeit der motorischen Nerven und Muskeln wird gesteigert, wenn sie von einem konstanten Strom durchflossen werden. Das wurde experimentell von Babinski, Delherm und Jarkowski nachgewiesen. Läßt man durch eine Extremität, sagen wir den Arm, einen galvanischen Strom fließen, indem man eine Elektrode an die Hand, eine zweite an die Schulter anlegt, so kann man feststellen, daß die einzelnen Muskeln für den faradischen wie für den galvanischen Strom erregbarer geworden sind, d. h. daß kleinere Stromstärken hinreichen, sie zur Kontraktion zu bringen.

Die erregbarkeitssteigernde Wirkung des galvanischen Stromes kann man auch bei der Behandlung am Kranken beobachten. Man sieht nicht selten, daß Patienten, welche infolge einer Drucklähmung des Radialis keine willkürlichen Streckbewegungen der Finger oder der Hand ausführen können, solche wieder zustande bringen, wenn man einen konstanten Strom durch den Nervenstamm schickt, indem man an dessen Umschlagstelle am Oberarm, die ja in der Regel die Läsionsstelle darstellt, eine Elektrode aufsetzt.

Diese Wirkung sollte ausschließlich oder hauptsächlich der Kathode zukommen, man sah sie darum als eine elektrotonische an. Ich konnte sie in gleicher Weise bei Verwendung der Anode konstatieren wie bei der Behandlung im Zellenbad, kann mich daher dieser Ansicht nicht anschließen. Noch weniger ist natürlich von einem Elektrotonus bei den Versuchen von Babinski, Delherm und Jarkowski die Rede. Meiner Überzeugung nach basiert die erregbarkeitssteigernde Wirkung des galvanischen Stromes nicht auf elektrotonischen Erscheinungen, sondern auf elektrochemischen Vorgängen, welche sich auf der ganzen Breite des Stromweges abspielen (s. der Elektrotonus und seine therapeutische Bedeutung, S. 221).

Dauernde Wirkungen des Stromes. Die die Reizbarkeit des Muskels steigernde Wirkung des elektrischen Stromes ist allerdings zunächst eine vorübergehende, sie schwindet mit dem Aussetzen des Stromes. Sie kann aber dem Muskel dauernd zu eigen gemacht werden, wenn man die Durchströmung regelmäßig wiederholt. Diese uns von der Erfahrung gelehrte Tatsache ist nicht nur für die Behandlung von Lähmungen, sondern für die gesamte Elektrotherapie von so grundlegender Bedeutung, daß sie einige Worte der Erklärung notwendig macht.

Jeder Reiz, auch wenn er vorübergehend ist, hinterläßt in der Zelle eine gewisse Veränderung ihrer molekularen Struktur, welche sie dazu befähigt, auf einen gleichen Reiz ein zweites Mal leichter anzusprechen. Die Zelle, und vor allem die Nervenzelle, besitzt die Fähigkeit der Reizbewahrung. Ein Beispiel: Leitet man durch ein Bündel glatter Muskelfasern einen galvanischen Strom und unterbricht diesen in rhythmischer Folge, so wird bei geringer Stromstärke infolge der bekannten trägen Reaktion der glatten Muskelzellen vorerst keine Zusammenziehung bemerkbar werden. Setzt man jedoch die Stromunterbrechungen eine Zeitlang unverändert fort, so beginnt das Muskelbündel schließlich zu zucken. Diese Wirkung wird nur dadurch möglich, daß die Muskelzellen Eindrücke der früheren Erregung in sich aufbewahren und sie mit den später hinzukommenden Erregungen derart verbinden, daß durch ihre Summation ein Reiz zustande kommt, der die Reizschwelle überschreitet.

Durch diese Annahme werden auch die Versuche von L. Mann verständlich, der bei Muskeln, die regelmäßig faradisiert wurden, nach einiger Zeit eine Steigerung ihrer Erregbarkeit gegenüber dem elektrischen Strom feststellen konnte. Die gleiche Steigerung der Erregbarkeit erzeugt der elektrische Strom bei seiner regelmäßigen Anwendung aber auch in bezug auf Willensimpulse. Das zeigen uns die Tierexperimente von Reid (1848), Déjerine (1875), Friedländer (1896) und Goetze (1900). Bei Tieren, die man durch Durchschneidung symmetrischer Nerven an den vorderen oder hinteren Extremitäten lähmte, ergab sich übereinstimmend, daß diejenige Extremität, die elektrisch behandelt wurde, rascher ihre normale Beweglichkeit wiedererlangte als die nichtbehandelte. Damit erscheint die Anwendung des elektrischen Stromes bei Lähmungen genügend begründet, zumal wir kein anderes Mittel besitzen, das ähnliche Wirkungen entfalten würde.

2. Die kontraktionserregende Wirkung.

Ihre therapeutische Bedeutung. Der elektrische Strom besitzt nicht nur die Fähigkeit, die Erregbarkeit des Muskels gegen Kontraktionsreize verschiedener Art zu steigern, er besitzt, wie ja noch länger bekannt, auch die Fähigkeit, solche Kontraktionen selbst auszulösen. Diese kontraktionserregende Wirkung ist für die Behandlung von Lähmungen von außerordentlicher Bedeutung. Sie bildet die Grundlage für eine systematische Übungsbehandlung der gelähmten Muskeln mit Hilfe des elektrischen Stromes, für die Elektrogymnastik.

Ist der Muskel für den Willensimpuls vollkommen gelähmt, dann ist der elektrische Reiz der einzige, der den adäquaten Nervenreiz zu ersetzen vermag. Durch ihn allein kann der Muskel zu seiner normalen physiologischen Funktion, zur Zusammenziehung gebracht werden. Die Erhaltung der Funktion aber bedeutet für den Muskel, wie für jedes andere Organ, die Erhaltung seines anatomisch-histologischen Baues, die Behütung vor dem Verfall, der Inaktivitätsatrophie. Stellt sich in einem Falle von Lähmung später die Leitung des Nerven durch Auswachsen seiner Fasern bis zu den motorischen Endplatten wieder her, so trifft dieser auf einen unversehrten, funktionstüchtigen Muskel.

Ist der Muskel aber nur paretisch, dann bedeutet die elektrische Auslösung von Kontraktionen für ihn noch etwas anderes. Sie behütet nicht nur die gelähmten Muskelfasern vor der Inaktivitätsatrophie, sie übt und kräftigt gleichzeitig auch die nichtgelähmten Muskelfasern und setzt sie so in den Stand, für die gelähmten kompensatorisch einzutreten.

Zwischen der erregbarkeitssteigernden und der kontraktionsauslösenden Wirkung des elektrischen Stromes scheint mir kein prinzipieller, sondern nur ein gradueller oder quantitativer Unterschied zu bestehen. Wenn wir durch einen Muskel einen galvanischen Strom schicken, der seine Anspruchsfähigkeit auf den Kontraktionsreiz erhöht, so heißt dies nur, daß der Strom selbst bereits einen unterschwelligen Reiz setzt, so daß das Hinzukommen eines kleineren als des normalen Reizes, eines Reizes, der für sich allein eine Kontraktion nicht hervorzurufen vermag, genügt, um die Reizschwelle zu erreichen.

Experimentelle Bestätigung. Der praktische Wert einer systematischen elektrischen Übungsbehandlung wurde auch experimentell bewiesen. Bordier, Zimmern und Cottenot haben gezeigt, daß sich durch fortgesetzte rhythmische Faradisation am Arm eines gesunden Menschen eine Volumszunahme bis zu 10% des ursprünglichen Umfanges nachweisen läßt. Liebesny hat die Bedeutung der rhythmischen Faradisation auch durch den Tierversuch dargetan.

Lähmt man ein Kaninchen durch Ausschaltung des Lendenmarkgraus an den beiden hinteren Extremitäten, was man durch Unterbindung der Bauchaorta erreicht, so verlieren die gelähmten Muskeln sehr bald ihre Erregbarkeit für den elektrischen Strom und später wird die zunächst schlaffe Lähmung durch Beugecontracturen in den Gelenken fixiert. Behandelt man aber nach der Operation das eine Bein täglich mit rhythmischer Faradisation, so bleiben dessen Muskeln für den elektrischen Strom erregbar und seine Gelenke behalten ihre freie Beweglichkeit bis zum Tode des Tieres, der nach einigen Wochen infolge Blasen- und Mastdarmlähmung eintritt.

3. Die vasomotorische und trophische Wirkung.

Daß die durch die Elektrogymnastik erzielte Muskeltätigkeit auch mächtige vasomotorische und trophische Wirkungen ausübt, wurde bereits an anderer Stelle dargelegt (S. 172). Diese kommen dem elektrischen Strom aber auch dann zu, wenn er nicht kontraktionserregend wirkt. Unter dem Einfluß des kontinuierlich fließenden galvanischen oder faradischen Stromes kommt es zu einer Erweiterung der Blutgefäße, zu einer aktiven Hyperämie, durch welche die Ernährung des Muskels begünstigt wird. Wie die klinische Erfahrung zeigt, fühlt sich nach der Behandlung die früher kalte Extremität wärmer an (die Messung ergibt eine Steigerung der Hauttemperatur), die Cyanose ist einer hellroten Färbung gewichen, vorhandengewesene Ödeme sind häufig geschwunden. Daß derartige Einwirkungen des Stromes die Wiederherstellung der Funktion fördern, ist naheliegend.

Die Technik der elektrischen Lähmungsbehandlung.

1. Die Galvanisation.

Wir benützen zur Lähmungsbehandlung so gut wie ausschließlich den galvanischen und faradischen Strom, die Hochfrequenzströme kommen hier kaum in Betracht. Wollen wir zum Zwecke einer Übungstherapie Kontraktionen der Muskeln auslösen, so werden wir uns vorwiegend an den faradischen Strom wenden, der in Form des rhythmisch unterbrochenen oder rhythmisch schwellenden Stromes das beste Mittel hierfür darstellt. Dagegen wird der galvanische Strom dort am Platze sein, wo es darauf ankommt, die Erregbarkeit des Muskels im allgemeinen zu steigern, die vasomotorischen und trophischen Vorgänge in seinem Gewebe günstig zu beeinflussen. Infolge seiner gefäßerweiternden und hyperämisierenden Wirkung, infolge seiner elektrochemischen Wirkung auf die Zellen ist er hierzu mehr als irgendeine andere Stromform geeignet. Wollen wir den galvanischen Strom anwenden, so haben wir die Möglichkeit, entweder seine Einwirkung auf den gelähmten Nervenstamm zu konzentrieren oder das gesamte Muskelgebiet, das von der Lähmung befallen ist, zu durchströmen. Daraus ergeben sich zwei verschiedene Formen der Behandlungstechnik, die wir im folgenden besprechen wollen.

Die Behandlung des Nervenstammes. Man setzt eine kleinere Elektrode als aktiven Pol auf den Stamm des gelähmten Nerven, während man eine größere inaktive Elektrode auf eine entfernte Stelle, etwa den Rücken, bringt. Dabei ist es nach meiner Überzeugung ganz gleichgültig, ob man die Anode oder Kathode zum aktiven Pol macht.

Diese Art der Galvanisation hat nur dort eine Berechtigung, wo es sich um eine umschriebene, also meist traumatische Schädigung eines Nervenstammes handelt und wo man gleichzeitig in der Lage ist, an den Ort dieser Schädigung mit der Elektrode heranzukommen. Man darf dann hoffen, durch den erregbarkeitssteigernden, hyperämisierenden Einfluß des Stromes die Restitution bzw. das Auswachsen der Nervenfasern über die Unterbrechungsstelle hinaus zu beschleunigen und so die Heilung zu fördern. In allen anderen Fällen von Lähmungen ist die exklusive Behandlung eines kleinen, willkürlich gewählten Nervenausschnittes ebenso unbegründet wie unzureichend. Hier kommt nur

die Behandlung des gesamten Nervengebietes in Frage. Bei dieser wird möglichst das ganze Ausbreitungsgebiet des erkrankten Nerven, einschließlich der von ihm versorgten Muskeln, unter die Einwirkung des Stromes gebracht in der Erwägung, daß bei einer peripheren Lähmung nicht nur die Nervenfasern bis in ihre feinsten Verzweigungen, sondern auch die Muskelzellen, die Blutgefäße und häufig selbst die Haut anatomisch geschädigt sind. Nur durch die elektrische Behandlung aller dieser Teile kann man erwarten, die Lähmung hinreichend zu beeinflussen. Man verwendet also bei dieser Methode große Elektroden, welche stabil angelegt werden und welche eine möglichst ausgiebige Durchströmung aller gelähmten Teile gestatten. Handelt es sich um die Lähmung von Extremitäten, so kann an Stelle der einen Elektrode auch ein Zellenbad treten, in welches die betreffende Extremität eingetaucht wird.

Dabei läßt sich allerdings oft nicht vermeiden, daß auch gesunde Muskeln vom Strom getroffen werden. Das ist bedeutungslos, wenn es sich um eine schlaffe Lähmung (meist eine Lähmung des peripheren Neurons) handelt. Anders bei der sogenannten spastischen Lähmung (Lähmung des zentralen Neurons). Hier sind die nichtgelähmten Muskeln, in der Regel die Antagonisten der gelähmten, hypertonisch erregt, und die Durchströmung bedeutet für sie eine Gefahr. Da ihre Erregbarkeit gegen den elektrischen Strom gesteigert ist, so werden sie auf diesen stärker ansprechen als die nichtgelähmten. Sie werden schon auf Stromstärken reagieren, welche auf die gelähmten Muskeln noch eindruckslos bleiben. Die Folge davon ist eine weitere Erhöhung ihres Tonus, eine Steigerung der Spasmen.

Bei spastischen Lähmungen muß daher auf das strengste eine Reizung der nichtgelähmten Muskeln durch den elektrischen Strom vermieden werden, es dürfen nur die gelähmten vom Strom getroffen werden, was man am besten durch die elektive Behandlung derselben mit dem zerhackten oder schwellenden Strom erreicht.

Aus diesem Grunde ist auch das Faradisieren mit der Rolle, wobei wahllos über gelähmte und nichtgelähmte Muskeln gestrichen wird, bei Hemiplegien und ähnlichen Lähmungen, welche zu Spasmen neigen, nicht genug zu verdammen. Diese Methode, welche nachgerade zur Manie geworden ist, hat man mit dem hochtrabenden Namen der „elektrischen Massage" belegt, wohl deshalb, weil sie eine ebenso schlechte Art der Massage wie der Elektrisation ist.

2. Die Behandlung mit zerhacktem und schwellendem Strom. Elektrogymnastik.

Die Wahl der Stromform. Als Elektrogymnastik bezeichnen wir die Auslösung von Muskelkontraktionen mit Hilfe eines rhythmisch unterbrochenen oder rhythmisch an- und abschwellenden Stromes. Hierfür sind alle Stromformen geeignet, welche kontraktionserregend wirken. In erster Linie der faradische und der Sinusstrom. Ist die Anspruchsfähigkeit der gelähmten Muskeln auf diese Stromarten infolge der Erkrankung gesunken (unvollkommene Entartungsreaktion), so erreicht man bisweilen bessere Resultate, wenn man den Wechselstrom mit dem konstanten Gleichstrom kombiniert, also den galvanofaradischen Strom verwendet. Auch der Leducsche Strom erweist sich in solchen Fällen häufig brauchbar.

Besteht eine degenerative Atrophie der Muskeln (vollkommene Entartungsreaktion), so reagieren diese bekanntlich nur mehr auf Unterbrechungen des galvanischen Stromes. Man wird feststellen, welcher von den beiden Polen, die Anode oder die Kathode, die kräftigeren Zuckungen auslöst, und diesen dann zur Reizelektrode machen. Als letztes Mittel kommt die Unterbrechung und gleichzeitige Wendung des galvanischen Stromes (Voltasche Alternativen) in Betracht. Eine der Behandlung vorausgehende Untersuchung wird die für jeden einzelnen Fall geeignete Stromform feststellen.

Der zerhackte Strom. Die Unterbrechungen können entweder mit der Hand ausgeführt werden, wobei man sich einer Unterbrecherelektrode bedient, oder mit Hilfe eines automatischen Stromunterbrechers, wie des Metronoms von Bergonié. Sie sollen in ganz gleichen Zwischenpausen stattfinden, also möglichst regelmäßig sein, denn um so leichter werden sie von den Kranken ertragen. Schon ganz geringe Arrhythmien werden sehr unangenehm empfunden. Aus diesem Grund sind die Stromunterbrechungen taktmäßig arbeitender Apparate den unregelmäßigen Handunterbrechungen unbedingt vorzuziehen, abgesehen davon, daß solche Apparate den Arzt auch einer persönlichen Mühe entheben.

Die Unterbrechungen sollen durchschnittlich einmal in der Sekunde oder auch etwas langsamer, keineswegs aber schneller erfolgen. Die Strompause soll mindestens ebensolang sein wie die Stromdauer, um den Muskeln die nötige Zeit zur Erholung zu gönnen. Je stärker die Muskelschädigung ist, desto schonender soll die Übung sein, d. h. desto langsamer das Tempo der Unterbrechungen, desto länger die Strompausen.

Der schwellende Strom. Statt die Muskelkontraktionen durch einen Strom zu erzeugen, der plötzlich geöffnet und geschlossen wird, kann man dies auch durch einen Strom tun, dessen Stärke langsam rhythmisch an- und abschwillt. Ströme dieser Art heißen Schwellströme. Man kann sie manuell erzeugen, indem man einen kontraktionserregenden Strom mittels eines Spannungsreglers allmählich ein- und ausschaltet oder indem man an dem faradischen Schlittenapparat die

Sekundärspule langsam der Primärspule nähert und dann ebenso langsam wieder von ihr entfernt. Man kann sich zur Darstellung solcher Ströme aber auch eines automatischen Schwellstromapparates bedienen (S. 34). Die Dauer einer An- und Abschwellung zusammen soll 3—5 Sekunden betragen.

Die schwellenden Ströme haben vor den zerhackten den Vorzug, daß die von ihnen ausgelösten Muskelkontraktionen den willkürlich ausgeführten wesentlich ähnlicher sind, wie dies Bergonié und Bordet durch vergleichende graphische Aufnahmen von Muskelkurven erwiesen haben. Ein weiterer Vorzug ist der, daß ihre Wirkung auf den Muskel eine weniger brüske, eine mehr schonende ist. Der schwellende Strom reißt den Muskel nicht plötzlich zusammen, sondern schmiegt sich seiner Bewegungsform gleichsam an. Die Kontraktionen werden infolgedessen auch angenehmer empfunden.

Einzel-, Gruppen- und Massenreizung. Man kann jeden Muskel für sich allein üben, indem man auf seinen motorischen Punkt eine kleine knopf- oder scheibenförmige Elektrode aufsetzt, oder man kann die Muskeln gruppenweise zur Kontraktion bringen, wenn man sie von ihrem Nerven aus reizt. Die erste Methode wird man dann wählen, wenn es sich um die Lähmung einzelner Muskeln, insbesondere bei spastischer Erregung ihrer Antagonisten handelt, sie ist die Methode der Wahl auch dort, wo die Untersuchung totale Entartungsreaktion ergeben hat, da bei dieser die Muskeln auf indirekte Reizung nicht mehr ansprechen. Die gruppenweise Behandlung wird man vorziehen, wenn die Lähmung sich an die Ausbreitung eines bestimmten peripheren Nerven hält und dieser auf den Strom reagiert.

Schließlich kann man ohne Rücksicht auf die Nervenzugehörigkeit eine Massenbehandlung der Muskeln in der Art vornehmen, daß man große biegsame Elektroden z. B. auf die Streck- oder Beugeseite der Extremität auflegt, wie dies bei der Gymnastik nach Bergonié geschieht. Diese Behandlung wird nur dort am Platze sein, wo es sich um Lähmungen ausgedehnter Muskelgebiete (Monoplegien, Plexuslähmungen, Paraplegien) handelt, unter der gleichzeitigen Voraussetzung, daß diese Lähmung eine schlaffe ist.

Die Verbindung von Elektrotherapie und Heilgymnastik. Elektromechanotherapie. Die Zusammenziehungen der Muskeln sollen, ohne schmerzhaft zu sein, eine ausreichende Bewegung der zugehörigen Gelenke hervorrufen. Diese wird dadurch erleichtert, daß man die Gelenke für die Behandlung in eine Stellung bringt, welche der elektrisch auszulösenden etwas opponiert ist. So wird man, wenn man den M. quadriceps femoris als Kniestrecker elektrogymnastisch betätigen will, das Kniegelenk durch Unterlegen eines Polsters, Sandsackes oder dgl. leicht beugen. Der Quadriceps wird dann bei jeder Kontraktion den Unterschenkel etwas heben, wobei das Eigengewicht desselben die Bewegung belastet.

Zu Widerstandsbewegungen im Sinne der Heilgymnastik kann man die Übungen dadurch gestalten, daß man den Unterschenkel durch graduierten Zug oder Druck in der Aufwärtsbewegung zu hindern

sucht. Für diese Verbindung von Elektrotherapie und Mechanotherapie.
die von den Franzosen als Elektromechanotherapie bezeichnet wird,
eignen sich besonders die Schwellströme.

Auch die aktive Muskelgymnastik kann man mit der Elektrotherapie verbinden, indem man dem Kranken aufträgt, auf ein ge-
gebenes Kommando seine Willenskraft anzustrengen, um eine bestimmte,
jedoch noch nicht vollkommen ausführbare Bewegung zu versuchen.
Gleichzeitig fördert man diese durch Einschalten des elektrischen
Stromes und ergänzt sie durch diesen so weit, bis die gewünschte Voll-
kommenheit erreicht ist, die zu erreichen dem Patienten durch seinen
Willen allein nicht gelingt. In dem Maße, als sich die gelähmten Muskeln
kräftigen, wird die Nachhilfe mit dem elektrischen Strom eine immer
geringere werden.

Die Ausführung der Elektrogymnastik. Die Dauer einer elektrogymnastischen Übung schwankt von wenigen Minuten bis zu einer
Stunde. Die Zeit wird nach der einen Seite hin durch den Wunsch
bestimmt, eine möglichst ausgiebige Übung und Kräftigung der ge-
lähmten Muskeln zu erzielen, nach der anderen Seite aber durch die
Überlegung eingeschränkt, daß ein Zuviel an Arbeit den Muskel er-
schöpft. Diese Gefahr besteht insbesondere bei Muskeln, welche totale
Entartungsreaktion zeigen. Am ehesten werden wir diesen beiden
Forderungen dadurch gerecht werden, daß wir die Übungen zunächst
nur 10—15 Minuten währen lassen, um sie in dem Maße, als sich der
Muskel kräftigt, bis zum Höchstmaß von einer Stunde auszudehnen.
Die Behandlung wird jeden oder jeden zweiten Tag wiederholt.

Man kann, um Zeit zu ersparen, auch gleichzeitig mehrere Kranke
behandeln oder an demselben Kranken mehrere Muskelgruppen arbeiten
lassen, wenn man über einen Apparat verfügt, der mehrere parallele
Stromkreise mit selbständiger Regulierungsmöglichkeit besitzt. Ein
solcher Apparat ist derjenige, den Bergonié zur allgemeinen Muskelgymnastik angegeben hat (S. 66). Den gleichen Zweck erfüllt jeder
automatische Stromunterbrecher oder Stromschwellungsapparat, der
mit mehreren parallel geschalteten Regulierwiderständen (Verteilerwiderstand) kombiniert wird.

3. Der Behandlungsplan.

Die elektrische Untersuchung. In den meisten Fällen wird der
Behandlung einer Lähmung eine eingehende elektrodiagnostische
Untersuchung vorausgehen müssen. Diese klärt uns sehr häufig über
die Prognose der Erkrankung auf, d. h. über die Aussicht einer Heilung
und über die hierzu notwendige Zeitdauer derselben, wie wir dies in
dem Beispiel der Facialislähmung (S. 218) näher ausführen wollen.
Sie zeigt uns weiter, ob eine elektrische Behandlung im vorliegenden
Falle überhaupt angezeigt ist. Wie oft sieht man, daß bei Lähmungen
infolge einer Myelitis, Poliomyelitis anterior usw. jahrelang herum-
elektrisiert wird an Muskeln, die auf den elektrischen Strom überhaupt
nicht mehr ansprechen, weil sie bereits vollkommen bindegewebig

degeneriert sind. Was soll da die Elektrizität noch erreichen? Hier ist es einfach Pflicht des Arztes, den Kranken oder wenigstens seine Umgebung auf die Aussichtslosigkeit jeder weiteren elektrischen Behandlung aufmerksam zu machen.

Ergibt aber die Untersuchung, daß die Muskeln für den elektrischen Strom erregbar sind, dann wird sie weiterhin festzustellen haben, auf welche Form desselben sie am besten reagieren. Diese wird man dann für die Elektrogymnastik in Anwendung bringen.

Die Wahl der Behandlungsart. Die elektrische Behandlung einer Lähmung soll, falls nicht Gegenanzeigen besonderer Art bestehen, sobald als möglich aufgenommen werden. Es hat keinen Sinn, mit derselben so lange zu warten, bis sich eine Inaktivitätsatrophie ausgebildet hat. Gerade diese soll ja durch die Behandlung verhütet werden.

Für die Wahl des Stromes, den man zur Behandlung nimmt, sind die besprochenen physiologischen Gesichtspunkte entscheidend. Will man auf den gelähmten Muskel erregbarkeitssteigernd, tonisierend wirken, will man seine Durchblutung und Ernährung bessern, um dadurch die natürlichen Wiederherstellungsvorgänge zu unterstützen, so wird man in erster Linie den galvanischen Strom konstanter Spannung wählen. Hat man dagegen mehr die Verhütung der Inaktivitätsatrophie, die kompensatorische Übung der noch erhaltenen Muskelfasern und die Steigerung ihrer Leistungsfähigkeit im Auge, so wird man sich an den zerhackten oder den schwellenden Strom wenden.

Man wird in der Regel mit einer leichten galvanischen Durchströmung der gelähmten Muskeln beginnen und an diese später die Elektrogymnastik anschließen entweder in der Art, daß man unmittelbar nach der Galvanisation eine Elektrogymnastik ausführt oder daß man einen Tag den galvanischen, den zweiten den zerhackten oder schwellenden Strom anwendet.

Die Lähmung des Nervus facialis.

Elektrodiagnose. Die elektrische Untersuchung ist sowohl für die Diagnose wie für die Prognose der Lähmung von Bedeutung. Diagnostisch ist der Nachweis einer Entartungsreaktion, mag sie vollkommen oder unvollkommen sein, entscheidend für den Sitz der Erkrankung im peripheren Neuron. Ist eine Entartungsreaktion nicht vorhanden, so handelt es sich entweder um eine zentrale Lähmung oder aber um eine periphere Lähmung ganz leichten Grades.

Prognostisch ergibt uns die elektrische Untersuchung insbesondere für die sogenannte rheumatische Facialislähmung sehr dankbare Anhaltspunkte. Nach ihrem Ergebnis kann man drei Grade der Lähmung unterscheiden:

1. Die leichte Form ohne EaR. Ergibt die Untersuchung keine quantitativen oder qualitativen Veränderungen der Erregbarkeit, so ist die Prognose günstig. Die Heilung braucht etwa 2—3 Wochen.

2. Die mittelschwere Form mit unvollkommener EaR. Findet man am Ende der zweiten Woche eine Herabsetzung der faradischen und galvanischen Erregbarkeit vom Nerven aus und eine solche der faradischen vom Muskel aus, ist insbesondere die Zuckung eine träge, dann ist die Prognose weniger günstig. Die Heilung ist, wenn sie eintritt, nicht vor 2—3 Monaten zu erhoffen, bisweilen läßt sie jedoch noch länger auf sich warten.

3. Die schwere Form mit vollkommener EaR. Ist nur die galvanische Erregbarkeit des Muskels selbst erhalten, diese vielleicht sogar gesteigert, die Zuckung aber träge, vielleicht auch eine Umkehrung der Zuckungsformel (ASZ $\geqq$ KSZ) vorhanden, dann ist die Prognose ungünstig. Die Heilung tritt im besten Falle in 6—12 Monaten ein, ist aber nicht selten eine unvollkommene.

Die Galvanisation. Durch das gelähmte Muskelgebiet wird in seiner ganzen Ausdehnung ein galvanischer Strom konstanter Spannung geleitet. Hierzu verwendet man am besten eine halbmaskenförmige Elektrode, wie sie Bergonié zur Behandlung der Gesichtsneuralgie vorgeschlagen hat. Die Technik der Galvanisation ist in beiden Fällen ganz die gleiche. Sie ist auf S. 229 näher beschrieben. Die Dauer der Galvanisation beträgt 20—30 Minuten, die angewendete Stromstärke 10—20 MA.

Die Elektrogymnastik. In leichteren Fällen kommt man meist mit der Galvanisation allein zum Ziel, in schwereren wird man sie mit der Elektrogymnastik verbinden, indem man im Anschluß an die galvanische Durchströmung noch Zusammenziehungen der Gesichtsmuskeln durch direkte oder indirekte Reizung auslöst. Die elektrische Untersuchung wird entscheiden, welche Stromform hierfür die geeignetste ist. Sprechen die Muskeln gut auf den faradischen und sinusförmigen Strom an (leichte Form der Lähmung), so wird man diesen wählen. Ist der von ihnen ausgelöste Zuckungseffekt jedoch ein ungenügender (mittelschwere Form der Lähmung), so kann man zum galvano-faradischen oder zum Leducschen Strom greifen. Bei vollkommen ausgebildeter EaR (schwere Form der Lähmung) ist nur die direkte Muskelreizung mittels Unterbrechungen des konstanten Stromes ausführbar.

Je schwerer die Lähmung, um so vorsichtiger sei man mit der Übungstherapie, um die an sich zarten Gesichtsmuskeln nicht völlig zu erschöpfen. 8—10 Zuckungen für jeden Muskel werden in schweren Fällen genügen. Die elektrische Behandlung wird anfangs täglich, später dreimal wöchentlich vorgenommen.

Die Lähmung des Nervus radialis.

Das hier Gesagte möge ein Beispiel für die Behandlung der Lähmung eines Extremitätennerven geben und ist mit sinngemäßen Änderungen auf alle derartigen Lähmungen anwendbar.

Die Galvanisation. Die eine Elektrode wird durch eine große feuchte Platte gebildet, die man auf der Streckseite des Vorderarmes befestigt, oder durch ein Zellenbad, in das der Patient seinen Arm taucht. Die zweite Elektrode wird in Form einer großen Platte (200 cm²) auf die Nackengegend aufgelegt. Dabei ist es vollkommen gleichgültig, ob der Strom eine auf- oder absteigende Richtung hat, mit anderen Worten, welche Polarität die beiden Elektroden besitzen. Die Stromstärke betrage durchschnittlich 15—25 MA, die Stromdauer 20—40 Minuten. Als nicht ganz vollwertiger Ersatz kann man an Stelle des konstanten galvanischen auch den faradischen, sinusförmigen oder den Leducschen Strom anwenden.

Jene so häufig geübte Technik, bei der eine kleine knopfförmige Elektrode auf den motorischen Punkt des Nervus radialis am Oberarm, eine größere Plattenelektrode auf den Rücken oder das Brustbein aufgesetzt wird, scheint mir unzulänglich zu sein aus Gründen, die bereits auf S. 214 dargelegt wurden. Sie hätte nur dort eine Berechtigung, wo der Nervenstamm selbst gerade an jener Stelle beschädigt ist, wo die Elektrode aufsitzt.

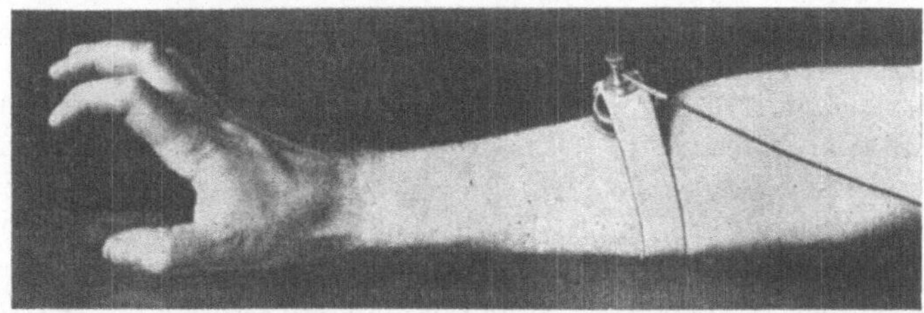

Abb. 215. Elektrogymnastik bei Radialislähmung.

Die Elektrogymnastik kann man entweder in der Weise ausüben, daß man die gelähmten Muskeln direkt von ihren motorischen Punkten aus oder indirekt vom Nervenstamme aus in Bewegung versetzt. Ob man diese oder jene Art der Reizung wählt, hängt wesentlich von dem Grade der Nervendegeneration ab. Spricht der Nerv noch gut auf den elektrischen Strom an, so wählt man die indirekte Reizung, weil diese die Möglichkeit gibt, gleichzeitig eine größere Zahl von Muskeln zu üben. Ist der Nerv aber unerregbar (vollkommene EaR), dann bleibt nichts übrig, als die Muskeln einzeln zur Zusammenziehung zu bringen.

Zur Ausführung der Übung bringt man das Ellbogen- und Handgelenk in eine leichte Beugestellung und setzt, wenn man die indirekte Reizung will, eine kleine scheibenförmige Elektrode auf die Umschlagstelle des Nervus radialis am Oberarm auf, das ist auf einen Punkt, der in der Mitte zwischen dem Ansatz des M. deltoideus und dem Epicondylus lateralis liegt. Der Erfolg der Reizung ist eine Streckung des Handgelenkes und der Fingergelenke. Bei der direkten Reizung muß man die einzelnen Muskeln nacheinander vornehmen, wobei man insbesondere den M. extensor digitorum communis als den wichtigsten Fingerstrecker berücksichtigt (Abb. 215).

III. Die Erkrankungen der peripheren Nerven: Der Schmerz (Neuralgie, Neuritis, Myalgie).

Die Grundlagen der elektrischen Schmerzbehandlung.

Die Neuralgie läßt sich von der Neuritis weder klinisch noch pathologisch-anatomisch scharf trennen. Um so weniger ist eine solche Trennung für den Elektrotherapeuten möglich. Da die Myalgie (der chronische Muskelrheumatismus) nach der heute herrschenden Auffassung als eine Neuralgie der sensiblen Muskelnerven angesehen wird, soll sie hier gemeinsam mit der Neuralgie abgehandelt werden.

Zur Bekämpfung der neuralgischen, myalgischen und ähnlicher Schmerzformen bedienen wir uns in der Elektrotherapie vorwiegend der drei folgenden Methoden:

1. der Galvanisation mit konstantem Strom. Ihre Wirkung beruht auf elektrochemischen Prozessen, welche der Strom bei seinem Durchtritt durch das Gewebe zur Folge hat.

2. der Diathermie. Ihre Wirkung ist eine überwiegende, wenn auch nicht ausschließliche Wärmewirkung.

3. der elektrischen Reizmethoden, wie wir die Anwendung des faradischen oder des Hochfrequenzpinsels, der Funken der Influenzmaschine und im weiteren Sinne auch die Behandlung mit Kondensator und Vakuumelektroden zusammenfassend nennen wollen, ohne jedoch daraus den Schluß zu ziehen, daß hier der sensible Reiz das therapeutisch allein Wirksame sei.

Wir wollen im folgenden der Reihe nach die physiologischen Grundlagen und dann die Technik dieser drei Heilmethoden besprechen.

1. Die elektrochemische Wirkung.

Der Elektrotonus und seine therapeutische Bedeutung. Seitdem Pflüger am Froschmuskelpräparat den Beweis erbrachte, daß ein motorischer Nerv, der seiner Länge nach von einem galvanischen Strom durchsetzt wird, in der Umgebung der Anode eine herabgesetzte Erregbarkeit (Anelektrotonus), in der Umgebung der Kathode eine erhöhte Erregbarkeit (Katelektrotonus) zeigt, schien nichts naheliegender, als die schmerzstillende Wirkung des galvanischen Stromes, die ja schon erfahrungsgemäß bekannt war, mit dem Elektrotonus, genauer gesagt, mit dem Anelektrotonus in Zusammenhang zu bringen. Man schloß ohne Bedenken, daß dasjenige, was für den motorischen Nerven des Frosches erwiesen war, auch für den sensiblen Nerven des Menschen Geltung haben mußte und daß das, was für den gesunden Nerven galt, auch für den kranken zu Recht bestand. Damit aber war die Heilwirkung der Anode bei Neuralgien eine ausgemachte Sache. Konsequenterweise mußte man der Kathode die Heilwirkung bei Lähmungen zuschreiben.

Nachdem diese Schlußfolgerung einmal gezogen worden war, wurde sie so oft wiederholt, daß sie schließlich zu einem Glaubenssatz der Elektrotherapie, zu einem Dogma wurde, das heute noch allgemeine Gültigkeit hat. Fragen wir uns nach den Beweisen für die Richtigkeit desselben.

Experimentelle Beweise. In erster Linie werden hier die Untersuchungen von Erb, Waller - Watteville, Leduc u. a. angeführt, denen der Nachweis gewisser elektrotonischer Erscheinungen am motorischen Nerven des lebenden Menschen gelang. Diese Erscheinungen waren aber keineswegs eindeutig oder ohne weiteres überzeugend. Um sie in Übereinstimmung mit dem Pflügerschen Elektrotonus zu bringen, war eine theoretische Hilfskonstruktion nötig, also eine weitere Hypothese. Diese führte die Begriffe der aktiven und virtuellen Elektroden, der polaren und peripolaren Zonen ein und nimmt an, daß unter jeder Elektrode, sei sie Anode oder Kathode, in derselben vom Strom durchflossenen Strecke gleichzeitig sowohl anelektrotonische wie katelektrotonische Zonen bestehen. Sie negiert also die Möglichkeit eines reinen Anelektrotonus oder reinen Katelektrotonus. Was will das sagen? Das heißt nichts anderes: Es gibt überhaupt keinen Anelektrotonus oder Katelektrotonus im Sinne des Froschexperimentes am lebenden Menschen. Und diejenigen, die solches behaupten, werden überall als Kronzeugen für den Zusammenhang zwischen der schmerzstillenden Wirkung der Galvanisation mit dem Anelektrotonus geführt!

Das eben Gesagte wirft wohl schon ein sehr bedenkliches Licht auf die Versuche, die schmerzstillende Wirkung des galvanischen Stromes auf den Elektrotonus zurückzuführen, aber die Sache hat noch eine viel schwächere Seite.

Pflüger, der Vater des Elektrotonus, hat nicht nur bewiesen, daß während des Durchfließens eines galvanischen Stromes durch den Froschnerven eine Veränderung der Erregbarkeit auftritt, sondern er hat auch weiterhin gezeigt, daß eine solche Erregbarkeitsänderung auch noch nach dem Aufhören des Stromes besteht. Doch ist diese zurückbleibende Änderung — und das ist für uns hier das Wesentliche — von gerade entgegengesetztem Vorzeichen. Es bleibt nämlich nach dem Aussetzen des Stromes eine Zeitlang dort, wo die Anode saß, eine Übererregbarkeit, dort, wo die Kathode war, eine Untererregbarkeit bestehen.

Man sollte meinen, daß den Therapeuten in erster Linie jene Erscheinungen interessierten, die als die Folge seines therapeutischen Eingriffes zurückbleiben, weniger jene Veränderungen, die der Eingriff unmittelbar auslöst, die nur während seiner Dauer bestehen. Wenden wir ja doch im Sinne der Ableitung oder Revulsion oft Mittel an, die vorübergehend die Schmerzen steigern, in der Erfahrung, daß solche schmerzhafte Applikationen weiterhin eine Herabsetzung des Schmerzes zur Folge haben. Und auf diese Folge kommt es uns eben an.

Müßte man also nicht schließen, daß eigentlich die Kathode die schmerzherabsetzende Elektrode sei? Wo bleibt also auch hier die Logik?

Klinische Beweise. In der elektromedizinischen Literatur lesen wir es immer wieder, daß die Anodenbehandlung die neuralgischen Erkrankungen im günstigsten Sinne beeinflußt. Das soll rückhaltlos, ohne jede Einschränkung zugegeben werden. Ist das aber unsere Fragestellung? Das, was zu erweisen ist, ist nicht die Tatsache, daß die Anodentherapie bei der Neuralgiebehandlung wirksam ist, sondern ist die dabei stillschweigend gemachte Annahme, daß die Kathode weniger wirksam ist als die Anode. Denn nur auf einen solchen Unterschied in der Wirkung könnte sich die Bevorzugung der Anode, besser gesagt die ausschließliche Anwendung der Anode, basierend auf der Lehre von der Heilwirkung des Elektrotonus, begründen. Wer aber hat das bewiesen?

Ein solcher Beweis ist natürlich klinisch, wo alles schwankt und häufig zur Gefühlssache wird, an sich schwer zu erbringen, wenn das Ergebnis nicht ein in die Augen springendes ist. Und dies ist es in unserem Falle offenbar nicht.

Um so bemerkenswerter ist es, wenn wir in der Literatur verschiedenen Autoren (Mann, Vernay, Bergonié, Dignat u. a.) begegnen, welche in manchen Fällen von der Anwendung der Kathode bei Neuralgien eine günstigere Wirkung gesehen haben wollen als von der Anode. Ich habe im Verlaufe der Jahre bei einer großen Zahl von Galvanisationen wegen Neuralgien, um mir ein persönliches Urteil zu bilden, abwechselnd die Anode und Kathode als aktive Elektrode verwendet, teils in der Art, daß ich bei ein und demselben Patienten an dem einen Tage die Anode, an dem anderen Tage die Kathode gebrauchte, teils so, daß ich einen Patienten zunächst durch einige Zeit mit der Anode, weiterhin mit der Kathode elektrisierte, teils auch so, daß ich bestimmte Patienten ausschließlich mit der Anode, andere ausschließlich mit der Kathode behandelte. Ich habe nie eine überzeugend nachweisbare Überlegenheit der Anode oder Kathode in der Wirkung auf die Schmerzstillung feststellen können.

Mangels jedes experimentellen Beweises und auf Grund meiner persönlichen therapeutischen Erfahrungen komme ich somit zu der Schlußfolgerung: Die schmerzstillende Wirkung des galvanischen Stromes hat mit elektrotonischen Erscheinungen gar nichts zu tun. Es ist daher vollkommen gleichgültig, ob man bei der Behandlung von Neuralgien die Anode oder die Kathode als aktiven Pol verwendet[1]).

---

[1]) Diese meine Anschauung ist, wie ich aus verschiedenen Entgegnungen in der Literatur entnehme, vielfach mißverstanden worden, und zwar in dem Sinne, daß ich den Unterschied in der Wirkung von Anode und Kathode in jeder Hinsicht leugne. Das ist mir nie eingefallen. Ich anerkenne ebenso wie andere die verschiedene Einwirkung der beiden Pole auf die Muskeln, die motorischen, sensiblen und vasomotorischen Nerven, die Sinnesorgane usw. Das, was ich ablehne, ist nur, daß der schmerzstillende Einfluß des galvanischen Stromes irgendeinen Zusammenhang mit dem Pflügerschen Elektrotonus hat. Damit fällt aber für mich konsequenterweise auch die Bevorzugung der Anode zur Behandlung von Neuralgien, die sich ja einzig und allein auf das Froschmuskelexperiment Pflügers stützt.

Die Bedeutung der elektrochemischen Stromwirkungen. Der galvanische Strom ist nach unserer heutigen Vorstellung identisch mit einer Verschiebung von elektrisch geladenen Atomen und Atomgruppen, den Ionen. Diese Wanderung der Ionen hat, wie wir gesehen haben (S. 151), eine chemische Umwälzung in dem durchströmten Gebiet zur Folge, als deren wichtigste Konsequenz die Bildung neuer, bisher nicht vorhanden gewesener chemischer Verbindungen anzusehen ist. Wenn wir auch im genaueren die Vorgänge, welche sich hierbei abspielen, nicht kennen, so wissen wir doch, daß die wesentlichste Wirkungsfolge des galvanischen Stromes in der chemischen Beeinflussung der Gewebe besteht. Es hieße jeder Logik entsagen, wollten wir die Ionenwanderung samt den Veränderungen, welche sie begleiten, als therapeutisch bedeutungslos ansehen und wollten wir unsere Heilerfolge mit diesen Veränderungen nicht in ursächlichen Zusammenhang bringen.

Die biochemischen Einflüsse des Stromes, die sich in der ganzen Breite des von ihm durchströmten Gewebes offenbaren, die jede einzelne Zelle des Nerven bis in seine feinsten Verzweigungen treffen, die sind es, welche meiner Überzeugung nach die eigentliche, letzte Ursache für die Heilwirkung des galvanischen Stromes bei Neuralgien darstellen.

2. Die Wärmewirkung.

Daß die Wärme schmerzstillend wirkt, ist eine jahrtausendalte Erfahrung. Auf welchem Wege jedoch diese Wirkung zustande kommt, ist nicht völlig klar. Experimentelle Untersuchungen ergaben, daß nach der Anwendung von Wärme auf die Haut — es gilt dies in gleicher Weise für feuchte und trockene, für geleitete und gestrahlte Wärme —, wenn sie nicht von allzu kurzer Dauer ist, sich eine deutliche Herabsetzung der Empfindung in allen ihren Qualitäten nachweisen läßt. Sowohl die Tastempfindung wie die Temperatur- und Schmerzempfindung zeigen sich vermindert. Goldscheider nimmt an, daß die Erregung der Wärmenerven einen hemmenden Einfluß auf die Leitung in den anderen Bahnen, besonders in den Schmerzbahnen, ausübt. Nach Bier ist es nicht die Wärme als solche, welche die Schmerzstillung erzeugt, sondern die durch sie veranlaßte Hyperämie. Bier weist darauf hin, daß die Hyperämie in jeder Form, auch wenn sie nicht durch Wärme erzeugt wird, wie z. B. bei der Stauung, schmerzstillend wirkt.

Wie liegen nun die Verhältnisse für die Diathermie? Ich habe schon seit Jahren die Beobachtung gemacht, daß man häufig mit ganz geringen Stromstärken, die eine kaum merkliche Erwärmung zur Folge haben, eine vollkommene Schmerzstillung erzielen kann. Ich habe andererseits schon vor langem darauf hingewiesen, daß die sichtbare Hyperämie nach der Durchwärmung eine kaum merkbare sein, ja ganz fehlen kann, ohne daß die analgetische Wirkung darum eine geringere wäre. Es scheint also weder die Wärme noch auch die Hyperämie den schmerzstillenden Einfluß der Diathermie restlos erklären zu können.

Das macht es wahrscheinlich, daß der Diathermie irgendein schmerzstillender Faktor besonderer Art innewohnt, der den anderen Wärmequellen nicht zukommt. Die Annahme, daß dieser Faktor ein spezifisch elektrischer sei, ist naheliegend. Wir beobachten ja auch bei den älteren Methoden der Hochfrequenzbehandlung mit Effluvien, Kondensator- und Vakuumelektroden eine ausgesprochene Schmerzlinderung, wo jene erwärmende und hyperämisierende Wirkung, wie sie der Diathermie eigen ist, nicht in Betracht kommt.

3. Die Reizwirkung.

Es ist eine durch uralte Erfahrung erwiesene Tatsache, daß bei Vorhandensein eines krankhaften Schmerzes die Anbringung eines starken sensiblen Reizes in der Gegend dieses Schmerzes diesen zu verdunkeln oder selbst auszulöschen vermag. Auf diese empirische Erfahrung gründet sich die therapeutische Methode der Ableitung, Revulsion oder Derivation, die auch in der Therapie der Neuralgien seit alters her mit Erfolg geübt wird. Neben den chemischen Hautreizen (Senfsamen, Canthariden, verschiedenen Geheimsalben) und den thermischen (points de feu) sind es heute insbesondere die elektrischen Reize, die hier eine Rolle spielen. Letztere haben den Vorzug einer außerordentlich feinen Abstufungs- und Anpassungsmöglichkeit.

In welcher Weise durch die Setzung eines Hautreizes die Schmerzstillung zustande kommt, ist bis jetzt nicht erklärt. Wir müssen uns einstweilen mit der Kenntnis dieser empirischen Tatsache begnügen. Die Erscheinung erinnert noch am ehesten an die uns aus den physiologischen Experimenten her bekannte Reflexhemmung, bei der durch Reizung sensibler, also zentripetalleitender Nerven, Reflexvorgänge verzögert oder aufgehoben werden (Goltz, Setschenow u. a.). In analoger Weise könnte die Reizung solcher Nerven auch die Schmerzleitung hemmen oder aufheben.

Wir haben im vorstehenden den schmerzstillenden Einfluß des elektrischen Stromes aus seinen chemischen, thermischen und sensiblen Wirkungen zu erklären versucht und uns dabei auf die herrschenden physiologisch-pathologischen Vorstellungen gestützt. So einleuchtend und verständlich diese Darlegungen auch sein mögen, so dürfen wir uns doch nicht einbilden, die Heilwirkungen der Elektrizität auf Neuralgien und ähnliche Erkrankungen damit restlos erfaßt zu haben. Es bleiben für den kritisch denkenden Therapeuten noch immer manche Beobachtungen, die nicht ohne weiteres in dieses Erklärungsschema hineinpassen wollen und die sich auch mit dem bequemen Schlagwort Suggestion nicht abtun lassen. So erscheint mir der zweifellos günstige Einfluß der Hochfrequenzeffluvien auf manche schmerzhafte Zustände unter dem Gesichtswinkel der sensiblen Reizwirkung nicht vollkommen verständlich. Und wohin sollte man ihn sonst einreihen? Das gleiche scheint mir für die ganz schwachen Entladungen aus Vakuum- oder Kondensatorelektroden der Fall zu sein. Warum reagieren zum Beispiel tiefliegende Nerven, wie der Ischiadicus, im Falle ihrer Erkrankung häufig mit ausstrahlenden Schmerzen, wenn man mit einer Kondensatorelektrode leicht über ihr Hautgebiet streicht, während gesunde Nerven auf den Strom nicht ansprechen? Diese und ähnliche Beobachtungen, auf die näher einzugehen an dieser Stelle nicht der Raum ist, zeigen, daß auch hier noch etwas Unerklärtes zurückbleibt, das sich bisher von unserer Schulweisheit nicht einfangen ließ.

Die Technik der elektrischen Schmerzbehandlung.

1. Die Galvanisation.

Nervenpunkt- oder Flächenbehandlung? Bei der Behandlung der Neuralgien kommt wie bei den Lähmungen zunächst die Frage in Erwägung, ob man ausschließlich bestimmte Stellen des Nervenstammes oder möglichst das ganze Ausbreitungsgebiet des erkrankten Nerven elektrisieren soll. Ich vertrete auch hier den schon früher dargelegten Standpunkt, daß die Behandlung eines willkürlich gewählten Nervenpunktes nur dort eine Berechtigung hat, wo man in ihm den Ausgangspunkt der Erkrankung vermuten darf. Jedermann weiß aber, daß die sogenannten Nervendruckpunkte, die sich der besonderen Aufmerksamkeit aller elektrotherapeutischen Bestrebungen erfreuen, mit dem Ursprung der Neuralgien in der Regel gar nichts zu tun haben, daß sie nichts anderes als Punkte darstellen, wo der Nerv in seinem anatomischen Verlaufe dem äußeren Druck besonders leicht zugänglich ist.

Ist man der Anschauung, daß die schmerzstillende Wirkung des galvanischen Stromes auf elektrochemischen Vorgängen beruht, so wird man auch aus diesem Grunde darnach streben, möglichst das ganze Ausbreitungsgebiet des Nerven zu durchströmen, um so auf alle Verzweigungen desselben wirken zu können.

Die Ausführung der Galvanisation. Die elektrochemische Einwirkung, welche der galvanische Strom auf das Gewebe ausübt, hängt von zwei physikalischen Faktoren ab, einerseits von der angewendeten Stromstärke, andererseits von der Behandlungszeit. Schon seit langem werden von französischen Autoren (Bergonié, Bordier, Nogier) zur Behandlung von Neuralgien möglichst hohe Stromdosen und eine möglichst lange Durchströmungsdauer empfohlen. Meine persönlichen Erfahrungen haben mich zu einem überzeugten Anhänger dieser Methode gemacht.

Die Anwendung großer Stromstärken findet allerdings eine obere Grenze in dem Auftreten sensibler Reizerscheinungen. Um diese auf das Mindestmaß herabzudrücken, wird es sich empfehlen, möglichst große Elektroden zu verwenden, um so die Stromdichte zu vermindern. Dem Patienten Ströme aufzuzwingen, die kaum mehr erträglich sind, halte ich weder für zweckmäßig noch für notwendig. Es scheinen mir Stromstärken, die deutlich gefühlt werden, ohne schmerzhaft zu sein, ausreichend. Das Minus an Stärke kann man ja durch Verlängerung der Behandlungszeit wieder ausgleichen, denn der chemische Effekt, der durch das Produkt aus Stromstärke und Behandlungszeit gegeben ist, bleibt der gleiche, wenn man bei der Verkleinerung des einen Faktors den anderen vergrößert.

Der angewendete Strom soll eine möglichst konstante Spannung haben, um so höhere Dosen werden von demselben vertragen. Zur Vermeidung einer überflüssigen Reizung darf das Ein- und Ausschalten nur ganz langsam vorgenommen werden. Die Behandlungszeit liegt zwischen 20—60 Minuten. Man beginnt mit der unteren Grenze, um die Dauer der Galvanisation im Verlaufe der Kur immer mehr zu verlängern.

Die Iontophorese. Will man die Wirkung der Galvanisation noch steigern, so kann man dieselbe mit der Einführung schmerzstillender Ionen verbinden. Diesem Zwecke dient eine 5proz. Lösung von Natrium salicylicum (Kathode), eine 1proz. Lösung von Chininum hydrochloricum (Anode) oder Antipyrin (Anode). Während bei der gewöhnlichen Galvanisation die Polarität der aktiven Elektrode ganz gleichgültig ist, ist hier mit Rücksicht auf die Wanderungsrichtung der wirksamen Ionen die (in Klammer stehende) Polarität genauestens zu beachten. Die Medikamente wirken indirekt von der Blutbahn aus, in die sie meist schon durch die Hautcapillaren aufgenommen werden. Ob eine direkte Wirkung in dem Sinne möglich ist, daß die Nervenfasern unmittelbar vorüberwandernde Ionen verankern, ist noch hypothetisch.

2. Die Diathermie.

Die Technik der Diathermie wurde bereits eingehend erörtert und wird, soweit es nötig ist, noch bei der Besprechung der einzelnen Neuralgien ergänzt werden. An dieser Stelle möge nur folgende praktische Erfahrung nochmals betont werden, die insbesondere für die Neuralgiebehandlung von Bedeutung ist. Es sind keineswegs die höchsten Grade der Erwärmung, denen die größte Heilwirkung zukommt. Oft verschaffen dem Patienten leichte Durchwärmungen eine größere Linderung als intensive. Ich konnte mich wiederholt davon überzeugen, daß starke Durchhitzungen die Schmerzen in beträchtlicher Weise steigerten. Empfinden die Patienten während der Durchwärmung eine Zunahme des Schmerzes, berichten sie, daß sich in dem erkrankten Nerven das Gefühl des Ziehens, ähnlich dem Gefühl eines Zahnschmerzes, einstelle, so ist das ein sicherer Beweis dafür, daß die angewendete Stromstärke zu groß ist. Eine Verminderung derselben läßt den charakteristischen Diathermieschmerz prompt verschwinden. Beachtet man jedoch diese Mahnung nicht, so kann eine viele Stunden während Verschlimmerung des Leidens die Folge der Behandlung sein.

Es ist daher geboten, die Behandlung mit ganz geringen Stromstärken zu beginnen und diese in den folgenden Sitzungen so weit zu steigern, bis man das Optimum der Wirkung erreicht, und dabei um so mehr Vorsicht walten zu lassen, je frischer, je akuter die Neuralgie ist, weil erfahrungsgemäß gerade solche Fälle eine besondere Empfindlichkeit gegen den Strom zeigen. Die Dauer jeder Durchwärmung betrage 20—30 Minuten. Nach der Behandlung soll der Kranke etwas ausruhen und sich vor plötzlicher Abkühlung schützen.

3. Die Reizmethoden.

Um sensible Reizwirkungen zu erzeugen, bietet uns die Elektrizität die verschiedensten Möglichkeiten. Vorwiegend sind es die drei folgenden Methoden, welche sich hierzu eignen:

1. die Faradisation mit dem Pinsel, der Bürste oder der Rolle;

2. die Arsonvalisation mit Bestrahlungs-, Kondensator- oder Pinselelektroden;

3. die Franklinisation in Form der direkten Funkenbehandlung.

Die Größe des gesetzten sensiblen Reizes kann variiert werden, einerseits durch die verwendete Stromstärke, andererseits durch die Wahl der Methode. Die größte Abstufungsmöglichkeit bieten die hochgespannten Arsonvalströme. Am mildesten wirken sie als Effluvien, stärker in ihrer Anwendung mit Kondensator- und Vakuumelektroden, am stärksten mit dem Metallpinsel. Während die Hochfrequenzeffluvien wie ein leichter Windhauch empfunden werden, die kleinsten Fünkchen aus Vakuumelektroden einem leisen, beruhigenden Streicheln gleichkommen, wirken die großen violetten Funken der Pinselelektrode wie eine schmerzende Geißel.

Die klinische Erfahrung muß entscheiden, welche Reizstärke im gegebenen Fall zweckmäßig ist. Je stärker der Reiz, desto kürzer die Dauer seiner Anwendung. Während diese bei den milden Reizen 5 bis 10 Minuten beträgt, stellen bei den ganz intensiven Reizen 1—2 Minuten die Grenzen des Erträglichen vor.

4. Der Behandlungsplan.

Anzeigen der Galvanisation und Diathermie. Welche von den besprochenen Methoden in einem Fall von Neuralgie Erfolg haben wird, vermag selbst die größte Erfahrung nicht vorauszusehen. Man ist hier völlig auf das Probieren angewiesen. In der Regel wird man sich zunächst an eine der beiden sedativen Methoden, an die Galvanisation oder die Diathermie, wenden. Führen sie zu dem gewünschten Ziel, so macht sich ein günstiger Einfluß meist bald bemerkbar. Dies gilt insbesondere für die Diathermie, so daß ich es mir zum Grundsatz machte, dieses Verfahren gegen ein anderes zu vertauschen, falls nicht nach 10 Behandlungen wenigstens der Anfang einer Besserung sichtbar wird. Eine wenn auch nur vorübergehende Erleichterung des Schmerzes nach der Behandlung ist stets als erfolgversprechendes Symptom aufzufassen. Eine Steigerung des Schmerzes

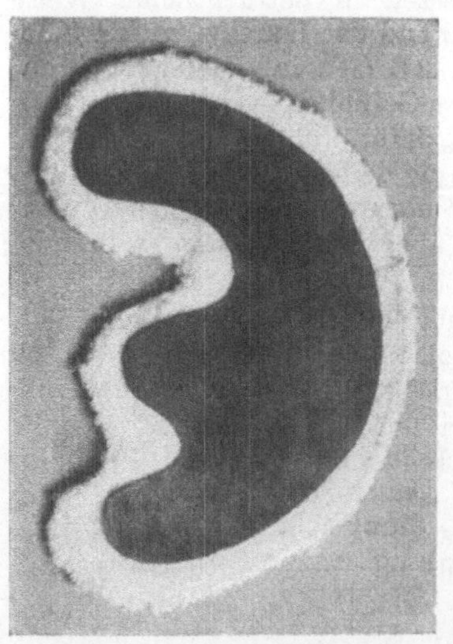

Abb. 216. Gesichtselektrode.

dagegen, wie sie beliebterweise als Reaktion gedeutet wird, ist fast immer auf einen Fehler in der Technik, auf eine Überdosierung des Stromes oder ähnliches zurückzuführen.

Die Unsicherheit, ob gegebenenfalls der Galvanisation oder der Diathermie der Vorzug zu geben sei, legt den Gedanken nahe, beide Methoden von Tag zu Tag abwechselnd zu verwenden. Dieser Weg ist wohl gangbar, er hat nur den Nachteil, daß er im unklaren läßt, welcher Behandlungsform ein eintretender Erfolg zuzuschreiben ist.

Anzeigen der Reizmethoden. Ebensowenig wie für die Galvanisation und die Diathermie lassen sich auch für die anderen elektrischen Methoden genaue Indikationen aufstellen. Über ihre Anwendung muß, möchte ich sagen, das therapeutische Gefühl entscheiden. Man sieht bisweilen Kranke, die durch wenige Hochfrequenzpinselungen von ihren Schmerzen befreit werden, nachdem sie früher die verschiedensten Kuren ergebnislos durchgemacht haben. Andererseits besteht aber auch die Möglichkeit, daß durch einen derartigen Eingriff das Leiden verschlimmert wird. Man vergesse also nicht, daß man mit der elektrischen Reizbehandlung eine doppelschneidige Waffe in der Hand hat.

Geeignet erscheinen die intensiver wirkenden Methoden vor allem bei länger bestehenden Schmerzen, die sich anderen Heilversuchen gegenüber refraktär verhalten haben. Damit soll jedoch nicht gesagt werden, daß man bisweilen nicht auch bei ganz frischen Fällen überraschende Erfolge sieht. Die milderen Prozeduren wie die hochgespannten Entladungen aus Spitzen-, Kondensator- und Vakuumelektroden können dagegen auch in akuten Fällen mit Erfolg benützt werden. Ihre Anwendung unterliegt geringeren Einschränkungen, und für die Behandlung von Gesichts- und Schädelneuralgien kommen sie allein in Erwägung.

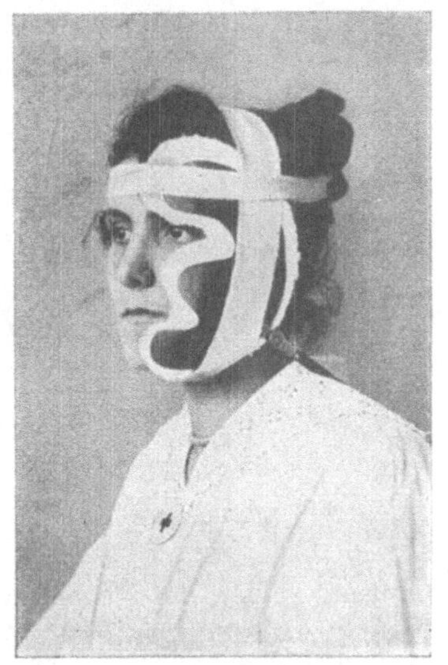

Abb. 217. Galvanisation des Trigeminus nach B e r g o n i é.

Die Neuralgie des Nervus trigeminus.

Die Galvanisation. B e r g o n i é schlug vor, die erkrankte Gesichtshälfte mit einer halbmaskenförmigen Elektrode zu bedecken, welche entsprechende Ausschnitte für Auge und Mund hat (Abb. 216). Man kann sich eine solche Elektrode durch Ausschneiden aus einem dünnen Blei-, Aluminium- oder Britanniablech selbst herstellen. Sie muß eine Klemme für den Anschluß eines Kabels tragen, wenn man nicht die von mir empfohlenen Diathermiekabel verwenden will, welche sich mit Hilfe einer Klammer unmittelbar an solche Metallplatten anschließen lassen. Als Unterlage für die Elektrode dient eine dreifache Lage von Frottierstoff oder eine ebenso dicke Schicht von hydrophiler Gaze oder

Watte, welche die gleiche Form wie das Blech hat, doch dieses um etwa Fingerbreite überragt.

Für den Gebrauch wird die Stoffunterlage mit warmem Wasser gut angefeuchtet und samt der aufgelegten Metallelektrode am Schädel mittels Binden aus elastischem Gewebe oder Flanell befestigt (Abb. 217). Eine zweite, größere Plattenelektrode wird auf den Rücken gelegt, oder, falls man das Entkleiden des Patienten vermeiden will, um den Unterarm befestigt. Ein Zellenbad für diesen erfüllt den gleichen Zweck.

Nach Anlegen der Elektrode wird der Strom eingeschaltet und vorsichtig, um Lichtblitze oder ähnliche Reizerscheinungen zu vermeiden, auf 15—20 MA gebracht. Die Dauer der Durchströmung beträgt nach den im allgemeinen Teil ausgeführten Grundsätzen 20—60 Minuten.

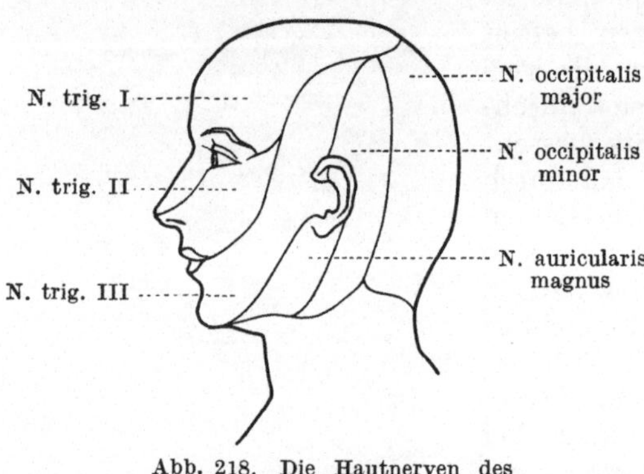

Abb. 218. Die Hautnerven des Kopfes.

Nur in seltenen Fällen erstreckt sich die Gesichtsneuralgie auf alle drei Trigeminusäste, meist sind nur ein oder zwei von ihnen ergriffen, so daß zur Behandlung eine kleinere Elektrode, die in Form und Größe dem Ausbreitungsgebiet des betreffenden Astes entspricht, genügt (Abb. 218).

Die Iontophorese. Die Wirkung der Galvanisation kann man noch erhöhen, wenn man sie mit der Iontophorese eines Antineuralgicums verbindet. Zu diesem Zweck tränkt man die Gesichtselektrode statt mit gewöhnlichem Wasser mit einer warmen 5proz. Lösung von Natrium salicylicum oder einer 1proz. Lösung von Chininum hydrochloricum. Im ersten Fall muß die Elektrode Kathode, im zweiten Anode sein.

Die Diathermie. Für die Gesichtselektrode eignet sich am besten ganz dünnes Stanniolpapier, das, im entsprechenden Format ausgeschnitten, auf die mit Wasser angefeuchtete Haut aufgeklebt wird. Über dieses legt man dann die Hilfselektrode und über beide eine Schicht Watte, damit bei der Befestigung mittels Binden das Stanniolpapier gleichmäßig an die Haut angedrückt wird. Bei Männern, die einen Bart tragen, muß dieser, soweit es nötig ist, rasiert werden.

Als inaktive Elektrode dient eine Bleiplatte (200 cm²), die auf den Rücken gelegt oder um den Vorderarm befestigt wird. Die Stromstärke beträgt je nach der Größe der Elektrode 0,2—0,3—0,5 A, die Behandlungszeit 20—40 Minuten.

Die Neuralgie des Nervus occipitalis major.

Die Galvanisation. Die Hinterhauptsneuralgie ist in der Regel doppelseitig. Man wählt daher eine Elektrode möglichst biegsamer Form, welche das Hinterhaupt von der Wirbelsäule aufwärts, so hoch als möglich, bedeckt. Ein Hindernis hierbei bilden meist die Haare, die man entweder gut durchfeuchtet oder, wo es angeht, kurz schert. Um die Elektrode der Haut anzupassen, läßt man den Kranken sich mit dem Kopf auf eine Kopfrolle, ein zusammengerolltes Leintuch oder dgl. legen (Abb. 219). Eine größere inaktive Elektrode bringt man auf das Brustbein, beschwert sie mit einem Sandsack oder läßt sie mit der Hand halten. Bei dieser Anordnung werden durchschnittlich 10—20 MA vertragen.

Die Diathermie wird in analoger Weise wie die Galvanisation ausgeführt, nur werden an Stelle der feuchten blanke metallische Elektroden verwendet. Für das Hinterhaupt eignet sich am besten eine Elektrode aus einer dünnen Folie von Stanniol, Britannia oder Blei, für die Brust eine solche aus einer größeren Bleiplatte. Die aktive Elektrode soll möglichst hoch am Hinterhaupt angelegt werden, weil die von ihr ausgehenden Stromlinien bei der Lage der inaktiven Elektrode auf der Brust vorwiegend nach unten zielen, wodurch die stärkste Erwärmung entsprechend der unteren Elektrodenhälfte zustande kommt. Die Stromstärke beträgt 0,5—0,7 A, die Behandlungsdauer 20—30 Minuten.

In nicht so seltenen Fällen ist meiner Erfahrung nach die Occipitalneuralgie die Folge einer Arthritis deformans der Halswirbelsäule (Röntgen!). Hier sind wir in der Lage, das Leiden auch ursächlich zu behandeln, indem wir den erkrankten Teil der Wirbelsäule einer Diathermie unterziehen.

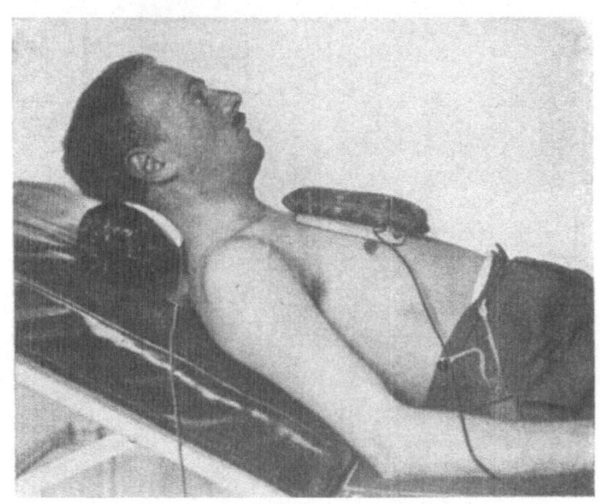

Abb. 219. Behandlung der Occipitalneuralgie.

Ist die Neuralgie des Nervus occipitalis mit einer solchen des Nervus supraorbitalis verbunden, wobei die Schmerzen über die ganze Schädelhaut von vorn nach rückwärts oder umgekehrt ausstrahlen, dann legt man eine Elektrode vorne an die Stirn, eine zweite rückwärts über dem Hinterhaupt, entsprechend den Austrittsstellen der beiden Nerven, an.

Die Intercostalneuralgie.

Die Galvanisation. Das sich in einem Halbbogen erstreckende Ausbreitungsgebiet eines Intercostalnerven in seiner ganzen Ausdehnung mit gleicher Stromdichte zu behandeln, ist technisch kaum ausführbar. Da kommt uns nun der Umstand zu Hilfe, daß der Schmerz meist nur in den seitlichen oder vorderen Teilen der Zwischenrippenräume seinen Sitz hat. Wir beschränken uns daher darauf, einerseits diese mit einer Elektrode zu bedecken, andererseits eine gleich große Elektrode auf jenes Rückenmarksegment zu legen, das dem Austritt des erkrankten Intercostalnerven entspricht. Letztere Elektrode können wir als die eigentlich wirksame betrachten, wenn es sich um eine Intercostalneuralgie im Anschluß an einen Herpes zoster handelt, den wir ja heute als eine hämorrhagische Entzündung der Spinalganglien auffassen.

Beide Elektroden befestigen wir mit einigen den Brustkorb umfassenden Bindentouren, wenn wir es nicht vorziehen, die Behandlung im Liegen vorzunehmen, wobei die rückwärtige Elektrode durch das Körpergewicht, die vordere durch Halten mit der Hand genügend fixiert werden kann. Die Stromstärke richtet sich nach der Elektrodengröße und schwankt zwischen 10—20 MA.

Die Diathermie. Für die Diathermie gilt in bezug auf Größe, Anlegen und Befestigen der Elektroden das eben von der Galvanisation Gesagte. Nur werden wir hier an Stelle der feuchten Elektroden metallisch blanke aus Stanniol oder dünnem Bleiblech verwenden. Die Stromstärke beträgt 0,6—1,0 A.

Die Reizmethoden. Auch die Behandlung mit Kondensator- und Vakuumelektroden erweist sich bei der Intercostalneuralgie manchmal recht wirksam. In Fällen, wo man einen stärkeren Reiz setzen will, um ableitend zu wirken, kann man sich auch des Hochfrequenzpinsels bedienen.

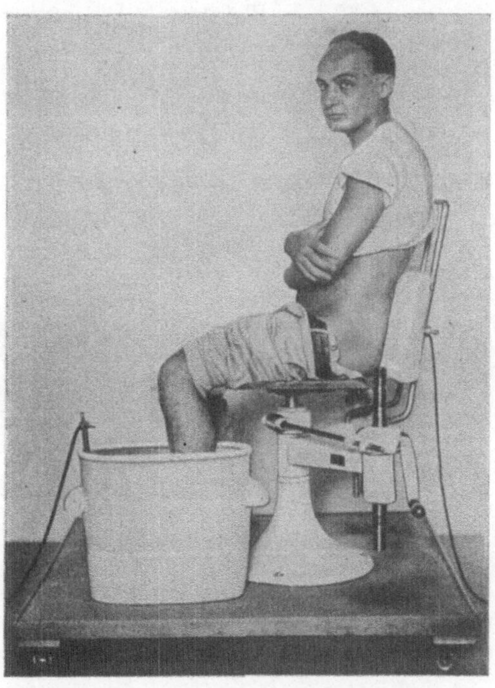

Abb. 220. Längsgalvanisation bei Ischias.

Die Ischias.

Die Galvanisation. Der galvanische Strom kann entweder in der Längsrichtung der Extremität oder quer zu dieser durch das Bein geschickt werden, wonach man eine Längs- und eine Quergalvanisation unterscheidet.

1. Die Längsgalvanisation.

Der auf einem Stuhl sitzende Patient stellt das erkrankte Bein in ein Zellenbad, das mit Rücksicht auf die längere Dauer des Bades und die dadurch bedingte Abkühlung möglichst warm genommen werden soll. Eine zweite Elektrode wird in Form einer größeren Platte (200—300 cm²) auf den lumbalen Anteil der Wirbelsäule oder auf die Gesäßgegend gelegt und hier mit einigen um den Leib gelegten Bindentouren festgehalten. Durch Anlehnen an eine gepolsterte Stuhllehne kann der Kontakt noch verbessert werden. Sehr bequem ist für die Ausführung der Längsgalvanisation ein Vierzellenbadestuhl, dessen Rückenlehne nach meinem Vorschlag in eine Elektrode umgewandelt wurde, die, auf Schienen beweglich, in jeder Höhe einstellbar ist (Abb. 220).

Ob die Richtung des Stromes eine auf- oder absteigende ist, spielt bei der Galvanisation keine Rolle. Die Stärke des Stromes beträgt 20—30 MA, die Behandlungsdauer 30—40 Minuten.

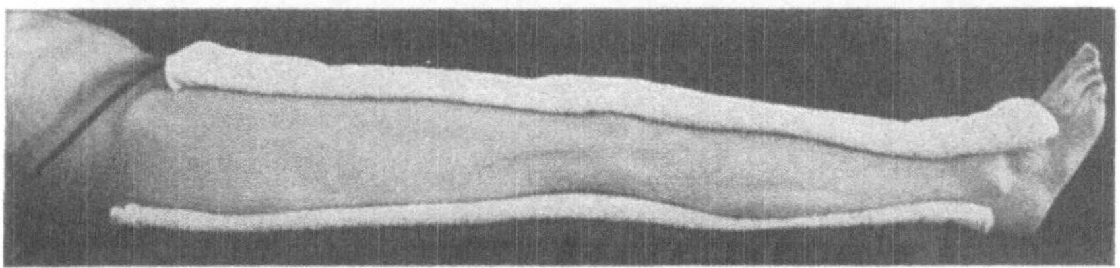

Abb. 221. Quergalvanisation bei Ischias.

Vermag der Patient nicht zu sitzen, so kann die Galvanisation auch im Liegen vorgenommen werden, wobei man das Zellenbad durch eine große feuchte Elektrode ersetzt, welche die Außenseite des Unterschenkels halbzylindrisch umfaßt.

2. Die Quergalvanisation.

Die zuerst von Hirtz empfohlene Quergalvanisation wird nach Kowarschik in folgender Weise ausgeführt. Zwei Elektroden in der Länge der ganzen unteren Extremität, von der Hüfte bis zur Ferse reichend, werden so an das Bein angelegt, daß eine derselben die Beugeseite, die zweite die Streckseite in ihrer ganzen Ausdehnung deckt (Abb. 221). Jede dieser beiden einander völlig gleichen Elektroden[1]) ist zerlegbar und besteht aus zwei Teilen: einem Bleiblech (90 × 10 cm), das eine Dicke von 0,75 mm hat und einem Stück Frottierstoff (100 × 84 cm), das zur Umhüllung des Bleistreifens dient (Abb. 222).

Für den Gebrauch wird der Frottierstoff in möglichst heißes Wasser getaucht, mäßig ausgewrungen und auf einer Tischplatte oder einer anderen Unterlage seiner Länge nach in mehrfacher Lage gefaltet

---

[1]) Erzeugt von der Firma Siemens & Halske.

(Abb. 223). Die Breite jedes Umschlages ist an der schmäleren Seite des Stoffes durch Marken bezeichnet und beträgt 12 cm, so daß die ganze Breite des Tuches (84 : 12 = 7) eine siebenfache Schichtung ermöglicht. Hat man das Tuch viermal umgeschlagen, also eine fünffache Lage gebildet, so legt man auf diese den Bleistreifen, den man

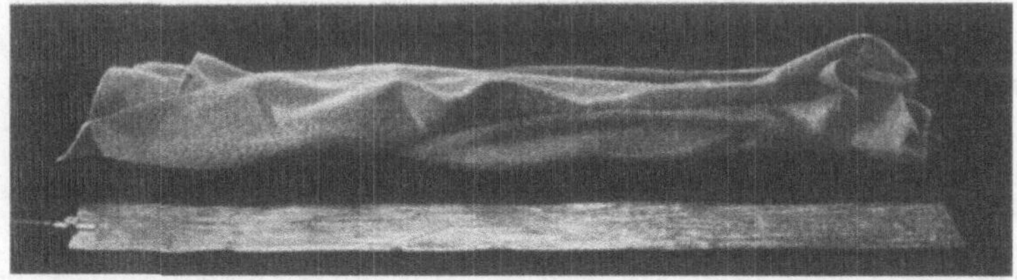

Abb. 222. Elektrode zur Quergalvanisation zerlegt, oben der Frottierstoff, unten der Bleistreifen.

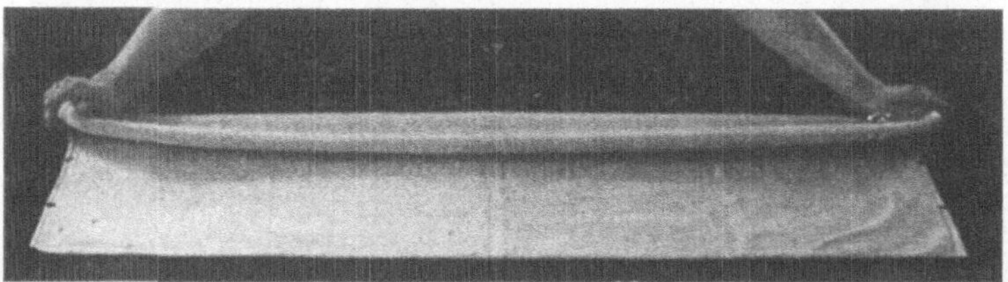

Abb. 223. Das Falten des Frottierstoffes.

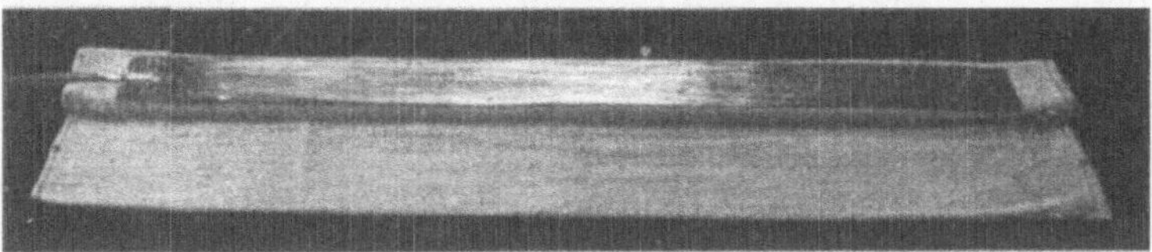

Abb. 224. Das Auflegen des Bleistreifens.

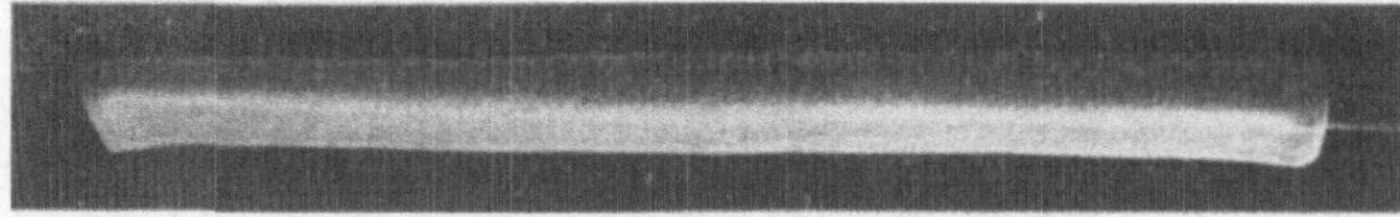

Abb. 225. Die fertige Elektrode.

vorher mit einem Kabel verbunden hat (Abb. 224). Am besten verwendet man hierzu die von mir angegebenen Diathermiekabel, andernfalls muß das Bleiblech eine Anschlußklemme für das Kabel tragen. Dann schlägt man den restlichen Teil des Stoffes so über das Metall, daß dieses allseits von ihm bedeckt wird und schließt mit einer letzten Lage auf der entgegengesetzten Seite.

Sind beide Elektroden in dieser Weise vorbereitet, dann legt man
die eine derselben, mit der sechsfachen Stofflage nach oben gekehrt,
auf das Behandlungsbett. Der Kranke lagert sich nun so auf die Elektrode, daß sie sich der Rückseite des erkrankten Beines von der Ferse
bis zur Hüfte anschmiegt. Durch Einschieben eines Sandsackes oder
einer zusammengefalteten Kompresse in den Bogen der Kniekehle
kann man die Anpassung der Elektrode an die Rückseite des Beines
noch vervollständigen.

Hierauf wird die zweite Elektrode auf die Streckseite des Beines
gebracht, wieder mit der dicken Stofflage hautwärts. Durch Druck
mit der flachen Hand wird ihre plastische Bleieinlage der Oberfläche
des Beines möglichst genau angepaßt, um dem Strom an allen Stellen
einen gleichmäßigen Übergang zu sichern. Diese Modellierung und das
Eigengewicht der Elektrode reichen meist hin, sie in ihrer Lage zu
erhalten. Sollte dies nicht der Fall sein, so kann man durch Auflegen
einiger leichter Sandsäcke die Elektrode in ihrer Lage sichern.

Die Ausführung der Galvanisation. Sind die Elektroden
angelegt, so schaltet man den Strom ein und steigert ihn ganz langsam
bis zu jener Höhe, die von dem Patienten leicht und ohne jeden Schmerz
ertragen wird. Rückt man von Minute zu Minute, in dem Maß als die
Empfindlichkeit sinkt, mit der Stromstärke immer etwas nach, so
erreicht man durchschnittlich ohne jeden Zwang 70—80 MA, in manchen
Fällen 100—120 MA. Der Strom soll dabei entsprechend der ganzen
Elektrodenoberfläche gleichmäßig gefühlt werden.

Tritt schon bei geringerer Stromstärke an irgendeiner umschriebenen
Stelle unter einer Elektrode ein Brennen oder Stechen auf, das ein
höheres Ansteigen verbietet, so bedeutet dies ein schlechtes Anliegen
der Elektrode. Ein leichtes Andrücken oder Verschieben derselben
behebt meist den Fehler und beseitigt damit das Hindernis für eine
größere Stromdosis.

Die Behandlungsdauer beträgt anfänglich 30 Minuten und wird,
von Woche zu Woche um 10 Minuten steigend, auf 40—50—60 Minuten
ausgedehnt. Die Sitzungen werden anfangs täglich, später jeden zweiten
Tag wiederholt. Je länger dieselben dauern, desto sorgfältiger muß
auf die Pflege der Haut geachtet werden, damit man nicht durch einen
Reizzustand dieser zu einer Unterbrechung der Behandlung gezwungen
wird. Man tut darum gut, die Haut nach jeder Galvanisation mit einem
indifferenten Streupulver einzustauben und im Fall die Haut stärker
gereizt ist, die Behandlung für ein oder zwei Tage auszusetzen.

Die Diathermie. Eine gleichmäßige Erwärmung des ganzen Beines
läßt sich mit zwei Elektroden nicht erzielen. Legt man eine derselben
an der Wade, die zweite an der Hüfte an und durchströmt so die Extremität der Länge nach, so ergibt sich regelmäßig die stärkste Erwärmung
in der Kniekehle, wo sich die Stromlinien, den schlechtleitenden Knochen-
teilen des Kniegelenkes ausweichend, verdichten. Es kommt hier zu einer
Überhitzung, während im übrigen Bein die Wärme kaum gefühlt wird.

Will man eine gleichmäßige Erwärmung erreichen, so braucht man
hierzu wenigstens drei Elektroden. Am zweckmäßigsten verwendet

man Bleiplatten. Eine derselben (300 cm²) wird über dem Kniegelenk derart befestigt, daß sie den Oberschenkel im Halbkreis umfaßt, eine zweite etwas kleinere (200 cm²) wird fesselförmig um den Unterschenkel gelegt und eine gleich große (200 cm²) unter das Gesäß geschoben, wo sie durch das Körpergewicht festgehalten wird (Abb. 226). Durch Unterlegen eines weichen Polsters sorgt man dafür, falls die Unterlage selbst nicht nachgiebig genug ist, daß sie sich der Gesäßwölbung anpaßt.

Sind die Elektroden adaptiert, so verbindet man sie derart mit den beiden Polen des Apparates, daß die mittlere an den einen, die Gesäß- und Unterschenkelelektrode zusammen an den zweiten Pol zu liegen kommen. Diese Anordnung bedingt eine Stromteilung: Der von der mittleren Elektrode ausgehende Strom teilt sich in einen knieaufwärts und einen knieabwärts steigenden Zweig, die sich am zweiten Pol des Apparates wieder vereinigen. Bei der angegebenen Elektrodengröße und den

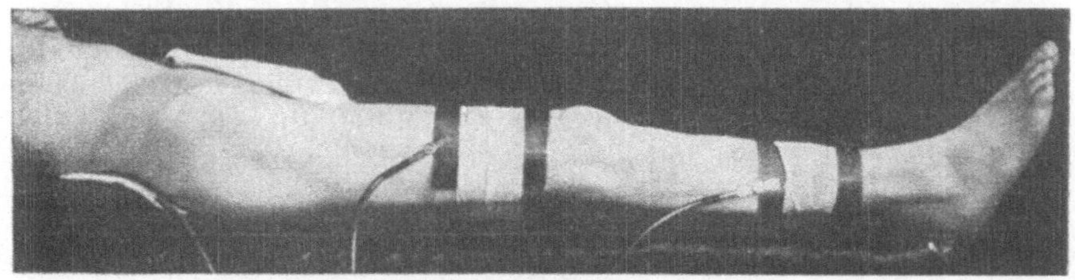

Abb. 226. Diathermie bei Ischias.

dadurch gegebenen Widerständen sind die beiden Teilströme meist von solcher Stärke, daß die Durchwärmung des Ober- und Unterschenkels eine gleich starke wird. Sollte dies nicht der Fall sein, dann kann man den Unterschied in der Erwärmung durch Einschalten eines Widerstandes (Verteilerwiderstand S. 103) ausgleichen, den man in jenen Stromzweig legt, in dem die Erwärmung vorauseilt. Die zur Anwendung kommende Stromstärke beträgt durchschnittlich 1,5—2,0 A, sie entspricht der Summe beider Teilströme. Die Behandlungsdauer ist 20—30 Minuten.

Die Reizmethoden. Diese werden nach den allgemeinen Grundsätzen, welche wir für die Reizbehandlung aufgestellt haben, durchgeführt. Entschließt man sich zu einer solchen, dann muß der Eingriff aber auch ein ziemlich energischer sein, es muß ein starker sensibler Reiz gesetzt werden. Mit zagen Versuchen und halben Maßnahmen ist hier nichts getan. Am geeignetsten erscheint mir die Behandlung mit dem Hochfrequenzpinsel, mit dem man die Beugeseite des Beines von der Hüfte bis zur Ferse etwa 5 Minuten lang fulguriert, bis eine deutliche Rötung sichtbar wird. Die Behandlung wird am besten in Bauchlage vorgenommen, weil diese dem Kranken das Ausweichen erschwert. Wenn dabei auch eine vollkommene Entkleidung des Beines nicht nötig ist, so halte ich sie doch für empfehlenswert, da sie die Gefäß- reaktion zu beobachten gestattet.

Ein nicht vollwertiger Ersatz des Hochfrequenzstromes scheint mir der faradische Strom zu sein, den man mittels Pinsel, Bürste oder Rolle anwendet. Auch die Influenzmaschine kann hier in Tätigkeit treten: man läßt aus einer blanken Kugelelektrode Funken auf die Haut überspringen (direkte Funkenbehandlung).

Der Behandlungsplan. Von den elektrischen Methoden der Ischiasbehandlung dürfte die Galvanisation diejenige sein, der die meisten Erfolge zukommen. Sie hat vor den anderen Methoden auch den Vorzug, bereits im akuten, schmerzhaften Beginn der Erkrankung anwendbar zu sein, also zu einer Zeit, wo die Diathermie und die Reizbehandlung nicht selten die Schmerzen vergrößern. Ist der Patient noch gehunfähig, so wirkt häufig schon eine leichte Längsgalvanisation, ausgeführt mit einer Unterschenkel- und einer Gesäßelektrode, schmerzlindernd. Später kann man zum Zellenbad übergehen und schließlich zur queren Galvanisation. Das letzte Verfahren ist nicht nur das elektrotherapeutisch wirksamste, sondern ist meiner Erfahrung nach auch den meisten anderen physikalischen Heilmethoden überlegen. Es wird daher überall dort am Platze sein, wo andere Heilversuche bereits versagt haben, also bei lang bestehenden oder besonders hartnäckigen Fällen von Ischias.

Weniger verläßlich als die Galvanisation ist die Diathermie. Ich habe von ihr wohl überraschende Erfolge gesehen, auch dort, wo andere Verfahren versagten, aber sie hat mich auch nicht selten vollkommen im Stich gelassen. Nicht verschweigen will ich, daß es Ischiaskranke gibt, die auf die Diathermie mit einer Steigerung der Schmerzen reagieren. Daher muß ich immer wieder dazu mahnen, die Behandlung nicht gleich mit zu großen Stromstärken zu beginnen, sondern sich im Verlauf der ersten Sitzungen langsam bis zum Optimum derselben emporzutasten.

Lumbago (Myalgia lumbalis).

Allgemeines. Die Myalgie, mit einem patriarchalischen Namen als Muskelrheumatismus bezeichnet, ist nach der Anschauung von A. Schmidt und anderen Autoren, denen auch ich mich anschließe, als eine Neuralgie der sensiblen Muskelnerven aufzufassen. Ihre Therapie ist daher die gleiche wie die der Neuralgien im engeren Sinn.

Die Galvanisation. Dieselbe wird am zweckmäßigsten im Liegen vorgenommen. Eine mit heißem Wasser angefeuchtete Elektrode (200 cm²) wird auf die schmerzhaften Muskeln aufgelegt, wobei man durch eine entsprechende Unterlage für ein gutes Anliegen sorgt. Eine zweite Elektrode (400 cm²) kommt auf den Bauch und wird mit einem Sandsack beschwert. Unter langsamem Anstieg treibt man den Strom auf 15—25 MA und läßt ihn 20—30 Minuten lang einwirken.

Die Diathermie wird mit Bleielektroden ausgeführt. Ihre Größe und Anordnung ist ganz die gleiche wie bei der Galvanisation. Eine kleinere Elektrode (200 cm²) kommt auf den Rücken, eine größere (400 cm²) auf den Bauch. Eine Stromstärke von 1,0—1,5 A und darüber wird hierbei meist gut vertragen. Die Behandlungsdauer ist die gleiche wie bei der Galvanisation.

Die Reizmethoden sind für die Behandlung der Lumbago in vielen Fällen ein wertvoller Behelf. Es ist oft erstaunlich, welch bedeutende Erleichterung selbst im akuten Anfall eine kräftige Fulguration mit dem Hochfrequenzpinsel oder eine ausgiebige Funkenbehandlung mit der Influenzmaschine schafft. Auch die Faradisation mit der Bürste oder Rolle kann ähnliches leisten. Ist der Eingriff hinreichend energisch, so genügen meist wenige Minuten, um eine ausgesprochene Hauthyperämie zu erzeugen. Die Prozedur wird am besten an dem liegenden oder auf einem Stuhl rittlings sitzenden Patienten vorgenommen. In manchen Fällen von Myalgien hat mir auch eine energische, 15 bis 20 Minuten dauernde Faradisation der Muskeln gute Dienste geleistet.

Polyneuritis.

Allgemeines. Das klinische Bild der Polyneuritis wird von zwei Symptomgruppen beherrscht, einerseits von den Schmerzen im Verlauf der erkrankten Nerven, andererseits von Lähmungen, die in schweren Fällen den Charakter der degenerativen Atrophie zeigen. Demgemäß ist das Ziel der Elektrotherapie:

1. Bekämpfung der Schmerzen. Hier gelten die für die Behandlung von Neuralgien aufgestellten Normen.

2. Bekämpfung der Lähmungen. Sie werden in gleicher Weise wie die peripheren Lähmungen behandelt.

Die Behandlung der Schmerzen.

Die Galvanisation. Der konstante Gleichstrom wirkt nicht nur lindernd auf die Schmerzen, sondern auch günstig auf etwa bestehende Lähmungen und Atrophien. Die Anwendung des Stromes erfolgt bei diffuser Ausbreitung der Erkrankung am besten im Vierzellenbad oder im Vollbad.

Das galvanische Vierzellenbad. Wir nehmen zu diesem ziemlich warmes Wasser, um auch die thermische Komponente des Bades für die Schmerzstillung auszunützen. Die Stromstärke betrage durchschnittlich 30—40 MA, die Dauer des Bades 20—30 Minuten.

Betrifft die Neuritis vorwiegend die beiden oberen oder die beiden unteren Extremitäten, dann kann man sich mit zwei Arm- oder Fußwannen begnügen, indem man den Strom durch die Extremität der einen Seite ein- und durch die der anderen Seite austreten läßt. Man kann in einem solchen Fall aber auch die beiden Arm- oder die beiden Fußwannen mit dem einen Pol verbinden und den zweiten Pol zu einer großen feuchten Elektrode leiten, die man bei der Armneuritis auf den Nacken, bei der Beinneuritis auf die Lendengegend auflegt.

Das galvanische Vollbad. Da schon einfach warme Vollbäder gegen die Schmerzen der Polyneuritis günstig wirken, so dürfen wir von einer Verbindung dieser mit dem galvanischen Strom eine um

so bessere Wirkung erhoffen. Die Temperatur des elektrischen Bades
sei daher eine etwas höhere als gewöhnlich, sie betrage 37—39° C.
Die Stromstärke wird so bemessen, daß der Patient ein nicht unangenehmes Prickeln verspürt, die Dauer des Bades sei etwa 30 Minuten.

Die **Diathermie** scheint mir bei der multiplen Neuritis der Galvanisation im Bade nachzustehen. Wendet man sie an, so geschieht dies
am besten in Form der Allgemeindiathermie nach Methode I. Eine
Stromstärke von 1,0—1,5 A in der Dauer von 20—30 Minuten dürfte
für den Anfang genügen. Wird die Erwärmung gut vertragen, so kann
man später die Stromstärke auf 2 A und darüber erhöhen.

Die Behandlung der Lähmungen.

Die Elektrogymnastik. Schon die oben beschriebene Galvanisation
wirkt günstig auf bestehende Lähmungen. Will man diese noch im
besonderen behandeln, so kann man sich an die Elektrogymnastik
wenden. Eine genaue elektrische Untersuchung wird uns darüber
Aufschluß geben, auf welche Stromform die Muskeln am besten reagieren.
Nur in ganz leichten Fällen wird man mit dem faradischen oder Sinusstrom seine Auslangen finden. Häufig besteht degenerative Atrophie mit
totaler EaR, bei der die Muskeln nur auf Unterbrechungen des galvanischen Stromes ansprechen. Je nach der Schwere und der Ausbreitung der
Lähmung wird die Technik der Elektrogymnastik eine verschiedene sein.

IV. Die Erkrankungen des Gehirns und Rückenmarks.

Die cerebrale Hemiplegie.

Zentrale oder periphere Behandlung? Es wurde wiederholt die Frage
diskutiert, ob man bei der cerebralen Hemiplegie den Krankheitsherd
unmittelbar angehen und den Strom durch das Gehirn leiten soll, oder
ob es zweckmäßiger wäre, sich auf die Behandlung der gelähmten
Muskeln zu beschränken. Daß der Strom bei entsprechender Elektrodenanordnung die Gehirnsubstanz in physiologisch wirksamer Stärke
durchsetzen kann, unterliegt nach den Untersuchungen von Erb,
Burckhardt und Ziemssen keinem Zweifel mehr; daß er im Gehirn
Veränderungen der Zirkulation analog denen an der Haut und den
unterliegenden Geweben zu erzeugen vermag, steht ebenso fest.

Dies gibt uns jedoch noch keineswegs die Berechtigung, die Galvanisation des Gehirns als ein Heilmittel bei Hemiplegie anzusehen. Es
ist durch nichts erwiesen, daß die Elektrizität die Resorption von
Blutergüssen im Gehirn beschleunigt, oder die Wiederherstellung
zerstörter Nervenbahnen fördert, wie das diejenigen wünschen, welche
die zentrale Galvanisation empfehlen (Erb, R. Remak und neuerdings
Leduc). Erwiesen ist dagegen, daß der elektrische Strom bei seiner

Durchleitung durch den Schädel Schwindel, Kopfschmerz, selbst Erbrechen auslösen kann, also Wirkungen, die doch sicherlich bei einem Hemiplegiker nicht erwünscht sind. Unter diesen Verhältnissen muß ich, im Hinblick auf den obersten therapeutischen Grundsatz: Primum non nocere, die zentrale Galvanisation bei organischen Hirnerkrankungen im allgemeinen wie bei der Hemiplegie im besonderen ablehnen.

Es mag vielleicht zwecklos erscheinen, die gelähmten Muskeln allein zu behandeln, wenn die Ursache der Lähmung in einer Störung der cortico-spinalen Leitungsbahn liegt. Dieser Einwand erscheint durch die Ausführungen über die Grundlagen der elektrischen Lähmungsbehandlungen bereits widerlegt. Das, was die periphere Behandlung beabsichtigt und erreichen kann, ist, um es kurz zu wiederholen: Hebung der Zirkulation und Ernährung in den gelähmten Gliedern, Bewahrung der gelähmten Muskeln vor der Inaktivitätsatrophie bis zur Wiederaufnahme der Nervenleitung, die sich ja in vielen Fällen wiederherstellt, kompensatorische Übung und Stärkung der funktionsfähigen oder nur paretischen Muskeln.

Die Galvanisation. Die galvanische Durchströmung der gelähmten Glieder in toto ist nur dort zulässig, wo keine Neigung zu Spasmen erkennbar ist. Man deckt die Streckseite des Vorderarmes mit einer großen feuchten Elektrode, eine gleich große legt man auf die Außenseite des Unterschenkels (Peroneusgebiet) und befestigt beide mittels Binden. Hierbei kommt eine Stromstärke von etwa 15—25 MA zur Anwendung. Diese Form der Galvanisation ist bereits ausführbar, wenn der Gelähmte noch bettlägerig ist.

Später, wenn der Patient sitzen kann, ist es einfacher, die beiden Plattenelektroden durch je ein Zellenbad zu ersetzen. Die Behandlung, die in dem einen wie in dem anderen Fall 20—30 Minuten dauert, wird jeden oder jeden zweiten Tag wiederholt.

An Stelle des galvanischen kann man auch den faradischen oder den Sinusstrom anwenden, ohne von diesen jedoch mehr erwarten zu dürfen. Auch der Leducsche Strom kommt als ein Mittelding zwischen galvanischem und faradischem Strom in Betracht.

Die Elektrogymnastik. Bei der zentralen Hemiplegie sind in der Regel nicht alle Muskeln der einen Körperhälfte im gleichen Grade an der Lähmung beteiligt. Es sind bestimmte Muskeln, welche vorwiegend gelähmt sind, während ihre Antagonisten bei Erhaltung ihrer Bewegungsfähigkeit die Neigung bekunden, in spastische Kontraktionen zu geraten. Haben wir es mit einer derartigen Lähmung zu tun, dann besteht die einzig zulässige Form der elektrischen Behandlung in einer elektiven Behandlung der gelähmten Muskeln. Um diese mit Erfolg durchzuführen, muß der Elektrotherapeut den für die Hemiplegie charakteristischen Lähmungstypus genau kennen.

Der hemiplegische Lähmungstypus. Am meisten gestört sind an der oberen Extremität:

1. Die feineren Fingerbewegungen (Mm. interossei, Thenar und Antithenar).

2. Die Streckbewegung der Hand- und Fingergelenke (Extensor digitorum communis, Abductor und Extensor pollicis longus und brevis).

3. Die Streckung des Ellbogengelenkes (M. triceps).

4. Die Abduction und Auswärtsrollung des Oberarmes (M. deltoides und die obere Partie des M. cucullaris).

An der unteren Extremität:

1. Dorsalflexion und Pronation des Fußes (M. tibialis anterior und Extensor digitorum communis, Mm. peronei).

2. Beugung des Kniegelenkes (Mm. biceps, semitendinosus, semimembranosus und gracilis).

3. Die Beugung des Hüftgelenkes (Tensor fasciae latae, M. ileopsoas).

Von den Hirnnerven ist in der Regel der Facialis in seinem unteren Ast und der Hypoglossus betroffen.

Diesem Lähmungstypus entsprechend finden wir an der oberen Extremität meist Beugecontracturen der Hand- und Fingergelenke, Beugung des Ellenbogengelenkes und Adduction des Oberarmes, an der unteren Spitzfußstellung, Streckung im Knie- und Hüftgelenk.

Da bei der cerebralen Hemiplegie die faradische Erregbarkeit der Muskeln und Nerven erhalten bleibt, so verwenden wir zur Elektrogymnastik gewöhnlich den faradischen oder den Sinusstrom entweder in einfach unterbrochener oder in rhythmisch schwellender Form. Es werden mit ihm der Reihe nach die hauptsächlichst gelähmten Muskeln und Muskelgruppen in Tätigkeit gesetzt, indem man eine kleine scheibenförmige Elektrode auf ihre motorischen Punkte aufsetzt. Das nebenstehende Schema (Abb. 227) zeigt die Lage der wichtigsten Ansatzstellen für die Elektroden. Man kann diese Punkte, wenn man die Behandlung dem Personal überlassen muß, auch durch Tätowierung auf der Haut des Kranken kennzeichnen,

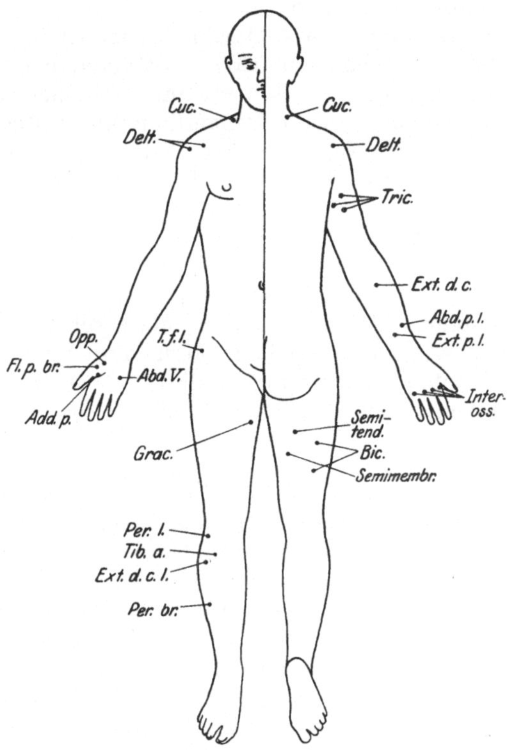

Abb. 227. Reizpunkte bei Hemiplegie.

indem man eine in wasserunlösliche Tusche getauchte Nadel 3—4 mal nebeneinander in die Haut einsticht, wodurch eine kleine, doch deutlich erkennbare Marke zurückbleibt.

Die einfachste, gleichzeitig aber auch zeitraubendste Methode ist es, die verschiedenen Muskeln nacheinander zu behandeln, indem man sie z. B. der Reihe nach 5—10 Minuten lang rhythmisch faradisiert. Rascher geht es, wenn man mehrere, mindestens aber zwei Muskeln, gleichzeitig arbeiten läßt. Zu diesem Behufe muß man die Elektroden an ihren Kontaktstellen mittels Binden befestigen. Natürlich benötigt man hierzu auch einen Apparat, der die Möglichkeit gibt, mehrere Stromkreise unabhängig voneinander zu regulieren (Apparat von Bergonié). Man kann so z. B. eine Elektrode auf die Streckseite des Vorderarmes (M. extensor dig. comm.) und eine zweite gleichzeitig auf den N. peroneus aufsetzen. Verfügt man nicht über einen solchen Apparat, dann wird man guttun, um die Sitzung nicht allzulange auszudehnen, abwechselnd an einem Tag die Armmuskeln, am andern die Beinmuskeln zu behandeln.

Der Behandlungsplan. Die elektrische Behandlung soll so früh als möglich aufgenommen werden, d. h. sobald als der Allgemeinzustand des Kranken dies, ohne eine neuerliche Blutung befürchten zu müssen, zuläßt. Das wird durchschnittlich vier Wochen nach dem Eintritt der Lähmung der Fall sein. In manchen Fällen wird das Befinden des Kranken schon ein früheres Eingreifen gestatten, in anderen dagegen ein längeres Zuwarten ratsam erscheinen lassen.

Man beginnt die Behandlung am besten mit einer leichten Galvanisation der gelähmten Seite, falls nicht eine schon erkennbare Neigung zu Spasmen (Steigerung der Sehnenreflexe, elektrische Übererregbarkeit) dies verbietet. Später schließt man die Elektrogymnastik an. Zur richtigen Beurteilung des therapeutischen Erfolges ist immer im Auge zu behalten, daß die nach dem apoplektischen Insult in Erscheinung tretenden Lähmungen fast nie in ihrem ursprünglichen Umfang bestehen bleiben, sondern meist schon vom ersten Tag an langsam von selbst zurückgehen. Man kann jedoch annehmen, daß diejenigen Lähmungserscheinungen, die nach Ablauf von $^3/_4$—1 Jahr noch bestehen, einer spontanen Rückbildung nicht mehr fähig sind.

Poliomyelitis anterior acuta.

Elektrodiagnose. Die elektrische Untersuchung ist sowohl für die Diagnose, in noch höherem Grade aber für die Prognose der Lähmungen, welche nach dem akut fieberhaften Stadium auftreten, von Bedeutung. Sie gibt uns wertvolle Anhaltspunkte, den Schädigungsgrad des motorischen Neurons und damit die größere oder geringere Wahrscheinlichkeit seiner funktionellen Wiederherstellung zu beurteilen. Meist ist schon am Ende der ersten Woche, bei langsamerer Entwicklung des Krankheitsbildes aber im Verlauf der zweiten Woche eine solche Beurteilung möglich. Der Befund, den wir erheben, kann sein:

1. Normale elektrische Erregbarkeit trotz bestehender Lähmung. Die vollständige Rückkehr der Beweglichkeit ist zu erwarten.

2. Einfache quantitative Herabsetzung der galvanischen und faradischen Erregbarkeit. Die Prognose ist günstig, die Heilung etwa in zwei Monaten voraussichtlich.

3. Unvollkommene EaR. Die Prognose ist weniger günstig. Die Wiederherstellung der Muskelfunktion ist meist nur eine unvollkommene, und läßt ein halbes bis ein Jahr auf sich warten.

4. Vollkommene EaR. Die Prognose ist sehr ungünstig. Nur selten bekommt man eine teilweise, meist nur sehr beschränkte Wiederaufnahme der Muskelfunktion, in den meisten Fällen aber bleiben die Muskeln, welche totale EaR zeigen, dauernd gelähmt.

Da die Poliomyelitis anterior acuta meist Kinder im Alter von 2 bis 4 Jahren befällt, so erfordert die Ausführung der elektrischen Untersuchung einerseits Geduld, andererseits ein gewisses Geschick von seiten des Arztes, um die Angst der Kleinen vor der ihnen unheimlichen Prozedur zu überwinden. Um sich über den Verlauf der Erkrankung dauernd unterrichtet zu halten, ist es notwendig, die elektrische Untersuchung zeitweilig zu wiederholen.

Die Galvanisation. Die Lähmungen nach Poliomyelitis anterior sind stets schlaffe und haben meist den Charakter einer Monoplegie, seltener den einer Diplegie. Am häufigsten bleibt das eine Bein, seltener der eine Arm, noch seltener bleiben gleichzeitig beide Beine oder beide Arme dauernd geschädigt. Je nach dem Sitz der Lähmung wird die Ausführung der Galvanisation eine verschiedene sein.

Bei der Monoplegie taucht man die betreffende Extremität in ein Zellenbad, während die zweite Elektrode in Form einer Platte (100 bis 150 cm²) bei der Lähmung eines Armes auf den Nacken, bei der Lähmung eines Beines auf die Lumbalwirbelsäule aufgelegt wird. Bei der Paraplegie wird die Nacken- oder Lumbalelektrode statt mit einem mit zwei Zellenbändern kombiniert. Einfacher, jedoch weniger wirksam ist es, die beiden Arme oder Beine mit Hinweglassung der Rückenelektrode in je ein Zellenbad zu bringen, von denen das eine an den positiven, das andere an den negativen Pol des Apparates angeschlossen wird. Als Ersatz des Zellenbades kann in allen Fällen auch eine große, fesselförmig um den Unterschenkel oder Unterarm gelegte feuchte Elektrode Verwendung finden.

Die Stromstärke sei anfangs ganz gering, kaum fühlbar, ja man wird bisweilen gut tun, um das Vertrauen der kleinen, schreienden Patienten zu gewinnen, in der ersten Sitzung ohne Strom zu arbeiten. Später kann die Stromstärke bis auf etwa 10—15 MA gesteigert werden. Die Dauer der Behandlung beträgt 20—30 Minuten. An Stelle des konstanten Gleichstromes kann auch der Leducsche, der faradische oder der Sinusstrom angewendet werden.

Ist die Lähmung keine ausgebreitete, sondern auf einzelne Muskeln beschränkt, so ersetzt man das Zellenbad vorteilhaft durch eine kleinere lokale Elektrode, welche den Strom auf die vornehmlich gelähmten Muskelgruppen konzentriert.

Die Elektrogymnastik. Bei der spinalen Kinderlähmung sind es meist ganz bestimmte Muskelgruppen, in welchen sich die Lähmung vorwiegend lokalisiert. Am Bein die Mm. peronei (Pes equinovarus paralyticus) oder der M. tibialis anterior (Pes valgus paralyticus), am Arm der M. deltoides, M. biceps, M. brachialis, M. brachioradialis. Diese Muskeln werden dann noch im besonderen der Elektrogymnastik unterzogen.

Sind sie faradisch erregbar, so benützt man hierzu den faradischen oder den sinusförmigen Strom in zerhackter oder schwellender Form. Ist ihre Degeneration weiter vorgeschritten und sprechen sie nur mehr auf den galvanischen Strom an, dann muß man zur rhythmischen Galvanisation greifen, wobei man jenen Pol als aktive Elektrode wählt, der die besseren Kontraktionen ergibt. Mit Rücksicht auf die degenerative Schwäche der Muskeln sollen die Unterbrechungen nur ganz langsam, etwa in Intervallen von zwei Sekunden erfolgen. Auch soll die Übung nicht zu lange währen, anfangs etwa 2, später bis zu 10 Minuten.

Der Behandlungsplan. In der Therapie der spinalen Kinderlähmung herrscht bei uns noch vielfach ein ganz unverzeihlicher Nihilismus. Man begnügt sich meist damit, die Heilung der Lähmungen der Natur zu überlassen, um dann das, was übrig bleibt, durch orthopädische Apparate oder chirurgische Eingriffe zu bessern. Dieser Standpunkt ist absolut verwerflich. Eine systematische Elektrotherapie kann gerade bei der spinalen Kinderlähmung, wie ich aus eigener Erfahrung bestätigen kann, Außerordentliches leisten.

Die Behandlung soll nach Ablauf des akuten Stadiums so bald als möglich einsetzen, es besteht kein Grund, mehrere Wochen untätig verstreichen zu lassen. Man beginnt mit der Galvanisation, die man durchschnittlich dreimal in der Woche wiederholt. Später ergänzt man die Galvanisation durch die Elektrogymnastik, die man entweder in unmittelbarem Anschluß an jede galvanische Sitzung oder abwechselnd mit ihr ausführt. Soll die Behandlung Erfolg haben, dann muß sie durch Monate, ja durch Jahre mit Einschiebung kürzerer oder längerer Pausen fortgesetzt werden.

Tabes dorsalis.

Allgemeines. Die Elektrotherapie der Tabes dorsalis kann drei verschiedene Wege einschlagen:

1. **Die allgemeine Behandlung.** Sie sucht in ähnlicher Weise, wie die Hydro- und Balneotherapie dies tun, durch Allgemeinprozeduren, wie elektrische Bäder, die den Körper als Ganzes treffen, das Leiden zu bessern.

2. **Die örtliche Behandlung des Rückenmarks.** Bei dieser trachtet man auf den Krankheitsherd selbst, das Rückenmark und die hinteren Wurzeln, einzuwirken.

3. **Die örtliche Behandlung der einzelnen Symptome,** besonders der Schmerzen. Sie besteht in der lokalen Anwendung der Elektrizität nach den für die Schmerzbehandlung geltenden Grundsätzen.

Die allgemeine Behandlung. In gleicher Weise, wie bei der Tabes Kohlensäure-, Sauerstoff- und andere Bäder angewendet werden, können auch galvanische und faradische Bäder mit Erfolg gegeben werden. Ein Teil ihrer Wirkung ist sicher in dem sensiblen Hautreiz zu suchen, der auf reflektorischem, nicht näher bekanntem Weg zu einer Umstimmung des Nervensystems und zu einer Hebung seiner Funktionen führt. Daneben mögen bei der Tiefenwirkung der Elektrizität auch unmittelbare Einflüsse auf das Rückenmark, seine Wurzeln und die peripheren Nerven eine Rolle spielen. Wieweit das Bad als solches günstig wirkt, ist nicht abgrenzbar.

Die Temperatur des Bades sei indifferent (34—36° C), die Stromstärke mäßig, gerade hinreichend, ein leichtes Prickeln zu erzeugen, da erfahrungsgemäß alle extremen Reize bei der Tabes zu vermeiden sind. Die Dauer des Bades beträgt 15—20 Minuten. Nachher ist eine wenigstens halbstündige Ruhe notwendig.

Die Behandlung des Rückenmarks. Für diese kommt zunächst die Galvanisation in Betracht. Es ist keine leichte Sache, das Rückenmark mit dem elektrischen Strom zu erreichen, da es von der Wirbelsäule wie von einem Isolationsmantel umschlossen wird. Will man eine hinreichende Einwirkung auf dasselbe erzielen, so erscheint mir am zweckmäßigsten die nachstehende Methode, die ich seit Jahren übe.

Die Wirbelsäule wird ihrer ganzen Länge nach vom Kopf bis zum Steißbein mit einer etwa 4 Querfinger breiten Elektrode bedeckt. Eine gleichgroße Elektrode kommt auf die Vorderseite des Rumpfes in die Medianlinie zu liegen. Diese Elektroden sind vollkommen denen gleich, die ich bei der Behandlung der Ischias beschrieben habe und weichen nur in ihren Dimensionen von ihnen ab. Sie bestehen aus je einem Bleistreifen (7×45 cm), der mit dem Kabel verbunden wird, und einem Stück Frottierstoff (50×63 cm), das mit warmem Wasser angefeuchtet wird und zur Umhüllung des Metallstreifens dient. Die Umhüllung geschieht nach dem auf S. 234 beschriebenen und abgebildeten Verfahren.

Eine dieser Elektroden bringt man auf das Behandlungsbett und der Kranke legt sich mit dem Rücken auf dieselbe. Durch Unterschieben von weichen Kissen unter die Konkavität der Lumbal- und Halswirbelsäule paßt man die Elektrode der Wirbelsäule gut an. Die zweite Elektrode wird auf die Vorderseite des Rumpfes gebracht und durch Sandsäckchen in ihrer Lage erhalten. Die Polarität der Elektroden ist dabei vollkommen gleichgültig. Unter vorsichtigem Ansteigen bringt man den Strom auf eine Stärke von 20—30 MA und läßt ihn anfangs 20 Minuten, später 25—30 Minuten lang einwirken.

Die sonst geübten Methoden der Rückenmarksgalvanisation scheinen mir ganz unzulänglich zu sein. Viel verwendet wird zum Beispiel die sog. Längsgalvanisation, bei der eine kleine Platte auf den Nacken, eine zweite auf das untere Ende der Wirbelsäule aufgesetzt wird. Es ist nichts anderes als eine Selbsttäuschung, anzunehmen, daß der Strom hierbei in irgendeinem nennenswerten Anteil durch das Rückenmark verläuft. Warum sollte er dies auch tun, wo ihm doch die breiten, gutleitenden Muskelmassen zu beiden Seiten der Wirbelsäule einen so bequemen Weg bieten. Die Quergalvanisation, bei der eine Elektrode etappenweise über der Wirbelsäule verschoben wird, während eine zweite auf der Brust oder dem Bauch ruht, ist vielleicht etwas besser, aber sie vergeudet durch dieses sukzessive Vorgehen überflüssigerweise Zeit, ohne daß jede dieser Teilapplikationen infolge der Kürze ihrer Dauer eine hinreichende Wirkung entfalten könnte. Von anderen Formen der Galvanisation wie der Behandlung mit einer labilen Elektrode oder

der Balkenelektrode von Seeligmüller kann ein Erfolg kaum erwartet werden. Dagegen könnte man an Stelle der Galvanisation auch die Arsonvalisation mit leichten Funkenentladungen versuchen, wobei man mit einer Vakuum- oder Kondensatorelektrode längs der Wirbelsäule auf- und abstreicht.

Die örtliche Behandlung der Schmerzen. Hier ist vor allem an die Diathermie zu denken, für welche die folgenden allgemeinen Grundsätze gelten. Die Durchwärmung sei eine durchaus mäßige, da extreme Temperaturanwendungen, so auch sehr heiße Bäder, bei der Tabes erfahrungsgemäß schlecht vertragen werden. Mittlere Stromstärken wirken meist am besten, obwohl ich mich auch an Kranke erinnere, bei denen eine möglichst intensive Durchhitzung den günstigsten Effekt zu haben schien. Bei der Anwendung der Diathermie vergesse man nie, daß bei Tabeskranken auch Störungen des Temperatursinnes vorkommen, die zu Verbrennungen Veranlassung geben können. Man prüfe daher vor der Behandlung stets auf das Unterscheidungsvermögen zwischen Wärme und Kälte, um bei einer Störung desselben doppelte Vorsicht anzuwenden.

Da bei der Tabes die hinteren Wurzeln und ihre Fortsetzungen im Rückenmark den eigentlichen Sitz der Erkrankung darstellen, so empfiehlt sich bei der Behandlung tabischer Schmerzen bisweilen, die eine Elektrode auf jenen Abschnitt der Wirbelsäule zu legen, der dem Wurzelgebiet des Schmerzes entspricht, die zweite auf die Gegend seiner peripheren Projektion. So deckt man bei lanzierenden Schmerzen in den Beinen den unteren Teil der Brustwirbelsäule, der dem Lumbalmark entspricht, mit einem etwa 8 cm breiten Blei- oder Stanniolstreifen, während man 2 Bleiplatten (200 cm) um die Oberschenkel oder, wenn die Schmerzen tiefer reichen, um die Unterschenkel legt.

Bei Magenkrisen bringt man eine Bleiplatte (150—200 cm²) auf die Magengegend, eine zweite gleichgroße auf die Wirbelsäule, entsprechend dem Austritt der 7.—9. Wurzel, die nach O. Förster durch Vermittlung der Rami communicantes und des Sympathicus vorwiegend an der Entstehung der Magenschmerzen beteiligt sind. Bei wechselnden, im ganzen Körper vagabundierenden Schmerzen kommt die Allgemeindiathermie nach Methode II in Betracht.

Die Diathermie erzielt bei der Tabes öfters sehr gute Erfolge und verdient daher, immer in erster Linie versucht zu werden. Nicht gleich wirksam scheint die **Galvanisation** zu sein, die hier nach denselben Grundsätzen wie bei den Neuralgien angewendet wird. Auch der **Arsonvalisation** wäre zu gedenken, die in Form der Effluvien oder der Funken aus Vakuum- und Kondensatorelektroden bisweilen erfolgreich ist.

Der Behandlungsplan. Die Tabes ist kein ganz undankbares Behandlungsobjekt, wie man vielleicht nach unserer Schulvorstellung von den grauen Hintersträngen annehmen könnte. Man ist oft überrascht, zu sehen, wieweit sich unter der Behandlung lange bestehende Schmerzen, ja selbst Ataxien bessern, und wir müssen auf Grund solcher Erfahrungen annehmen, daß viele Beschwerden der Tabiker nicht anatomisch fixiert, sondern nur Funktionsstörungen sind, die sich der Therapie zugänglich zeigen.

Bei der Behandlung wird es sich empfehlen, die verschiedenen Verfahren der Elektrotherapie miteinander zu kombinieren, so daß man z. B. an dem einen Tag ein elektrisches Vollbad zur Hebung des Allgemeinzustandes, am nächsten eine örtliche Diathermie zur Beseitigung etwaiger Schmerzen verabfolgt.

Die progressiven Muskelatrophien.

Elektrodiagnose. 1. Die spinale Form, Amyotrophia (richtig Myatrophia) spinalis progressiva (Duchenne - Aran). Degeneration der grauen Vorderhörner mit anschließender Degeneration der Muskelnerven und der Muskelsubstanz. Nahe verwandt sind ihr die subakuten und chronischen Formen der Poliomyelitis anterior.

Die elektrische Untersuchung ergibt anfänglich, solange die überwiegende Zahl der Muskelfasern noch unversehrt ist, nur eine geringe quantitative Herabsetzung der Erregbarkeit, die mit fortschreitender Atrophie zunimmt (S. 191). Später EaR, doch meist nur partiell, da in den verschiedenen Muskeln noch lange Zeit Fasern erhalten bleiben, welche auf den faradischen Strom reagieren.

2. Die neuritische Form (Charcot - Marie). Sie ist anatomisch nicht scharf abgegrenzt: Degeneration der peripheren Nerven, daneben Atrophie der Vorderhornzellen, Degeneration der Hinterstränge und der Spinalganglien. Die elektrische Untersuchung ergibt meist deutliche EaR, häufiger in partieller als in totaler Form. Sie ist oft schon in Muskeln nachweisbar, welche noch vollkommen funktionstüchtig sind.

3. Die myopathische Form (Erb). Reine Muskelerkrankung bei intaktem Nervensystem. Die elektrische Untersuchung zeigt quantitative Herabsetzung der Erregbarkeit, keine EaR. In seltenen, wahrscheinlich unreinen Fällen wurde eine Verlangsamung der Zuckungsform beschrieben. Leichte Ermüdbarkeit der Muskeln auf den galvanischen und faradischen Reiz, die an die myasthenische Reaktion erinnert.

Die elektrische Behandlung der Muskelatrophien ist eine symptomatische Therapie, die sich an die für die Lähmungsbehandlung aufgestellten Grundsätze hält und für alle Formen der Atrophie ohne Rücksicht auf den anatomischen Sitz der Läsion im wesentlichen die gleiche ist.

Die Galvanisation. Da die progressiven Muskelatrophien schlaffe Lähmungen darstellen, die sich häufig über weite Muskelgebiete ausdehnen, ist für sie die diffuse Durchströmung mit konstantem Gleichstrom zulässig. Erstreckt sich die Atrophie vorwiegend auf die oberen Extremitäten (spinale Form), so verordnet man Zellenbäder für die Arme; beginnt sie dagegen an den unteren Extremitäten (neuritische Form), so kommen Zellenbäder für die Beine in Anwendung. Wir können sie zweckmäßig mit einer Nacken- bzw. einer Lumbalelektrode kombinieren, wenn die Atrophie bereits auf die Rumpfmuskulatur übergegriffen hat. An Stelle der Zellenbäder können auch große, feuchte Elektroden für die Unterarme oder Unterschenkel verwendet werden.

Bei der myopathischen Dystrophie, die vornehmlich die Muskulatur des Stammes und hier wieder die des Rückens in Mitleidenschaft zieht, empfehlen sich galvanische Vollbäder mit einer Rücken- und einer Fußelektrode. Diese Bäder, deren Dauer 20—30 Minuten beträgt, werden dreimal in der Woche wiederholt.

Die Elektrogymnastik. Wie bei jeder Elektrogymnastik wird zuerst durch eine Untersuchung festgestellt, auf welche Stromform die Muskeln am besten ansprechen. Diese wird dann zur Übung benützt. Je nach der Ausdehnung der Lähmungen wählt man die Einzel- oder die Massenreizung. Im ersten Fall wird eine kleine Elektrode auf die motorischen Punkte der erkrankten Muskeln aufgesetzt und diese werden einzeln zur Kontraktion gebracht. Zur Massenbehandlung bedient man sich der Apparate, wie sie zur allgemeinen Gymnastik nach Bergonié Verwendung finden. Die Wahl der Elektroden wie ihre Verteilung auf die beiden Pole richtet sich danach, welchen Muskelgruppen (Armen, Beinen, Rücken, Gesäß) man seine besondere Aufmerksamkeit zuwenden will. Bei jeder dieser Übungsformen behalte man im Auge, daß die atrophischen Muskeln, besonders bei der Myopathie, leicht erschöpfbar sind und daher nicht überanstrengt werden dürfen. Man wird daher die Elektrogymnastik häufig auf 10—15 Minuten beschränken müssen.

Der Behandlungsplan. Die Behandlung wird nur dann Aussicht auf Erfolg haben, wenn man sie lange genug, d. h. Jahre hindurch, fortsetzt in der Art, daß man immer wieder elektrische Kuren in der Dauer von 2—3 Monaten unternimmt, zwischen die man eine Behandlungspause von 6—8 Wochen einschiebt. Gleichzeitig wird man alle sonstigen physikalischen Heilbehelfe wie Bäder, Massage, Gymnastik therapeutisch heranziehen. Wenn die Erfolge mit Rücksicht auf den Charakter des Leidens auch keine überwältigenden sind, so habe ich doch nicht unbeträchtliche Besserungen und öfters einen längerdauernden Stillstand der Erkrankung gesehen.

V. Funktionelle und andere Nervenerkrankungen.

Die Neurasthenie und Hysterie.

Allgemeines. Die Krankheitserscheinungen bei Neurasthenie und Hysterie sind ihrer Natur nach vollkommen wesensgleich, sie sind psychogenen Ursprungs, und ich stimme Lewandowski bei, wenn er meint, daß eine grundsätzliche Trennung der beiden Krankheitsbilder ebenso erzwungen wäre wie eine Trennung der rheumatischen Gelenksentzündung in eine solche der großen und in eine solche der kleinen Gelenke.

Die Erkenntnis des psychogenen Ursprungs der neurasthenisch-hysterischen Krankheitsäußerungen ergibt die Folgerung, daß ihre

Heilung nur auf psychischem Wege möglich ist. Alle unsere therapeutischen Eingriffe müssen also darauf hinzielen, das bewußte und unbewußte Vorstellungsleben des Kranken in dem gewollten Sinn der Heilung zu beeinflussen. Die Elektrotherapie, oder welche Methode wir sonst anwenden, ist die Trägerin, die Vermittlerin dieses psychischen Einflusses. Daß die Elektrotherapie hierfür besonders geeignet erscheint, wurde oft genug betont und braucht hier nicht noch einmal auseinandergesetzt zu werden.

Wir würden aber zuweit gehen, wollten wir die Wirkungen der Elektrotherapie als ausschließlich psychotherapeutische ansehen, wollten wir die elektrischen Applikationen gleichsam nur als symbolische Handlungen betrachten, die uns den Weg zur Psyche des Patienten vermitteln. Manche unserer Methoden, nicht alle, haben sicher auch einen physiologischen Heilwert. So dürfen wir beispielsweise von der Anwendung der Wechselstrombäder einen Einfluß auf das Herz und die Blutgefäße, eine Besserung der Zirkulation, eine Herabsetzung der Reflexerregbarkeit, von der allgemeinen Elektrogymnastik eine Hebung des Tonus und der Leistungsfähigkeit der Muskeln bei muskelschwachen Individuen erhoffen, Einflüsse, die zweifellos durch Hebung somatischer Funktionen auch auf die Psyche des Patienten günstig zurückwirken. Schließlich wollen wir nicht vergessen, daß viele heute noch als neurasthenisch geltende Krankheitsbilder ihre letzte Wurzel in Störungen der inneren Sekretion haben, wobei wir vor allem an die Schilddrüse, die Nebenschilddrüsen und die Keimdrüsen zu denken hätten.

Wir können die Elektrotherapie der funktionellen Neurosen unterscheiden in: 1. eine allgemeine Behandlung, deren Ziel die Besserung des psychischen und physischen Allgemeinzustandes ist, und 2. in eine örtliche Behandlung, die der Bekämpfung bestimmter lokaler Symptome dient.

1. Die allgemeine Behandlung.

Die Faradisation im Bad. Die allgemeine Faradisation, die zuerst von Beard und Rockwell für die Behandlung der Neurasthenie empfohlen wurde, ist auch heute noch eine vielgebrauchte Prozedur. Von den verschiedenen Formen ihrer Anwendung ist eine der zweckmäßigsten das elektrische Bad. Weil wir bei diesem das wirksame Prinzip in dem diffusen milden Hautreiz sehen, so ist für dasselbe der altfaradische Strom wegen seiner stärkeren und gleichzeitig angenehmeren sensiblen Wirkung dem Sinusstrom vorzuziehen. Das faradische Bad erscheint insbesondere dort am Platz, wo wir neben der allgemeinen Übererregbarkeit nervöse Herz- und Gefäßstörungen (Herzklopfen, Arrhythmien, vasomotorische Reizbarkeit) bekämpfen wollen.

Die mildere Form des Bades ist das Vierzellenbad, die energischer wirkende das Vollbad. Die Wassertemperatur sei eine indifferente (35—36° C). Die Stromstärke und die Dauer des Bades sind je nach der beabsichtigten Wirkung etwas verschieden. Will man beruhigend wirken, so wird eine geringere Stromstärke und eine längere Dauer des

Bades (20—30 Minuten) zweckdienlich sein, will man anregend wirken, eine höhere Stromstärke und eine kürzere Dauer des Bades (10—15 Minuten). Um die Reaktion des Patienten kennenzulernen, wird man jedoch in jedem Fall mit einer niedrigen Stromdosis beginnen.

Die Faradisation mit einer beweglichen Elektrode. a) Die Faradisation mit der Rolle. Verfügt man über keine Badeeinrichtungen, so kann man den faradischen Strom auch mittels zweier Elektroden anwenden, von denen die eine die Form einer größeren Platte (300 bis 500 cm²) hat. Wird die Prozedur im Liegen vorgenommen, so legt sich der Patient, der vollkommen entkleidet ist, mit dem Rücken oder dem Gesäß auf die Elektrode und wird mit einer Decke zugedeckt. Will man die Behandlung im Sitzen ausführen, so setzt sich der Patient auf die Platte. Als zweite Elektrode dient eine Massagerolle, mit der man der Reihe nach Arme, Beine und Rumpf in langen Zügen bestreicht. Die Dauer der Behandlung beträgt anfänglich 10, später 15—20 Minuten.

b) Die faradische Abreibung nach Kowarschik. An Stelle der Massagerolle verwende ich eine Elektrode in Form eines Frottierhandschuhes, der eine feine, schmiegsame Drahteinlage besitzt, die an ein Kabel angeschlossen ist (Abb. 228). Diese Elektrode wird in kaltes Wasser getaucht, das in einem Kübel neben dem Behandlungsbett steht, und dann unter gleichzeitiger Einschaltung des Stromes zu einer Abreibung verwendet, wie sie in der Hydrotherapie als Teilabreibung, genauer gesagt als Teilwaschung, hinreichend bekannt ist (Abb. 229).

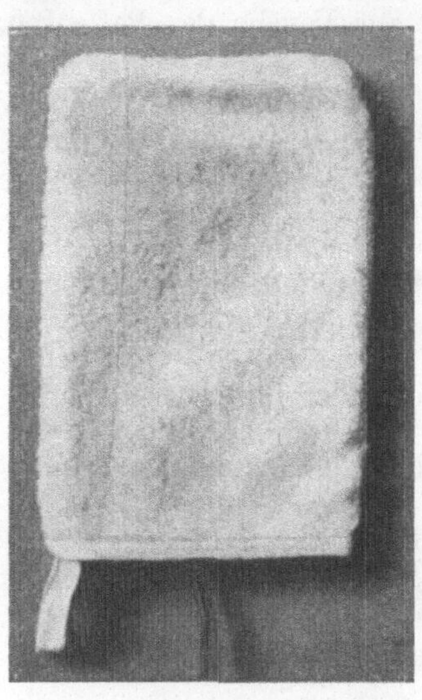

Abb. 228. Elektrode zur faradischen Abreibung.

Zuerst wird der eine vorgestreckte Arm abgerieben, abgetrocknet und sofort wieder unter die Decke gesteckt, dann der zweite Arm in gleicher Weise behandelt. Hierauf kommt ein Bein nach dem andern, dann Brust und Bauch an die Reihe und schließlich der Rücken. Bei dem letzten Akt setzt sich der Patient auf die indifferente Elektrode. Ein halbstündiges Ausruhen nach der Abreibung ist zur Wiedererwärmung angezeigt.

Diese Prozedur wird entweder morgens in der Bettwärme oder tagsüber vorgenommen, nachdem sich der Kranke unter der Decke etwas vorgewärmt hat. Sie vereinigt den thermischen mit dem sensiblen Reiz in zweckmäßiger Weise.

Die allgemeine rhythmische Faradisation nach Bergonié wird in der Weise ausgeführt, wie sie auf S. 66 beschrieben wurde. Sie kommt hauptsächlich für muskelschwache, leicht ermüdbare Neurastheniker in Betracht, bei denen man durch Steigerung der Muskeltätigkeit eine Hebung des Muskeltonus, eine Anregung der Zirkulation und des gesamten Stoffwechsels anstrebt.

Obwohl die elektrogymnastischen Übungen bei Nervengesunden kaum jemals eine Ermüdung auslösen, so sei man bei Neurasthenikern doch vorsichtig. Man wende nur mäßige Stromstärken an, die ein leichtes Muskelspiel hervorrufen, und begnüge sich mit einer Behandlungsdauer von 10—20, höchstens 30 Minuten. Nie darf bei dem Kranken nach der Sitzung das Gefühl der Ermüdung oder Abgeschlagenheit zurückbleiben.

Die allgemeine Diathermie und andere Methoden. Die allgemeine Diathermie leichteren Grades hat zweifellos einen sedativen Einfluß,

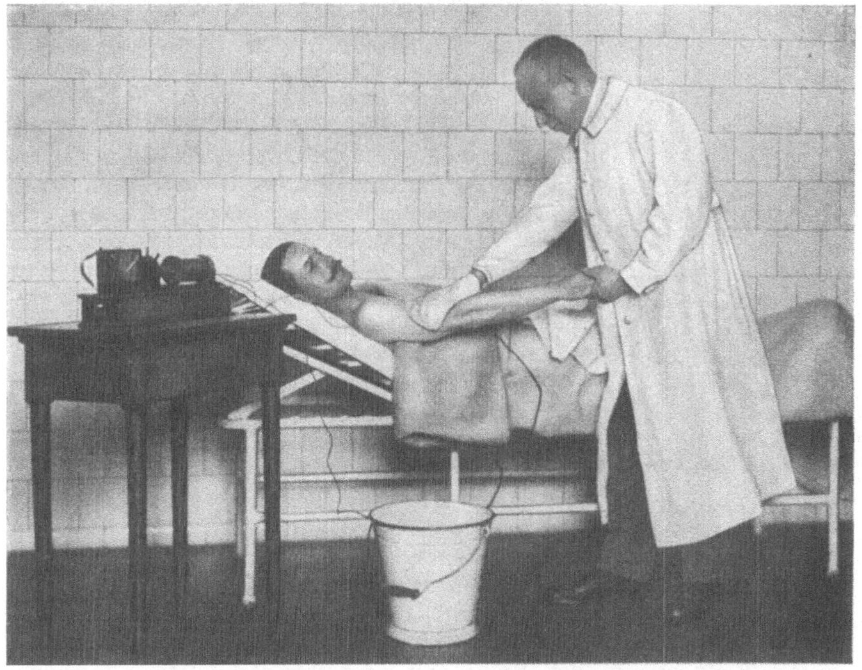

Abb. 229. Die faradische Abreibung nach Kowarschik.

sie wirkt in ähnlicher Weise beruhigend wie ein laues Bad, während eine stärkere elektrische Durchwärmung in ihrem Effekt einem heißen Bade gleichkommt, das bei längerer Dauer erschöpfend wirkt. Oft genug geben Kranke, bei denen man eine Allgemeindiathermie aus irgendeinem anderen Grunde macht, spontan an, daß sie nach der Sitzung ein Gefühl der Schläfrigkeit verspüren.

Die sedative Wirkung der Diathermie kann man auch therapeutisch ausnützen, um die Übererregbarkeit der Neurastheniker herabzustimmen. Zu dem Zweck macht man eine gelinde Durchwärmung am besten nach Methode II, die eine leichte, wohlige Hauthyperämie, jedoch auf keinen Fall einen Schweißausbruch auslöst.

Außer den hier aufgezählten hat man noch eine größere Anzahl weiterer elektrischer Verfahren, wie die Autokonduktion im Solenoid, die Aufladung mit der

Influenzmaschine u. a., zur Behandlung der Neurasthenie und Hysterie empfohlen. Diese und ähnliche Methoden wirken meiner Überzeugung nach rein suggestiv. Besitzt der Arzt dank seiner Persönlichkeit diese suggestive Macht, dann ist auch gegen die Anwendung solcher Prozeduren nichts einzuwenden, nur hüte sich der Therapeut, bei der Beurteilung des Erfolges seiner eigenen Suggestionskraft zu unterliegen.

2. Die örtliche (symptomatische) Behandlung.

Kopfbeschwerden (Kopfschmerz, Kopfdruck, Schwindel, Kongestionen, Schlaflosigkeit). Sie werden entweder mit einer Galvanisation des Schädels oder mit einer leichten sensiblen Reizung der Kopfhaut behandelt.

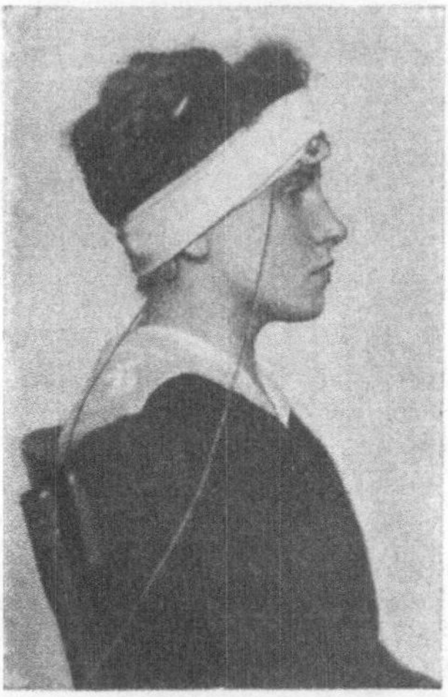

Die Galvanisation des Schädels wird in sagittaler Richtung vorgenommen, um Schwindelerscheinungen zu vermeiden. Eine Elektrode (50—60 cm²) kommt auf die Stirne, eine zweite, gleich große auf das Hinterhaupt, und dann wird unter vorsichtigem Einschalten und unter Vermeidung jeder Stromschwankung ein Strom von 2 bis 10 MA in der Dauer von 10—15 Minuten durch den Schädel geleitet (Abb. 230). Bei der Dosierung muß die individuelle Empfindlichkeit des Kranken in besonderem Maße berücksichtigt werden.

Die sensible Reizung der Kopfhaut kann in verschiedener Weise ausgeführt werden. Bei der Anwendung der faradischen Hand ergreift der Arzt mit

Abb. 230. Galvanisation des Schädels.

seiner linken Hand eine zylindrische Metallelektrode, welche an den einen Pol des faradischen Apparates angeschlossen ist, und streicht mit seiner rechten über die Stirne, die Schläfen und den Nacken des Patienten, während dieser mit dem zweiten Pol verbunden ist, den er als Elektrode in der Hand hält oder der als Platte auf seinem Rücken ruht.

Einen ähnlichen sensiblen Reiz kann man ausüben, wenn man mit einer Vakuumelektrode die Kopfhaut mit kleinsten Fünkchen berieselt. Schließlich kann man sich auch des elektrischen Windes bedienen, den man als Franklinsche Kopfdusche anwendet. Die Dauer all dieser Applikationen beträgt durchschnittlich 10—15 Minuten.

Sensible Reizerscheinungen (Psychalgien, Parästhesien, Hyperästhesien) werden nach den Regeln der Neuralgien behandelt, also mit Diathermie, Galvanisation oder einer Reizmethode. Ob man ein sedatives Heilverfahren, die Diathermie oder die Galvanisation vorziehen oder sich für einen schmerzhaften, revulsiven Eingriff entscheiden soll, hängt wesentlich von der psychischen Individualität des Kranken ab. Einmal gelingt es, durch eine angenehm empfundene diathermische Durchwärmung, verbunden mit verbaler Suggestion, dem Patienten die

Schmerzen auszureden, ein anderes Mal ist der Patient nur durch einen schmerzhaften Eingriff, vor dessen Wiederholung er sich fürchtet, zum Aufgeben seiner Beschwerden zu bringen.

Zur Behandlung von Parästhesien an den Extremitäten haben mir galvanische, aber auch faradische Zellenbäder gute Dienste geleistet.

Sensible Ausfallserscheinungen (Anästhesien) haben nur dann eine praktische Bedeutung, wenn sie an den Händen oder Füßen lokalisiert sind. Die besten Dienste leistet eine energische Funkenbehandlung mit dem Hochfrequenzstrom (Pinsel, Kondensatorelektrode) oder dem faradischen Strom (Pinsel, Bürste), die den Patienten überzeugen soll, daß sein Gefühl nicht erloschen ist. Dadurch, daß man ihm diese Tatsache zum Bewußtsein bringt, gelingt es meist rasch, bisweilen in einer einzigen Sitzung, die Empfindungslosigkeit zu beheben. Bei der Beweglichkeit hysterischer Anästhesien sieht man diese allerdings nicht selten auf eine andere Stelle überspringen oder auch an gleicher Stelle wiederkehren. Man tut darum gut, die Behandlung mit schwächeren Strömen auch nach der Rückkehr der Empfindung noch 1—2 mal zu wiederholen, um die Erinnerung an das Gefühl wach zu halten.

Motorische Reizerscheinungen (Contracturen, Spasmen). Man sucht die Contracturen durch tetanisierende Faradisation der Antagonisten zu überwinden. Sieht der Kranke, daß dies gelingt, so stärkt das sein Vertrauen in die eigene Kraft. Man veranlaßt ihn dann, selbst diese Bewegungen zu versuchen, wobei man ihm durch Einschalten des Stromes zu Hilfe kommt. In dem Maße, als der Versuch gelingt, schwächt man den Strom ab.

Motorische Ausfallserscheinungen (Paresen, Lähmungen). In ganz ähnlicher Weise wie die Contracturen behandelt man auch die hysterischen Lähmungen. Man überzeugt den Kranken zunächst durch die elektrische Auslösung der von ihm nicht ausführbaren Bewegung, daß seine Muskeln noch funktionstüchtig sind. Dann übt man die gelähmten Muskeln in der Weise, daß man mittels einer Unterbrecherelektrode den Strom abwechselnd ein- und ausschaltet, während man den Patienten auffordert, auf das Kommando: Achtung — jetzt! gleichzeitig durch eigene Willensanstrengung die gewünschte Bewegung auszuführen. Mit der Besserung der willkürlichen Beweglichkeit verringert man die Stärke des angewendeten Stromes, bis man so weit gekommen ist, daß der Kranke auch ohne Nachhilfe die Bewegung zustande bringt (Rééducation fonctionnelle).

Die Aphonie reiht sich den motorischen Ausfallserscheinungen an. Man kann sie häufig durch eine Überrumpelungstaktik beseitigen, wobei man folgendermaßen verfährt: Nachdem man dem Kranken die Heilung in sichere Aussicht gestellt und ihn auf die überraschende Wirksamkeit der nun folgenden Prozedur aufmerksam gemacht hat, setzt man je eine kleine Elektrode links und rechts vom Schildknorpel an und fordert den Aphonischen auf, den Vokal a zu intonieren. Schickt er sich dazu an, so schaltet man unvermittelt einen starken faradischen Strom ein. Unter dem Eindruck des plötzlichen Schrecks schreit der Kranke meist laut auf, womit er auch seine Stimme wiedergewonnen hat.

Weniger brüsk kann man in der Weise verfahren, daß man den Aphonischen verschiedene Vokale oder Worte aussprechen läßt, während man gleichzeitig die Kehlkopfgegend mit einem faradischen Pinsel bestreicht, und zwar um so stärker, je schlechter der Sprechversuch ausfällt. Unter keinen Umständen soll man den Kranken aus der ersten Sitzung entlassen, ohne wenigstens einen teilweisen Erfolg erzielt zu haben, der sich dann leicht zu einem vollen ausgestalten läßt.

Störungen der Herzfunktion (Herzklopfen, Herzdruck, Präkordialangst) werden am besten durch eine leichte Diathermie des Herzens bekämpft, falls man nicht elektrische Voll- oder Zellenbäder anwenden will. Eine Elektrode (200 cm²) kommt auf die Herzgegend, eine gleichgroße ihr gegenüber auf den Rücken. Die Stromstärke betrage 0,6 bis 0,8 A, die Stromdauer 15—20 Minuten (Näheres s. S. 272).

Störungen der Magen-Darmfunktion (Schmerzen, Erbrechen). Diese Beschwerden werden nach den Regeln der Neuralgien behandelt.

Die Diathermie scheint bei nervösen Magen- und Darmstörungen den anderen Methoden überlegen zu sein und ist daher in erster Linie anzuwenden. Sie wird in Rückenlage ausgeführt, wobei eine Bleielektrode (150—200 cm²) auf den Bauch, eine zweite gleichgroße ihr gegenüber auf den Rücken zu liegen kommt. Die Stromstärke beträgt durchschnittlich 1 A, die Stromdauer 20—30 Minuten.

Die Galvanisation wird in analoger Weise, doch mit feuchten Elektroden vorgenommen. Die Reizmethoden kommen in der bekannten Weise zur Anwendung, indem man die Haut im Schmerzbereich mit dem Hochfrequenzpinsel, mit einer Kondensatorelektrode, dem faradischen Pinsel oder der Rolle bestreicht (Näheres s. S. 283).

Störungen der Harnentleerung (Pollakisurie, Incontinentia et Retentio urinae). Es ist vor allem festzustellen, ob die Erscheinungen auf eine Parese (Atonie) der Blasenmuskulatur oder umgekehrt auf eine Übererregbarkeit (Hypertonie) derselben zurückzuführen sind. Letzteres ist ungleich häufiger der Fall, und die sogenannte „reizbare Blase“, die auf einer Hypertonie des Detrusors beruht, ist in Analogie zu stellen mit den sonstigen motorischen Reizerscheinungen wie Zittern, Spasmen, Krämpfen.

Die Aufgabe der Elektrotherapie besteht in diesem Fall darin, die Übererregbarkeit herabzusetzen, was man am besten durch die Diathermie der Blase erreicht. Bei der Durchwärmung, die im Liegen ausgeführt wird, wird eine Bleiplatte (300 cm²) unter das Kreuzbein gelegt, eine zweite (200 cm²) auf die vordere Bauchwand unmittelbar über die Symphyse und dann ein Strom von etwa 1 A 20—30 Minuten hindurchgeleitet.

Die Galvanisation ist weniger wirksam. Die Faradisation und andere Methoden, welche muskelerregend wirken, scheinen mir bei hypertonischen Blasenzuständen nicht angezeigt zu sein, wenn ich auch zugebe, daß man durch sie auf dem Umwege durch die Psyche Erfolge erzielen kann. Störungen infolge Parese der Blasenmuskulatur werden wie organische Lähmungen behandelt (S. 289).

Störungen der Geschlechtsfunktion (Ejaculatio praecox, Pollutionen, Spermatorrhöe). Bei der Behandlung sexueller Störungen ist wohl in Erwägung zu ziehen, ob eine lokale Behandlung überhaupt am Platze ist, ob es nicht besser sei, durch eine Allgemeinbehandlung, verbunden mit psychischer Beeinflussung, die gestörten Funktionen wieder in die richtigen Bahnen zu leiten, als durch lokale Manipulationen die Aufmerksamkeit des Kranken noch mehr auf die Geschlechtsorgane festzulegen. Als völlig überflüssig, ja als unheilvoll betrachte ich alle intraurethralen Maßnahmen.

Von den zahllosen Verfahren, die man gegen die reizbare Schwäche der Geschlechtsorgane empfohlen hat, sei nur die Galvanisation hier erwähnt. Der Patient setzt sich bei dieser auf eine Elektrode (100 bis 150 cm²), sodaß diese das Perineum deckt, die andere Elektrode kommt auf die Gegend des Lendenmarks (untere Brustwirbelsäule), in dem das Zentrum genito-spinale gelegen ist. Ein schwacher, gerade fühlbarer Strom wird in der Dauer von 15—20 Minuten einwirken gelassen.

Der Behandlungsplan.

Vorbedingungen. Wenn auch die Erfolge der Elektrotherapie bei den funktionellen Neurosen vorwiegend durch Vermittlung der Psyche zustande kommen, so wäre es doch ein Irrtum, anzunehmen, daß nun die Wahl der Behandlung wie die Art ihrer Durchführung für den Erfolg gleichgültig wären. Abgesehen davon, daß viele elektrotherapeutische Maßnahmen auch physiologische Endwerte haben, die wir uns klugerweise zunutze machen werden, so wird auch der psychotherapeutische Wert einer Methode von verschiedenen Bedingungen abhängen.

Der Patient muß zunächst unbedingtes Vertrauen zu dem angewendeten Heilverfahren haben. Sollte er dies nicht von vornherein besitzen, so wird man ihm dasselbe durch überzeugende Verbalsuggestion beizubringen trachten, wobei man gleichzeitig etwaige Angstvorstellungen, wie sie manche Patienten vor elektrischen Prozeduren haben, zu zerstreuen sucht. Die zweite Bedingung ist, daß der Arzt selbst Zutrauen zu seiner Therapie besitzt, daß er sich selbst die Kraft zumutet, den Kranken zu heilen. Dieses Selbstvertrauen färbt unbedingt auf den Kranken ab und unterstützt wesentlich den Erfolg. Da der psychische Einfluß des Arztes fast ebenso bedeutsam ist wie die elektrische Prozedur als solche, so soll diese, wo es angeht, von dem Arzt selbst durchgeführt und nicht dem Personal überlassen werden.

Wahl der Behandlungsart. Es gibt zwei grundsätzlich verschiedene Wege, bei den funktionellen Neurosen zum Ziel zu gelangen, man könnte sagen, einen Weg der Güte und einen solchen der Strenge. Man kann es versuchen, dadurch, daß man durch eine angenehme Prozedur (Diathermie) und durch gütiges Zureden das Vertrauen des Patienten gewinnt, ihm seine Beschwerden abzuschmeicheln, oder man kann den Versuch machen, durch einen energischen Eingriff (Hochfrequenzpinsel) ihm die Krankheit zu verleiden, sie ihm gleichsam abzuzwingen. Dem letzteren Verfahren verwandt sind die sogenannten Überrumpelungsmethoden, bei denen man durch einen Überfall, durch das unerwartete Einschalten eines starken Stromes, eine schockartige Wirkung bei dem Patienten herbeizuführen sucht, in der Absicht, dadurch die psychische Hemmung, welche der Heilung entgegensteht, zu durchbrechen. Doch hüte man sich dabei, zu rücksichtslos vorzugehen, weil die Schockwirkung, welche ein plötzlich eingeschalteter Strom ausübt, unter Umständen auch schaden, ja bei dazu disponierten Personen selbst einen tödlichen Herzstillstand auslösen kann, wie uns die Erfahrung während des Krieges gelehrt hat.

Ob man diesen oder jenen Weg gehen will, um zur Heilung zu gelangen, wird einerseits von dem Charakter des Kranken und seiner Erkrankung, andererseits von der Erfahrung des Arztes abhängen. Bei den Überrumpelungsmethoden vergesse man nicht, daß es sich um ein Experiment handelt, das unter Umständen einen glänzenden Erfolg zeitigen, unter anderen aber auch gänzlich versagen kann. Man setzt sein Spiel auf eine einzige Karte; verspielt man diese, so hat man dem Patienten das Vertrauen zur Elektrotherapie meist vollkommen genommen und seinen persönlichen Kredit bedenklich erschüttert.

Die Beschäftigungsneurosen.

Allgemeines. Die Beschäftigungsneurosen, als deren Typus der Schreibkrampf gilt, schließen sich eng an die Neurasthenie und Hysterie an, da sie meist auf der gleichen neuropathischen Grundlage erwachsen. Die Bezeichnung Beschäftigungsneurosen ist zutreffender als die meist gebräuchliche Bezeichnung Beschäftigungskrämpfe, da die Erkrankung keineswegs immer als Krampf, sondern auch, wenngleich seltener, als Zittern, einfache Schwäche oder schmerzhaftes Ermüdungsgefühl auftritt. Ihre Behandlung kann eine allgemeine oder eine örtliche sein.

Die allgemeine Behandlung sucht die neuropathische Konstitution zu bessern und so die Krankheit ursächlich zu beeinflussen. Wir bedienen uns zu diesem Zweck des ganzen bei der Neurasthenie und Hysterie besprochenen Rüstzeuges. Vornehmlich sind zu empfehlen: Elektrische Bäder, die faradische Abreibung, eine leichte allgemeine Diathermie.

Die örtliche Behandlung richtet sich gegen die jeweiligen Symptome. Bestehen diese in Krämpfen, so besitzen wir nur eine einzige elektrische Behandlungsart, von der wir eine Herabsetzung des Muskeltonus und damit ein Nachlassen der Krämpfe erwarten dürfen, das ist die Diathermie. Haben wir es mit einem Schreibkrampf zu tun, so machen wir eine leichte Durchwärmung des Armes, wobei wir eine Bleielektrode (200 cm²) auf den Unterarm, eine zweite auf den Nacken auflegen. Der Erfolg ist aber auch hier ein unsicherer.

Es erscheint paradox, die Galvanisation, die erwiesenermaßen die Erregbarkeit der Muskeln steigert (S. 210), bei Muskelkrämpfen anzuwenden. Wenn man dies bisher in Ermangelung eines besseren

Verfahrens getan hat, so geschah es auf Grund der Elektrotonuswirkung, deren therapeutische Bedeutung aber wohl mehr als zweifelhaft ist. Wurden auf diese Weise Erfolge erzielt, so sind sie aller Wahrscheinlichkeit nach auf dem Umwege durch die Psyche zustande gekommen.

Die lokalisierten Muskelkrämpfe.

Die lokalen Muskelkrämpfe im Facialisgebiet (Spasmus facialis, Tic convulsif), im Bereiche der Halsmuskulatur u. a. o. sind im allgemeinen ein undankbares Objekt für die Elektrotherapie, was in gleicher Weise auch für jede andere Form der Therapie gilt. Ein durchschlagender Erfolg wird wohl nur dort erreichbar sein, wo der Krampf als Symptom einer Hysterie auftritt.

Daß die Elektrotherapie bei den verschiedenen Krämpfen so wenig leistet, darf uns nicht wundernehmen, da wir ja wissen, daß sie in fast allen ihren Erscheinungsformen einen erregenden oder erregbarkeitssteigernden Einfluß auf die Muskelzellen ausübt, woraus sich ja ihre Bedeutung für die Behandlung von Lähmungen ableitet. Was wir bei den Berufskrämpfen sagten, das gilt auch hier: eine tonusherabsetzende Wirkung können wir unter allen Methoden der Elektrotherapie nur der Diathermie zuerkennen. Diese wird daher in erster Linie bei lokalisierten Krampfformen zu versuchen sein.

Die Tetanie.

Elektrodiagnose. Bei der Tetanie der Erwachsenen sowohl wie bei der Tetanie der Kinder, der wir heute unter dem weiteren Begriff der Spasmophilie auch den Laryngospasmus und die Eklampsie zurechnen, findet sich eine ausgesprochene Erhöhung der Erregbarkeit, und zwar meist ebenso gegen den faradischen wie den galvanischen Strom, seltener gegen den letzteren allein. Man zieht jedoch den galvanischen Strom zur Prüfung vor, da er die Möglichkeit eines absoluten Maßes gibt.

Schon vor langem hat Erb darauf hingewiesen, daß die KSZ bei sehr niedrigen Stromstärken auftritt und bei geringer Steigerung derselben in KSTe übergeht (Erbsches Symptom). Neuerdings haben Mann und Thiemich bei ihren Untersuchungen an der Kindertetanie gefunden, daß die Mittelwerte für die beiden galvanischen Pole vermindert sind, besonders für die KOZ. Es genügt meist, einen einzelnen Nerv, z. B. den N. medianus, zu untersuchen: Liegt die KOZ unter 5 MA, so gilt die Erregbarkeit als erhöht (Mann-Thiemichsche Reaktion). In solchen Fällen tritt auch die KSZ meist unter 0,7 MA auf.

Allgemeine oder lokale Behandlung? Wir sehen die Ursache der Tetanie heute in einer innersekretorischen Störung der Epithelkörperchen (Glandulae parathyreoideae), die zu einer vorwiegend motorischen Übererregbarkeit führt. Es muß also Aufgabe der Therapie sein, diese Übererregbarkeit zu vermindern, was am besten durch jene Allgemeinprozeduren geschieht, die wir auch bei den funktionellen Neurosen zu gleichem Zweck anwenden. Es hat nach meiner Überzeugung keinen Sinn mehr, bei dieser Anschauung von dem Wesen der Erkrankung an einzelnen Muskeln und Muskelgruppen herumzuelektrisieren, in denen sich zufälligerweise die allgemeine motorische Reizbarkeit bis zu Krämpfen steigert. Eher müßte man überlegen, ob es nicht möglich wäre, durch eine direkte elektrische Behandlung der Nebenschilddrüse (in Analogie mit der Galvanisation der Schilddrüse bei Morbus Basedowi) die Krankheit zu beeinflussen.

Von den allgemeinen Prozeduren scheint mir in erster Linie die Allgemeindiathermie angezeigt, da diese erfahrungsgemäß beruhigend und reflexherabsetzend wirkt, unter der Voraussetzung, daß die Erwärmung eine ganz leichte ist, so daß es wohl zu einer angenehm empfundenen Hauthyperämie, nicht aber zu einer Erhitzung oder gar Schweißbildung kommt.

In zweiter Linie wäre die allgemeine Faradisation in Form der elektrischen Voll- oder Zellenbäder zu versuchen, aber auch diese mit ganz geringer Stromstärke, so daß nur der sensible, nicht aber der motorische Reiz des Stromes zur Geltung kommt. Zweckmäßig ist auch die faradische Abreibung, welche eine hydrotherapeutische Prozedur mit einer elektrischen kombiniert.

Morbus Basedowi.

Allgemeines. Auch bei der Basedowschen Krankheit kann man eine allgemeine und eine örtliche Behandlung unterscheiden. Die Allgemeinbehandlung richtet sich gegen die Übererregbarkeit des gesamten Nervensystems und ist im wesentlichen die gleiche wie bei den funktionellen Neurosen. Sie scheint mir bisher gegenüber der örtlichen Anwendung der Elektrizität allzusehr vernachlässigt worden zu sein.

Die lokalen Methoden, deren es eine große Zahl gibt, haben im Verlaufe der Zeit mit der wechselnden Anschauung von dem Wesen und dem Sitz der Erkrankung auch ihren Angriffspunkt geändert. Während man früher den Halssympathicus oder die Medulla oblongata durch den Strom zu beeinflussen suchte, bildet heute ausschließlich die Schilddrüse das Behandlungsobjekt, in der Vorstellung, daß es sich bei dem Morbus Basedowi um eine übermäßige Funktion (Hyperthyreosis) oder eine perverse Funktion (Dysthyreosis) dieses Organs handelt.

Die allgemeine Faradisation. Diese wird am besten in Form eines Vollbades verabfolgt. Die Wassertemperatur sei 35—36° C., die Stärke des faradischen oder sinusförmigen Stromes gerade so groß, daß derselbe leicht gefühlt wird, die Dauer des Bades 20—30 Minuten. Die Wechselstrombäder wurden bei Thyreotoxikosen neuerdings von Strubell empfohlen, der einen günstigen Einfluß derselben auf das Elektrokardiogramm nachweisen konnte, dessen pathologische Kurve der normalen genähert wurde. Das faradische Vierzellenbad steht dem Vollbad an Wirksamkeit nach. Die Hydrotherapie, die bei Morbus

Basedowi oft von gutem Erfolg ist, kann man mit der Elektrotherapie vereinen in der elektrischen Abreibung (S. 250).

Die Galvanisation der Schilddrüse. Eine Elektrode von solcher Größe (50—100 cm²), daß sie die ganze Struma deckt, wird auf dieser durch zirkulär um den Hals gelegte Bindentouren befestigt (Abb. 231). Eine zweite Elektrode, die etwas größer sein kann, wird auf den Nacken oder den Rücken des Patienten gelegt. Ein galvanischer Strom in der Stärke von 10—20 MA wird in der Dauer von 20—30 Minuten angewendet.

Die Behandlung soll täglich oder abwechselnd mit dem elektrischen Bad jeden zweiten Tag Wochen hindurch fortgesetzt werden. Die Erfolge sind meiner Erfahrung nach recht günstige. Hand in Hand mit einer Verkleinerung der Struma sieht man auch die übrigen Krankheitssymptome schwinden. In welcher Weise hierbei die Galvanisation die Funktion der Schilddrüse beeinflußt, wissen wir heute nicht.

Andere Methoden. Von diesen sei die Galvanisation des Sympathicus, besser die subaurale Galvanisation (Watteville), ausschließlich ihrer historischen Bedeutung wegen erwähnt. Die alten Elektrotherapeuten glaubten, durch Elektrisieren des Sympathicus die vasomotorischen und trophischen Vorgänge im Zentralnervensystem, im Auge, am Gesicht, an den Muskeln und Gelenken, an der Haut und verschiedenen anderen Organen beeinflussen zu können, und die Galvanisation des Sympathicus wurde nicht nur bei Morbus Basedowi, sondern auch bei cerebraler Hemiplegie, bei Trigeminusneu-

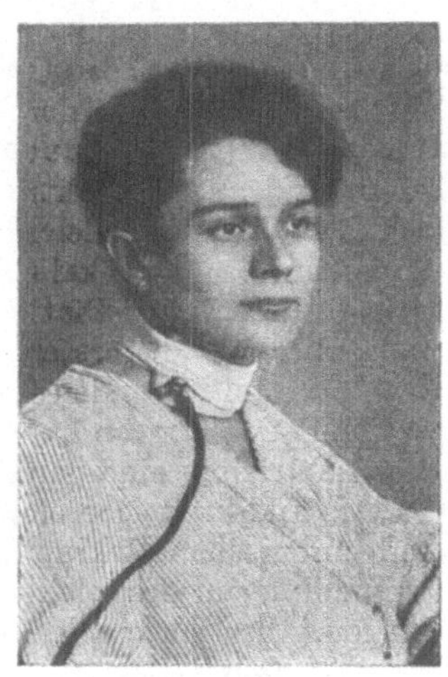

Abb. 231. Die Galvanisation der Schilddrüse.

ralgie, Facialislähmungen und Krämpfen, Neuroretinitis, Sehnervenatrophie, Epilepsie, Bleilähmung, Arthritis deformans, Ekzem und vielen anderen Erkrankungen empfohlen. Es bedarf wohl heute keines Beweises mehr, daß man sich hierbei auf einem vollkommenen Irrweg befand.

Man setzte eine kleine scheibenförmige Elektrode am Unterkieferwinkel an, eine zweite, etwas größere, an der entgegengesetzten Seite auf den Nacken entsprechend dem 5.—7. Halswirbel. Daß man dabei ebenso den Vagus, das Halsmark, die aus ihm austretenden Nervengeflechte, die Halsgefäße und manch andere Gebilde elektrisierte und es eine absolute Willkür ist, diese Prozedur als Galvanisation des Sympathicus zu bezeichnen, wurde bereits früher auseinandergesetzt. Wenn diese Art der Galvanisation auch heute noch empfohlen und angewendet wird, so geschieht dies nach dem Gesetz der Trägheit, das auf dem Gebiete des Geistes ebenso gilt wie auf dem der Mechanik. Gleichfalls obsolet ist die multiple Faradisation nach Vigouroux.

Neben diesen an sich unschuldigen Verfahren gibt es aber auch eine Reihe gefährlicher Methoden, vor denen zu warnen ist. Dazu gehören alle jene, welche sich bemühen, Jod durch Iontophorese einzubringen. Die Erfahrung lehrt, daß man einen latenten Basedow durch Jodmedikation zum akuten Ausbruch bringen kann.

VI. Die Erkrankungen der Gelenke.

Die Arthritis.

1. Anzeigen und Gegenanzeigen.

Allgemeines. Die Gelenkserkrankungen wurden eigentlich erst durch die Erfindung der Diathermie Behandlungsobjekt der Elektrotherapie. Wenn man auch früher bereits bei Gelenkleiden die Galvanisation und andere elektrische Methoden empfohlen hatte, so konnten sich diese doch eine Gleichberechtigung mit den seit alters her bewährten Methoden der physikalischen Heilkunde wie Bädern, Heißluft u. dgl. nicht erringen. Die Diathermie dagegen verschaffte der Elektrotherapie plötzlich einen allerersten Platz in der Gelenksbehandlung. Wir werden uns daher im folgenden fast ausschließlich mit der elektrischen Durchwärmung zu befassen haben, neben der die anderen Anwendungsformen der Elektrizität eine ganz untergeordnete Rolle spielen.

Das Indikationsbereich der Elektrotherapie umfaßt die subakuten und chronischen Erkrankungen der Gelenke. Wohl fehlt es nicht an Empfehlungen des elektrischen Stromes bei akuten Gelenksentzündungen, aber ich erachte derartige Heilversuche als eine höchst überflüssige Polypragmasie. Warum einen komplizierten technischen Apparat dort aufbieten, wo ein einfacher feuchter Umschlag die gleichen, vielleicht sogar noch bessere Dienste leistet.

Wir wollen im folgenden die Gelenkserkrankungen aufzählen, bei denen die Elektrotherapie, wir denken hierbei immer in erster Linie an die Diathermie, angezeigt ist. Leider herrscht in der Benennung dieser Erkrankungen eine solche babylonische Sprachverwirrung, daß es notwendig ist, um Mißverständnissen vorzubeugen, der Bezeichnung des Leidens eine kurze klinische Charakteristik in Schlagworten beizufügen. Die Nomenklatur ist die nach Hoffa und Wollenberg.

Polyarthritis chronica progressiva. Die Erkrankung beginnt im mittleren Lebensalter ganz allmählich, ergreift zuerst mit einer Neigung zur Symmetrie die Finger- und Handgelenke, schreitet dann auf die größeren Gelenke fort und führt zur Versteifung und Ankylose. Daneben allgemeine Muskelatrophie und Marasmus. Röntgenologisch: Knorpelschwund und Knochenatrophie.

Wenn das Leiden, wie schon der Name sagt, auch eine ausgesprochene Tendenz zur progressiven Verschlimmerung zeigt, so ist es doch durch eine energische und ausdauernde diathermische Behandlung oft in seiner Entwicklung aufzuhalten, ja nicht selten beträchtlich zu bessern.

Polyarthritis chronica rheumatica. Diese Erkrankung ist ungleich seltener. Sie entwickelt sich stets im Anschluß an eine akute fieberhafte Gelenksentzündung (Polyarthritis rheumatica acuta) und ist zwar in mancher Beziehung der Polyarthritis progressiva ähnlich, zeigt jedoch keinen so typisch progressiven Verlauf. Die Erfolge der elektrischen Durchwärmung sind auch hier recht gute.

Arthritis deformans. Sie beginnt, wenn nicht traumatischen Ursprungs, meist in höherem Lebensalter, ergreift vorwiegend die größeren Gelenke (Knie, Hüfte, Schulter) oder die Wirbelsäule, auf die sie lange Zeit oder dauernd beschränkt bleibt. Trotz starker Deformation ist die Beweglichkeit der Gelenke nur mäßig eingeschränkt, auch das Allgemeinbefinden ist nicht erheblich gestört. Röntgenologisch: Neben Knochenatrophie Knochenapposition (Spornbildung). Zur Arthritis deformans zählen wir das Malum coxae senile und die Arthritis tabica.

Bei der deformierenden Gelenksentzündung leistet die Diathermie ganz ausgezeichnete Dienste. Ich habe wiederholt ein vollkommenes Schwinden der Schmerzen und eine unerwartete Besserung der Gelenksfunktion gesehen, auch dort, wo sich der anatomische (röntgenologische) Befund nicht änderte, und ich kenne Fälle, bei denen dieser Erfolg durch Jahre anhielt.

Arthritis gonorrhoica subacuta und chronica. Sehr erfolgreich erweist sich die Diathermie im subakuten Stadium der Gonarthritis, also dort, wo die ersten lebhaften Entzündungserscheinungen bereits geschwunden sind. Sie im akuten Stadium anzuwenden, halte ich nicht für geraten, weil ich in zwei Fällen, wo ich einen derartigen Versuch machte, eine ausgesprochene Verschlimmerung der Erscheinungen erlebte. Weniger günstige Aussichten als bei der subakuten bietet die Diathermie bei der chronischen Gelenksgonorrhoe und um so geringere, je größer die Zahl der erkrankten Gelenke ist.

Arthritis urica und andere Gelenkserkrankungen. Für die gichtischen Gelenkserkrankungen gelten die gleichen Erfahrungen wie für die gonorrhoischen. Auch bei der traumatischen Arthritis, wie sie durch Kontusion, Distorsion oder Gelenksfrakturen bedingt ist, leistet die Diathermie, insbesondere im Verein mit Heilgymnastik und Massage, oft ausgezeichnete Dienste. Als nichtgeeignet für die diathermische Behandlung gelten die tuberkulösen Gelenkserkrankungen.

2. Die Behandlung.

a) Die Diathermie.

Allgemeines. Für die Diathermie der Gelenkserkrankungen gelten die schon früher angeführten allgemeinen Grundsätze, im besonderen ist noch folgendes zu bemerken: Die Erwärmung soll eine möglichst ausgiebige sein. Die Vorsicht in der Dosierung, wie sie für die Neuralgien empfohlen wurde, ist nur dort notwendig, wo es sich um verhältnismäßig frische Entzündungen handelt. Bei chronischen Erkrankungen ist der Erfolg meist ein um so besserer, je intensiver die Durchwärmung gemacht wird. Die Dauer derselben soll 20—30 Minuten betragen.

Auf einen Punkt, der für die Technik der Gelenksdiathermie von Bedeutung ist, muß noch hingewiesen werden. Man glaube nicht, den vollkommensten Effekt dadurch zu erreichen, daß man möglichst

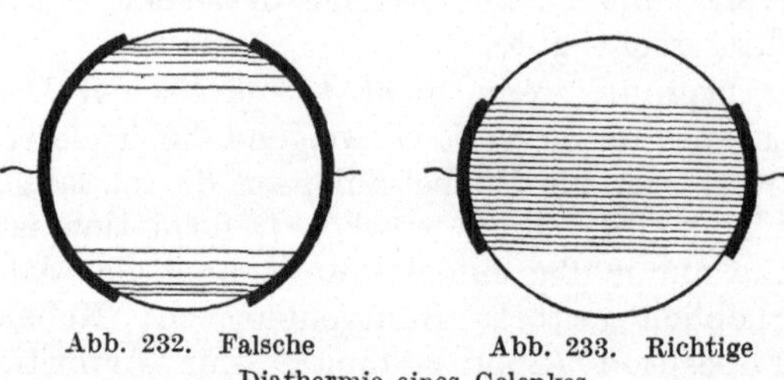

große, das Gelenk fast in seinem ganzen Umfang umfassende Elektroden wählt. Wie Abb. 232 zeigt, wird in einem solchen Fall der Strom, dem geringsten Widerstand, d. h. dem kürzesten Wege folgend, hauptsächlich durch die

Abb. 232. Falsche   Abb. 233. Richtige
Diathermie eines Gelenkes.

peripheren Anteile des Gelenkes gehen, währeud die Mitte desselben fast stromfrei bleibt. Es kann dadurch zwischen den einander nahe liegenden Elektrodenrändern leicht zu einer Überhitzung der Haut, ja zu einer Verbrennung kommen. Die richtige Lage der Elektroden zeigt Abb. 233.

Die Zehengelenke sind selten einzeln, meist zu mehreren erkrankt. Man legt über die Streckseite wie über die Beugeseite der erkrankten

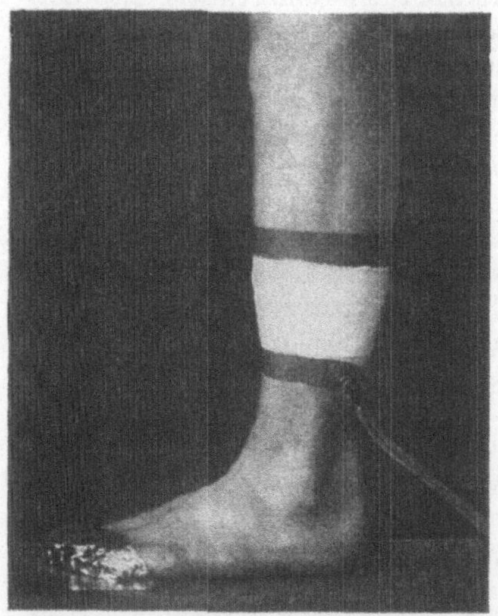 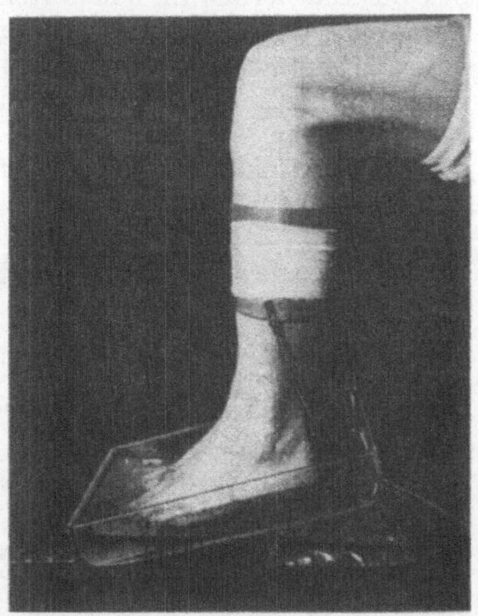

Abb. 234. Diathermie der Zehengelenke mit   Abb. 235. Diathermie der Zehengelenke mit
einer Stanniolelektrode.   einer Wasserelektrode.

Gelenke, nachdem man die Haut vorher gut angefeuchtet hat, je einen Stanniolstreifen, bringt auf diesen eine Lage Watte oder einen Gummischwamm und befestigt das Ganze mittels Binden, wobei man darauf zu achten hat, daß die Elektroden sich an keiner Stelle berühren.

Zweckmäßiger scheint es, die Zehen in eine Kappe von Stanniolpapier einzuschlagen und die Stromzuführung in der Weise zu bewerk-
stelligen, daß man die so umhüllten Zehen auf eine Bleiplatte stellen
läßt (Abb. 234). Diese darf aber nur bis zu den Metatarsophalangeal-
gelenken und nicht weiter nach rückwärts reichen, da andernfalls der
Strom den Umweg durch die Zehen vermeiden und direkt gegen das
Sprunggelenk gehen würde, wenn die zweite Elektrode in Form einer
Bleiplatte (200 cm²) am Unterschenkel liegt.

Schließlich kann man zur Durchwärmung der Zehengelenke auch
ein Wasserbad verwenden in ähnlicher Weise, wie dies auf S. 269
für die Fingergelenke beschrieben
wird. Man stellt den Fuß in eine

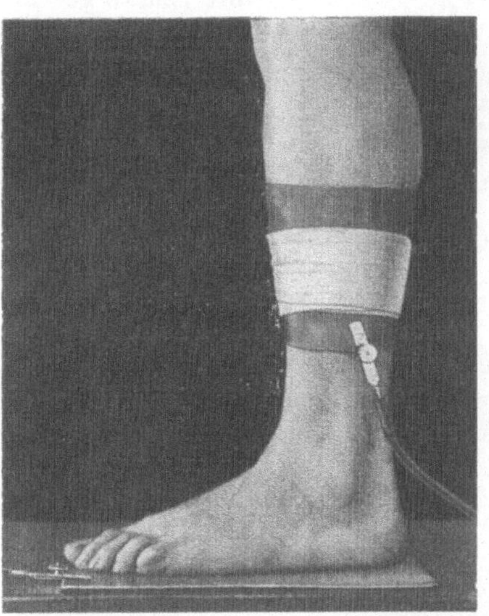

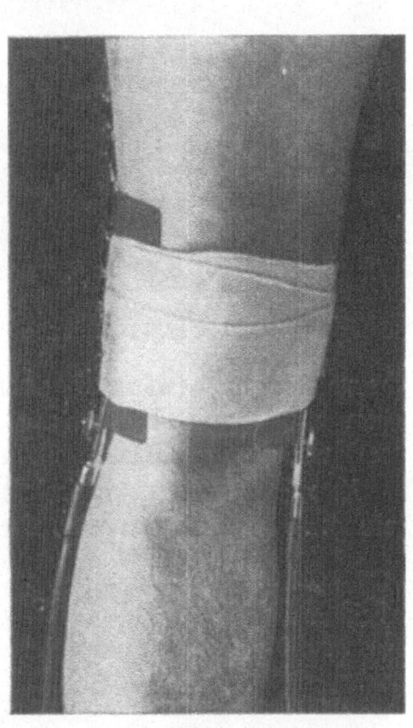

Abb. 236. Diathermie des Sprunggelenkes.   Abb. 237. Diathermie des Kniegelenkes.

schief geneigte Glas- oder Steinguttasse und füllt diese so weit mit
Wasser, daß gerade nur die Zehen eintauchen. Die Zuleitung des Stromes
geschieht durch eine am vorderen Rand der Tasse eingesenkte und entsprechend gebogene Bleiplatte (Abb. 235).

Das Sprunggelenk ist sehr einfach zu durchwärmen. Stellt man den
Fuß auf eine Bleiplatte und legt man eine zweite Platte um den Unterschenkel (Abb. 236), so konzentrieren sich die Stromlinien von selbst
im Sprunggelenk als dem engsten Teil des Weges und ergeben hier die
stärkste Erwärmung. Die durchschnittlich anwendbare Stromstärke
beträgt 0,5 A.

Will man beide Sprunggelenke durchwärmen, so kann man statt
zwei Fußplatten auch eine einzige, entsprechend große verwenden,
der man als Gegenpol zwei Unterschenkelelektroden gegenüberstellt.

Das Kniegelenk wird in Streckstellung, am besten im Liegen behandelt. Je eine Bleielektrode, bei mageren Kniegelenken je eine

Stanniolelektrode (100 cm²) wird an die mediale und an die laterale Seite des Gelenkes angelegt und durch Binden befestigt (Abb. 237). Stromstärke 1 A.

Bei doppelseitiger Durchwärmung werden beide Knie mit solchen Elektroden versehen und dann die beiden Innenelektroden durch ein gespaltenes Kabel mit dem einen Pol, die beiden äußeren mit dem anderen Pol verbunden. Daß die beiden medialen Elektroden gleichpolig sind, ist wichtig; ist das nicht der Fall, so würde ihre zufällige metallische Berührung einen Kurzschluß geben, der den Apparat schwer schädigen könnte.

Da bei der doppelseitigen Behandlung sich der Diathermiestrom auf zwei parallele Stromkreise verteilt, so ist, wie in allen analogen Fällen, die hier notwendige Stromstärke doppelt so groß wie bei der Behandlung eines einzelnen Gelenkes.

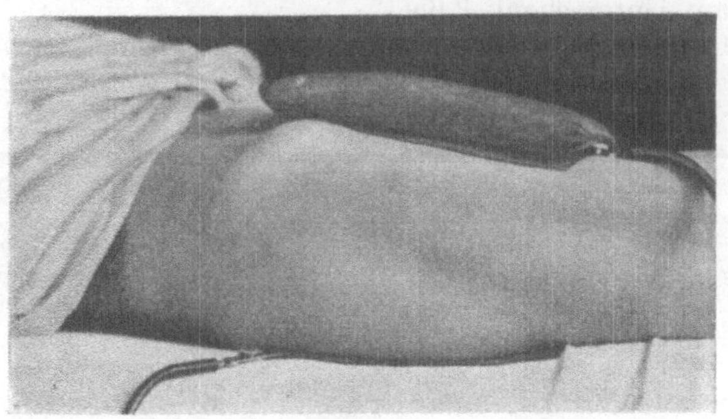

Abb. 238. Diathermie des Hüftgelenkes.

Das Hüftgelenk ist infolge seiner tiefen Lage nicht isoliert zu erreichen. Es muß darum mit all den umgebenden Muskelmassen gleichzeitig erwärmt werden. Der Patient legt sich auf eine Platte (150 bis 200 cm²), eine ganz gleiche Platte wird auf die Leistengegend gebracht und durch einen Sandsack beschwert (Abb. 238). Stromstärke 1,5 A und darüber.

Auch beide Hüftgelenke lassen sich gleichzeitig unschwer behandeln, wenn man sie parallel schaltet. Man rüstet sie in der beschriebenen Art mit Elektroden aus und legt die beiden oberen an den einen, die beiden unteren an den anderen Pol des Diathermieapparates.

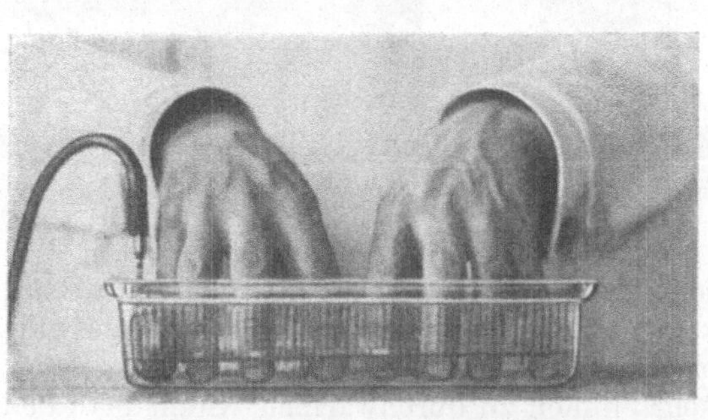

Abb. 239. Diathermie der Fingergelenke.

Die Fingergelenke sind wie die Zehengelenke meist in mehrfacher Zahl erkrankt. Bei ihrer Erwärmung ruhen die Fingerspitzen auf einer Bleiplatte, die man, um den Kontakt zu verbessern, in eine Instrumentenschale legt, welche etwa 1 cm hoch mit Wasser gefüllt ist (Abb. 239). Als zweite Elektrode dient eine Bleiplatte, welche fesselförmig den

Unterarm umgreift. Bei doppelseitiger Erkrankung kommen zwei solche Platten zur Anwendung. Der Strom durchsetzt hierbei longitudinal die Finger- und Handgelenke, welche sich bei einer Stromstärke von 0,3—0,4 A für eine Hand hinreichend erwärmen.

Das Handgelenk wird am einfachsten derart erwärmt, daß der Kranke eine Handelektrode erfaßt, während eine Bleiplatte um den

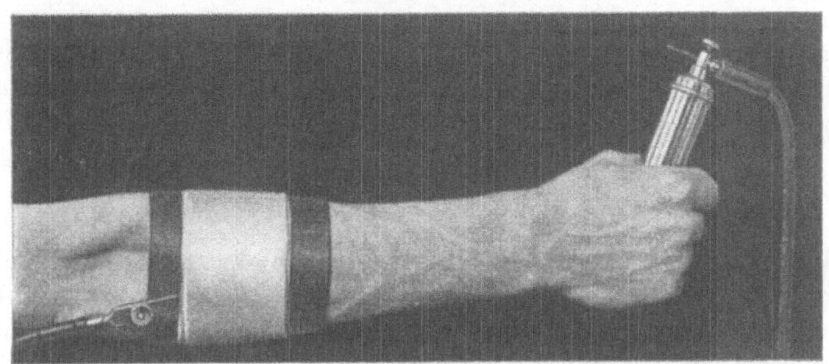

Abb. 240. Diathermie des Handgelenkes.

Unterarm gebunden wird (Abb. 240). Das Handgelenk erwärmt sich dabei als der engste Teil der Strombahn am meisten. Die Stromstärke beträgt durchschnittlich 0,3 A. Sind beide Handgelenke erkrankt, so genügen zwei Handelektroden allein, welche den Strom von Hand zu Hand schließen.

In jenen Fällen, in denen der Kranke infolge Versteifung der Fingergelenke eine Handelektrode nicht halten kann, wird die transversale Durchwärmung des Gelenkes mittels einer an der Streckseite und einer an der Beugeseite aufgelegten Blei- oder Stanniolelektrode ausgeführt.

Das Ellbogengelenk. Kann das Gelenk vollkommen gestreckt werden, so legt man beugeseits und streckseits je eine Blei- oder Stanniolelektrode auf (Abb. 241). Dort, wo dies nicht ausführbar ist, kann

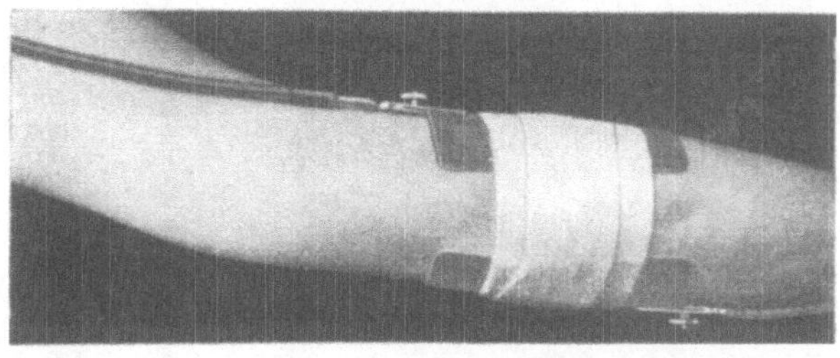

Abb. 241. Diathermie des Ellbogengelenkes (quer).

man eine longitudinale Durchwärmung versuchen, indem man je eine Bleiplatte am Oberarm und am Unterarm befestigt (Abb. 242). Doch achte man dabei auf zwei Dinge. Die beiden Platten sollen an der Streckseite des Armes angelegt werden, da der Strom sonst hauptsächlich den gutleitenden Blutgefäßen an der Beugeseite folgt und es dann leicht zu einer Überhitzung in der Ellbogenbeuge kommt. Zweitens dürfen die Platten einander nicht zu nahe liegen. Bei einem zu geringen gegenseitigen Abstand steigen die Stromlinien nämlich nicht mehr in die Tiefe, sondern durchsetzen nur die schmale Hautbrücke zwischen den beiden einander zugekehrten Kanten, und es kommt längs dieser sehr bald zu einer Überhitzung.

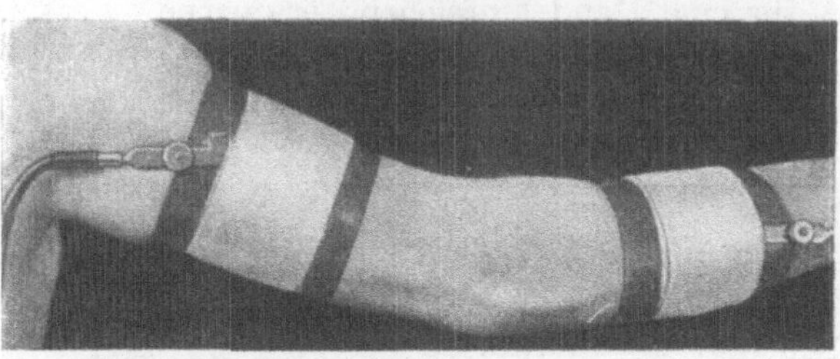

Abb. 242. Diathermie des Ellbogengelenkes (längs).

Das Schultergelenk kann in zweifacher Weise diathermisch behandelt werden. Bei der Durchwärmung von vorne nach rückwärts legt man zwei der Schulterlinie entsprechend geschnittene Stanniolblätter auf die Vorder- und Rückseite des Gelenkes, nachdem man die Haut gut angefeuchtet hat (Abb. 243) Um ein gutes Anpassen zu erreichen, was nicht leicht ist,

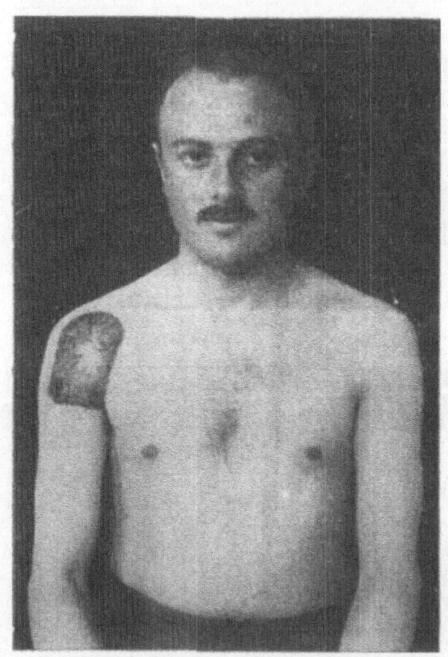

Abb. 243. Diathermie des Schultergelenkes mit zwei aktiven Elektroden.

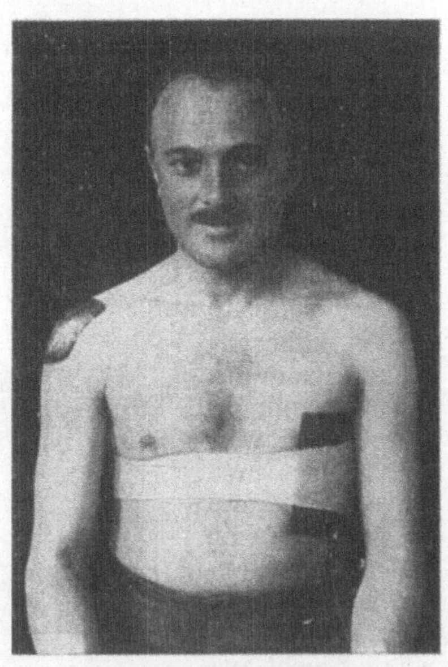

Abb. 244. Diathermie des Schultergelenkes mit einer aktiven Elektrode.

bedeckt man die Elektroden samt den auf ihnen liegenden Hilfselektroden mit einer Watteschicht oder einem Gummischwamm, die man mittels einer Spica humeri fixiert.

Nicht unzweckmäßig erscheint mir eine andere Art der Durchwärmung. Man klebt über die Schulterwölbung ein etwa 100 cm² großes, entsprechend in Falten gelegtes Stanniolblatt (Abb. 244).

Als zweite Elektrode dient eine große Bleiplatte (200—300 cm²), die unter der Achselhöhle der entgegengesetzten Seite am Brustkorb befestigt wird. Sie bildet die Basis einer schiefen Pyramide, deren Spitze das Schultergelenk ist, in welchem die Erwärmung infolge der hier stattfindenden Verdichtung der Stromlinien am stärksten ist.

Leichter als die Erwärmung eines einzelnen Schultergelenkes ist die gleichzeitige Durchwärmung beider. Man befestigt über der Schulterhöhe beiderseits je ein Stanniolblatt in der angegebenen Art und läßt den Strom nur von einem Gelenk zum andern traversieren. Stromstärke 1 A. Dabei ist infolge des großen Elektrodenabstandes die Streuung auf der Mitte des Stromweges so bedeutend, daß eine Erwärmung hier nicht bemerkbar wird.

Das Kiefergelenk. Auf das Gelenk kommt eine der Größe desselben entsprechende (aktive) Elektrode, auf die Wange der entgegengesetzten Seite eine größere (inaktive) Elektrode. Bei doppelseitiger Erkrankung werden zwei gleichgroße Elektroden einander gegenübergestellt.

Die Wirbelgelenke. Man bedeckt den erkrankten Teil der Wirbelsäule — am häufigsten ist dies der Lenden-, etwas seltener der Halsteil — mit einer Stanniolelektrode, welche der Länge dieses Abschnittes entspricht und eine Breite von etwa 8 cm hat. Die Fixation der Elektrode erfolgt am besten dadurch, daß sich der Patient auf diese legt, wobei man durch Unterpolstern mit Tüchern dafür Sorge trägt, daß die Elektrode auch an den konkaven Stellen der Wirbelsäule gut anliegt. Eine große Bleiplatte, welche man als inaktive Elektrode auf die Brust oder den Bauch bringt, dirigiert den Strom durch die Wirbelsäule. Bei Benützung einer entsprechend langen Elektrode kann man auf diese Weise auch die ganze Wirbelsäule behandeln (Abb. 245). Die Stromstärke richtet sich nach der Größe der Elektrode und erreicht im letzten Fall 2,5 A und darüber.

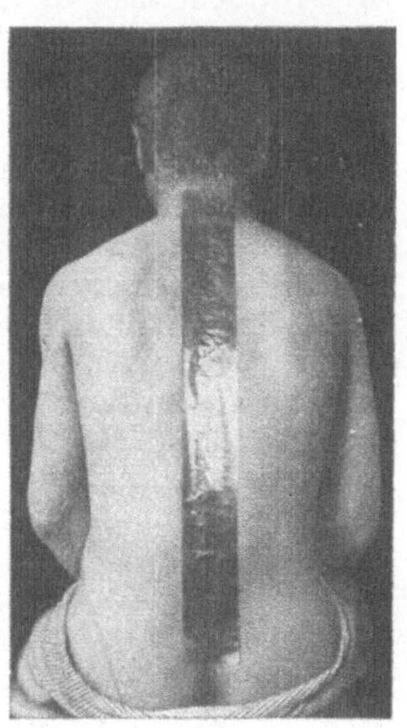

Abb. 245. Diathermie der Wirbelsäule.

Die Diathermie ungleichnamiger oder zahlreicher Gelenke. Wie wir bereits aus den obigen Ausführungen ersehen, lassen sich symmetrische Gelenke leicht gleichzeitig behandeln; aber auch bei ungleichnamigen gelingt dies nicht selten ohne besondere Schwierigkeit. So kann man ein Knie- und ein Hüftgelenk parallel schalten und erhält bei der oben angegebenen Elektrodengröße meist ohne weitere Behelfe in beiden Gelenken die gewünschte gleichmäßige Durchwärmung. Sollte dies nicht der Fall und die Erwärmung ungleichmäßig sein, so läßt sich dies dadurch ausgleichen, daß man mit Hilfe eines Verteilerwiderstandes in den Stromkreis jenes Gelenkes etwas Widerstand einschaltet, das in seiner Erwärmung dem anderen voraus ist. Auf diese Weise lassen sich auch beliebig andere Gelenke gleichzeitig leicht erwärmen.

Dort, wo es sich um die Behandlung zahlreicher Gelenke handelt wie bei der Polyarthritis progressiva wird man die mehrfache örtliche Diathermie durch die Allgemeindiathermie nach Methode I ersetzen, bei der eine Fußplatte und eine Handelektrode zur Anwendung kommen. Will man auch die Fingergelenke in die Erwärmung einbeziehen, so nimmt man statt der Handelektrode das oben beschriebene Zellenbad für die Finger. Will man schließlich auch die Zehengelenke behandeln, so vertauscht man die gewöhnliche Fußplatte mit einer solchen, wie wir sie zur Diathermie der Zehengelenke angegeben haben.

b) Die Galvanisation.

Allgemeines. Die Behandlung der Gelenkserkrankungen mit konstantem Gleichstrom nimmt neben der Diathermie heute nur mehr einen bescheidenen Raum ein. Ihre Indikationen sind die gleichen wie die der elektrischen Durchwärmung. Während die Diathermieströme ihre Wirkung vorwiegend einem physikalischen Faktor, der Wärme, verdanken, beruht die Wirkung des galvanischen Stromes auf chemischen Vorgängen, welche durch die Ionenwanderung veranlaßt werden. Man hat die Galvanisation der Gelenke insbesondere von französischer Seite zur Behandlung von chronischen Gelenksschwellungen und fibrösen Ankylosen empfohlen und hierbei ihre hervorragende Wirkung gelobt.

Die Technik der Gelenksgalvanisation stimmt im wesentlichen mit derjenigen der Diathermie, die wir eingehend erörtert haben, überein, so daß sie aus dieser unschwer abgeleitet werden kann. Besonderer Wert ist bei der Galvanisation zu legen auf gut gepolsterte und gut durchfeuchtete Elektroden sowie auf eine möglichst lange Behandlungsdauer (30—40 Minuten). Leduc schreibt besonders der Kathode eine „sklerolytische" Wirkung zu. Er empfiehlt daher, das zu behandelnde Gelenk in ein Zellenbad zu tauchen oder rings mit einer gut gepolsterten Elektrode zu umhüllen und diese mit dem negativen Pol zu verbinden. Der positive Pol kommt als Plattenelektrode auf eine entfernte Körperstelle.

Man kann die Galvanisation auch dazu benützen, um durch den Strom Medikamente, welche sich bei Gelenkserkrankungen bewährt haben, percutan einzuführen. Als solche werden empfohlen: eine 5 proz. Lösung von Natrium salicylicum (Kathode) oder eine 1—2 proz. Lösung von Chlorlithium (Anode). Die Erfolge dieser Methode werden gerühmt; ob es aber nicht einfacher und ebenso wirksam ist, diese Medikamente neben der Galvanisation innerlich zu verabfolgen, ist wohl zu erwägen.

c) Andere Methoden.

Man hat bei chronischen Gelenksleiden auch andere Methoden der Elektrotherapie, wie die Behandlung mit Franklinschen Funken oder mit Hochfrequenzeffluvien, empfohlen. Vielleicht kommt ihnen in dem einen oder in dem anderen Fall eine bescheidene symptomatische Wirksamkeit zu; mit der Diathermie oder auch nur mit der Galvanisation können sie in keine ernste Konkurrenz treten.

Nur eine Stromart verdient hier noch Erwähnung, es ist die faradische, aber nicht zur Behandlung der Gelenksentzündung selbst, sondern als ein Mittel zur Bekämpfung der die Arthritis stets begleitenden Muskelatrophie. Wie bekannt, sind es vornehmlich die Streckmuskeln (am Knie der M. quadriceps, an der Hüfte die Mm. glutaei, an der Schulter der M. deltoides), welche am stärksten atrophieren. Die Parese dieser Muskeln hat oft einen beträchtlichen Anteil an der Bewegungseinschränkung des Gelenkes, und die Funktion des letzteren läßt sich nicht selten wesentlich bessern, wenn man seine Muskeln kräftigt.

Man faradisiert die in Betracht kommenden Muskelgruppen entweder mit kontinuierlichem oder noch besser mit rhythmisch unterbrochenem Strom (Elektrogymnastik). Bei der Polyarthritis progressiva habe ich öfters zur Bekämpfung der allgemeinen Muskelschwäche die universelle Gymnastik nach Bergonié mit Erfolg angewendet.

d) Der Behandlungsplan.

Für die Behandlung der chronischen Arthritiden kommt in erster Linie die Diathermie, in zweiter die Galvanisation in Betracht. Die eine wie die andere Methode verspricht aber nur dann einen Erfolg, wenn sie mit Ausdauer durch Wochen hindurch fortgesetzt wird. Die Diathermie kann vorteilhaft auch mit anderen physikalischen Heilmethoden kombiniert werden. Ihr schmerzstillender Einfluß erleichtert die Anwendung der Heilgymnastik und Massage, wenn diese unmittelbar an die Durchwärmung angeschlossen werden. Aus eigener Erfahrung möchte ich auch der Vereinigung von Diathermie und Quarzlicht das Wort reden, die sich mir insbesondere bei der Arthritis deformans einzelner Gelenke bewährt hat. Bei der Polyarthritis progressiva habe ich wieder von einer Kombination der Diathermie mit hohen (!) Dosen von Radiumemanation in Form einer Trinkkur schöne Heilerfolge gesehen.

VII. Die Erkrankungen des Herzens und der Blutgefäße.

Die Erkrankungen des Herzens.

1. Anzeigen und Gegenanzeigen.

Herzklappenfehler. Die Therapie der Herzkrankheiten findet in den elektrischen Bädern, sowohl den Zellenbädern wie den Vollbädern einen wirksamen therapeutischen Faktor. Ihre Indikationen sind im allgemeinen denen der Kohlensäurebäder gleich. Sie kommen vor allem im Stadium der Kompensation zur Anwendung, wo es gilt, die Reservekraft des Herzens zu heben oder leichte subjektive Beschwerden

wie Druckgefühl, Schmerzen in der Herzgegend, Herzklopfen u. dgl.
zu beseitigen. Aber ich habe sie auch bei Kompensationsstörungen
geringeren Grades angewendet und dabei die vorhandenen Ödeme,
die Cyanose, die Kurzatmigkeit schwinden sehen. Dagegen würde
ich es nicht wagen, wozu andere Autoren ermutigen, schwer dekompensierte Herzkranke in ein elektrisches Bad zu setzen.

Herzmuskelerkrankungen. Auch bei der chronischen Insuffizienz
des Herzens kommen in erster Linie elektrische Bäder in Betracht,
und für ihre Verabfolgung gilt hier das gleiche wie bei den Herzklappenfehlern. Nur eine Form der Myodegeneration verdient, an dieser Stelle
noch ausdrücklich erwähnt zu werden, weil sie der Elektrotherapie
oft im besonderen Maße zugänglich ist. Es ist das diejenige Erkrankung,
welche auf einer Sklerose der Herzarterien beruht und die nicht selten
von einem nervösen Symptomenkomplex, der Angina pectoris, begleitet ist, welche dann das Krankheitsbild beherrscht. Gegen diese
schmerzhaften Anfälle besitzen wir ein ausgezeichnetes Mittel in der
Diathermie.

Es lag nahe, den schmerzstillenden Einfluß der elektrischen Durchwärmung, der uns ja in der Neuralgiebehandlung so gute Dienste leistet,
auch bei den Schmerzen der Gefäß- und Herznerven zu versuchen,
und in der Tat ist der Erfolg in vielen Fällen geradezu ein glänzender.
Die Schmerzen lassen oft schon nach wenigen Sitzungen nach, und die
Anfälle verschwinden bei längerer Dauer der Behandlung nicht selten
gänzlich. Solche Erfolge sah ich selbst bei Kranken, bei denen jede
andere Therapie ergebnislos geblieben war. Leider stehen diesen Erfolgen auch Mißerfolge gegenüber, Fälle anscheinend ganz gleicher Art,
bei denen die Diathermie nicht den geringsten Einfluß erkennen läßt.

An Stelle der Diathermie hat man bei myokarditischen Erkrankungen
auch die lokale Arsonvalisation mit Kondensatorelektroden empfohlen,
um eine Kräftigung des Herzmuskels zu erzielen. Diese Methode ist
nach A. Laqueur vorwiegend dort am Platz, wo die Erkrankung mit
keiner oder nur einer geringen Blutdruckerhöhung einhergeht, so bei
Herzschwäche nach Infektionskrankheiten oder Überanstrengung.
Auch bei Myokarditis auf arteriosklerotischer Grundlage oder bei
Klappenfehlern erweist sie sich nach demselben Autor erfolgreich.
Man beobachtet unter der Behandlung ein Schwinden der subjektiven
Beschwerden und eine Rückbildung der Herzerweiterung. Kontraindiziert ist die Hochfrequenztherapie dagegen bei vasomotorischen Neurosen, bei denen sie infolge ihrer erregenden Wirkung meist schlecht vertragen wird, bei Aortenaneurysmen sowie bei allen Herzmuskelerkrankungen, die von einer starken Hypertension begleitet sind.

Herzneurosen. Die Behandlung der nervösen Herzbeschwerden,
soweit sie als rein funktionelle Leiden auf dem Boden einer Neurasthenie
erwachsen, haben wir bereits besprochen (S. 254). Ganz ähnliche
Beschwerden beobachtet man aber auch als Begleiterscheinung von
organischen Herzerkrankungen. Ihre Therapie ist im wesentlichen die
gleiche wie die der funktionellen Herzneurosen. Häufig ist eine besondere Behandlung gar nicht vonnöten, die Schmerzen bessern sich

und verschwinden unter einer Kur mit elektrischen Bädern oder einer sonstigen Therapie. Ist das nicht der Fall, sondern bilden sie eine dauernde Klage des Kranken, so halte ich wieder die Diathermie für das souveräne Mittel zu ihrer Bekämpfung. Daneben ist die örtliche Anwendung der Arsonvalströme manchmal erfolgreich. Auch der Versuch mit einer Galvanisation des Herzens kann gemacht werden.

2. Die Behandlung.

a) Das elektrische Bad.

Die Art des Bades. Das elektrische Bad kann als Vierzellenbad oder als Vollbad verabfolgt werden. Die erste Form ist die mildere, sie wird meist auch von jenen Kranken vertragen, welche im Vollbad von einem Gefühl der Ängstlichkeit oder der Kurzatmigkeit befallen werden. Die Zellenbäder empfehlen sich daher dort, wo besondere Vorsicht geboten ist, oder als Einleitung für eine Badekur, bei der man später zu Vollbädern übergeht. Die vollkommenere Wirkung kommt wohl den letzteren zu. Als Stromform für das elektrische Bad kommt meist der faradische oder der einphasige Sinusstrom zur Anwendung.

Von Smith und Hornung wurde der dreiphasige Sinusstrom oder der Drehstrom (mit großem geschäftlichen Erfolg) in die Therapie der Herzkrankheiten eingeführt. Die physikalisch-chemischen und die physiologischen Wirkungen desselben sind die gleichen wie die des einfachen Sinusstromes. Phantasiebegabte Forscher haben allerdings herausgefunden, daß der einphasige Wechselstrom nur „einfache Schwankungen", der dreiphasige dagegen „rotative Oszillationen" der Moleküle zustande bringt, daß der erstere den Blutdruck erhöht, der letztere ihn herabsetzt usw., aber eine derartige „Wissenschaft" ist wohl nicht mehr ganz ernst zu nehmen. Als eine therapeutische Polypragmasie muß es auch angesehen werden, wenn verschiedene Autoren die Apparatur des elektrischen Bades unter irgendeinem theoretischen Vorwand mit Stromschwellungs- oder Stromunterbrechungsapparaten komplizieren.

Die Dosierung des Bades. Die Verabfolgung von elektrischen Bädern erfordert eine gewisse persönliche Erfahrung. Besitzt man diese nicht, so ersetze man sie durch um so größere Vorsicht. Das elektrische Bad ist gleich dem Kohlensäurebad keine indifferente Prozedur, denn ebenso wie man durch zu starke Kohlensäurebäder den Herzmuskel schädigen kann, kann man dies auch durch zu hoch dosierte Wechselstrombäder. Statt die Herzkraft zu vermehren, sie zu heben, erschöpfen sie dieselbe, und als Zeichen dessen fühlen sich die Kranken nach einem solchen Bad müde und matt, klagen über Herzbeschwerden, werden schlaflos. Daher Vorsicht und Anpassung an den einzelnen Fall!

Man verwende für die ersten Bäder nur ganz schwache, eben fühlbare Ströme und suche weiterhin, langsam ansteigend, jene Stromstärke herauszufinden, welche die günstigste Wirkung gibt. Die Beurteilung dieser ermöglicht uns die Kontrolle des Pulses und das subjektive Befinden des Kranken nach dem Bad. Gerade die elektrischen Bäder bieten uns die Möglichkeit, durch Veränderung der Stromstärke den therapeutischen Effekt außerordentlich fein abzustufen, ein Vorteil gegenüber den Kohlensäurebädern, bei denen eine solche Dosierung durch Veränderung des Kohlensäuregehaltes nicht so leicht ausführbar ist.

Die Temperatur des Bades sei indifferent (34—36° C), die Dauer desselben betrage 10—15, längstens 20 Minuten. Zweckmäßig halte ich den Vorschlag Strubells, den Kranken zunächst 5 Minuten lang ohne Strom im Bade verweilen zu lassen, damit er, ehe der elektrische Reiz ihn trifft, zur vollen Ruhe und Entspannung seiner Muskulatur gelange und seine Hautgefäße sich der Wassertemperatur anpassen können. Eine therapeutische Notwendigkeit, welche die Wirkung des Bades ergänzt, ist eine halbstündige Ruhe nach demselben.

Die Bäder werden 3—4mal wöchentlich verabfolgt, ausnahmsweise auch täglich mit einem Ruhetag in der Woche. Auch kann man abwechselnd den einen Tag ein elektrisches, den anderen Tag ein Kohlensäurebad nehmen lassen.

Die Wirkungsweise des Bades. Wir haben bisher keine genügende theoretische Einsicht in die Art, wie das elektrische Bad auf das Herz und das Gefäßsystem wirkt. Wir dürfen vermuten, daß dabei in erster Linie wie bei den Kohlensäurebädern der diffuse Hautreiz eine Rolle spielt, durch den auf reflektorischem Weg die Einstellung des Kreislaufes reguliert wird. Einen Anhaltspunkt dafür geben uns die Tierexperimente von Basch, der durch Reizung des Ischiadicus die Herzkraft reflektorisch erhöhen konnte. Neben den sensiblen sind es die vasomotorischen Nerven, durch deren unmittelbare Reizung die peripheren Reibungswiderstände, der Blutdruck, die Blutverteilung beeinflußt werden.

Den fibrillären Muskelkontraktionen, die wie eine allerfeinste Massage fördernd auf die Zirkulation wirken sollen, kann ich nicht jene Bedeutung beimessen, welche ihnen von manchen Autoren zugeschrieben wird, denn ich sah sie bei vielen Kranken fehlen, wo trotzdem die Wirkung auf das Herz eine nicht minder gute war. Wie weit die direkte Elektrisation des Herzens und der anderen inneren Organe an dem therapeutischen Effekt Anteil hat, ist vollkommen hypothetisch.

Die einer Messung zugänglichen physiologischen Wirkungen des Bades wurden bereits besprochen (S. 171). Wir wiederholen kurz: Die Pulszahl wird meist verlangsamt, der Blutdruck in der Regel herabgesetzt (nach Strubell in 80%). In einzelnen Fällen beobachtet man ein Zurückgehen der Herzgröße. Man hat dem letzteren Befund früher eine übertriebene Bedeutung beigelegt und wollte die Leistung des elektrischen Bades vorwiegend an der Verkleinerung der Herzsilhouette messen (Smith und Hornung). Wir wissen heute, daß, abgesehen von den Schwierigkeiten einer exakten Messung, die Wertung des elektrischen Bades von diesem Gesichtspunkt aus eine ganz falsche ist. Strubell konnte als Einfluß des Bades auf das Elektrokardiogramm eine Erhöhung der F-Zacke nachweisen, die bei ungenügender Herzkraft häufig erniedrigt ist.

b) Die Diathermie.

Eine Bleiplatte (200 cm²) kommt auf die Herzgegend, eine zweite gleichgroße ihr gegenüber auf den Rücken (Abb. 246). Wird die Behandlung im Sitzen vorgenommen, so befestigt man die Elektroden mit einigen um den Brustkorb gelegten Bindentouren. Der Patient lehnt sich dann zweckmäßig gegen ein weiches Polster und drückt mit der flachen Hand die vordere Elektrode etwas an. Bei der Behandlung im Liegen wird die rückwärtige Elektrode durch das Körpergewicht, die vordere durch das Auflegen eines Sandsackes fixiert.

Auch die Diathermie des Herzens ist keine therapeutisch gleichgültige Maßnahme, sie erfordert einige Vorsicht, da man durch zu starke Ströme das Herz schädigen kann. Man beginnt in der Regel mit 0,7—0,8 A bei einer Behandlungsdauer von 15 bis 20 Minuten. Die Erwärmung soll angenehm empfunden werden und darf nie das Gefühl der Ermüdung oder gar der Erschöpfung zurücklassen. Die Kontrolle des Pulses gibt einen objektiven Maßstab für das Verhalten des Herzens.

Der Erfolg macht sich häufig sehr bald bemerkbar, und oft genügen schon solche ganz leichte Durchwärmungen, um den Patienten von seinen Beschwerden vollkommen zu befreien. Ist das nicht der Fall, wird die Diathermie aber im übrigen gut vertragen, so kann man die

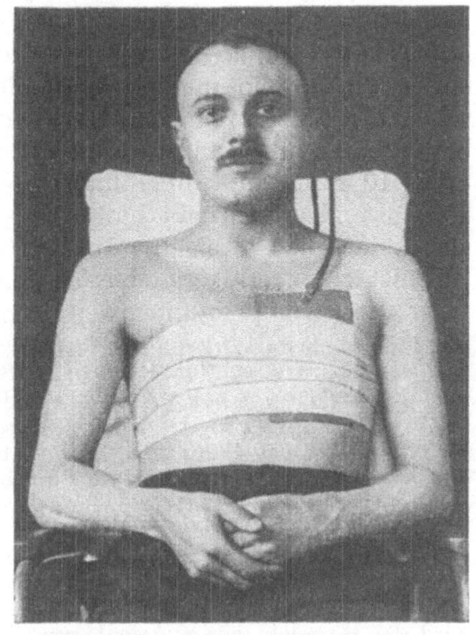

Abb. 246. Diathermie des Herzens.

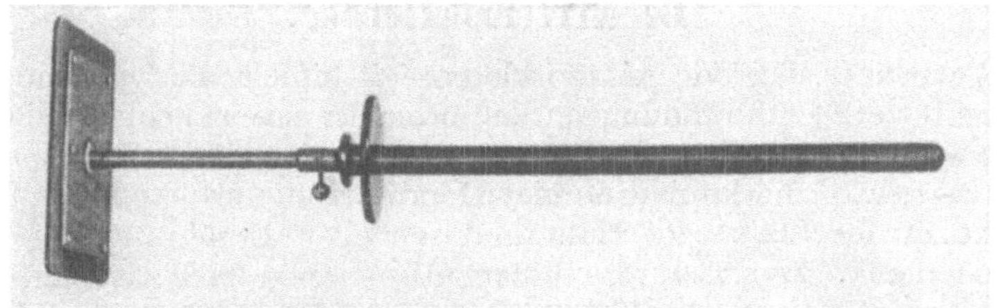

Abb. 247. Kondensatorelektrode zur Behandlung des Herzens.

Stromstärke auf 1,0—1,2 A erhöhen. Die Sitzungen werden täglich oder jeden zweiten Tag wiederholt, wobei man an den freien Tagen ein elektrisches Bad einschieben kann.

c) Die Arsonvalisation.

Zur Behandlung des Herzens mit Arsonvalströmen dient eine Elektrode, wie sie in Abb. 247 dargestellt ist. Sie ist an einem langen Stiel befestigt und besteht aus einer Hartgummiplatte von 150 cm²

Oberfläche, der als Kondensatorbelegung eine etwas kleinere Metallplatte aufliegt. Auch Kondensatorelektroden anderer Form können verwendet werden, insofern ihre Berührungsfläche, mit der sie der Haut aufliegen, eine genügend große ist. Eine derartige Elektrode wird an den einen Pol eines Hochspannungstransformators von Tesla oder Oudin angeschlossen und dann die gewünschte Stromstärke eingestellt, indem man diese an der eigenen Hand prüft. Ist das geschehen, so unterbricht man den Strom vorübergehend, um die Elektrode ohne Funkenübergang aufsetzen zu können. Die Behandlung dauert etwa 10 Minuten, wobei man die Elektrode ohne Verschiebung der Herzgegend angedrückt hält. Der Strom darf nur so stark sein, daß sich keine allzu große Erwärmung fühlbar macht, andernfalls muß die Stromstärke verringert oder die Elektrode unter zeitweiliger Ausschaltung des Stromes etappenweise verlagert werden.

Eine ähnliche Wirkung wie den Arsonvalströmen kommt den „oszillierenden Strömen" zu, wie sie Th. Rumpf in Bonn 1906 zum erstenmal empfahl[1]). Es sind dies Ströme von hoher Frequenz und hoher Spannung, wenn auch von anderer Größenordnung, als wir sie bei der Arsonvalisation verwenden. Rumpf erzeugt sie mit Hilfe eines Induktors von 5—8 cm Funkenlänge, dessen Primärwicklung mit einem Strom von 3 Ampere Stärke und 220 Volt Spannung gespeist wird. Ein Gas- oder Rotaxunterbrecher unterbricht ihn etwa 1500 mal in der Minute. Der eine Pol der Sekundärspule wird zu einer Metallbelegung geleitet, welche an der Unterseite einer dicken Glasplatte angebracht ist. Auf die Oberseite dieser Glasplatte stellt der Patient seine nackten Füße, die auf diese Weise die zweite Belegung eines Kondensators darstellen. An den anderen Pol der Sekundärspule wird die Herzelektrode angeschlossen. Diese hat die Form eines Erlenmeyerschen Kochkolbens von etwa $1^{1}/_{4}$ l Inhalt. Diese Flasche ist an ihrer Innenseite mit Stanniol ausgekleidet, das mit dem Induktorpol in leitender Verbindung steht. Der flache Boden der Flasche, der einen Durchmesser von 8—10 cm hat, wird bei der Behandlung der Herzgegend angedrückt, in gleicher Weise, wie dies bei der Arsonvalisation geschieht.

Die Arteriosklerose.

Allgemeines. Bei der Arteriosklerose ist infolge der verminderten Elastizität der Gefäßwandungen, die normalerweise wie ein Windkessel wirken soll, der Übergang des Blutes aus den Arterien in die Capillaren erschwert, was sich klinisch in einer Herabsetzung des capillaren Blutdruckes, in der Blässe der Haut und sonstigen Ernährungsstörungen dokumentiert. Das, was wir therapeutisch anstreben, ist eine Verbesserung der peripheren Zirkulation, eine Erweiterung der kleinen und kleinsten Gefäße, eine bessere Durchblutung der Capillaren. Gelingt uns dies durch unsere therapeutischen Maßnahmen, so werden dadurch die peripheren Widerstände für das Herz vermindert, dasselbe in seiner Arbeit entlastet und der erhöhte Arteriendruck zum Sinken gebracht.

Man hat die elektrotherapeutischen Prozeduren bei der Arteriosklerose vorwiegend nach ihrem Einfluß auf den arteriellen Blutdruck eingeschätzt und sie

---

[1]) Sitzung d. Niederrhein. Gesellschaft f. Natur- und Heilkunde, 23. Juli 1906 und Versammlung Deutscher Naturforscher u. Ärzte in Stuttgart 1906. Deutsche med. Wochenschr. 1908, Nr. 52 und 1915, Nr. 9 und 10, Münch. med. Wochenschr. 1917, Nr. 18.

um so höher gewertet, je mehr sie denselben zu erniedrigen imstande sind. Diese Anschauung verlangt einige Worte der Kritik.

Die Blutdrucksteigerung kann eine primäre oder eine sekundäre sein. Primär möchte ich die nennen, die, auf nervösen, toxischen oder anderen Einflüssen beruhend, bereits vor jeder anatomischen Gefäßveränderung auftritt. Sie ist auf einen gesteigerten Tonus der Gefäßmuskulatur zurückzuführen, somit rein funktioneller Natur (Pseudoangiosklerose nach Basch, Präsklerose nach Huchard). Anfangs besteht sie nur vorübergehend, später etabliert sie sich dauernd und leitet langsam zur eigentlichen Arteriosklerose hinüber.

Anders die sekundäre Blutdrucksteigerung. Sie ist die Folge bereits bestehender Gefäßveränderungen und ist bedingt durch eine Vermehrung der Herzkraft, welche notwendig ist, um die vermehrten Widerstände zu überwinden. Sie ist somit eine natürliche Kompensation der Gefäßerkrankung und unerläßlich, wenn der Kreislauf ungestört aufrecht erhalten bleiben soll.

In der Praxis läßt sich allerdings diese reinliche Unterscheidung zwischen primärer und sekundärer Blutdrucksteigerung selten durchführen. Hier fließen beide unmerklich zusammen, und neben der funktionellen Komponente, welche den Blutdruck erhöht, finden sich gleichzeitig anatomische Veränderungen, welche in demselben Sinne wirken. Der therapeutische Erfolg unserer Maßnahmen hängt von dem Anteil ab, den diese beiden wirksamen Ursachen an der Blutdruckerhöhung haben. Der funktionelle Anteil der Hypertension ist unserer Therapie zugänglich, und wir werden uns bemühen, ihn soweit als möglich zu beseitigen. Anders verhält es sich mit jenem Anteil, der durch Veränderungen der Gefäßwandungen bedingt und sozusagen anatomisch fixiert ist. Ihn wegschaffen, hieße die Herzkraft herabdrücken und den Kreislauf direkt schädigen. Die ungenügende Beachtung dieser Verhältnisse scheint mir die Ursache für viele Mißverständnisse zu sein und Schuld daran zu tragen, daß bisher eine Einigung über die Wirkung der Elektrotherapie, insbesondere der Hochfrequenzströme, auf den Blutdruck nicht erzielt werden konnte.

Elektrische Bäder. Dieselben werden in der gleichen Weise verabfolgt wie bei den Erkrankungen des Herzens, wo das Nötige hierüber ausgeführt wurde. Durch die Wahl der Stromstärke und die Badedauer kann man sich sowohl den schwersten wie den leichtesten Fällen von Arteriosklerose anpassen. Die Wirkung des Bades kann vorteilhaft durch eine folgende allgemeine Körpermassage ergänzt werden.

Die Diathermie. 1. Die allgemeine Diathermie leichten Grades wirkt sehr günstig auf die periphere Zirkulation. Wie Schittenhelm zeigen konnte, läßt sich bereits nach wenigen Minuten, ehe es noch zu einer meßbaren Temperaturerhöhung oder zu einem subjektiven Wärmegefühl kommt, eine Erweiterung der Hautgefäße nachweisen, die in einer Volumszunahme der Extremitäten zum Ausdruck kommt. Die Verschiebung des Blutes an die Peripherie hat eine Entlastung der inneren Gefäße, namentlich im Splanchnicusgebiet zur Folge und ist von einem Sinken des Blutdruckes begleitet.

Zur Durchwärmung eignet sich am besten die Methode II der allgemeinen Diathermie, wobei eine Stromstärke von 1,0—2,0 A in der Dauer von 20—25 Minuten genügt. Die Erwärmung darf nur eine ganz leichte sein, sie darf niemals eine Ermüdung, höchstens ein Gefühl der Entspannung zurücklassen.

Der Einfluß der Diathermie auf die allgemeinen arteriosklerotischen Beschwerden, Schlaflosigkeit, Eingenommensein des Kopfes, Herzdruck usw., ist meist ein recht guter. Insbesondere günstig wirken die Durchwärmungen auf die vasomotorischen Störungen, die sie begleitenden Parästhesien, auf das Gefühl der Kälte oder des Abgestorbenseins an Armen und Beinen, auf flüchtige, wandernde Schmerzen an verschiedenen Körperteilen.

Auf der gleichen physiologischen Basis wie die Allgemeindiathermie steht die Anwendung des Kondensatorbettes. Da wir eine Förderung der peripheren Zirkulation durch Erweiterung der Hautgefäße mit der Diathermie, d. h. mit der direkten Durchströmung, viel einfacher und sicherer und in jedem gewünschten Maß erreichen können, so ist die Kondensatorbettbehandlung eigentlich überflüssig geworden. Als ein Versuch mit unzulänglichen Mitteln ist die Autokonduktion im Solenoid anzusehen, die als obsolete Methode heute nicht mehr empfohlen werden kann.

2. Die örtliche Diathermie wird dort angewendet, wo es gilt, Zirkulationsstörungen, die auf einzelne Gefäßbezirke beschränkt sind, zu beheben. Die Angina pectoris, als der Ausdruck einer Sklerose der Coronararterien, wurde bereits bei den Erkrankungen des Herzens besprochen. Analog wirkt die elektrische Durchwärmung bei der Sklerose der Bauchgefäße (Dyspragia intermittens angiosclerotica intestinalis). Von der Behandlung der Gefäßerkrankungen in den Extremitäten, die nicht selten die Grundlage einer vasomotorischen Neurose (Claudicatio intermittens) bilden, soll im nächsten Abschnitt die Rede sein.

Die Angioneurosen.

Allgemeines. Die Angioneurosen sind entweder rein funktionelle Erkrankungen, erwachsen auf dem Boden einer neuropathischen Konstitution, oder sie sind, falls wir das Wort in etwas weiterem Sinne gebrauchen, der Ausdruck bereits bestehender, wenn auch ganz geringfügiger Veränderungen an den peripheren Gefäßen oder ihren Nerven. Sie führen so ohne scharfe Grenze in das Gebiet der eigentlichen Gefäßerkrankungen (Arteriosklerose, Lues) hinüber.

Wir betrachten an dieser Stelle nur die an den Extremitäten auftretenden Gefäßneurosen, die sich äußern können als:

1. Angiospasmus, zeitweilig auftretende Gefäßkrämpfe, begleitet von Parästhesien oder Schmerzen;

2. Angioparalyse, vorübergehende oder auch dauernde Lähmung der Gefäße (Cyanose, Asphyxie);

3. Gangrän als Folge und Endstadium der Kreislaufstörung (Raynaudsche Krankheit).

Die Bekämpfung dieser Zustände erfordert Mittel, welche aktiv hyperämisierend und schmerzstillend wirken. Dies tun die Diathermie und die Galvanisation.

Die Diathermie. An den oberen Extremitäten setzen die Gefäßkrämpfe meist in den Fingerspitzen ein, um sich von dort proximal zu verbreiten. Es müssen daher Finger, Hand und Unterarme durchwärmt werden. Die Erwärmung erfolgt in gleicher Weise wie bei den Erkrankungen der Fingergelenke (S. 264). Die Fingerkuppen ruhen auf einer Bleiplatte, die in einer Tasse mit etwas Flüssigkeit überschichtet wird, den Gegenpol bilden zwei Bleiplatten, welche um die Unterarme gelegt werden. Will man die Zirkulation der ganzen Arme beeinflussen, was sicher nicht unzweckmäßig ist, so kann man an Stelle der beiden Unterarmplatten auch eine einzige größere Rückenplatte nehmen. Stromstärke in dem einen wie dem anderen Fall 0,5—0,8 A.

An den unteren Extremitäten wird die Technik der Diathermie durch die Lokalisation der Gefäßkrämpfe oder Schmerzen bestimmt. Sitzen diese vorwiegend an den Zehen und am Fuß, so machen wir die Durchwärmung so, wie wir sie bei der Behandlung der Zehengelenke beschrieben haben, entweder derart, daß wir die Zehen in Stanniolpapier einschlagen oder sie in ein lokales Wasserbad tauchen.

Haben die Schmerzen ihren Sitz im Unterschenkel, dann wird man eine Elektrode (200 cm²) über dem Sprunggelenk, eine zweite um den Oberschenkel anlegen. Stromstärke 0,5 A.

Welche Form der Durchwärmung man auch anwende, eines behalte man stets im Auge. Die Durchwärmung soll eine mäßige sein und darf nie zu einer Überhitzung führen. Ich habe Patienten gesehen, bei denen die Überschreitung einer bestimmten, jedoch immer noch erträglichen Stromstärke fast mit Sicherheit einen Schmerzanfall auslöste.

Die Galvanisation. Zur galvanischen Behandlung der Gefäßneurosen an den Extremitäten eignen sich am besten die Zellenbäder, für die oberen Extremitäten zwei Armwannen, für die unteren zwei Fußwannen. Dabei muß aber stets darauf geachtet werden, daß der Strom auch wirklich durch die Finger oder die Zehen geht, was er nur dann tun wird, wenn die beiden in das Wasser tauchenden, den Strom zuführenden Elektroden direkt gegenüber den Finger- oder Zehenspitzen angebracht sind und nicht seitlich, wie dies bei vielen Zellenbadeinrichtungen der Fall ist.

Das Wasser sei möglichst warm, die Stromstärke 15—30 MA, die Stromdauer 20—30 Minuten.

VIII. Die Erkrankungen des Kehlkopfes und der Lunge.

Die Erkrankungen des Kehlkopfes.

Die Lähmung der Glottisspanner und Glottisschließer kann verschiedene Ursachen haben. Häufig sind die sogenannten myopathischen Paresen, die im Anschluß an einen akuten oder chronischen Kehlkopfkatarrh oder als Folge einer Überanstrengung der Stimme auftreten. Ihre Prognose ist keine ungünstige, sie heilen bei entsprechender Behandlung meist in einigen Wochen.

Auf einer funktionellen Parese der Glottisspanner und -schließer beruht die Phonasthenie, die sich bei sonst normaler Stimmbildung in einer nach kurzem Sprechen oder Singen auftretenden Erschöpfung der Stimme äußert. Nicht selten liegt ihr eine allgemeine Neurasthenie zugrunde. Über die psychogen bedingte Aphonia hysterica haben wir bereits (S. 253) gesprochen.

Die Behandlung der hier aufgezählten Paresen besteht neben der notwendigen kausalen Therapie in der äußeren oder percutanen Anwendung des elektrischen Stromes. Die Glottisspanner und -schließer, vor allem die Mm. crico-thyreoidei, lassen sich von außen leicht und prompt in Kontraktion versetzen.

Die Lähmung der Glottiserweiterer. Während bei den funktionellen Lähmungen stets nur die Glottisverengerer ergriffen werden, sind es bei den organischen Lähmungen die Erweiterer der Glottis, die zuerst, vorwiegend oder ausschließlich, erkranken (Gesetz von Rosenbach-Semon). Die Lähmung kann zentral (progressive Bulbärparalyse, myatrophische Lateralsklerose, multiple Sklerose u. a.) oder auch peripher (Neuritis, Kompression) bedingt sein. Leider ist der einzige Erweiterer der Glottis, der M. crico-arytaenoideus posterior, von außen her nicht in Kontraktion zu setzen und daher auf diesem Wege keine Glottisöffnung zu erzielen. Man wird somit bei Lähmung dieses Muskels zur endolaryngealen Behandlung greifen müssen.

Die äußere (percutane) Anwendung des Stromes. Der Patient biegt den Kopf leicht nach rückwärts, so daß die Konturen des Kehlkopfes deutlich hervortreten. Dann setzt man links und rechts auf die Platten des Schildknorpels je eine gut durchfeuchtete, runde Elektrode von 3 cm Durchmesser auf. Eine dieser Elektroden hat zweckmäßig eine Unterbrechervorrichtung, um den Strom bequem öffnen und schließen zu können. B. Fränckel hat eine doppelpolige Unterbrecherelektrode konstruiert, welche das Halten beider Pole wie das Unterbrechen des Stromes mit einer einzigen Hand ermöglicht (Abb. 248).

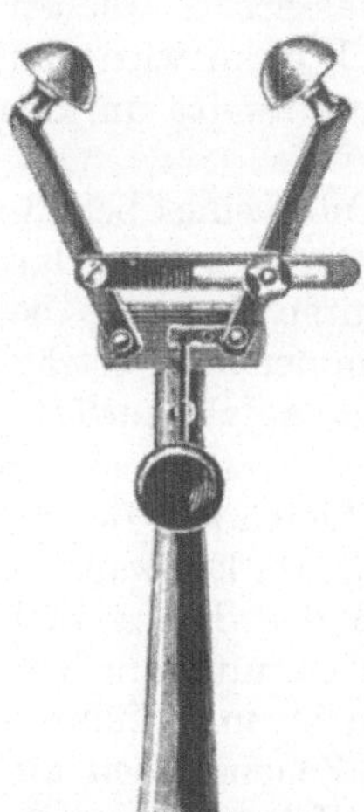

Abb. 248.
Kehlkopfelektrode nach Fränckel mit Unterbrechervorrichtung.

Zur Behandlung der Paresen eignet sich am besten der rhythmisch zerhackte Strom. Man kann den faradischen wie den galvanischen (bei diesem am besten KSZ) verwenden. Mit jedem Stromschluß verengt sich dann die Stimmritze, und die Stimmbänder werden stärker gespannt, was sich in der Erhöhung eines angeschlagenen Singtones zu erkennen gibt. Bei der Galvanisation schwankt die anzuwendende Stromstärke zwischen 2—6 MA, bei der Faradisation richtet sie sich ausschließlich nach dem Empfinden des Patienten. 30—50 Stromunterbrechungen werden für die einzelne Sitzung genügen.

Die innere (endolaryngeale) Anwendung des Stromes kann nur von einem laryngologisch gut geschulten Arzt ausgeführt werden. Wegen der heftigen Würgbewegungen und sonstigen Reizerscheinungen, welche sie auslöst, wird man sie nur in ganz dringenden Fällen versuchen. Ihre Hauptanzeige ist die Lähmung der Glottisöffner, im besonderen des M. crico-arytaenoideus posterior, der durch die äußere Anwendung des Stromes nicht zur Zusammenziehung zu bringen ist.

Zur endolaryngealen Anwendung des Stromes bedarf man einer
Elektrode, wie sie Abb. 249 darstellt. In einer Hülse aus isolierendem
Stoff gleitet
eine Metall-
sonde, die auf
einen Elek-
trodenhälter
aufschraub-
bar ist und an
ihrem vorde-

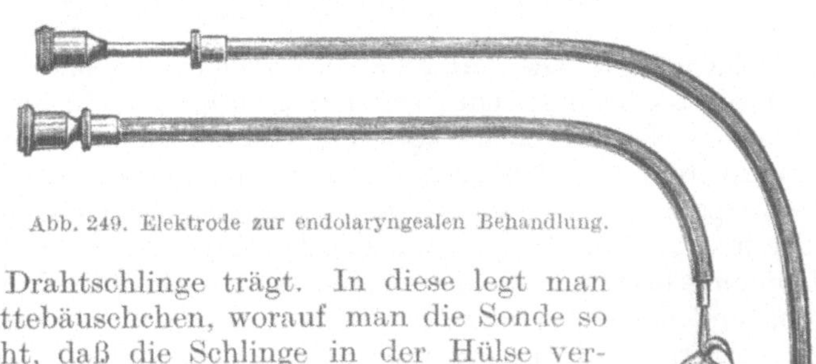

Abb. 249. Elektrode zur endolaryngealen Behandlung.

ren Ende eine Drahtschlinge trägt. In diese legt man
ein kleines Wattebäuschchen, worauf man die Sonde so
weit zurückzieht, daß die Schlinge in der Hülse verschwindet und nur die Watte aus dieser hervorragt.
Durch Beschneiden gibt man der Watte die Form eines
kleinen Pinsels, den man anfeuchtet.

Nachdem man Pharynx und Larynx gut cocainisiert und eine große
indifferente Elektrode am Nacken befestigt hat, führt man die Elektrode
unter Leitung des Kehlkopfspiegels ein und bringt ihre Spitze auf den
betreffenden Reizpunkt. Für den M. crico-arytaenoideus post. erreicht
man diesen, wenn man von der hinteren Fläche der Gießkanne zur
Seite hinter der Ringknorpelplatte herabgleitet (A. Alexander).
Sitzt die Elektrode an Ort und Stelle, so schaltet man den Strom ein
und erhöht seine Stärke so weit, als sie der Patient noch gut verträgt.
Anfangs wird man möglichst geringe Stromstärken verwenden, bis
der Kranke die Angst, die er begreiflicherweise der Prozedur ent-
gegenbringt, überwunden hat. Auch für die endolaryngeale Behandlung
erweisen sich rhythmische Unterbrechungen des Stromes, die man am
besten mittels eines am Elektrodengriff befindlichen Unterbrechers
besorgt, am wirksamsten.

Das Bronchialasthma.

Allgemeines. Das plötzliche Auftreten der asthmatischen Anfälle
läßt uns annehmen, daß bei ihrer Auslösung ein nervöses Moment eine
entscheidende Rolle spielt, und läßt weiterhin den Versuch gerechtfertigt erscheinen, durch die Elektrizität die gesteigerte Reflexerregbarkeit der Bronchialnerven herabzusetzen. Man hat solche Versuche
mit verschiedenen Stromarten angestellt, man hat den Nervus sympathicus, N. vagus, die Nn. phrenici galvanisiert, man hat sogar besondere
elektrische Apparate zur Behandlung des Bronchialasthmas gebaut,
ohne jedoch eine überzeugende Wirkung zu erreichen. Meiner Erfahrung
nach verdient nur eine einzige Methode eine ernste Beachtung, es ist dies
die Diathermie. Ich habe einige recht schöne Erfolge von derselben gesehen.

Die Diathermie. Eine Bleiplatte (200—300 cm²) wird auf dem
Rücken, eine gleichgroße auf der vorderen Brustwand durch umlaufende
Binden befestigt. Stromstärke durchschnittlich 1 A, Stromdauer
20—30 Minuten.

IX. Die Erkrankungen der Verdauungsorgane.

Die Lähmung des Gaumensegels.

Allgemeines. Die Lähmung des weichen Gaumens kann peripher oder zentral bedingt sein. Unter den peripheren Ursachen ist die häufigste die Neuritis nach Diphtherie, seltener nach anderen Infektionskrankheiten, von den zentralen kommen in Betracht die progressive Bulbärparalyse, die Pseudobulbärparalyse, luetische Meningitis, Tumoren u. a. Vor dem Beginn der Behandlung ist die Feststellung der Lähmungsursache unbedingt nötig, weil von ihr der Erfolg der Behandlung und dessen Voraussage abhängt. Bei progressiven Gehirnerkrankungen ist die Elektrotherapie ein aussichtsloses Unternehmen.

Auch die elektrische Untersuchung kann bisweilen zur Unterscheidung einer peripheren von einer zentralen Erkrankung beitragen. Nie wird man bei zentraler Lähmung eine EaR finden. Ist die anatomische Grundlage der Lähmung aber eine Neuritis, so findet sich in leichteren Fällen eine einfache quantitative Herabsetzung der Erregbarkeit, in schwereren eine teilweise oder vollständige EaR.

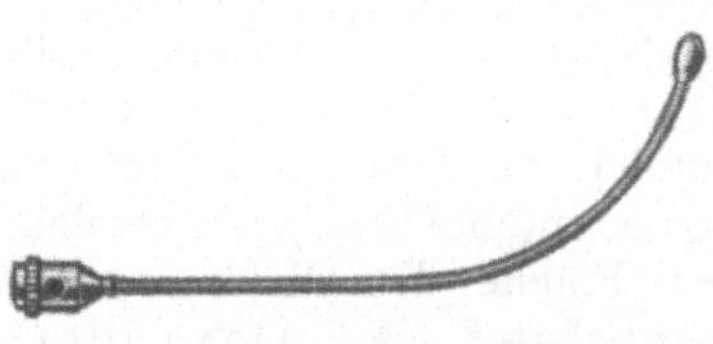

Abb. 250.   Elektrode zur Behandlung der Gaumensegellähmung.

Die Galvanisation und Faradisation. Der Kranke sitzt auf einem Stuhl, der, wenn möglich, eine Kopfstütze trägt, um ein Ausweichen des zurückgelegten Kopfes zu verhindern. Die Mundhöhle soll gut beleuchtet sein, was entweder durch direktes oder durch indirektes, von einem Stirnreflektor zurückgeworfenes Licht erzielt wird. Um dem Patienten das Offenhalten des Mundes zu erleichtern, schiebt man zwischen die hinteren Backenzähne ein keilförmig zugeschnittenes Stück Radiergummi.

Die inaktive Elektrode (100 cm²) befestigt man am Nacken oder, was einfacher ist, am Unterarm. Als aktive Elektrode dient eine kleine Metallolive, welche von einem geraden oder leicht gebogenen Stiel getragen wird, der von einer isolierenden Masse umsponnen ist (Abb. 250). Um eine Ätzung der Schleimhaut zu verhindern, wird die Metallolive mit Watte oder hydrophiler Gaze umwickelt, die vor dem Gebrauch mit Wasser angefeuchtet wird.

Bei der Behandlung wird die Zunge durch einen Spatel niedergehalten oder von dem Kranken mittels eines Taschentuches vorgezogen. Die Behandlung selbst, die eine Gesamtdauer von 5—10 Minuten hat, wird, um sie weniger ermüdend zu gestalten, in mehreren Absätzen vorgenommen. Als Strom benützt man den galvanischen oder den faradischen in einer Stärke, die von dem Erkrankten gut vertragen wird. Statt des kontinuierlich fließenden kann auch der manuell oder instrumentell unterbrochene Strom Verwendung finden. Man wählt dann jene Stromform, welche die besten Muskelkontraktionen gibt.

Bei allen elektrotherapeutischen Eingriffen in der Mundhöhle wie in anderen Schleimhauthöhlen ist äußerste Sauberkeit dringendes Gebot (Auskochen der Elektroden, sterile Watte usw.), weil hierbei eine Übertragung infektiöser Erkrankungen von Patient zu Patient nicht ausgeschlossen ist.

Die Erschlaffung und Erweiterung des Magens.

Allgemeines. Wir unterscheiden zwei Formen der Magenatonie bzw. Dilatation. Erstens diejenige, welche sekundär als Folge einer Pylorusstenose (Carcinom, Narben nach Ulcus oder Verätzung) auftritt, und zweitens eine primäre oder myasthenische Form, die als Teilerscheinung einer allgemeinen Muskelschwäche (Asthenia muscularis congenita) oder als Symptom einer Neurasthenie, Chlorose, chronischen Gastritis zu betrachten ist. Die Elektrotherapie wird fast ausschließlich bei der letzteren Form ihre Anzeige finden.

Die Faradisation und Galvanisation. Wir werden jene Stromformen therapeutisch versuchen, welche erfahrungsgemäß auf die Muskulatur erregend oder auf ihre Erregbarkeit steigernd einwirken, und das ist in erster Linie der faradische, in zweiter Linie der galvanische Strom. Mittels großer, feuchter Elektroden, welche wir auf die vordere Bauchwand und den Rücken legen, lassen wir den faradischen Strom entweder kontinuierlich oder mit rhythmischen Unterbrechungen auf den Magen einwirken. An Stelle des faradischen können wir auch einen galvanischen Strom von konstanter Spannung oder einen rhythmisch unterbrochenen Gleichstrom (Leducschen Strom) verwenden. Die Dauer der Sitzungen, welche täglich wiederholt werden können, betrage etwa 20 Minuten.

Nie wird man überdies die sonstigen therapeutischen Maßnahmen (Diät, Magenausspülungen) sowie die Behandlung des Allgemeinzustandes (Neurasthenie, Anämie) außer acht lassen.

Der Kardiospasmus und Pylorospasmus.

Allgemeines. Die spastischen Erscheinungen, welche sich im Magen abspielen, haben ihren häufigsten Sitz an der Kardia oder am Pylorus. Der Spasmus ist entweder ein idiopathischer, beruhend auf einer individuellen neuropathischen Veranlagung, oder ein symptomatischer, ausgelöst durch eine Schleimhautusur, ein Neoplasma u. dgl. Den Elektrotherapeuten werden vorwiegend die rein nervösen Krampfformen interessieren.

Die Diathermie. Das hervorragendste Mittel zur Bekämpfung krampfhafter Muskelkontraktionen bildet die Wärme, die wir elektrotherapeutisch in Form der Diathermie anwenden. Sie hat mir bei den in Rede stehenden Krankheitszuständen ganz ausgezeichnete Dienste geleistet.

Entsprechend der Projektion der Kardia bzw. des Pylorus auf die vordere Bauchwand legt man eine Bleiplatte (150—200 cm²) auf, ihr gegenüber auf den Rücken eine zweite gleichgroße oder etwas größere. Durch die Elektroden schickt man einen Strom von 0,8—1,0 A in der Dauer von 20—30 Minuten. Stets soll man auch den Versuch machen, die nervöse Konstitution des Patienten durch eine entsprechende Allgemeinbehandlung (s. Neurasthenie) zu bessern.

Die Magenneurosen.

Allgemeines. Die funktionellen Störungen der Magentätigkeit ohne nachweisbare pathologisch-anatomische Grundlage sind außerordentlich häufig und beanspruchen daher unser therapeutisches Interesse im besonderen Grad. Wir unterscheiden:

1. eine sensible Form (nervöser Magenschmerz — Gastralgie);
2. eine motorische Form (nervöses Erbrechen — Vomitus nervosus);
3. eine sekretorische Form (Hyperacidität, Hypersekretion).

Diese Formen können mehr oder weniger rein auftreten oder sich in einem Krankheitsbild vereinen, das man als nervöse Dyspepsie oder als Neurasthenia gastrica bezeichnet.

Wir haben es bei den Magenneurosen mit einer Übererregbarkeit, mit einer Hyperfunktion der sensiblen, motorischen oder sekretorischen Magennerven zu tun, und unsere Aufgabe muß es sein, diese abnorme Reizbarkeit durch geeignete Prozeduren herabzusetzen. Als solche dienen uns in Analogie mit der Neuralgiebehandlung: 1. die Diathermie, 2. die Galvanisation, 3. die sensiblen Reizmethoden.

Daneben dürfen wir aber nicht vergessen, daß die Magenneurosen häufig nur eine Teilerscheinung, eine augenblickliche Manifestation einer allgemeinen Neurose sind, und wir würden unsere therapeutische Aufgabe nur ganz unvollkommen erfüllen, wenn wir nicht gleichzeitig mit allen Mitteln auch die Basis der Erkrankung, die neuropathische Veranlagung, zu bekämpfen suchten (s. Neurasthenie).

Die Diathermie führe ich hier an erster Stelle an, weil ich ihr bei der Behandlung von Magenneurosen die meisten Erfolge verdanke. Der Patient legt sich mit dem Rücken so auf eine Bleiplatte (200 bis 300 cm²), daß diese in Magenhöhe eingestellt ist. Eine gleichgroße oder etwas kleinere Platte kommt auf das Epigastrium, wo sie durch einen leichten Sandsack oder die Hand des Patienten festgehalten wird. Die Stromstärke beträgt 0,8—1,0 A, die Stromdauer 20—30 Minuten.

Die Galvanisation wird mit feuchten, im übrigen jedoch gleichgroßen und gleich angeordneten Elektroden vorgenommen. Stromstärke 10—20 MA, Stromdauer 20—30 Minuten.

Verschiedene Autoren haben auch die innere Galvanisation mit magenschlauchartigen oder olivenförmigen, verschluckbaren Elektroden empfohlen. Ich kann ein derartiges Verfahren nicht als eine nervenberuhigende Prozedur ansehen, sondern höchstens als eine abschreckende Maßnahme für jeden, der sich einfallen läßt, an einer Magenneurose zu leiden. Die innere Galvanisation scheint mir aber auch darum unzweckmäßig, weil es bei ihrer Anwendung unkontrollierbar ist, ob der Strom nicht lokal konzentriert nur auf eine engumschriebene Stelle der Magenwand einwirkt, statt diese überall in gleicher Dichte zu treffen, und weil überdies die Röntgenuntersuchungen ergeben haben, daß sich die Magenfunktion leichter durch externe als durch interne Elektrisation beeinflussen läßt.

Die Reizmethoden. Man läßt auf die Magengegend in der Dauer von 3—10 Minuten den faradischen Strom mit Pinsel oder Rolle, den Hochfrequenzstrom mit Pinsel oder Kondensatorelektroden oder die Funkenentladungen der Influenzmaschine einwirken. Der Reiz soll leicht schmerzhaft sein und eine deutliche Gefäßerweiterung an der Anwendungsstelle zurücklassen.

Die habituelle Obstipation (Darmatonie, Darmspasmus).

Die habituelle Obstipation wurde von Fleiner in eine atonische und in eine spastische Form unterschieden, welche Unterscheidung von den meisten Klinikern angenommen wurde. Boas erhob gegen diese dualistische Lehre Einspruch und veranlaßte dadurch verschiedene Forscher (Simon, Ad. Schmidt, Mathieu), einen vermittelnden Standpunkt einzunehmen. In der Tat gibt es Kranke mit habitueller Obstipation, bei denen man atonische wie spastische Symptome nebeneinander findet. In vielen Fällen jedoch sind die beiden Krankheitsbilder der atonischen und der spastischen Obstipation klinisch voneinander recht gut abgrenzbar, so daß ihre grundsätzliche Unterscheidung gerechtfertigt ist.

Dies gilt um so mehr für den Elektrotherapeuten, da es ja auf den ersten Blick einleuchtet, daß beide Zustände gegensätzliche therapeutische Maßnahmen erfordern. Bei der Hypokinesis des Darmes werden wir Prozeduren zur Anwendung bringen, welche die Peristaltik anregen, bei der Hyperkinesis dagegen solche, welche den krankhaften Kontraktionszustand lösen. Dem ersten Zweck, der Anregung der Darmtätigkeit, ist der elektrische Strom in verschiedenen Formen dienlich, für den letzten Zweck, der Lösung der Darmspasmen, scheint mir nur eine einzige Stromanwendung geeignet zu sein, die Diathermie.

Dort, wo wir neben spastischen Zuständen auch atonische finden, werden wir diese als das Sekundäre, jene als das Primäre ansehen, in gleichem Sinne, wie wir eine Atonie des Magens aus einem Pylorospasmus erklären. Solche Fälle werden wir daher wie eine spastische Obstipation behandeln.

Darmatonie und Darmspasmus. Nicht immer ist die habituelle Obstipation das ausschließliche oder auch nur das wesentlichste Symptom atonischer oder spastischer Zustände des Darmes. Nicht selten treten ihr gegenüber andere Erscheinungen in den Vordergrund. Bei der Darmatonie sind es Blähungen, ein Gefühl von Schwere im Unterleib, Appetitlosigkeit u. dgl., beim Darmspasmus sind es nicht selten kolikartige Schmerzen, die an eine Darmstenose oder an eine Appendicitis denken lassen, welche das Krankheitsbild beherrschen. Mit der Erkennung des ursächlichen Momentes ist die Therapie gegeben, sie fällt zusammen mit der der atonischen bzw. der spastischen Obstipation.

Die Behandlung der atonischen Obstipation (Darmatonie).

Der kontinuierliche Strom. Eine große feuchte Elektrode (300 bis 400 cm²) wird auf die Lumbalgegend, eine zweite ebensolche auf den Bauch des liegenden Kranken gebracht. Letztere wird mit einem Sandsack beschwert und dann ein möglichst starker faradischer Strom durch das Abdomen geleitet. Zeitdauer 10—15 Minuten. Verwendet man kleinere Elektroden, dann ist das Auseinanderweichen, die Streuung der Stromlinien im Bauchinnern eine so große, daß man auf eine hinlängliche Reizwirkung des Stromes auf den Darm nicht rechnen kann.

Auch die Anwendung des galvano-faradischen Stromes hat hier eine Berechtigung, da wir wissen, daß wir den motorischen Effekt des faradischen Stromes durch Superposition mit dem galvanischen erhöhen können. Auch der Leducsche Strom käme in Betracht.

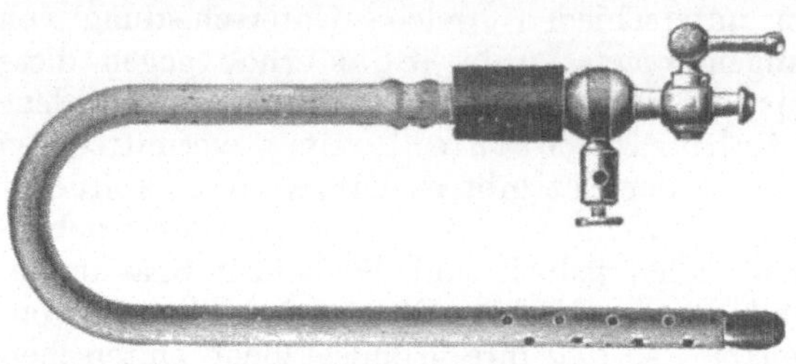

Abb. 251. Darmelektrode.

Der unterbrochene Strom. Die Reizwirkung des faradischen Stromes kann man noch steigern, wenn man ihn rhythmisch unterbricht. Die Stromunterbrechungen müssen kräftige Kontraktionen der Bauchdeckenmuskeln auslösen, die hin reichen, um aufgelegte Sandsäcke im Gewicht von 5—10 kg zu bewegen.

Manche Autoren bevorzugen für die Elektrogymnastik den galvanischen Strom mit der Begründung, daß Unterbrechungen desselben die glatte Muskulatur des Darmes leichter zur Zusammenziehung bringen als solche des faradischen Stromes. Sollte jemand über die Wahl der anzuwendenden Stromart im Zweifel sein, so kann er sich diesem Dilemma durch Benützung des galvano-faradischen Stromes entziehen.

Das Elektroklysma. Darunter verstehen wir die Anwendung des elektrischen Stromes mit Hilfe zweier Elektroden, von denen eine in das Rectum eingeführt, die zweite auf den Bauch gelegt wird. Die Behelfe, deren wir zur Ausführung des Elektroklysmas bedürfen, sind folgende:

1. Eine Darmelektrode (Abb. 251). Diese besteht aus einem Darmrohr mit seitlichen Öffnungen, das in seinem Innern eine biegsame Metallseele führt, an die durch eine Klemme ein Leitungsdraht angeschlossen werden kann. Diese Klemme sitzt an einem Zwischenstück, durch das man die Elektrode mit einem Irrigator von etwa 2 l Fassung in Verbindung setzt. An diesem Zwischenstück sitzt auch ein Hahn, der den Ablauf der Flüssigkeit öffnet und sperrt.

Man kann sich leicht eine behelfsmäßige Elektrode herstellen, wenn man nur einen Darm- oder einen Magenschlauch besitzt. Man schlitzt diesen seitlich an seinem distalen Ende und führt durch diesen Schlitz einen biegsamen, umsponnenen

Leitungsdraht (Litzendraht) ein, den man auf eine Länge von 10—15 cm von seiner Isolierung befreit hat (Abb. 252). Der herausragende Teil des Drahtes soll etwa 150 cm lang sein, damit er direkt an den stromgebenden Apparat angeschlossen werden kann. Um die Durchbohrung des Schlauches wasserdicht zu verschließen, verklebt man sie umlaufend mit Heftpflaster.

2. Eine indifferente feuchte Plattenelektrode (200 bis 300 cm²), welche auf den Bauch zu liegen kommt.

3. Eine Stromquelle (Anschlußapparat). Für gewöhnlich benützt man zum Elektroklysma den galvanischen Strom, seltener den faradischen.

Der Patient liegt auf dem Behandlungsbett in Rückenlage. Nachdem man den Irrigator mit etwa 2 l körperwarmer physiologischer Kochsalzlösung gefüllt hat, öffnet man den Hahn des Verbindungsstückes und läßt so viel Wasser ablaufen, bis die Luft aus dem Schlauch und der Elektrode verdrängt ist. Dann führt man das freie, etwas eingefettete Ende der Elektrode in den Mastdarm ein und schließt den Leitungsdraht an

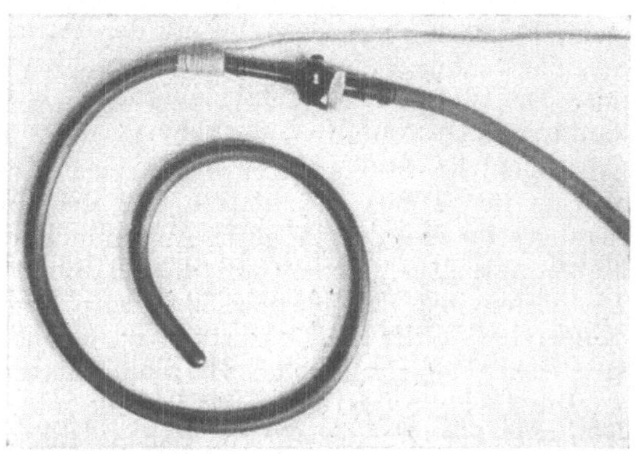

Abb. 252. Behelfsmäßige Darmelektrode.

den Apparat an. Die feuchte Plattenelektrode wird auf den Bauch gelegt und mit einem Sandsack beschwert.

Sind die Elektroden in Lage, so läßt man vorsichtig etwa 500 cm³ Flüssigkeit in das Rectum einlaufen, damit das Darmrohr, allseits von Flüssigkeit umgeben, nirgends der Darmwand anliegt. Nach diesen Vorbereitungen schaltet man den galvanischen Strom ein und führt ihn ganz langsam auf 10—20—30 MA, wenn es der Patient verträgt, auch höher.

Häufig läuft das in den Mastdarm eingeführte Wasser bald in die oberen Darmteile ab, so daß das Rectum kollabiert und die seitlichen Öffnungen des Darmrohres mit der Schleimhaut in Berührung kommen, was man aus dem plötzlichen Rückgang der Galvanometernadel erkennt. Um dies zu verhindern, ist es notwendig, zeitweilig kleine Wassermengen nachfließen zu lassen oder den Hahn des Irrigators so einzu- stellen, daß kontinuierlich etwas Flüssigkeit nachsickert.

Hat man so den Strom 5 Minuten lang in konstanter Höhe durch den Darm geschickt, so führt man eine langsame Stromwendung aus. Man läßt den Strom allmählich auf Null absinken, wendet ihn, um ihn dann ebenso vorsichtig zu seiner früheren Höhe anschwellen zu lassen. Derartige Wendungen macht man nun fortlaufend jede halbe Minute, bis die Gesamtdauer der Operation 15—20 Minuten erreicht hat. Dies ist die klassische Form des Elektroklysmas, wie sie nach dem Vorbild von Boudet (1884) von den französischen Autoren empfohlen wird.

Von anderer Seite wurde an Stelle des galvanischen auch der faradische Strom in kontinuierlicher oder rhythmisch unterbrochener Form zur Anwendung vorgeschlagen.

Die Behandlung der spastischen Obstipation (Darmspasmus).

Die Diathermie. Während uns für die Behandlung der atonischen Obstipation eine Reihe von elektrischen Methoden zur Verfügung steht, haben wir zur Bekämpfung der Darmspasmen nur eine einzige Stromanwendung, die als rationell empfohlen werden kann, die Diathermie. Die Wärme ist seit Jahrtausenden als krampflösendes Mittel bekannt, und diese uralte empirische Verwendung erfuhr neuerdings eine experimentelle Stütze durch Tierversuche, welche zeigten, daß durch Wärme der Tonus der glatten wie der quergestreiften Muskulatur herabgesetzt und daß bei ihrer Anwendung auf das Abdomen die Peristaltik verlangsamt wird. In diesem Sinne verwenden wir auch die Diathermie bei der spastischen Obstipation und allen jenen, meist schmerzhaften Krankheitszuständen, welche wir ursächlich auf eine spastische Kontraktion der Darmmuskulatur zurückführen.

Die Technik der Diathermie ist eine sehr einfache. Eine Bleiplatte (200—300 cm^2) kommt auf den Bauch, eine zweite gleichgroße auf den Lumbalteil des Rückens, wobei man durch eine entsprechende Unterlage für ein gutes Anliegen sorgt. Die Stromstärke betrage 0,8—1,2 A, die Behandlungsdauer etwa 30 Minuten.

Der Behandlungsplan.

Bei der Behandlung jeder Stuhlverstopfung handelt es sich zunächst um die Feststellung, ob eine atonische oder spastische Form vorliegt. Es ist begreiflicherweise hier nicht der Ort, auf die Differentialdiagnose der beiden Krankheitstypen einzugehen. Ebensowenig können wir hier die diätetischen Maßnahmen besprechen, welche die Grundlage jeder Obstipationstherapie bilden. Ihre Kenntnis muß vorausgesetzt werden.

Die Elektrotherapie bildet eine wesentliche Unterstützung der diätetischen Behandlung. Beruht die Obstipation auf einer Darmträgheit, so werden wir zuerst die äußere Anwendung des faradischen bzw. des galvanischen Stromes versuchen. Ergibt diese keinen Erfolg, so gehen wir zur inneren Stromanwendung, zum Elektroklysma, über. In der Regel werden 3—4 Anwendungen in der Woche genügen.

Bei der spastischen Obstipation, bei Darmspasmen verschiedener Art, die häufig unter der Diagnose von Appendicitis, Adhäsionen u. dgl. einhergehen, hat mir die Diathermie ganz ausgezeichnete Dienste geleistet.

Der Darmverschluß.

Die elektrotherapeutische Behandlung des Darmverschlusses ist bei uns zwar nicht sehr gebräuchlich, immerhin scheint mir die Empfehlung französischer Autoren, in geeigneten Fällen von Undurchgängigkeit des Darmes einen Versuch mit dem Elektroklysma zu machen, einer Erwähnung wert. Unter geeigneten Fällen sind solche zu verstehen, bei denen man hoffen darf, durch eine gesteigerte Peristaltik das Hindernis zu überwinden. Das elektrische Klysma, wie wir es oben beschrieben haben, ist ein die Darmbewegung mächtig anregendes Mittel, ein solches, das an Wirkung den meisten, so häufig nutzlos verschwendeten Abführmitteln überlegen ist.

Der Erfolg schließt sich bisweilen unmittelbar an die Sitzung an, in anderen Fällen wieder vergehen einige Stunden, bis eine Wirkung ersichtlich wird. Falls die Verhältnisse nicht zu einem sofortigen chirurgischen Eingriff drängen, gilt es als Regel, einen Zeitraum von 7 bis 8 Stunden verstreichen zu lassen, ehe man ein zweites Klysma verabfolgt. Handelt es sich um eine mehr chronische, nicht direkt lebensbedrohliche Unwegsamkeit des Darmes, so kann man noch einen dritten elektrischen Einlauf, etwa 24 Stunden nach dem ersten, versuchen.

Die Hämorrhoiden.

Allgemeines. Von Doumer und nach ihm von anderen französischen Autoren wurden die Hochfrequenzströme in Form der unipolaren Arsonvalisation zur Behandlung der Hämorrhoiden empfohlen. Man benützt die hochgespannten Entladungen eines Teslatransformators oder eines Oudinschen Resonators, die man mittels Kondensator- oder Vakuumelektroden auf die Schleimhaut des Mastdarmes einwirken läßt. Diese Entladungen dürften einerseits anregend auf den Tonus der Gefäße wirken, andererseits durch die chemischen Produkte, welche sie entwickeln (Ozon, salpetrige Säure), die so häufig bestehenden subjektiven Beschwerden, Brennen, Jucken u. dgl., günstig beeinflussen. Die hier beschriebene Technik wird daher von den Franzosen auch zur Behandlung des Pruritus analis anderer Ätiologie verwendet. Auch

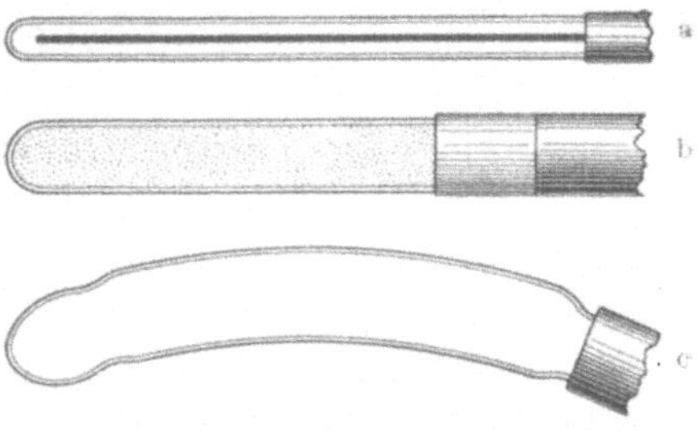

Abb. 253. Elektroden zur Behandlung der Hämorrhoiden.

bei Analfissuren hat man sich die die Epithelbildung anregende Wirkung der Hochfrequenzfunken zunutze gemacht.

Die Elektroden. Zur Behandlung benützt man Kondensator- oder Vakuumelektroden geeigneter Form, welche in den Mastdarm eingeführt werden. Dazu eignet sich die stabförmige Elektrode von Oudin (Abb. 253a), bestehend aus einem dicken Glasgehäuse, in dessen Inneres ein blanker Kupferdraht hineinragt, oder eine ähnliche Elektrode, deren Glashülse mit Graphitpulver gefüllt ist (Abb. 253b), oder schließlich eine zylindrische, verdünnte Luft enthaltende Vakuumelektrode (Abb. 253c). Die letzte Elektrode besitzt allerdings den Nachteil, ziemlich leicht zerbrechlich zu sein. Um sich gegen einen unangenehmen Zwischenfall zu sichern, empfiehlt es sich daher, die Vakuumelektroden (und man kann dies auch bei den anderen tun) mit einem Kautschukfingerling zu überziehen, den man, um ihn besser gleitend zu machen, gut einfettet. Für die Behandlung, welche einpolig ausgeführt wird, schließt man die Elektrode an die Hochspannungsspule an.

Die Ausführung der Arsonvalisation. Zuerst wird der Strom auf die nötige Stärke abgestimmt, die man in Ermangelung eines Meßinstrumentes dadurch feststellt, daß man die Elektrode in die geschlossene Hand nimmt und die Resonanz der Spule so lange ändert, bis man eine gelinde Erwärmung der Handfläche verspürt. Glaubt man den richtigen Wirkungsgrad erreicht zu haben, so schaltet man den Strom, ohne an der Einstellung des Apparates irgend etwas zu ändern, durch den Hauptschalter aus. Dann schiebt man die gut eingefettete Elektrode unter leichter Rotation durch den Anus ein, während der Patient eine Seitenlage mit hochgezogenen Knien einnimmt. Würde man die Elektrode bei geschlossenem Stromkreis einführen, so wäre ein schmerzhafter Funkenübergang nicht zu vermeiden. Erst wenn die Elektrode an Ort und Stelle liegt, schaltet man den Strom wieder ein und läßt ihn 5—10 Minuten lang einwirken. Vor der Entfernung der Elektrode wird der Strom wieder abgestellt. 3—4 derartige Behandlungen werden in der Woche meist genügen.

X. Die Erkrankungen der Harn- und Geschlechtsorgane.

Der unwillkürliche Harnabgang.

Allgemeines. Detrusor und Sphincter vesicae sind normalerweise antagonistisch arbeitende Muskeln, indem bei der Füllung der Blase eine Kontraktion des Sphincters mit einem Nachlassen des Detrusors einhergeht, bei der Entleerung mit einem Nachlassen des Sphinctertonus eine Kontraktion des Detrusors eintritt. Bei einer Störung dieses Antagonismus kommt es zu unwillkürlichem Harnabgang oder zu einer Harnverhaltung. Wir wollen zunächst von dem ersteren sprechen.

Der unwillkürliche Harnabgang oder die Inkontinenz kann entweder aus einer Hypertonie bzw. aus einem Krampf des Detrusors, der den Schließmuskel überwindet, oder aus einer Atonie bzw. einer Lähmung des Sphincters resultieren. Auch beide Ursachen können gleichzeitig wirksam sein. Betrachten wir die einzelnen klinischen Bilder der Inkontinenz:

1. **Die reizbare Blase (Hyperaesthesia oder Neurosis vesicae)** bildet gleichsam ein Vorstadium der Inkontinenz. Sie wird durch eine vermehrte Frequenz der Harnentleerungen (Pollakisurie) sowie durch eine erhöhte Reizbarkeit der Blase gekennzeichnet. Ihre Behandlung erfordert beruhigende Maßnahmen.

2. **Die Enuresis.** Die Reflexerregbarkeit der Blase kann sich steigern bis zum unwillkürlichen Harnabgang, der in leichteren Fällen nur während der Nacht erfolgt (Enuresis nocturna), in schwereren aber auch bei Tage auftritt (Enuresis diurna). Die Erkrankung wird meist bei Kindern beobachtet und ist in der Regel eine rein funktionelle Störung.

Die verminderte Kapazität der Blase wie die erhöhte elektrische Erregbarkeit der Blasenmuskulatur, die man in vielen Fällen nachweisen kann, lassen vermuten, daß es sich um einen hypertonischen Zustand des Detrusors handelt, der aber nicht selten mit einer Atonie des Sphincters vergesellschaftet sein dürfte. Je nachdem man die Hypotonie des Detrusors oder die Atonie des Sphincters als das pathologisch Wesentliche einschätzt, wird man die Behandlungsmethode wählen. Die Erfahrung lehrt, daß man auf diesem wie auf jenem Weg zum Ziel kommen kann. Allerdings ist nicht zu vergessen, daß bei den an Enuresis leidenden, meist neuropathischen Patienten auch das suggestive Moment eine entscheidende Rolle spielt.

3. **Die Inkontinenz durch Sphincterlähmung** kommt als reine Neurose fast niemals vor, sondern ist meist Teilerscheinung einer organischen Erkrankung des Zentralnervensystems (Tabes, Myelitis).

Die Behandlung der Hypertonie (Krampf) des Detrusors.

Die Diathermie ist meiner Erfahrung nach die geeignetste Methode zur Herabsetzung des Muskeltonus. Wir suchen die Harnblase in den Bereich des Stromes zu bekommen, indem wir dem liegenden Patienten eine Elektrode (300 cm²) möglichst tief unter das Kreuzbein schieben, eine zweite etwas kleinere (200 cm²), oberhalb der Symphyse, durch einen Sandsack beschwert, anlegen. Durchschnittliche Stromstärke 1,0 A, Stromdauer 20—30 Minuten. Bei Frauen kann man an Stelle der Kreuzbeinplatte auch eine Vaginalelektrode, bei Männern eine Rectalelektrode anwenden.

Die Behandlung der Atonie (Lähmung) des Sphincters.

Die äußere (percutane) Faradisation. Der Kranke setzt sich auf eine feuchte, 100 cm² große Elektrode so, daß diese dem Damm anliegt. Eine zweite, etwas größere Elektrode (150—200 cm²) wird oberhalb der Symphyse entweder mit Binden befestigt oder mit der Hand gehalten. Bei dieser Anordnung konzentrieren sich die Stromlinien in größter Dichte im Blasenhals. An Stelle der Dammelektrode wurde auch die Anwendung einer Mastdarmelektrode (Abb. 255) empfohlen.

Die innere (intraurethrale) Faradisation. Der Kranke legt sich mit dem Rücken auf eine feuchte Plattenelektrode (200—300 cm²), sodann

wird eine sondenförmige Elektrode (Abb. 254), die vorne eine Metallolive trägt, im übrigen aber von einem isolierenden Gewebe umsponnen
ist, unter strengster Asepsis so weit in die Harnröhre eingeführt, daß
sie in den Sphincterring zu liegen kommt. Man schaltet hierauf den

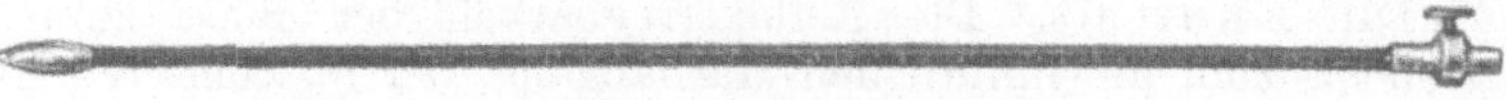

Abb. 254. Elektrode zur intraurethralen Behandlung.

Strom ein und läßt ihn in einer Stärke, die gut vertragen wird, durch
3—5 Minuten einwirken. Zum Schluß der Behandlung kann man ihn
noch einige Male rhythmisch unterbrechen.

Die äußere oder percutane Faradisation, wie sie oben beschrieben
wurde, wird für alle Fälle von funktionellen Störungen (Enuresis) ausreichen. Die Einführung von Elektroden in die Harnröhre halte ich
bei solchen Kranken mit Rücksicht auf ihre neuropathische Veranlagung
für schädlich. Die intraurethrale Behandlung möchte ich ausschließlich für organische Erkrankungen vorbehalten.

Die Harnverhaltung.

Allgemeines. Die Harnretention ist seltener Gegenstand der Elektrotherapie als die Inkontinenz. Es kommen für sie natürlich nur jene
Fälle in Frage, welche durch einen Krampf des Sphincters oder eine
Lähmung des Detrusors hervorgerufen werden, nicht jene, welche mechanisch durch Strikturen, Tumoren und ähnliche Ursachen bedingt sind.

1. Der Sphincterkrampf ist selten ein neurasthenisch-hysteri-
sches Symptom, meist ist er die Folge einer organischen Erkrankung
des Zentralnervensystems oder die Begleiterscheinung lokaler Entzün-
dungsvorgänge.

2. Der Detrusorlähmung liegt ebenfalls in den meisten Fällen
eine organische Erkrankung des Gehirns oder Rückenmarks zugrunde.
Trotz der Schwere des Grundleidens ist die Blasenlähmung häufig nur vor-
übergehender Natur und einer therapeutischen Beeinflussung zugänglich.

Die Behandlung des Sphincterkrampfes.

Die Diathermie. Die Wärme, die man bei Krampfzuständen der
Blase in Form von heißen Umschlägen oder Sitzbädern als uraltes
Volksmittel anwendet, wird elektrotherapeutisch als Diathermie verabfolgt. Man führt sie hier in der gleichen Weise aus, wie dies oben
für die Hypertonie des Detrusors beschrieben wurde (S. 289).

Die Behandlung der Detrusorlähmung.

Die äußere (percutane) Faradisation. Die eine Elektrode (100 bis
150 cm²) wird auf das Kreuzbein aufgelegt, wenn die Behandlung im
Liegen vorgenommen wird, auf den Damm, wenn sie im Sitzen ausgeführt wird. Die zweite Elektrode kommt über die Symphyse.

Die innere (intravesicale) Faradisation. In die Blase wird unter peinlicher Asepsis eine Elektrode eingeführt, bestehend aus einem Nelatonkatheter, der im Innern einen biegsamen Metalldraht führt, an den mit einer Klemme das Kabel angeschlossen wird. Durch den Katheter wird die Blase zunächst entleert und, falls eine Cystitis besteht, gespült. Dann füllt man sie mit etwa 100 cm³ physiologischer Kochsalzlösung oder 1—2 proz. Borsäurelösung und schließt den an der Elektrode befindlichen Hahn.

Um die Stromlinien über die ganze Blasenwand möglichst gleichmäßig zu verteilen, ist es angezeigt, statt einer zwei indifferente Elektroden zu verwenden, von denen man die eine über dem Kreuzbein, die zweite oberhalb der Symphyse anlegt. Stromstärke nach Erträglichkeit, Stromdauer 10—15 Minuten.

Impotentia coeundi.

Allgemeines. Die Erfolge und damit die Berechtigung der Elektrotherapie werden im wesentlichen von den Ursachen abhängen, durch welche die Impotenz bedingt wird. Diese können dreierlei Art sein.

1. Anatomische Veränderungen an den Geschlechtsorganen selbst (angeborene Anomalien, entzündliche Veränderungen, wohl auch Neubildungen). Bei diesen wird die Elektrotherapie kaum in Betracht kommen.

2. Anatomische Erkrankungen des Nervensystems (Tabes, progressive Paralyse, Myelitis u. a.) oder toxische Störungen desselben (Morphinismus, Alkoholismus, Diabetes u. a.). Hier wird die Behandlung, soweit dies möglich ist, eine kausale sein, immerhin aber wird auch eine symptomatische Therapie nicht ganz unberechtigt sein, weil ja, wie wir bereits bei der Behandlung der Tabes auseinandergesetzt haben, bei diesen Erkrankungen keineswegs alle Störungen anatomisch fixiert, sondern vielfach einer Besserung zugänglich sind.

3. Funktionelle Störungen des Zentralnervensystems. Diese bilden die eigentliche Domäne der Elektrotherapie. Es ist ein ganz müßiger Streit, darüber zu diskutieren, ob die Erfolge der Elektrotherapie hier mehr auf physiologischem oder psychischem Weg zustande kommen. Vermag die Elektrotherapie die Impotenz zu heilen, dann ist sie eben die geeignete Heilmethode.

Die Faradisation. Von der übergroßen Zahl an Methoden, mit denen uns der Erfindergeist der Elektrotherapeuten beglückt hat, seien diejenigen in erster Linie erwähnt, die durch Reizung sensibler Hautnerven die Reflexerregbarkeit des spinalen Geschlechtszentrums zu steigern suchen. Zu einer solchen Reizung eignet sich der faradische Strom. Man legt eine größere Platte auf die untere Brustwirbelsäule (Lendenmark) und bestreicht mit einem Pinsel, einer Bürste oder einer Rolle die Unterbauchhaut, die Leistengegend und die Innenseite der Oberschenkel in der Dauer von 5—10 Minuten. Die Stromstärke soll nicht zu stark, nicht schmerzhaft sein. Keinesfalls soll die elektrische

Behandlung, wie dies bisweilen vorkommt, in eine elektrische Mißhandlung ausarten.

Die Arsonvalisation. Noch geeigneter als der faradische scheint mir zur lokalen Hautreizung der Hochfrequenzstrom zu sein. Man berieselt mit einer Kondensator- oder Vakuumelektrode die Haut in der Umgebung der Geschlechtsorgane und über der Wirbelsäule. Der Funkenregen erzeugt eine leicht erregende und hyperämisierende Wirkung.

Andere Methoden. Viele Elektrotherapeuten haben sich bemüht, durch verschiedene Stromformen das Erektionszentrum im Rückenmark zu beeinflussen. Ich habe selbst einmal durch die Diathermie des Lendenmarks einen schönen Erfolg erzielt. Ob jedoch dieser und andere Erfolge auf einer unmittelbaren trophischen Beeinflussung des Centrum genito-spinale beruhen, ist damit nicht erwiesen. Warnen möchte ich vor allen intraurethralen Methoden; sie sind in sehr vielen Fällen schädlich, stets aber überflüssig.

Der Behandlungsplan. Die elektrische Behandlung der Impotenz, die täglich oder jeden zweiten Tag vorgenommen wird, muß auch bei auftretender Besserung durch längere Zeit, d. h. durch einige Wochen, fortgesetzt werden, wenn der Erfolg ein dauernder sein soll. Dabei wird man nicht vergessen, den Kranken auch psychisch zu beeinflussen. Fast ebenso wichtig wie die symptomatische Therapie ist aber auch die Behandlung des Grundleidens, in dessen Gefolge die Impotenz auftritt (Neuritis, Tabes, Intoxikation). Nicht selten sieht man ohne besondere Maßnahmen gegen die Impotenz mit der Besserung des Grundleidens auch die Geschlechtsfunktion sich bessern oder heilen.

Prostatitis chronica.

Die Diathermie. Die Behandlung der chronischen Prostatitis hat eine wertvolle Bereicherung durch die Diathermie erfahren, welche, wie ich aus eigener Erfahrung bestätigen kann, bei dieser Erkrankung oft ausgezeichnete Dienste leistet. Zweckmäßig ist es, unmittelbar auf die Durchwärmung eine Massage folgen zu lassen.

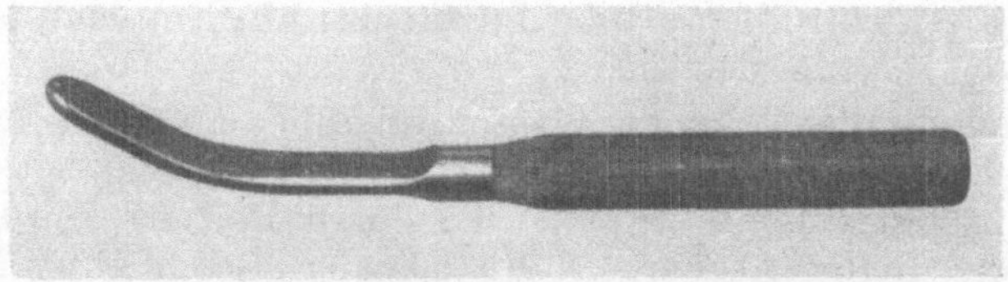

Abb. 255. Prostataelektrode von Stein.

Zur Diathermie der Prostata benützt man eine Elektrode, die spatelförmig flach, leicht gebogen und an einem Holzstiel befestigt ist (Abb. 255). Sie wird in das Rectum eingeführt, nachdem sie vorher etwas angewärmt und mit Vaselin oder einem anderen Mittel eingefettet worden ist.

Ihr Herausgleiten wird durch einen vorgelegten Sandsack, auf den sich der Holzgriff stützt, verhindert.

Um den Strom durch die Prostata zu lenken, legt man auf den Bauch oberhalb der Symphyse als zweite Elektrode eine Bleiplatte, die mit einem Sandsack beschwert wird. Die durchschnittlich anwendbare Stromstärke beträgt 0,5 A.

Die Erkrankungen der weiblichen Geschlechtsorgane.

Allgemeines. Für die Erkrankungen der weiblichen Geschlechtsorgane kommt von den elektrischen Behandlungsmethoden in erster Linie die Diathermie in Frage. Die Wärme bildet ja seit langem eines der wirksamsten Mittel in der konservativen Therapie der Frauenkrankheiten.

Vor allem leistet die Diathermie vorzügliche Dienste bei der Behandlung der Para- und Perimetritis im subacuten oder chronischen Stadium. Sie beeinflußt nicht nur die subjektiven Beschwerden, das sind vor allem die Schmerzen, in hervorragend günstiger Weise, sie erweist sich auch objektiv wirksam, indem sie durch Beschleunigung der Blut- und Lymphbewegung die Resorption der Exsudate fördert. Selbst in Fällen, die einer späteren Operation zugeführt werden müssen, ebnet eine vorausgehende energische Diathermiebehandlung dem chirurgischen Eingriff die Wege dadurch, daß sie infolge der hyperämisierenden Durchtränkung der Gewebe die Lösung der Adhäsionen erleichtert, andererseits vielleicht auch infolge ihrer bactericiden Kraft die Virulenz vorhandener Eiterungserreger abschwächt.

Auch bei der Cervicitis und Endometritis wie bei der Vulvovaginitis kleiner Mädchen hat man die Diathermiebehandlung empfohlen[1]).

Gegenangezeigt erscheint mir die Diathermie: 1. im akuten Stadium der Entzündung, insbesondere bei vorhandenem Fieber. Hier pflegt die elektrische Durchwärmung meiner Erfahrung nach die Schmerzen häufig zu vergrößern und die Körpertemperatur noch weiter zu steigern. 2. Bei Blutungen oder auch nur bei Neigung zu solchen. Diese werden unter dem Einfluß der Diathermie fast ausnahmslos verstärkt. Daher ist die Durchwärmung auch in der Zeit der Menses auszusetzen. Die blutungsanregende Wirkung der Diathermie legt es nahe, sie bei Amenorrhoe zu versuchen, was in verschiedenen Fällen mit Erfolg geschah. Viel seltener als die Diathermie kommt für die Behandlung von Frauenkrankheiten der galvanische und der faradische Strom in Betracht. Hofstätter hat neuerdings auf die Indikationen des letzteren aufmerksam gemacht[2]).

Die äußere (percutane) Diathermie. Die Patientin legt sich mit dem Kreuzbein auf eine Bleiplatte (300 cm²), die, im Falle das Behandlungsbett nicht genügend nachgiebig ist, auf ein weiches Polster gelegt werden muß, damit sie sich der Körperoberfläche gut anpaßt. Eine zweite etwas kleinere Platte (200 cm²) kommt unmittelbar über die Sym-

---

[1]) L i n d e m a n n: Münch. med. Wochenschr. 1917, Nr. 21.
[2]) Zeitschr. f. physik. u. diätet. Therapie Bd. 23. 1919.

physe auf die vordere Bauchwand, sie wird mit einem Sandsack beschwert. Ungleich große Elektroden wählt man der Erfahrung gemäß, daß bei gleicher Größe stets die rückwärtige wärmer empfunden wird.

Mit der Dosierung sei man anfangs etwas vorsichtig, 0,8—1,0 A werden für die ersten Sitzungen genügen. Hat man sich überzeugt, daß keine unerwünschten Reaktionen auftreten, so kann man bis auf

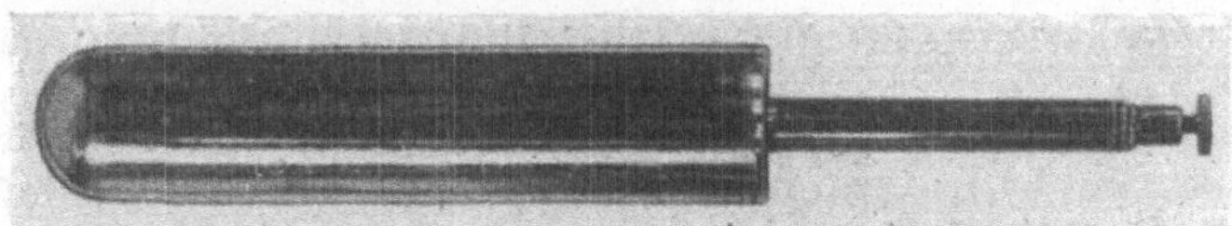

Abb. 256.   Vaginalelektrode von Kowarschik (Siemens & Halske).

1,5 A steigen. Wenn auch diese Stromstärke gut vertragen wird, so geht man zur vaginalen Anwendung der Diathermie über, die eine ungleich intensivere Durchwärmung der Beckenorgane gestattet.

Man wird bei der äußeren Diathermie eine Durchwärmung der weiblichen Geschlechtsorgane nur dann erzielen, wenn die Stromlinien auch wirklich durch das kleine Becken gehen, was aber nur der Fall ist, wenn die rückwärtige Elektrode genügend tief, d. h. unter das Kreuzbein zu liegen kommt. Nur dann werden die Stromlinien in das kleine Becken hineingezogen werden. Legt man die Elektrode höher an — ein Fehler, der meiner Erfahrung nach sehr häufig gemacht wird —, so werden sie nur den oberen Beckeneingang schneiden oder selbst über diesen hinwegziehen.

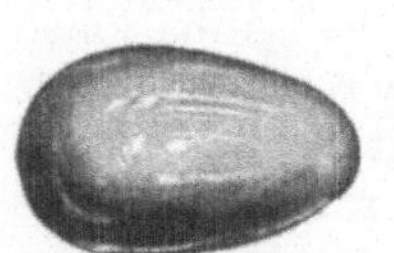
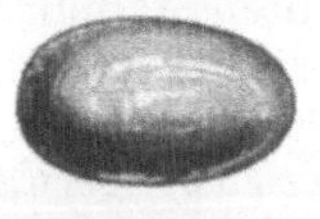
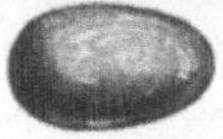

Die vaginale Diathermie nach Kowarschik. Die von mir benützten Vaginalelektroden (Abb. 256) sind von zylindrischer Form, bestehen durchweg aus Metall und sind daher leicht durch Auskochen sterilisierbar, was mit Rücksicht auf die Möglichkeit einer Krankheitsübertragung unbedingt gefordert werden muß. Ein Satz von drei abgestuften Größen (mit einem Durchmesser von 20, 25 und 30 mm) genügt für alle Fälle. Eine solche Elektrode wird, nachdem sie vorher mit irgendeinem Gleitmittel bestrichen wurde, in die Vagina eingeführt und mit dem einen Pol des

Abb. 257.   Vaginalelektroden von Theilhaber.

Apparates verbunden. Durch einen Sandsack, den man zwischen beide Schenkel legt, wird sie gestützt und in ihrer Lage erhalten, gleichzeitig wird dadurch ihr Herausgleiten verhindert. Als inaktive Elektrode dient ein 8 cm breiter und etwa 120 cm langer Bleistreifen, der schon früher auf das Behandlungsbett gelegt wurde und der nach Einführung der Vaginalelektrode gürtelförmig um das Becken geschlossen wird. Dabei ist darauf zu achten, daß diese Außenelektrode genügend tief, das will sagen in Kreuzbein- und Trochanterhöhe zu liegen kommt.

Bei dieser Anordnung erzielt man eine allseits gleichmäßige Verteilung der Stromlinien, die von der Vaginalelektrode als Zentrum radienförmig ausstrahlen. Die Erwärmung ist naturgemäß um die Vaginalelektrode am stärksten. Ihre Oberfläche, welche für die Dosierung maßgebend ist, verträgt eine Belastung von 1,0—2,0 A. An Stelle der zylindrischen kann man auch kugel- oder eiförmige Vaginalelektroden verwenden, wie sie von Theilhaber angegeben wurden (Abb. 257). Die Dauer der Durchwärmung beträgt 20—30 Minuten.

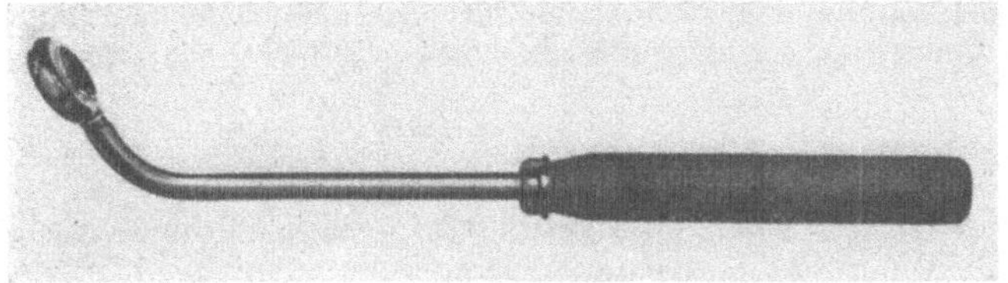

Abb. 258. Rectalelektrode von Lindemann.

Die rectale Diathermie nach Lindemann. Lindemann empfiehlt, die Diathermie der weiblichen Geschlechtsorgane mittels einer in das Rectum eingeführten Elektrode vorzunehmen. Diese ist löffelförmig, an einem leicht gebogenen Stiel befestigt, der auf einen Holzgriff aufgeschraubt werden kann (Abb. 258). Sie wird eingefettet, in das Rectum eingeschoben und so gelagert, daß sie hinter den Uterus zu liegen kommt. Als zweite Elektrode bringt man auf die vordere Bauchwand oberhalb

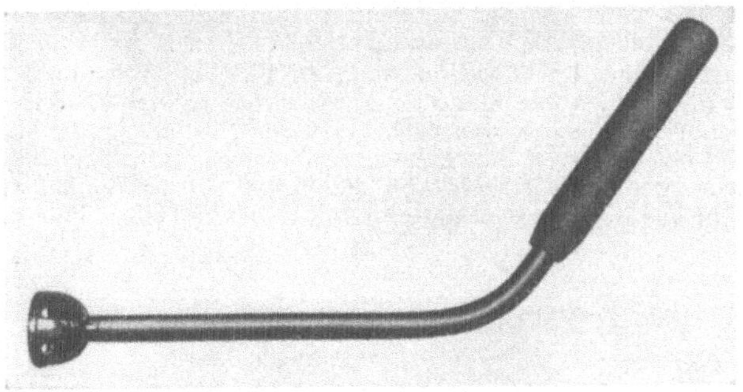

Abb. 259. Cervixelektrode von Lindemann.

der Symphyse eine 200—300 cm² große Bleiplatte. Die Stromstärke beträgt hierbei 0,5—1,0 A.

Bei dieser von Lindemann angegebenen Technik wird vornehmlich der vor der Mastdarmelektrode gelegene Uterus von den Stromlinien getroffen, während die seitlich gelegenen Adnexe, Tuben, Ovarien und Parametrien nicht in den Strombereich fallen. Diese Methode scheint daher besonders für Erkrankungen des Uterus und für im Douglasschen Raum gelegene Exsudate geeignet.

Für chronisch entzündliche Erkrankungen der Cervix hat Lindemann eine eigene Elektrode (Abb.259) angegeben, welche bei der Behandlung in einem schalenförmigen Ansatz die Portio aufnimmt.

Die intrauterine Galvanisation. Bei dieser wird als aktiver Pol eine sondenförmige Metallelektrode in die Uterushöhle unter aseptischen Vorsichtsmaßregeln eingeführt, während als inaktiver Pol eine große feuchte Plattenelektrode auf die untere Bauchgegend gelegt wird. (Besser vielleicht zwei feuchte, an demselben Pol angeschlossene Plattenelektroden, von denen die eine auf den Bauch, die zweite, damit auch die rückwärtigen Anteile des Uterus getroffen werden, auf das Kreuzbein gelegt wird.) Die im Uterus liegende Elektrode muß mit ihrer Spitze bis zum Fundus reichen. Ihr durch die Scheide ziehender Anteil muß gut isoliert sein, um eine Verätzung der Scheidenschleimhaut zu vermeiden. Apostoli hat eine für diesen Zweck geeignete Elektrode (Hysterometer von

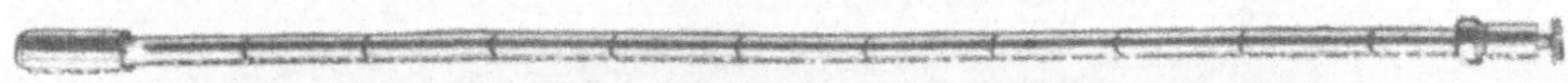

Abb. 260. Elektrode mit Kohlestift zur intrauterinen Galvanisation.

Apostoli) angegeben, deren intrauteriner Teil aus Platin besteht. Einige französische Autoren verwenden eine Type, die einen in die Uterushöhle einzuführenden Kohlestift trägt (Abb. 260), Leduc empfiehlt eine Sonde aus Zink, andere wieder solche aus Kupfer, Silber oder Eisen.

Die Uteruselektrode wird meist an den positiven, seltener an den negativen Pol (s. unten) angeschlossen, während die inaktive Elektrode mit dem Gegenpol verbunden wird. Die angewendete Stromstärke beträgt 40—50 MA, die Dauer einer Sitzung 5 Minuten. In der Regel werden die Sitzungen zweimal wöchentlich wiederholt.

Da bei der intrauterinen Galvanisation eine nackte Metallelektrode unmittelbar der Schleimhaut aufliegt, so wird diese naturgemäß elektrolytisch verätzt, was aber in diesem Fall der Zweck der Behandlung ist. Ihre wichtigste Indikation ist nach französischen Autoren die chronische Metritis und Endometritis. Ist diese nicht hämorrhagisch, so soll als Uteruselektrode die Anode verwendet werden, anderenfalls, das heißt also bei bestehenden Blutungen, wird als Uteruselektrode die Kathode empfohlen. Als Kontraindikationen gelten Erkrankungen der Adnexe.

Die intrauterine Faradisation kann in gleicher Weise ausgeführt werden wie die Galvanisation, wobei man nur an Stelle des galvanischen den faradischen Strom verwendet. Einfacher ist es noch, statt zwei Elektroden, der aktiven Uteruselektrode und der inaktiven Bauchplatte, eine einzige, dafür aber bipolare Uteruselektrode zu verwenden, wie sie in Abb. 261 dargestellt ist. Sie hat die Form einer Sonde, besteht aus isolierendem Material und trägt die beiden Pole in Gestalt von

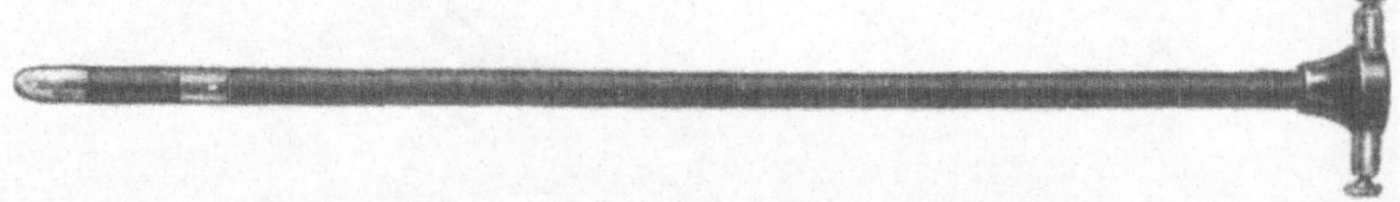

Abb. 261. Bipolare Elektrode zur intrauterinen Faradisation.

zwei Metallringen, die mit den beiden Klemmen, an welche die Kabel befestigt werden, in leitender Verbindung stehen. Diese Elektrode wird in die Uterushöhle so weit eingeführt, daß beide Ringe mit deren Schleimhaut in Berührung sind. Der faradische Strom soll möglichst stark, aber doch nicht schmerzhaft sein und wird in Sitzungen von 3 Minuten Dauer, die zwei- bis dreimal in der Woche wiederholt werden, angewendet. Im Gegensatz dazu empfiehlt Hofstätter eine von 5 Minuten beginnende, bis auf $1^1/_2$ Stunden steigende Behandlungsdauer.

Als wichtigste Anzeigen dieser Behandlungsmethode sind die Amenorrhoe, dann funktionelle bzw. ovarielle Blutungen sowie dysmenorrhoische Beschwerden anzusehen. Gegenanzeigen sind alle entzündlichen Prozesse im Genitale selbst oder in dessen Umgebung.

XI. Die Erkrankungen der Haut.

Pruritus cutaneus.

Allgemeines. Der Pruritus cutaneus einschließlich des Pruritus genitalium und ani ist gekennzeichnet durch einen Juckreiz, für den sich sichtbare Veränderungen der Haut, die als primäre Ursachen angesprochen werden könnten, nicht nachweisen lassen. Da wir kein zuverlässiges Mittel gegen dieses Leiden kennen, so dürfen wir es begrüßen, daß uns die Elektrotherapie hier öfters gute Dienste leistet. Sie kommt zur Anwendung in Form der Spitzenentladungen einer Influenzmaschine oder eines Hochfrequenzinstrumentariums. Die juckreizstillende Wirkung dieser Entladungen scheinen zum Teil bedingt zu sein durch das Ozon und seine Oxydationsprodukte (NO_2, NO_3), die sich bei allen Hochspannungsentladungen bilden und auf der Haut niederschlagen.

Die Spitzenentladungen der Influenzmaschine. Eine Elektrode mit einer oder mehreren Spitzen wird, an einem isolierenden Elektrodenhalter befestigt, in einer Entfernung, die einen Funkenübergang ausschließt, der erkrankten Hautpartie gegenübergestellt und an den einen Pol der Maschine angeschlossen. Wird bei vollkommen auseinandergezogenen Konduktoren der zweite Pol geerdet, so ist die Isolierung des Patienten durch einen besonderen Schemel nicht nötig. Will man einen Erfolg erzielen, dann muß die Bestrahlung genügend kräftig sein und täglich in der Dauer von wenigstens 30 Minuten wiederholt werden.

Die Hochfrequenzeffluvien. In analoger Weise können die juckenden Hautstellen auch mit den Effluvien eines Hochspannungstransformators nach Oudin oder Tesla bestrahlt werden. Auch die Berieselung mit kleinsten Funken aus Vakuum- oder Kondensatorelektroden erweist sich als wirksam.

Die Erfrierung.

Allgemeines. Die Wirkung des elektrischen Stromes bei Erfrierungen beruht auf der arteriellen Hyperämisierung des Gewebes, durch welche die geschädigte Zirkulation und Ernährung desselben gebessert wird. Diese Wirkung kommt in besonderem Maße dem galvanischen und dem diathermischen Strome zu. Da die Erfrierungen ihren häufigsten Sitz an den Extremitätenenden, den Händen oder den Füßen haben, wollen wir uns hier nur mit der Behandlung dieser befassen, aus der die Behandlung für andere Körperteile unschwer abgeleitet werden kann.

Die Galvanisation. Zur Behandlung erfrorener Hände oder Füße benützt man als zweckmäßigste Elektrodenform Zellenbäder, also Wannen, wie sie jedes Vierzellenbad aufweist oder wie sie sich auch behelfsmäßig mittels eines Waschbeckens, einer Instrumentenschale

u. dgl. herstellen lassen. Diese Gefäße werden nur so weit mit Wasser gefüllt, daß dieses gerade die erfrorenen Teile bedeckt, wobei es vorteilhaft ist, den Boden der Gefäße (wie dies in Abb. 235 auf S. 262 dargestellt ist) etwas zu neigen, so daß die Finger- oder die Zehenspitzen tiefer in das Wasser tauchen. Die Stromzuführung muß von vorn, d. h. den Finger- und Zehenspitzen gegenüber stattfinden, wenn diese Teile auch wirklich vom Strom getroffen werden sollen. Tauchen die stromzuführenden Kohle- oder Metallplatten seitlich in das Wasser der Wanne, so werden die Stromlinien mit Umgehung der kranken Teile auf kürzestem Weg durch das Hand- oder Sprunggelenk ziehen und der Erfolg der Behandlung wird ausbleiben. Die Stromstärke soll 15—20 MA betragen, jedenfalls aber so groß sein, daß die Haut nach der Behandlung, soweit sie in das Wasser taucht, hellrot gefärbt ist.

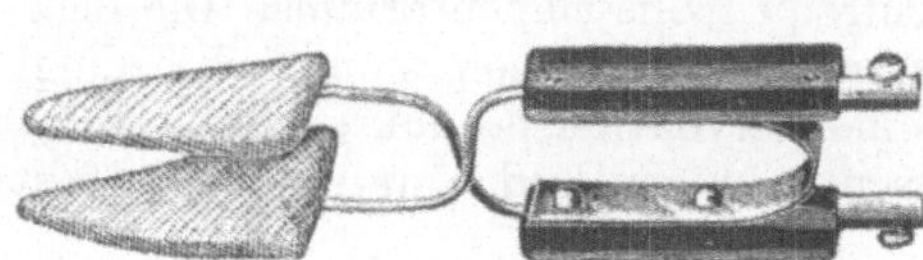

Abb. 262. Elektrode zur Behandlung der Nasenröte nach Knapp.

Sind beide Hände oder Füße zu behandeln, so verwendet man zwei Zellenbäder, von denen man jedes mit einem der beiden galvanischen Pole verbindet. Ist nur eine Hand oder ein Fuß von der Erfrierung betroffen, so kann man auch ein Zellenbad mit einer feuchten Plattenelektrode kombinieren, die man höher oben an der betreffenden Extremität anlegt.

Für die Behandlung der Nasenröte, sei sie durch Erfrierung oder durch andere Ursachen bedingt, hat Knapp eine besondere Elektrode (Abb. 262) angegeben, die, wie ein Klemmer an der Nase befestigt, durch Federdruck in ihrer Lage erhalten wird.

Die Diathermie. Finger und Zehen werden bei der Erfrierung in gleicher Weise erwärmt, wie dies bei der Erkrankung ihrer Gelenke geschieht. Die Finger berühren mit ihren Spitzen eine Bleiplatte, die in einer mit Wasser gefüllten Instrumentenschale liegt, während eine zweite Platte fesselförmig am Unterarm befestigt ist (Abb. 239). Man läßt den Strom in einer Stärke von 0,2—0,3 A (für eine Hand) 20—30 Minuten lang einwirken. Die Zehen werden in Stanniol eingehüllt oder in ein schief geneigtes Zellenbad getaucht (Abb. 239 und 235).

Warzen, Naevi, Angiome u. a.

Allgemeines. Warzen, Fibrome, Naevi, Epheliden, Angiome, Teleangiektarsien u. dgl. können mit Hilfe des galvanischen Stromes beseitigt werden, indem man sie mit einer geeigneten Elektrode elektrolytisch zerstört. In neuerer Zeit hat man sich auch die Hochfrequenzströme in Form der Diathermie zunutze gemacht, indem man die Hitzewirkung derselben ausnützt, um derartige pathologische Gebilde der Haut zu verkochen, welche Methode man als Elektrokoagulation oder mit einem nicht sehr glücklichen Ausdruck als kalte Kaustik bezeichnet. Auch die Einführung ätzender Metallionen durch den galvanischen Strom, die Iontophorese von Magnesium-, Zink- und anderen Salzen kann hier bisweilen mit Vorteil benützt werden. Diese

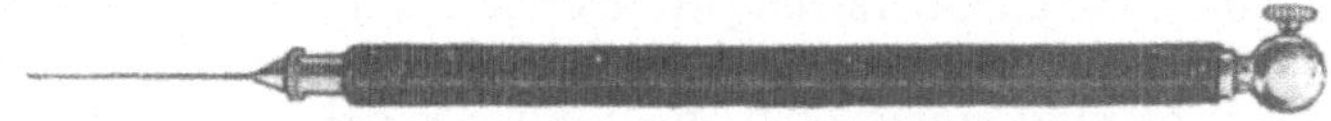

Abb. 263. Elektrode zur Warzenbehandlung.

drei Methoden der Elektrolyse, der Elektrokoagulation und Iontophorese wollen wir im nachfolgenden etwas näher betrachten.

Die Elektrolyse. Hierzu benötigen wir zwei Elektroden: eine inaktive Elektrode, die in Gestalt einer feuchten Platte am Unterarm oder einer anderen Körperstelle angelegt und mit dem positiven Pol einer Gleichstromquelle verbunden wird, und eine aktive oder Operationselektrode, die an den negativen Pol angeschlossen wird. Letztere hat die Form einer Nadel aus Stahl oder Platiniridium, die an einem geeigneten Elektrodenhalter befestigt wird (Abb. 263).

Eine behelfsmäßige Elektrode kann man sich herstellen, wenn man eine gewöhnliche Steck-

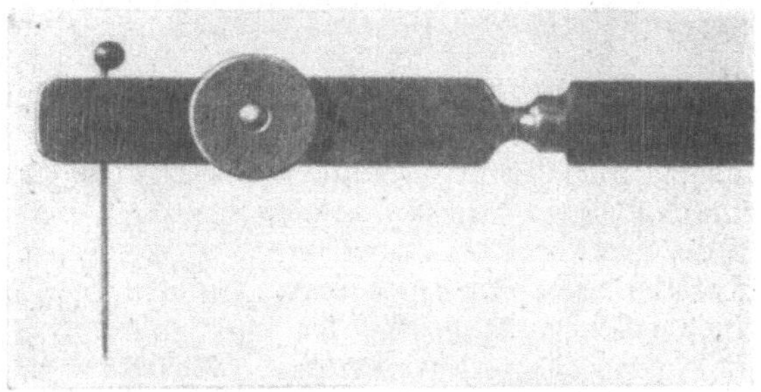

Abb. 264. Behelfsmäßige Elektrode zur Warzenbehandlung.

oder Nähnadel in eine jener Klemmen festschraubt, wie ich sie zum Halten der Diathermieelektroden empfohlen habe (Abb. 264).

Handelt es·sich um eine Warze oder ein kleines Fibrom, dann sticht man die Elektrodennadel schief in die Basis dieses Gebildes ein, so daß ihre Spitze die ernährenden Gefäße trifft (Abb. 265). Hierauf schließt man den Strom und läßt ihn in einer Stärke von 2—4 MA 3—5 Minuten lang einwirken. Bei größeren Warzen muß man den Einstich oft noch an einer zweiten oder dritten Stelle wiederholen. Durch das sich an der Kathode bildende Alkali kommt es zu einer Quellung, zu einer Nekrose des Gewebes, wodurch die Ernährung der Warze unter-

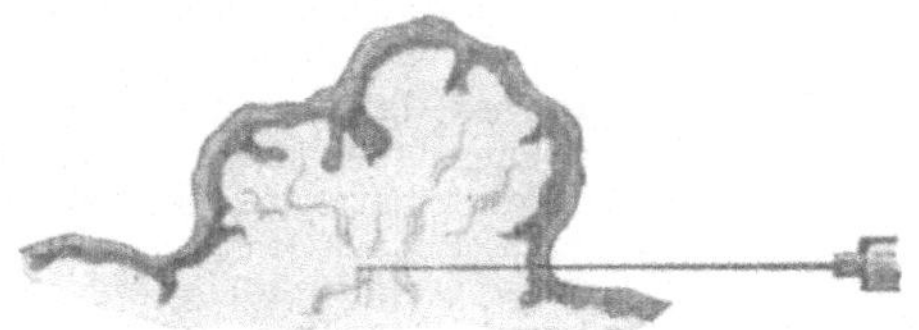

Abb. 565. Elektrolyse einer Warze.

bunden wird. Diese trocknet ein und fällt in 8—12 Tagen ab, ohne eine sichtbare Narbe zu hinterlassen. Dort, wo der kosmetische Effekt nicht gleichgültig ist wie z. B. im Gesicht ist daher die Elektrolyse der einfachen Entfernung mit dem scharfen Löffel vorzuziehen.

Die Elektrokoagulation. Noch zweckmäßiger für kosmetische Zwecke als die Elektrolyse ist die Behandlung mit dem kalten Kauter, denn einerseits gestattet sie eine noch viel genauere und feinere Lokalisation, weil ihr Erfolg durch die Weißfärbung des Gewebes unmittelbar sichtbar wird und auf das allerstrengste begrenzt werden kann, andererseits ist sie weniger schmerzhaft und rascher ausführbar. Als Operationselektrode dient eine spitze oder geknöpfte Nadel, die in einem Handgriff aus isolierendem Material, also Glas oder Hartgummi, eingesetzt wird (Abb. 266). Die inaktive Elektrode wird von einer Bleielektrode gebildet, die man dem Patienten um den Vorderarm bindet, oder einer zylindrischen Metallelektrode, die er einfach in die Hand nimmt.

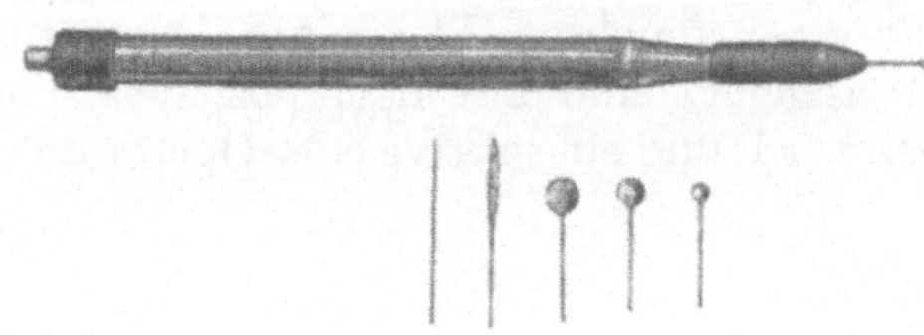

Abb. 266. Elektrode zur Elektrokoagulation. Kalter Kauter.

Eine lokale Anästhesie ist für kleine Naevi, Warzen, Teleangiektasien nicht notwendig, da der durch die Koagulation verursachte Schmerz nur sehr gering ist. Die Kaustik wird in der Weise ausgeführt, daß man die Operationselektrode auf das zu zerstörende Gebilde aufsetzt oder in dasselbe einsticht und nun den Strom langsam so weit verstärkt, bis die Koagulationswirkung in der gewünschten Ausdehnung zu sehen ist. Das verkochte Gewebe überläßt man der spontanen Abstoßung. Das kosmetische Ergebnis eines solchen Eingriffes ist ein außerordentlich günstiges.

Die Iontophorese von Warzen. Man führt mit dem galvanischen Strom Magnesiumionen in die Warze ein, wodurch diese zur Koagulation gebracht wird. Um die gesunde Haut vor der Ätzwirkung der Metallionen zu schützen, schneidet man in ein Stück Guttaperchapapier oder Billrothbatist (welches man überdies noch einfettet) ein Loch in der Größe der Warze und legt diesen Stoff so auf das Operationsfeld, daß nur die Warze frei bleibt. Dann setzt man auf diese eine kleine Plattenelektrode, unterlegt mit einer vielfachen Lage von hydrophiler Gaze, die mit einer 3 proz. Lösung von Magnesium sulfuricum in Wasser getränkt wurde. Um das Magnesiumion, das elektrisch positiv ist, in die Haut einzubringen, muß die mit der Lösung beschickte Elektrode Anode sein. Die Kathode wird als inaktive Elektrode auf eine andere Körperstelle aufgesetzt. Eine Stromstärke von 3—5 MA in der Dauer von 15 Minuten angewendet, genügt meist, um die Warze dauernd zu zerstören. Sollte dies nicht ganz gelungen sein, so muß man die Sitzung nach Ablauf einer Woche wiederholen.

Die Iontophorese bei Furunculose. Marquès, Madon und Pech[1]) haben die Behandlung der Furunculose mit Zinkionen empfohlen. Die Anode wird mit einer 2 proz. Zinksulfatlösung getränkt und auf die infizierte Stelle aufgesetzt. Dann wird ein Strom von eben noch erträglicher Stärke 30 Minuten lang hindurchgeleitet. Diese Behandlung wird dreimal wöchentlich wiederholt. Sie ist um so erfolgreicher, in einem je früheren Stadium der Erkrankung sie eingeleitet wird.

Die Iontophorese bei Erysipel. Neuerdings hat K. F. Beck[2]) die Einführung von Jodionen zur Behandlung des Erysipels vorgeschlagen. Dabei wird eine 1 proz. Jodkalilösung unter die Kathode gebracht und diese an der Grenze des Erysipels so aufgesetzt, daß sie zur einen Hälfte die erkrankte, zur anderen die gesunde Haut deckt. 5 Minuten lange Anwendung eines mäßig starken Stromes. So wird die Grenze des Erysipels absatzweise umkreist. Die Behandlung soll zweimal täglich wiederholt werden. Nach jeder Sitzung wird Lugolsche Jodlösung auf die Haut aufgepinselt.

---

1) Arch. d'électricité méd. Nr. 350. 1913. 2) Münch. med. Wochenschr. 1919, Nr. 51.

Hypertrichosis.

Allgemeines. Da die Elektrolyse eine individuelle Behandlung jedes einzelnen Haares erfordert, so eignet sie sich nur für jene Fälle von Hypertrichosis, bei der die Haare nicht allzu zahlreich und auch nicht zu fein sind. Ihr kosmetischer Effekt ist ein sehr guter, da sie bei richtiger Ausführung keinerlei sichtbare Narben hinterläßt. Solche bleiben nur dort, wo die Stromeinwirkung zu stark war.

Die Elektrolyse. Zur Zerstörung der Haare benützt man feinste, spitze Nadeln aus Stahl oder Platiniridium, die entweder gerade oder aber winklig abgebogen sind. Manche Therapeuten ziehen Nadeln vor, deren Spitze etwas abgestumpft oder ganz leicht geknöpft ist. Ihre Ein-

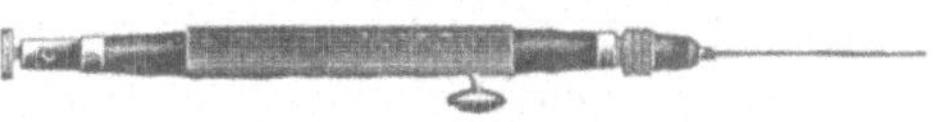

Abb. 267. Elektrode zur Haarelektrolyse.

führung in den Haarkanal ist zwar etwas schwieriger, dafür aber läßt sich bei ihrer Anwendung leichter ein falscher Weg vermeiden, den man meist dadurch erzeugt, daß man mit der Spitze der Nadel die Haarbalgwand durchstößt oder in den Ausführungsgang einer Talgdrüse eindringt.

Die Nadeln werden in dem dazu bestimmten Nadelhalter befestigt, der zweckmäßigerweise eine Unterbrechervorrichtung trägt (Abb. 267). Die Nadelelektrode ist stets Kathode. Als Anode dient eine nicht zu kleine feuchte Platte, die man am Unterarm oder an einer anderen Körperstelle befestigt.

Bei der Ausführung der Elektrolyse liegt der Patient auf einem Behandlungsbett oder er sitzt auf einem Stuhl, der eine Kopfstütze trägt. Eine sichere

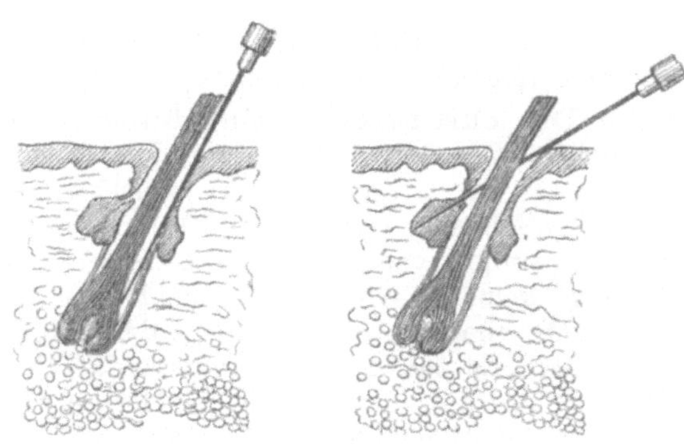

Abb. 268. Richtige   Abb. 269. Falsche
Einführung der Nadel in den Haarkanal.

Lagerung ist notwendig, da der Behandelte infolge des leichten Schmerzes, den er beim Einschalten des Stromes empfindet, auszuweichen sucht, wodurch sich die im Haarbalg liegende Nadel leicht verschiebt. Wichtig ist ferner eine gute Beleuchtung des Operationsfeldes, welche den Eingang in den Haarkanal und die Richtung jedes einzelnen Haares leicht erkennen läßt. Die indirekte Beleuchtung durch einen Stirnreflektor oder die direkte Beleuchtung mit einer starken Glühlampe ist für diesen Zweck am geeignetsten. Bisweilen erleichtert das Kürzen der Haare den Eingriff.

Sind alle Vorbereitungen getroffen, dann führt man die Nadel der Verlaufsrichtung des Haares folgend in den Haarkanal bis zur

Papille des Haares ein, die man in der Regel in einer Tiefe von 6—8 mm erreicht (Abb. 268 und 269). Man schließt den Strom, um ihn sofort auf eine Stärke von 2 MA einzustellen. In 10—15 Sekunden ist die Haarwurzel zerstört, was sich daran zu erkennen gibt, daß sich das Haar mit einer Pinzette widerstandslos entfernen läßt.

Der Behandlungsplan. In einer Sitzung zerstöre man nicht mehr als 30 Haare, einerseits weil die Prozedur bei längerer Dauer den Patienten ermüdet, andererseits weil auch die Hand des Operateurs unsicher wird. Benötigt man zur Entfernung aller Haare mehrere Operationen, so wähle man für eine Sitzung nicht unmittelbar nebeneinander stehende Haare, sondern solche in einem Abstand von 2 bis 3 mm, damit die folgende entzündliche Reaktion nicht durch das Zusammenfließen der einzelnen Herde eine allzu starke wird. Erst wenn die Reaktion abgelaufen ist, was durchschnittlich in 2—3 Tagen der Fall ist, soll man zu einem neuen Eingriff schreiten.

XII. Die Erkrankungen der Sinnesorgane.

Die Erkrankungen des Ohres.

Allgemeines. Unter den Erkrankungen des Ohres findet die Elektrotherapie folgende Anzeigen:

1. Die chronischen Entzündungen des Mittelohres. Sie werden mittels Galvanisation oder Diathermie behandelt. Die Galvanisation als die ältere Methode, erzielt oft wertvolle Erfolge auch in jenen Fällen von chronischer Otitis, bei denen die Schwerhörigkeit und die subjektiven Ohrgeräusche durch Luftdusche, Bougierung und Massage keine Besserung erfahren haben (Urbantschitsch).

Die Diathermie hat neuerdings der Galvanisation den Rang streitig gemacht. Es ist durchaus verständlich, daß sie durch die aktive Hyperämisierung und durch die Besserung der Zirkulation in ausgezeichneter Weise geeignet ist, Reste von Exsudaten zur Aufsaugung, die Schwellung der Schleimhaut und die sonstigen Erscheinungen zur Rückbildung zu bringen. Diese Annahme wird durch die klinische Erfahrung bestätigt.

2. Erkrankungen des Hörnerven. Schwerhörigkeit und subjektive Gehörsempfindungen (Ohrgeräusche) werden bisweilen durch den galvanischen Strom recht günstig beeinflußt. Oft zeigt sich der Erfolg schon unmittelbar nach der Sitzung in der Perzeption einer auf den Kopf aufgesetzten Stimmgabel, die früher nicht bestand, oder in einem Verschwinden der Geräusche. Allerdings ist dieser Erfolg kein sicherer, er bleibt nicht selten aus. Man tut darum gut, den Kranken bei der Übernahme in die Behandlung darüber aufzuklären, daß es sich bei dieser um einen Versuch handle, der möglicherweise nützen könne, auf keinen Fall aber schade.

Auch der faradische Strom und die Spitzenentladungen der Influenzmaschine in Form des elektrischen Windes führen in manchen Fällen zur Besserung.

Die Galvanisation. Als Spezialelektrode für das Ohr dient ein mit einem Widerhaken oder einem Schraubengewinde versehener Stift, dessen Spitze mit Watte umwickelt wird, oder ein mit Isolationsmaterial umsponnener Stiel, der an seinem Ende ein Wattebäuschchen in eine Drahtschlinge faßt (Abb. 270). Diese Elektrode wird, nachdem die Watte vorher angefeuchtet wurde, 1—2 cm tief in den äußeren Gehörgang eingeführt Eine größere, feuchte Plattelegt man als indifferente Elektrode um den Vorderarm oder auf den Rücken, besser noch auf die Wange der entgegengesetzten Seite, weil dadurch eine Ablenkung der Stromlinien nach abwärts gegen den Hals vermieden wird. Es ist gleichgültig, ob die Ohrelektrode Anode oder Kathode ist. Man kann jedoch auch jenen Pol wählen, der nach der Erprobung in einigen Sitzungen der wirksamere zu sein scheint. Der Umstand, daß sich die Elektrotherapeuten bisher nicht einigen konnten, ob der Anode oder der Kathode die größere Wirksamkeit zukomme, beweist wohl am besten, daß auch bei der Behandlung des Ohres, wo infolge der Längsdurchströmung des Nerven die elektrotonischen Erscheinungen in höherem Maße als anderswo in Erscheinung treten müßten, diese für den therapeutischen Effekt ganz bedeutungslos sind.

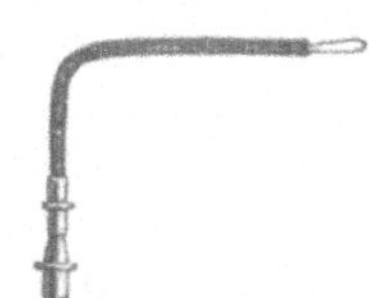

Abb. 270. Ohrelektrode nach Eulenburg.

Bei der beschriebenen Anordnung werden meist nicht mehr als $^{1}/_{2}$—1 MA vertragen. Die Behandlungsdauer ist verschieden je nach der Art der Erkrankung. Bei der Erkrankung des Gehörnerven (Ohrgeräuschen) genügt eine Durchströmung von 10—20 Minuten, bei den chronischen Mittelohrkatarrhen ist eine Behandlung von 20 bis 30 Minuten angezeigt, die täglich oder jeden zweiten Tag wiederholt werden soll.

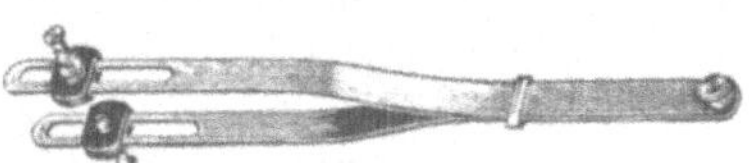

Abb. 271. Elektrode zur gleichzeitigen Behandlung beider Ohren.

Sind gleichzeitig beide Ohren erkrankt, so führt man in jedes von ihnen eine Stiftelektrode ein. Um sich das Halten dieser zu ersparen, befestigt man sie an einem Bügel, der sie durch leichten Federdruck in ihrer Lage fixiert (Abb. 271). Mittels einer geteilten Leitungsschnur verbindet man die beiden Ohrelektroden mit dem positiven oder negativen Pol oder man schaltet sie gegenpolig, wobei die indifferente Elektrode wegfällt.

An Stelle der einfachen Stiftelektrode kann man auch die Ohrelektrode nach Brenner benützen, welche die Form eines Ohrtrichters hat (Abb. 272). Sie wird in den äußeren Gehörgang eingeschoben, worauf man diesen mittels eines Tropfglases mit sterilem Wasser oder Borsäurelösung füllt. Ein Platindraht, der in den Trichter hineinragt, leitet den Strom von der Verbindungsklemme auf die Flüssigkeit über. Da der Kranke bei dieser Prozedur auf der

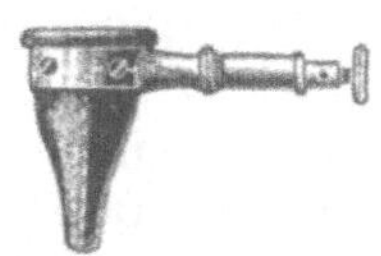

Abb. 272. Ohrelektrode nach Brenner.

Seite liegen muß, so ist die Elektrode nur bei einseitiger Erkrankung zu gebrauchen.

Die Diathermie. Man tamponiert den Gehörgang mittels eines in Kochsalz- oder Borsäurelösung getränkten Wattestreifens, der sich in eine feuchte Wattelage fortsetzt, durch welche die Vertiefungen der Ohrmuschel ausgefüllt werden. Auf diese Watteschicht legt man eine der Form des äußeren Ohres entsprechende ovale Bleiplatte, während man auf die Wange der anderen Seite eine größere nackte Bleiplatte bringt. Beide Elektroden werden mit einigen Bindentouren am Kopfe befestigt. Die Stromlinien ziehen so eingescheidet von den knöchernen Wänden des Gehörganges durch den Tampon direkt gegen das mittlere und innere Ohr.

Man benützt eine Stromstärke von 150—200 MA, zu deren Messung aber die Verwendung eines besonderen Hitzdrahtamperemeters mit niedrigem Meßbereich oder eines Spannungsteilers (Abb. 151 S. 103) notwendig ist. Die Dauer der Behandlung beträgt 20—30 Minuten.

Die Lähmung der Augenmuskeln.

Allgemeines. Es liegt nahe, die Lähmung der Augenmuskeln in gleicher Weise wie die der anderen Muskeln zu behandeln. Leider läßt sich dies nicht vollkommen durchführen, da die Augenmuskeln infolge ihrer tiefen Lage kaum mit einer Elektrode zu erreichen sind, jedenfalls nicht so weit, daß sie zu einer isolierten Kontraktion gebracht werden können. Es ist daher bei ihnen die rhythmische Elektrogymnastik nicht anwendbar. Wir müssen uns also auf den Versuch beschränken, durch einen kontinuierlich fließenden galvanischen oder faradischen Strom die Erregbarkeit der Muskeln zu steigern.

Wenn wir die Elektrode, wie dies in der Regel geschieht, auf die geschlossenen Augenlider aufsetzen, so wird, wenn auch nicht der ganze Strom, so doch ein Teil desselben den Muskel treffen, und die oft unmittelbar nach der Behandlung wahrnehmbare Besserung der Beweglichkeit spricht zweifellos für den günstigen Einfluß des elektrischen Stromes.

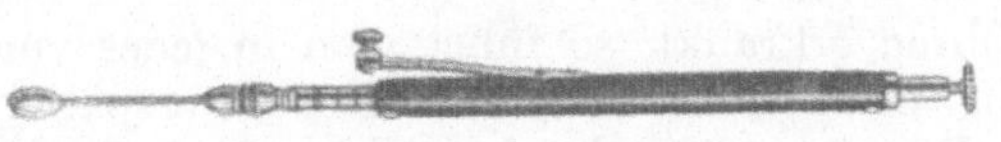

Abb. 273. Elektrode zur Behandlung von Augenmuskellähmungen.

Die Galvanisation und Faradisation. Man bringt die aktve Elektrode (Abb. 273), die mit einem kleinen, gut durchfeuchteten Wattebäuschchen armiert ist, bei geschlossenen Lidern auf jene Stelle des Augapfels, die dem Ansatz des gelähmten Muskels entspricht, wobei man durch leichtes Eindrücken diesem möglichst nahe zu kommen sucht. Das Aufsetzen der Elektrode auf die Bindehaut selbst ist wegen der starken Reizung nicht empfehlenswert. Die inaktive Plattenelektrode legt man in Erwägung der richtenden Kraft, welche sie auf die Stromlinien ausübt, auf das Hinterhaupt oder den Nacken.

Die Stärke des galvanischen Stromes beträgt 1—3 MA, die des faradischen wird durch das Gefühl bestimmt. Die Stromdauer beträgt 10—20 Minuten. Es ist sorgfältig darauf zu achten, daß bei dem Ein- und Ausschalten plötzliche Stromschwankungen vermieden werden.

Die Erkrankungen des Auges.

Allgemeines. Bei der einfachen (nicht bei der neuritischen) Sehnervenatrophie wurde von verschiedenen Augenärzten die Galvanisation, neuerdings auch die Diathermie empfohlen. Wenn auch die Erfolge dieser Behandlungsmethoden keine sehr bedeutenden sind, so kann man doch bisweilen durch sie objektiv nachweisbare Besserungen der Sehkraft erzielen. Schon diese Möglichkeit muß also die Anwendung der Elektrotherapie berechtigt erscheinen lassen, zumal wir es mit einem Leiden zu tun haben, dem wir sonst völlig machtlos gegenüberstehen. Die Diathermie findet außerdem bei verschiedenen anderen Erkrankungen des Auges Verwendung, so bei rheumatischer und gichtischer Conjunctivitis, Iritis und Iridocyclitis, bei parenchymatösen Hornhauterkrankungen, bei Glaskörpertrübungen u. a.

Die Galvanisation. Auf die geschlossenen Lider wird eine halbkugelförmige, gut durchfeuchtete Elektrode (Abb. 274) gebracht, während eine Plattenelektrode auf den Nacken kommt. Eine Stromstärke von 3—5 MA in der Dauer von wenigstens 30 Minuten ist notwendig, um eine hinreichende Beeinflussung des Sehnerven zu erzielen.

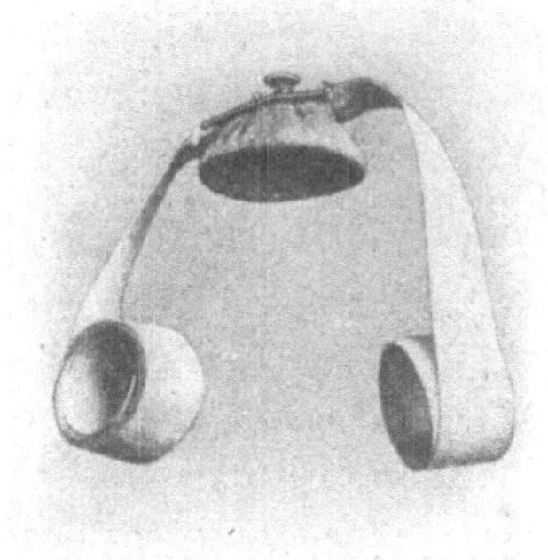

Abb. 274. Elektrode zur Behandlung des Auges.

Die Diathermie. Da sich dem Auge eine nackte Metallelektrode nicht gut anpassen läßt, so bringt man auf die geschlossenen Lider zunächst einen mit Kochsalzlösung getränkten Wattebausch, den man mit einer kleinen ovalen Bleiplatte bedeckt. Das Ganze wird mit einigen Bindentouren festgehalten. Eine größere Bleiplatte (100 cm^2) legt man auf den Nacken. 100—200 MA genügen, um eine deutliche Erwärmung des Augapfels herbeizuführen. Infolge der trichterförmigen Gestalt der knöchernen Orbita, durch welche die Stromlinien nach rückwärts zusammengedrängt werden, ist die Erwärmung im retrobulbären Abschnitt eine etwas größere.

Verzeichnis der Firmen,

welche Druckstöcke für Abbildungen zur Verfügung stellten.

Agema A.-G. für elektromedizinische Apparate vormals Louis & H. Löwenstein, Berlin N, Ziegelstraße 28—29.

Hartmann & Braun, A.-G., Frankfurt am Main-West 13.

Koch & Sterzel A.-G., Dresden-A. 24, Zwickauer Straße 40—42.

Medizinisch-Technische Company G. m. b. H., Berlin SW 68, Charlottenstraße 95.

Reiniger, Gebbert & Schall A.-G., Erlangen.

Sanitas, Elektrizitätsgesellschaft Berlin N 24, Friedrichstraße 131 D.

Seifert, R., & Co., Hamburg 13, Bahnstraße 7—11.

Siemens & Halske A.-G., Berlin-Siemensstadt, Wernerwerk.

Veifa-Werke A.-G., Frankfurt am Main, Mainzerlandstraße 148.

Namen- und Sachverzeichnis.

Abkühlungsreaktion 183.
Abreibung, faradische 250.
Achillodynie 206.
Akkumulator 17.
Allgemeindiathermie 111.
Amenorrhoe 293.
Ampere 7.
Amperemeter 8.
Amyotrophia spinalis progressiva 247.
Anästhesie 253.
Aneurysma der Aorta 207.
Angina pectoris 270.
Angioneurosen 276.
Anschlußapparate zum Anschluß an Gleichstrom 19, 49.
— zum Anschluß an Wachselstrom 22, 48.
—, erdschlußfreie 21.
—, Formen der 17.
—, Vor- und Nachteile der 18.
Aphasie 253.
Aphonie 253.
Apostoli 296.
Arbeit, elektrische 10.
Arsonval 93, 174, 206.
—, Onduleur von 35.
Arsonvalisation, Anzeigen der 205.
—, Apparate und Technik der 70.
—, physiologische Wirkungen der 163, 165, 174.
Arsonvalstrom 74, 97.
Arrhenius, Theorie von 4.
Arteriosklerose 274.
Arthritis 260.
Asthma bronchiale 279.
Atom, Bau des 1.
Atrophie, progressive der Muskeln 247.
Auge, Elektroden für das 305.
—, Erkrankungen 305.
Augenmuskeln, Lähmung der 304.
Autokonduktion 92, 174, 206.

Babinski 174, 193, 204, 205, 210.
Bad, elektrisches s. Vierzellenbad und Vollbad.
—, bei Herzerkrankungen 271.
—, Monopolarbad 63.
—, Zweizellenbad 63.
Basedowsche Krankheit 258.

Batterie, Schaltung der 16.
—, stationäre und transportable 17.
— von Akkumulatoren 17.
— von Elementen 16.
Becker, Myomotor von 35.
Bergonié 173, 174, 175, 176, 223, 226.
—, Diathermieelektroden von 105.
—, Metronomunterbrecher von 35, 67.
—, Muskelgymnastik nach 66, 172.
—, Schwellstromapparat von 35.
—, Behandlung der Trigeminusneuralgie nach 229.
Bergonisation 62, s. a. Muskelgymnastik.
Beschäftigungsneurosen 256.
Bestrahlung mit Hochfrequenzeffluvien 88, 206.
— mit der Influenzmaschine 123.
Blase, Erkrankungen der 288.
Blutdruck, Steigerung 174, 175, 207, 274.
— bei der Autokonduktion 174, 207.
Blutgefäße, Erkrankungen der 269.
Brenner, Ohrelektrode von 303.
Bordet, Schwellstromapparat von 35.
Bordier 174, 212.
—, Schwellstromapparat von 35.
Boruttau, Elektrodenhüllen von 59.
Bronchialasthma 279.
Brücke, Wheatstonesche 137.

Cervixelektroden von Lindemann 296.
Charakteristik des Leiters 134.
Charcot 247.
Cervicitis 293, 296.
Chorea minor 190.
Chromsäureelement 15.
Claudicatio intermittens 276.
Cluzet 189.
Contractur, hysterische 253.
Coulomb 7, 121.
Courant de quantité 41.
— de tension 41.

Daniell Element 6.
Darm, Erkrankungen des 283.
—, nervöse Störungen des 254.
—, Verschluß des 287.
Detrusor vesicae, Krampf des 289.
—, Lähmungen des 290.

Deprez, Galvanometer nach 26, 53.
Dessauer 19.
Diathermie, allgemeine 111, 209.
—, Anzeigen und Gegenanzeigen der 208.
—, Apparate und Technik der 95.
—, physiologische Wirkungen der 175.
—, Ströme der 98.
Dissoziation 2, 141.
Drehstrom 47, 64.
— -bäder 65.
Drosselspule 19.
Dubois, P. 181.
Dubois Reymond, Gesetz von 44, 155, 159, 163.
Duchenne 180, 247.
Durig 173, 176.
Dusche, Franklinsche 124.
Dyspepsie 282.
Dyspragia intermittens angiosclerotica 276.

Ebbecke 177.
Effekt s. Stromleistung.
Effluvienbehandlung 88, 225.
Einankerumformer 49.
Ejaculatio praecox 225.
Elektroden für Arsonvalisation 85.
— für Bergonisation 68.
— für Diathermie 103.
— für Faradisation 53.
— für Franklinisation 122.
— für Galvanisation 28.
— -Hüllen von Boruttau 59.
— -Tisch von Winternitz 59.
— für das elektrische Vollbad 63.
Elektrodiagnose 177.
Elektrogmynastik nach Bergonié 66, 172.
— bei Lähmungen 215.
— bei Neurasthenie 250.
Elektroinduktion 39.
Elektrokardiogramm 272.
Elektroklysma 289.
Elektrokoagulation 300.
Elektrolyse 152, 202, 299.
— der Haare 301.
Elektromechanotherapie 216.
Elektron 1.
Elektrophorese 140, 149, 150.
Elektrostatik 119.
Elektrostenolyse 154.
Elektrotonus 162.
—, therapeutische Bedeutung des 221.
Element, galvanisches 15.
—, Chromsäure- 15.
—, Leclanché- 15.
—, Trocken- 15.
Elementenwähler 23.
Endometritis 293, 296.

Entartungsreaktion 192.
Enuresis 289.
Epilation 301.
Erb 167, 180, 183, 239, 247.
—, Entartungsreaktion nach 192.
—, Normalelektrode von 184.
—, Symptom von 257.
—, Untersuchungselektrode von 177.
Erdschluß 20.
Erfrierung 297.
Erysipel 300.
Erlacher 185.
Erregbarkeit, latente faradische 193.
—, quantitative 190.
—, qualitative 191.
—, quantitativ-qualitative 192.
—, Veränderungen der 190.
Erregungsgesetz von Dubois Reymond 144, 155, 159, 163.
Erweiterung des Magens 281.
Eulenburg 139.
—, Ohrelektrode von 303.
Extrastrom 43.

Faradisation, Anzeigen der 203.
—, Apparate und Technik der 37.
—, physiologische Wirkungen der 162, 164.
—, stabile und labile 203.
Faraday 38.
Facialislähmung 219.
Fettsucht 66.
Fibrillensäure 162.
Fissura ani 206.
Fizeau, Kondensator von 43.
Foucaultsche Ströme 92.
Franklin, Brause (Kopfdusche) von 124.
Franklinisation, Anzeigen der 209.
—, Apparate und Technik der 114.
Fraenkel, Kehlkopfelektrode von 278.
Frequenz 73.
Frequenzmesser 85.
Freund, E. 166.
Frostbeulen 297.
Funke, elektrischer 71.
Funkenbehandlung der Arsonvalisation 89.
— der Franklinisation 124.
Funkeninduktor 75.
Funkenstrecke der Arsonvalapparate 78.
— der Dathermieapparate 95.
Furunkulose 300.

Galvanisation, Anzeigen der 200.
—, Apparate und Technik der 13.
—, physiologische Wirkungen der 159, 163.
—, stabile und labile 200.
—, zentrale 239.

Galvanofaradisation 54, 204.
Galvanometer 8, 25.
—, ballistisches 177.
— mit Kommutiervorrichtung 52.
— mit veränderbarem Meßbereich 26.
Galvanopalpation 178.
Galvanotropismus 150.
Gase, nitrose 78.
Gastralgie 282.
Gaumensegel, Lähmung 280.
Gefäßkrämpfe 276.
Gehirn, Erkrankung des 239.
Gelenke, Erkrankungen der 260.
Geschlechtsorgane, Erkrankungen der 255, 288.
Geschmack, galvanischer 170.
Gesetz von Dubois Reymond 44, 155, 159, 163.
— von Joule 95.
— von Ohm 11.
— von Rosenbach-Semon 278.
—, Zuckungsgesetz von Pflüger 160.
— — polares 160.
Gicht 66, 261.
Gildemeister 133, 135.
Glaskörpertrübung 305.
Gleichstrom (s. auch Galvanisation) der Anschlußapparate 18.
—, Anzeigen, therapeutische 200.
—, konstanter und inkonstanter 13.
—, pulsierender (undulierender) 14.
Glottis, Lähmung der Erweiterer 278.
—, Lähmung der Schließer 277.
Glühkathode 98.
Glimmlichtentladung 120.
Gonarthritis 261.
Grenet, Element von 15.
Guilleminot 82.
Gymnastik s. Elektrogymnastik.

Haare, Elektrolyse der 301.
Hämorrhoiden 287.
Halbleiter 3.
Halssympathicus s. Sympathicus.
Hammerunterbrecher von Wagner 41.
Harnabgang, unwillkürlicher 254, 288.
Harnblase, Erkrankungen der 288.
Harnorgane, Erkrankungen der 288.
Harnverhaltung 254, 290.
Haut, Erkrankungen der 297.
Hektowatt 11.
Hemiplegie, zentrale 239.
Herz, Erkrankungen 269.
—, Neurose 254.
Hesse, Spitzenelektrode von 85.
Heuner, Schwellstromapparat von 37.
Hitzdrahtamperemeter für Diathermie 103.
— für Faradisation 52.
Hitzig 167.

Hochfrequenzapparate, kleinere 82.
Hochfrequenzströme (s. auch Arsonvalisation, Diathermie).
—, Begriff der 70.
— der Arsonvalisation 74.
— der Diathermie 98.
—, primäre und sekundäre 83.
Hochspannungstransformator nach Tesla 81.
— nach Oudin 81.
Hoffstätter 293, 296.
Hörnerv, Erkrankungen des 302.
Hornhauterkrankungen 305.
Hoorweg, Normalelektrode von 184.
Hyperästhesien 252.
Hyperacidität 282.
Hypersekretion des Magens 282.
Hypertrichosis 301.
Hysterometer von Apostoli 296.
Hysterie 248.
—, Verhalten des Widerstandes bei 139.

Impotentia coeundi 291.
Incontinentia urinae 254, 289.
Induktion 38.
Induktionsapparat 39.
Influenzelektrizität 114.
Influenzmaschine (s. auch Franklinisation) 115.
—, Anwendung der 123.
—, Bau der 115.
—, Behandlung mit der 114.
—, Entladungen der 119.
—, Instandhaltung der 118.
Intercostalneuralgie 231.
Ionen 4, 141.
—, Begriff der 141.
—, Arten der 142.
—, Wanderungen der 143.
—, Wirkung körperfremder 147.
Iontophorese, Begriff und Technik 145.
— bei Neuralgien 227, 230.
— bei Hauterkrankungen 300.
—, therapeutische Bedeutung der 202.
— und Kataphorese 151.
Joule, Gesetz von 95.
Ischias 232.
Isolator 3.

Kabel für Galvanisation und Faradisation 30.
—, Schuh und Stift 30.
Kahane, M. 178.
Kantenwirkung 109.
Kapazität 73.
Kardiospasmus 281.
Kataphorese 151.
Kaufmann, Überrumpelungsmethode von 58.
Kauter, kalter 300.

Kehlkopf, Erkrankungen 277.
Kinderlähmung 242.
Knapp, Elektrode von 298.
Kohlrausch, Meßbrücke von 138.
Kollektor 23.
Kolloide, Begriffe der 148.
—, Wanderung der 149.
Kommutiervrorichtung, Galvanometer mit 52.
Kondensator der Arsonalapparate 77.
—, Entladung eines 71, 73.
—, Entladungen in der Elektrodiagnostik 188.
— nach Fizeau 43.
Kondensatorbett 90, 114, 174, 208, 276.
Konduktor 116.
Kontrolluhr 58.
Kopfdusche nach Franklin 124.
Kopfschmerz 252.
Koppelung, induktive und galvanische 80.
Kowarschik 165, 294.
—, Abreibung faradische nach 251.
—, Allgemeindiathermie nach 113.
—, Diathermieelektroden von 104.
—, Ischiasbehandlung nach 232.
—, Vierzellenbadschalter von 60.
Kraft, elektromotorische s. Spannung.
Kugelunterbrecher von Meyer 42.
Kurzschluß 20.

Ladung, elektrische (statische) 115, 127.
Lähmung, Behandlung der 210.
—, hysterische 253.
Lane, Meßflasche von 121.
Laqueur 176, 207, 270.
Leclanché-Element 15.
Leduc 32, 135, 147, 167, 239, 268.
—, Narkose, elektrische 167.
—, Ströme von 33.
—, Unterbrecher von 32.
Leidenerflasche der Arsonvalapparate 77.
—, der Influenzmaschine 117.
—, Entladung der 71.
Leistung s. Stromleistung.
Leiter I. Ordnung 2.
— II. Ordnung 3.
Leitungsschnüre 30.
Leukämie 171.
Liebesny 173, 212.
Lindemann, Rectalelektrode von 295.
Löschfunkenstrecke 95.
Lumbago 237.
Lunge, Erkrankungen der 277.

Magen, Erweiterung (Erschlaffung) 281.
—, Neurosen des 254, 282.
Magnetoinduktion 39.
Mann 211.

Mann-Thiemichsche Reaktion 190, 257.
Massage, elektrische 204, 214.
Maßeinheiten, elektrische 5.
Meralgie 206.
Meßflasche von Lane 121.
Metronomunterbrecher 31.
— und -wender 35.
Meyer, Kugelunterbrecher von 42.
Milliampere 7.
Milliamperemeter 8, 26.
Monopolarbad 63.
Morbus Basedowi 258.
—, Leitungswiderstand bei 139.
Mortonströme 126.
Multostat s. Anschlußapparate.
Muskelatrophie, progressive 247.
Muskelgymnastik, elektrische (Bergonisation), Apparate und Technik 66.
—, physiologische Wirkungen 172.
Muskelpunkte, motorische 180 (siehe Tafeln).
Muskelkrämpfe, lokalisierte 257.
Muskelrheumatismus s. Myalgia.
Myalgia 221.
— lumbalis 237.
Myasthenie 192.
Myomotor von Becker 35.
Myotonie 191.

Naevus 298.
Narkose, elektrische 167.
Nasenröte 298.
Nernst, Theorie von 154.
Nerven, Erkrankungen der peripheren 210.
Neuralgie 221.
Neurasthenie 248.
Neuritis 221.
Neurose der Blase 289.
— des Herzens 270.
— des Magens 254, 282.
Normalelektroden für Untersuchung 184.

Obstipation 283.
Occipitalneuralgie 230.
Öffnungsextrastrom 43.
Ohm, Maß des Widerstandes 10.
—, Gesetz von 11.
Ohmmeter 137.
Ohr, Erkrankungen 302.
Ostwald, Theorie von 156.
Oszillationen, elektrische 71.
Oudin, Resonator von 81.
—, Kondensatorelektrode von 86.
Ozon 78.

Pantostat s. Anschlußapparate.
Parästhesien 252.
Parametritis 293.

Peltier 133.
Pendelunterbrecher von Meyer 42.
Perimetritis 293.
Periode der elektrischen Schwingungen 38, 73.
Perthes 193.
Pflüger, Elektrotonus 221.
—, Zuckungsgesetz von 160.
—, respiratorischer Stoffumsatz nach 176.
Phasenverschiebung 138.
Phonasthenie 277.
Phosphene 168.
Pinselelektrode für Arsonvalisation 86.
— für Faradisation 53.
Plattenelektroden 28.
Polarisation der Elektroden 133.
— des menschlichen Körpers 133.
Pole des galvanischen Apparates 30.
— der Influenzmaschine 116.
Poliomyelitis anterior acuta 242.
Pollakisurie 254.
Pollution 255.
Polyarthritis 260.
Polyneuritis 238.
Potentialdifferenz s. Spannung.
Präkordialangst 254.
Präsklerose 275.
Prostatitis 292.
Pruritus cutaneus 297.
Pseudoangiosklerose 275.
Punkte, motorische 180 (s. Tafeln).
—, Verschiebung der 196.
Pylorospasmus 281.

Quergalvanisation bei Ischias 233.

Radialislähmung 218.
Ration d'appoint 176.
Raumsinn 169.
Raynaudsche Krankheit 276.
Reaktion, Entartungsreaktion 192.
—, galvanotonische 183.
— nach Mann-Thiemisch 190, 257.
—, myasthenische 192.
—, myotonische 191.
Réducation fonctionelle 253.
Regulierwiderstand 25.
Reizmethoden 227.
Reizpunkte 180 (s. Tafeln).
Reizwirkung des Stromes 156, 225.
Remak 135, 183, 239.
Rectalelektrode von Lindemann 295.
Resonanz 79.
Resonator von Oudin 81.
Retentio urinae 254, 290.
Rheostat s. Regulierwiderstand.
Rheotrop 37.
Rollenabstand 51.
Rolle, faradische 54, 204, 214, 250.

Rosenbach-Semon, Gesetz von 278.
Rückenmark, Erkrankungen 239.
Ruhmkorff-Induktor 75.
Rumpf, Th. 274.

Schatzky 144, 162.
Schilddrüse, Galvanisation 259.
Schittenhelm 175, 275.
—, Kondensatorbett von 91, 114, 175.
Schlaf, elektrischer 167.
Schlaflosigkeit 252.
Schlagweite der Funken 120.
Schlitteninduktionsapparat 39.
Schmerz, Behandlung des 221.
Schreibkrampf 256.
Schwellstrom 34, 215.
—, Apparate für 34.
Schwindel, galvanischer 169.
—, nervöser 252.
Schwingungen, elektrische 71.
Schwingungsdauer 37, 73.
Schwingungskreis, elektrischer 72.
Schwingungszahl 37, 73.
Sehnerv, Erkrankungen 305.
Sekohmmeter 53.
Sekundärelement 17.
Selbstinduktion 42, 72.
Sinnesorgane, Erkrankungen der 302.
—, elektrodiagnostische Untersuchung der 178.
—, Wirkung des Stromes auf die 168.
Sinusstrom, einphasiger 46.
—, freiphasiger 47, 64.
—, Gefährlichkeit 205.
Smith und Hornung 172, 271, 272.
Solenoid, großes 91.
—, kleines 78.
Spätreaktion 166.
Spannung, Abfall der 24.
— des Meßstromes 134.
—, Begriff der 5.
—, Maß der 6.
—, Transformation der 48.
Spannungsmesser (Voltmesser) 27.
Spannungsregler (-teiler, -wähler) 23.
— für Diathermie 103.
Spasmen, des Darmes 283, 286.
— der Muskeln, hysterische 253.
Spermatorrhoe 255.
Sphincter der Blase, Krampf des 290.
—, Lähmung des 289.
Spitzenwirkung 115.
Spulengalvanometer 26, 52.
Stabilisierungswiderstand 135.
Status thymico lymphaticus 205.
Steffens 170, 171.
Stenokardie 270.
Stintzing 182.
—, Normalelektrode von 184.
Stromdichte 8.

Stromleistung, Begriff der 10.
—, Maß der 11.
— bei der Influenzmaschine 121.
Stromlinien 8.
Strommesser 25.
Stromstärke, absolute und relative 8.
—, Begriff der 7.
—, Maß der 7.
— und Spannung 8.
Stromunterbrecher 31.
Stromwender 33.
Strubell 172, 258, 272.
Substitution, Widerstandsmessung
　　durch 137.

Tabes dorsalis 244.
Tarsalgie 206.
Tauchbatterie 17.
Teleangiektasie 300.
Telefunken 96.
Tesla, Hochspannungstransformator von
　　81.
Tetanie 190, 257.
Tetanus des Muskels 163.
Theilhaber 295.
Thermopenetration s. Diathermie.
Thomsensche Krankheit 191.
Tic convulsiv 257.
Transformator, eisengeschlossener 44,
　　77, 100.
— für Hochspannung 81.
Trigeminusneuralgie 229.
Trockenelement 15.

Ueberrumpelungsmethode 58, 253.
Umformer, Gleichstrom-Wechselstrom-
　　49, 101.
— Wechselstrom-Gleichstrom- 22.
Universalanschlußapparat s. auch An-
　　schlußapparate 18.
Universalwiderstand 136.
Unterbrecher für elektrische Muskel-
　　gymnastik 67.
—, Hammerunterbrecher von Wagner 41.
— für Handbedienung 31.
—, Kugelunterbrecher von Meyer 42.
— von Leduc 32.
—, Metronomunterbrecher 31.
—, Motorunterbrecher 76.
— von Wehnelt 76.
Untersuchung, elektrodiagnostische 177.
Untersuchungsmethode, bipolare 185.
—, unipolare 184.
—, durch unmittelbare Prüfung 185.

Vacuumelektroden 86.
Vaginalelektrode von Kowarschik 294.
— von Theilhaber 295.
Veraguth 171.
Verschiebung des motorischen Punktes
　　196.

Verteilungswiderstand für Diathermie
　　105.
Vierzellenbad, Apparate u. Technik 58.
—, physiologische Wirkungen 170.
—, Schalter für das 60.
Vigouroux 139, 259.
Vollbad (elektrisches), Apparate und
　　Technik 61.
— bei Herzerkrankungen 271.
—, physiologische Wirkungen des 171.
Volt 5.
Voltampere 11.
Voltmeter 27.
Voltasche Alternativen 201, 215.
Vorschaltwiderstand 19.
Vulvovaginitis 293.

Wärmewirkung des Stromes 94, 157.
Wagner, Hammer von 41.
Warzen 298.
Watt 11.
Watteville 54, 134, 162, 259.
—, Schalter von 54.
—, Ströme von 54.
Wave current 126.
Wechselstrom 37.
Wechselstromtransformator s. Transfor-
　　mator.
Wehnelt, Unterbrecher von 76.
Wehrsen, Influenzamaschine von 115.
Wellenmesser 85.
Wertheim Salomonson 168.
Wheatstonesche Brücke 137.
Widerstand, Begriff 9.
—, Maß des 10.
—, Bedeutung, diagnostische des 139.
— der einzelnen Gewebe 129.
— des Körperganzen 129.
—, Messung des 136.
—, spezifischer 9, 131.
—, Veränderungen des 131.
Wimshurst, Influenzmaschine von 115.
Winternitz, Elektrodentisch von 59.
Wirbelströme 92.
Wommelsdorf, Kondensatormaschine
　　von 115.

Zanietowsky 189.
Zeitdauer der Durchströmung 135.
Zeynek 94.
Ziemssen 167, 180, 239.
Zimmern und Turchini, Schwellstrom
　　apparat von 35.
Zuckungsfolge 183.
Zuckungsform 183.
Zuckungsgesetz von Pflüger 160.
—, polares 160.
Zusatzinstrumentarium zum Diather-
　　mieapparat 102.
Zweizellenbad 63.

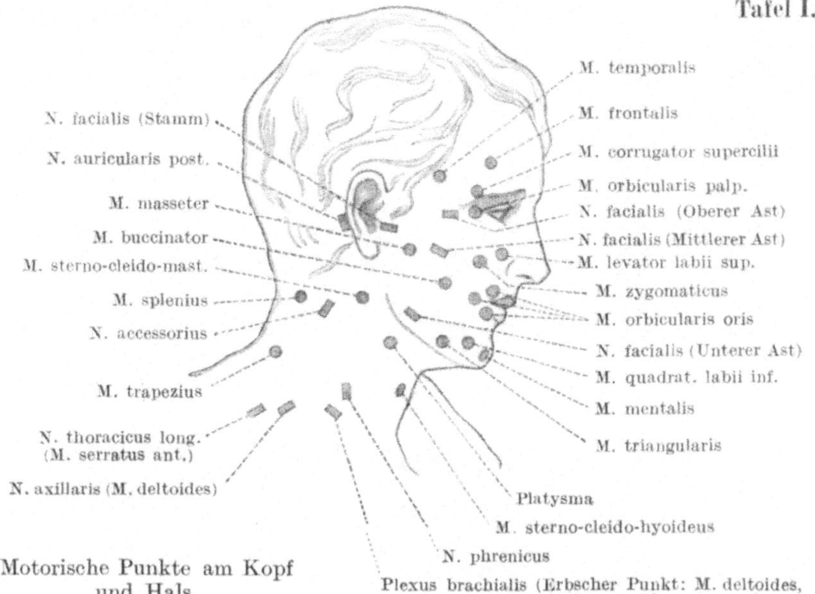

Motorische Punkte am Kopf
und Hals.

Plexus brachialis (Erbscher Punkt: M. deltoides,
M. biceps, M. brachialis int., M. supinator long.)

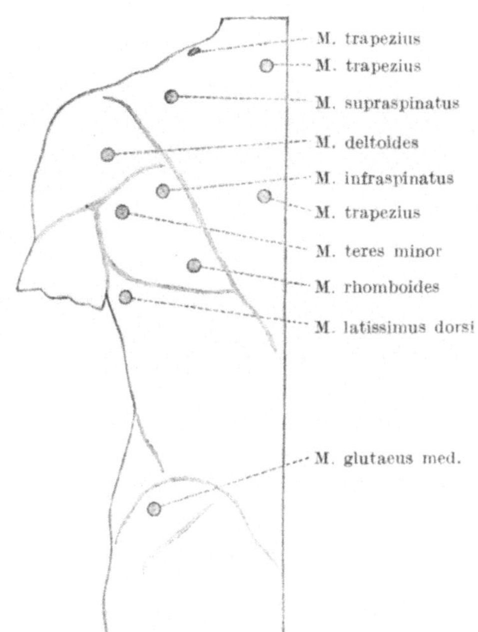

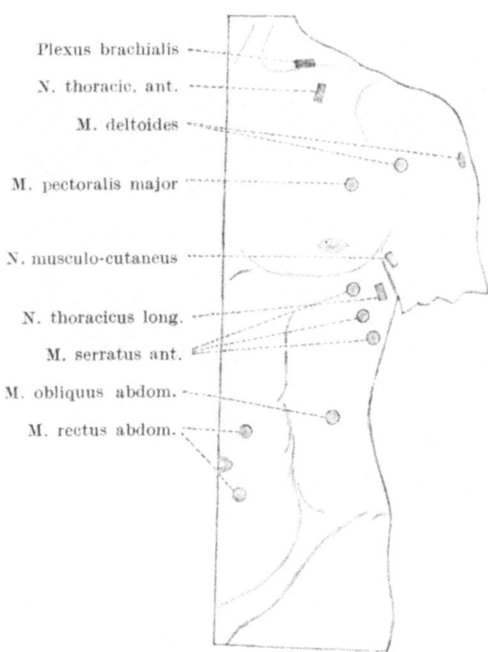

Motorische Punkte an der
Rückseite des Rumpfes.

Motorische Punkte an der
Vorderseite des Rumpfes.

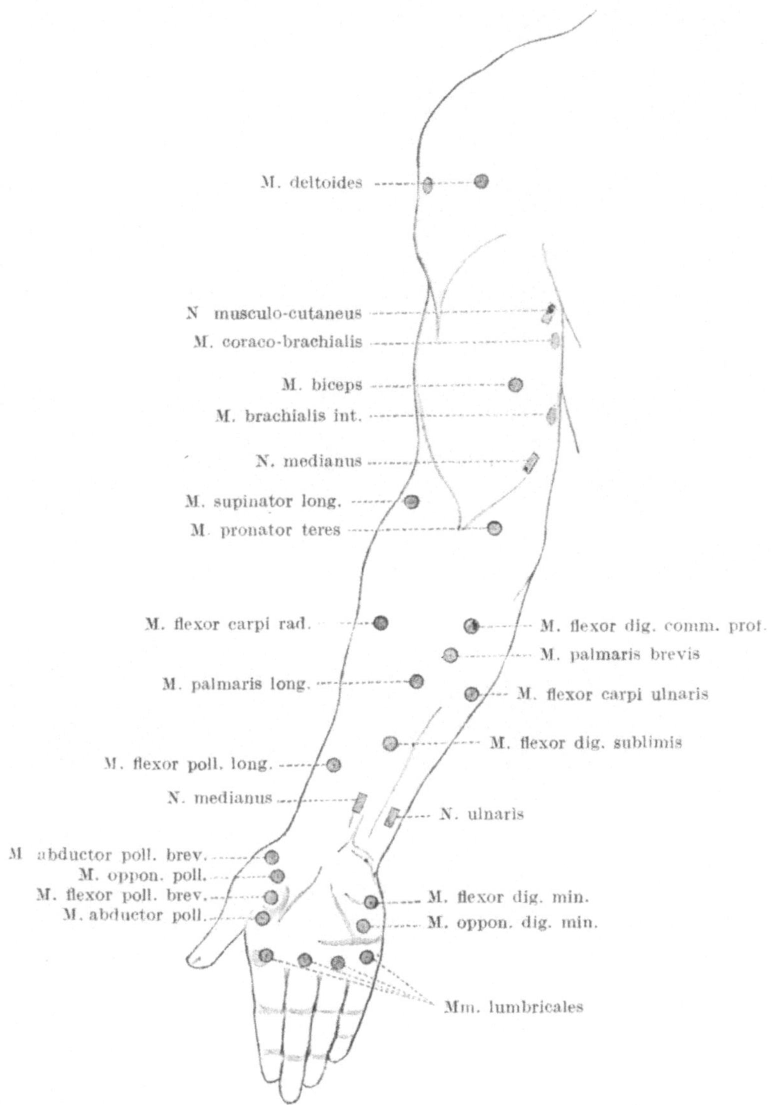

M. deltoides
N musculo-cutaneus
M. coraco-brachialis
M. biceps
M. brachialis int.
N. medianus
M. supinator long.
M. pronator teres
M. flexor carpi rad.
M. flexor dig. comm. prof.
M. palmaris brevis
M. palmaris long.
M. flexor carpi ulnaris
M. flexor dig. sublimis
M. flexor poll. long.
N. medianus
N. ulnaris
M abductor poll. brev.
M. oppon. poll.
M. flexor poll. brev.
M. abductor poll.
M. flexor dig. min.
M. oppon. dig. min.
Mm. lumbricales

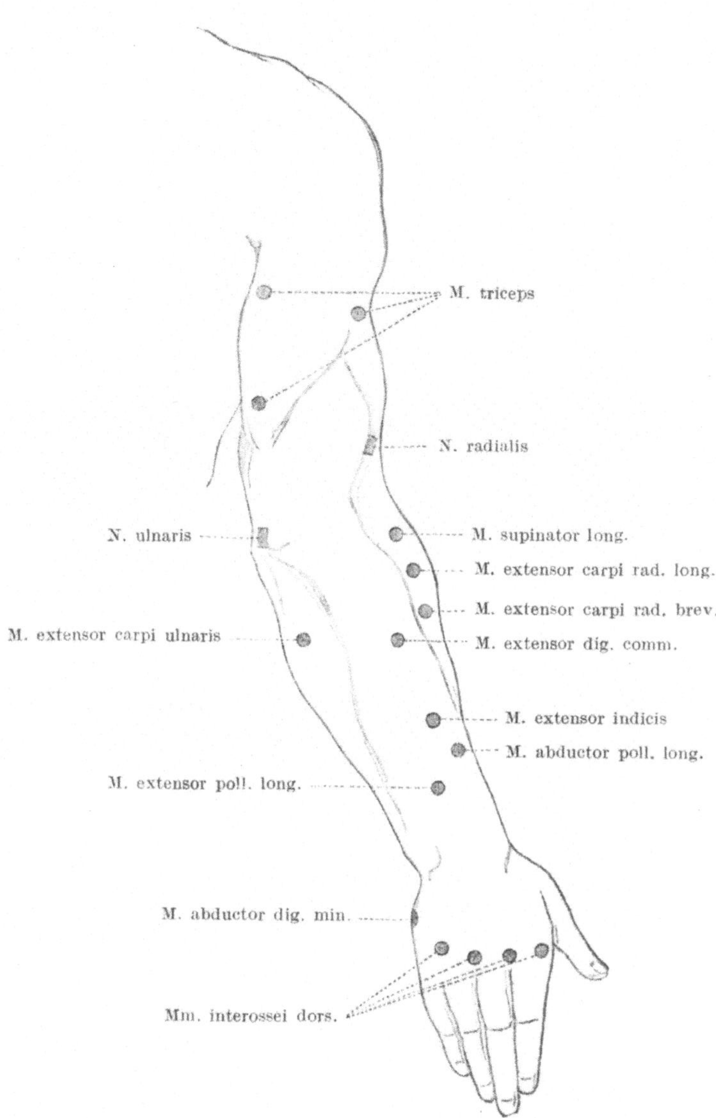

M. triceps
N. radialis
N. ulnaris
M. supinator long.
M. extensor carpi rad. long.
M. extensor carpi rad. brev.
M. extensor carpi ulnaris
M. extensor dig. comm.
M. extensor indicis
M. abductor poll. long.
M. extensor poll. long.
M. abductor dig. min.
Mm. interossei dors.

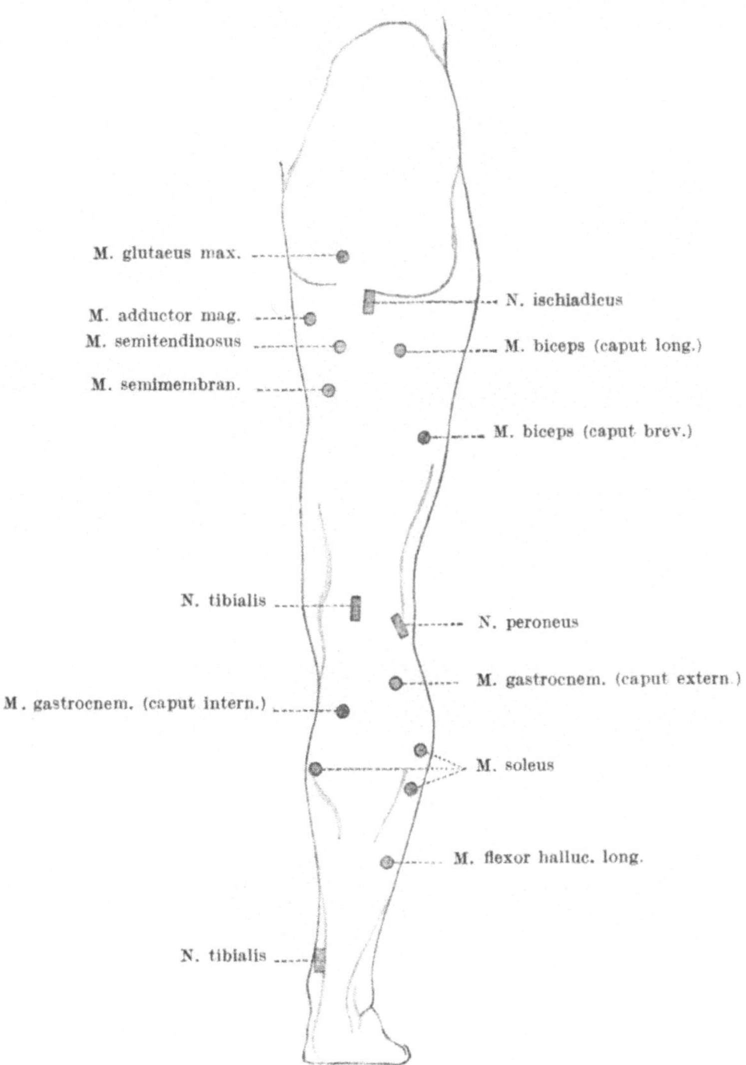

M. glutaeus max.
M. adductor mag.
M. semitendinosus
M. semimembran.
N. tibialis
M. gastrocnem. (caput intern.)
N. tibialis
N. ischiadicus
M. biceps (caput long.)
M. biceps (caput brev.)
N. peroneus
M. gastrocnem. (caput extern.)
M. soleus
M. flexor halluc. long.

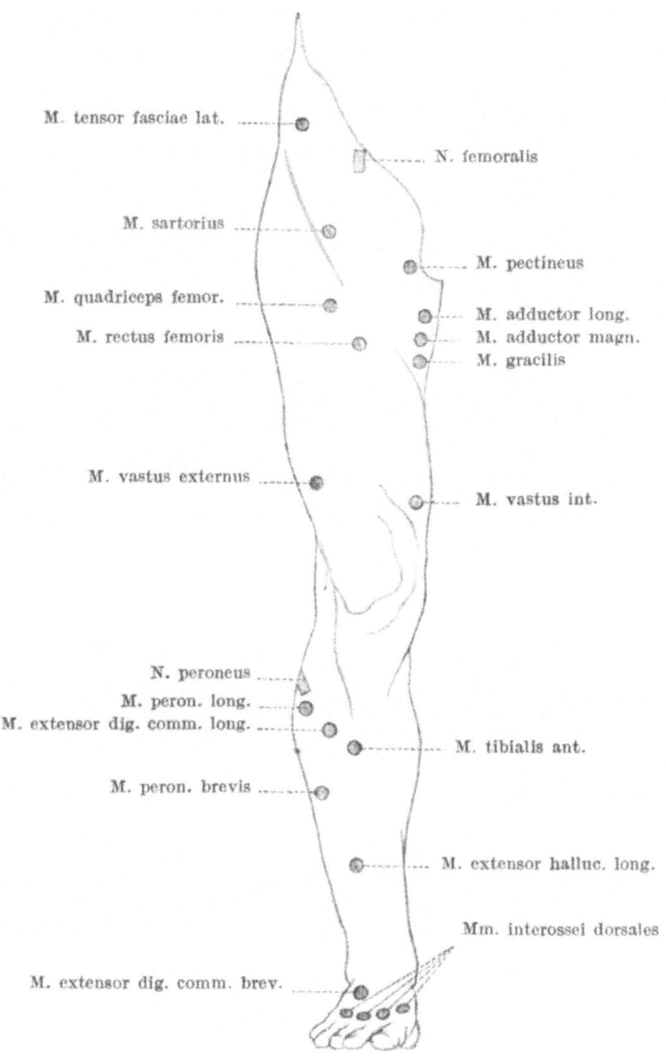

M. tensor fasciae lat.
N. femoralis
M. sartorius
M. pectineus
M. quadriceps femor.
M. adductor long.
M. rectus femoris
M. adductor magn.
M. gracilis
M. vastus externus
M. vastus int.
N. peroneus
M. peron. long.
M. extensor dig. comm. long.
M. tibialis ant.
M. peron. brevis
M. extensor halluc. long.
Mm. interossei dorsales
M. extensor dig. comm. brev.

Die Diathermie. Von Dr. **Josef Kowarschik,** Primararzt und Vorstand des Instituts für Physikalische Therapie im Kaiser-Jubiläums-Spital der Stadt Wien. Vierte, vollständig umgearbeitete Auflage. Mit etwa 89 Textabbildungen. In Vorbereitung

Lehrbuch der Diathermie für Ärzte und Studierende. Von Dr. **Franz Nagelschmidt** in Berlin. Dritte Auflage. Mit etwa 155 Textabbildungen. In Vorbereitung

Physikalische Therapie innerer Krankheiten. Von Dr. med. **M. van Oordt,** leitender Arzt des Sanatoriums Bühler Höhe. 1. Band: **Die Behandlung innerer Krankheiten durch Klima, spektrale Strahlung und Freiluft (Meteorotherapie).** Mit 98 Textabbildungen, Karten, Tabellen, Kurven und 2 Tafeln. (Aus: Enzyklopädie der klinischen Medizin. Allgemeiner Teil.) 1920. GZ. 18

Die Behandlung innerer Krankheiten mit radioaktiven Substanzen. Von Professor Dr. **W. Falta,** Vorstand der III. Medizinischen Abteilung des Kaiserin Elisabeth-Spitals in Wien. Mit 9 Textabbildungen. 1918. GZ. 12

Die Praxis der physikalischen Therapie. Ein Lehrbuch für Ärzte und Studierende. Von Dr. **A. Laqueur,** leitender Arzt der Hydrotherapeutischen Anstalt und des Medikomechanischen Instituts am Städtischen Rudolf-Virchow-Krankenhause zu Berlin. Zweite, verbesserte und erweiterte Auflage der „Praxis der Hydrotherapie". Mit 98 Textfiguren. 1922. Gebunden GZ. 10.4

Taschenbuch der Röntgenologie für Ärzte. Von Dr. med. **Henri Hirsch,** Facharzt für Strahlentherapie, leitender Arzt der Röntgentherapeutischen Abteilung am Städtischen Krankenhaus in Altona, und Dr. med. **Rudolf Arnold,** Facharzt für Röntgenologie in Hamburg, früher leitender Arzt der Staatlichen Untersuchungsstelle in Bad Ems. Mit 62 Textabbildungen. 1922. GZ. 1.8

Röntgentherapeutisches Hilfsbuch für die Spezialisten der übrigen Fächer und die praktischen Ärzte. Von Dr. **Robert Lenk,** Assistent am Zentralröntgenlaboratorium des allgemeinen Krankenhauses in Wien. Mit einem Vorwort von Professor Dr. **Guido Holzknecht.** Zweite, verbesserte Auflage. 1922. GZ. 2

Stereoskopische Raummessung an Röntgenaufnahmen. Von Dr. med. **Wilhelm Trendelenburg,** o. ö. Professor der Physiologie in Tübingen. 1917. GZ. 6.8

Atmungs-Pathologie und -Therapie. Von Dr. **Ludwig Hofbauer,** Erste Medizinische Universitätsklinik in Wien (Vorstand: Professor K. F. Wenckebach). Mit 144 Textabbildungen. 1921.   GZ. 12

Technik der Inhalationstherapie. Von Dr. med. **A. Muszkat,** Kurarzt in Bad Reichenhall. Mit 23 Abbildungen. 1923.   GZ. 3

Die Heliotherapie der Tuberkulose mit besonderer Berücksichtigung ihrer chirurgischen Formen. Von Dr. med. **A. Rollier.** Zweite, vermehrte und verbesserte Auflage. Mit etwa 250 Textabbildungen.
Erscheint im Herbst 1923

Physikalische Behandlung der chronischen Herzkrankheiten. Von Professor Dr. **Th. Schott** in Nauheim. Mit 42 Textfiguren und 11 Tafeln. 1916.   GZ. 3.6; gebunden GZ. 4.6

Die Röntgentherapie in der Gynäkologie. Von Privatdozent Dr. med. **F. Kirstein,** Assistenzarzt der Universitäts-Frauenklinik zu Marburg a. L. 1913.   GZ. 4

Die Lichtbehandlung des Haarausfalles. Von Dr. **Franz Nagelschmidt** in Berlin. Dritte, durchgesehene Auflage. Mit 87 Abbildungen. 1922.   GZ. 3.8

Ärztliches Handbüchlein für hygienisch-diätetische, hydrotherapeutische, mechanische und andere Verordnungen. Eine Ergänzung zu den Arzneivorschriften für den Schreibtisch des praktischen Arztes. Von Sanitätsrat Dr. med. **Hermann Schlesinger,** praktischer Arzt in Frankfurt a. M. Zwölfte Auflage. 1920.   GZ. 3.8

Handbuch der Ernährungslehre. Von Prof. Dr. **Carl von Noorden,** Geh. Med.-Rat, Frankfurt a. M., Professor Dr. **Hugo Salomon,** Wien und Professor Dr. **L. Langstein,** Berlin. In drei Bänden.
Erster Band: **Allgemeine Diätetik.** (Nährstoffe und Nahrungsmittel, allgemeine Ernährungskuren.) Von Geh. Med.-Rat Professor Dr. **C. v. Noorden** und Professor Dr. **H. Salomon.** (Aus „Enzyklopädie der klinischen Medizin". Allgemeiner Teil.) 1920.   GZ. 38

Lehrbuch der Diätetik des Gesunden und Kranken für Ärzte, Medizinalpraktikanten und Studierende. Von Professor Dr. **Theodor Brugsch.** Zweite, vermehrte und verbesserte Auflage 1919.   Gebunden GZ. 8